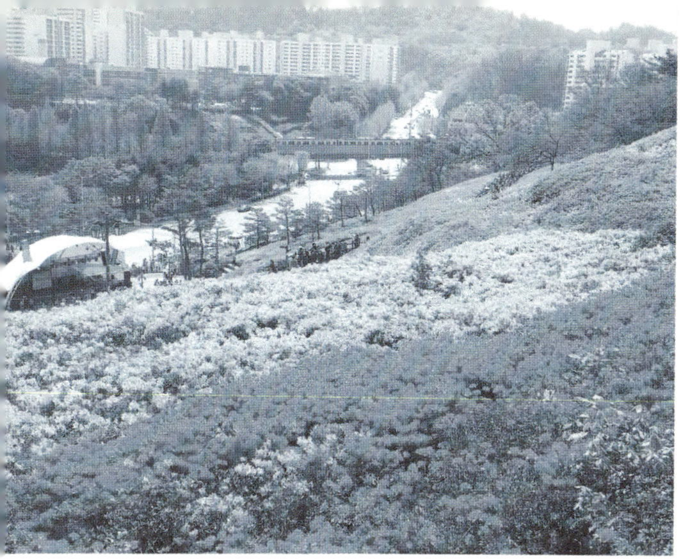

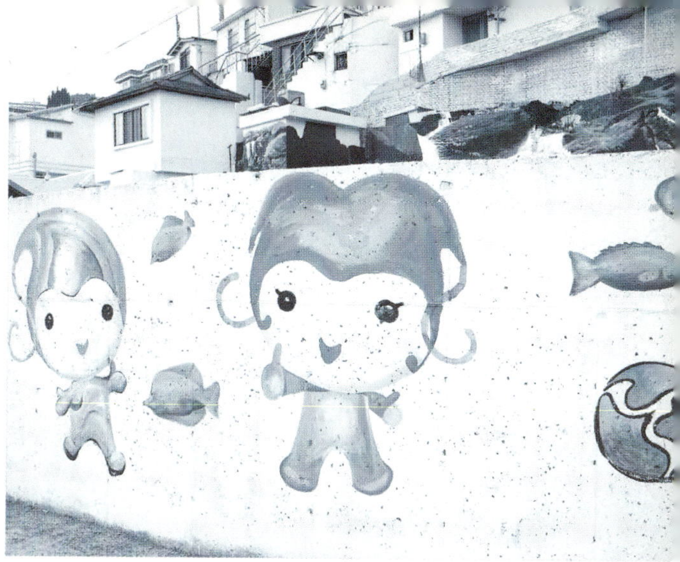

신공중보건

건강사회를 향한 도전

New Public Health : Challenges to Healthy Society

배 상 수 저

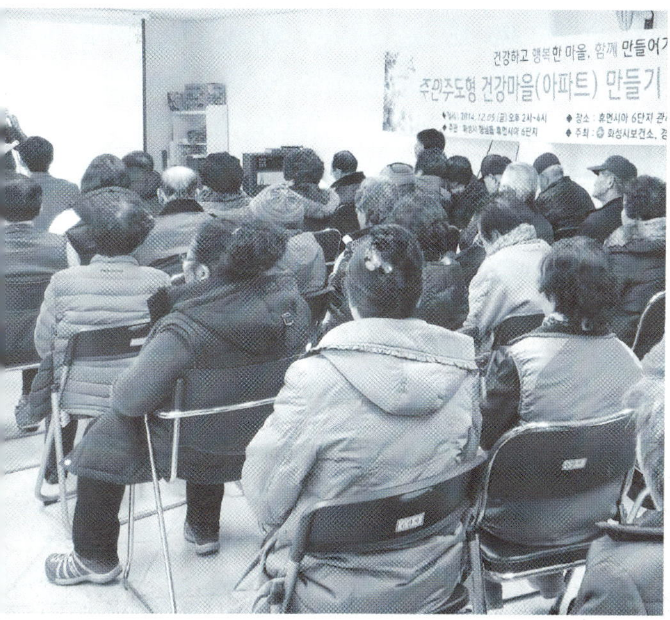

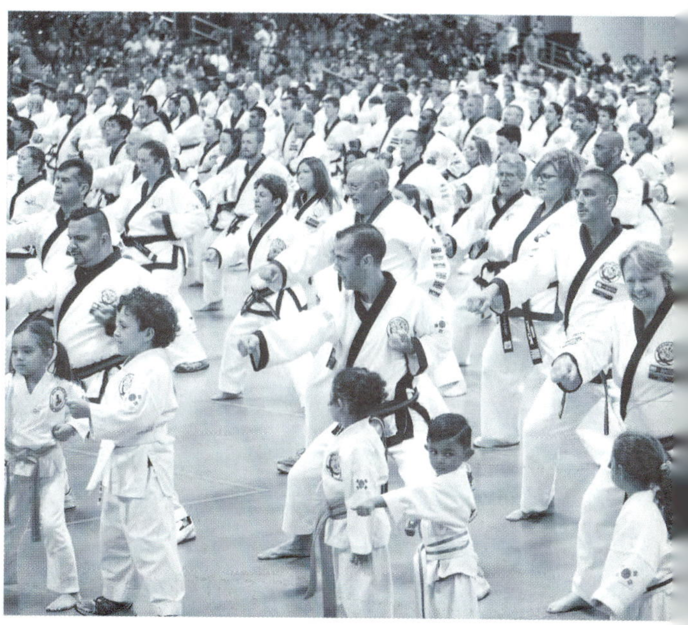

계축문화사

Preface

머리말

고대 도시의 위생관리, 중세 시대의 방역, 산업혁명 시대의 위생개혁 등을 통해 공중보건은 공동체의 집단적 건강관리 방법을 혁신함으로써 인류의 건강과 웰빙 향상에 크게 기여하였다. 그러나 19세기 후반부터 시작된 의과학 기술의 발전에 따라 공중보건 역시 인구집단보다는 개인 수준에서의 건강관리에 더욱 의존하게 되었다. 하지만 현재 인류를 위협하고 있는 만성질환, 감염병, 자살, 정신질환, 사고 등의 관리는 개인 수준의 건강관리만으로는 불가능하다.

일찍이 George Rosen은 "인류가 직면했던 건강과 관련된 주요 문제는 공동체 생활과 관련이 있다"고 하였다. 질병은 공동체 생활을 통해 발생하고, 질병에 대한 대응은 사회의 조직적 노력을 통하여 이루어진다. 건강은 우리가 태어나고, 성장하며, 배우고, 일하며, 즐기는 일상생활의 터(setting) 속에서 만들어진다. 인류가 현재 직면하고 있는 건강문제의 해결은 사회가 모든 구성원들이 건강할 수 있는 환경을 구축할 때 가능하다.

1980년대 이후 개인 수준의 건강관리에 집착하는 과거의 공중보건으로는 더 이상 인류의 건강을 향상시킬 수 없다는 생각이 신공중보건(New Public Health)을 태동시켰다. 신공중보건은 개인, 지역사회, 정부가 함께하는 사회의 조직적 노력을 통하여 건강한 환경을 조성하고, 인구집단의 건강을 향상시키고자 하는 과학이자 기예이다.

21세기 거의 대부분의 국가가 목표로 삼는 건강한 사회의 실현은 신공중보건에 대한 이해가 없이는 불가능하다. 하지만 아쉽게도 우리나라에는 아직도 신공중보건을 소개하는 서적이 발간되지 않아 과거의 공중보건 서적으로 많은 사람들이 공중보건을 접하고 있다. 공중보건의 전문가이든, 전문가가 되기 위해 노력하는 사람이든, 또는 건강문제에 대해 올바른 시각을 갖추기를 원하는 일반인이든 신공중보건에 대한 올바른 인식 없이는 공중보건의 사회적 역할을 바로 세울 수 없고, "온 국민이 함께 만들고 누리는 건강세상"을 만들 수도 없다.

이 책은 신공중보건의 철학, 원칙, 접근방법 등을 다루고 있다. 1장부터 4장은 건강의 개념, 건강문제의 원인과 발생기전, 건강관리의 모형 등을 중심으로 건강관리의 기본 틀에 대해 설명하였다. 5장부터 7장은 신공중보건에 대해 설명하는 부분으로 신공중보건이 대두된 역사적 배경, 신공중보건의 정의와 기능, 공중보건체계에 대해 소개하고 있다. 8장부터 14장은 신공중보건의 전략과 방법에 대해 설명하고 있는데 인구집단의 건강관리와 건강문제 확인, 지역사회개발과 역량강화, 건강문해력(Health Literacy), 삶의 터 접근, 모든 정책에서 건강을 고려(Health in All Policies), 건강형평성, 공중보건 위기관리 등이 포함되어 있다.

1983년 의과대학을 졸업하고 보건대학원에 진학한 이래 공중보건이 무엇이며, 무엇을 하여야 하는 가는 필자의 머리에서 떠나지 않는 관심사항이었다. 건강은 인간과 환경 사이의 동적이고 적극적인 상호작용의 결과이며, 따라서 건강문제는 개인적 수준에서가 아니라 사회적 수준에서 해결되어야 한다는 신공중보건의 원칙은 필자에게 건강문제에 대한 새로운 지평을 제공하였다. 독자 여러분에게도 이 책이 신공중보건에 대한 이해를 높이고, 공중보건 실천 영역을 넓히는데 기여하기를 바란다. 필자의 지식과 경험의 부족으로 인해 내용에 부족한 점이 있더라도 이는 신공중보건의 한계가 아니라는 점을 독자 여러분은 이해해 주시기를 부탁드린다.

이 책은 2004년 발간된 '보건사업기획', 2012년 발간된 '건강증진의 이론과 접근방법'에 이은 필자의 세 번째 저서이다. 오랫동안 필자에게 도움을 준 학계 동료들과 지역사회 현장의 많은 분들에게 감사의 말씀을 드리지 않을 수 없다. 그리고 부족한 필자를 항상 일깨워 공중보건의 길을 지금까지 가게 해 주신 한달선 선생님, 고 홍재웅 선생님, 문옥륜 선생님 세분께도 다시 한 번 감사의 말씀을 올린다.

2017. 7

배 상 수

Contents

차 례

서 론

건강관리를 위한 사회적 시각의 필요성

당뇨대란, 의학적 치료로 예방이 가능한가?

서 론

건강관리를 위한 사회적 시각의 필요성

당뇨대란, 의학적 치료로 예방이 가능한가?

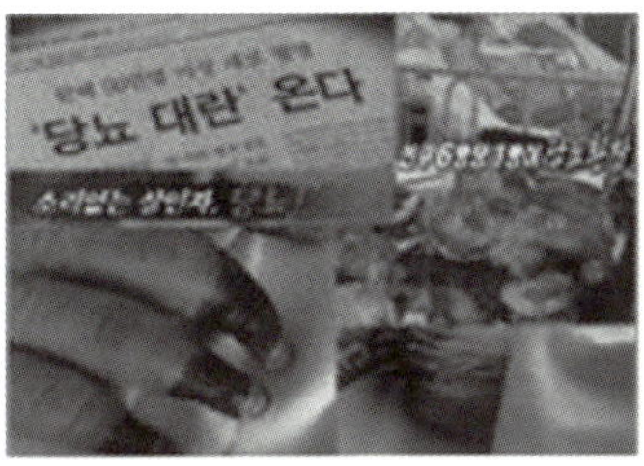

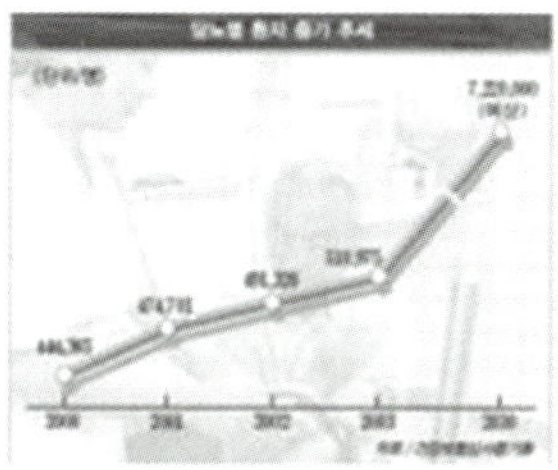

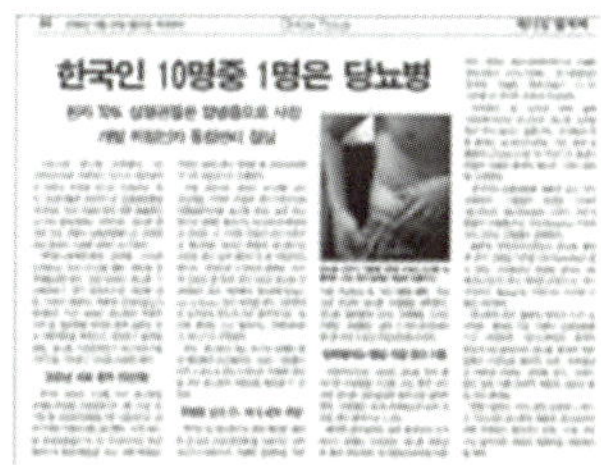

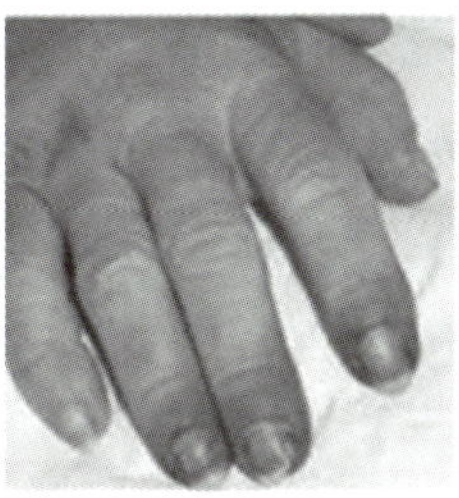

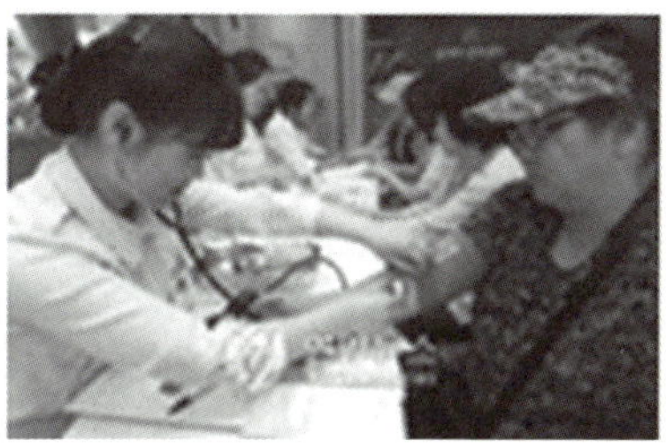

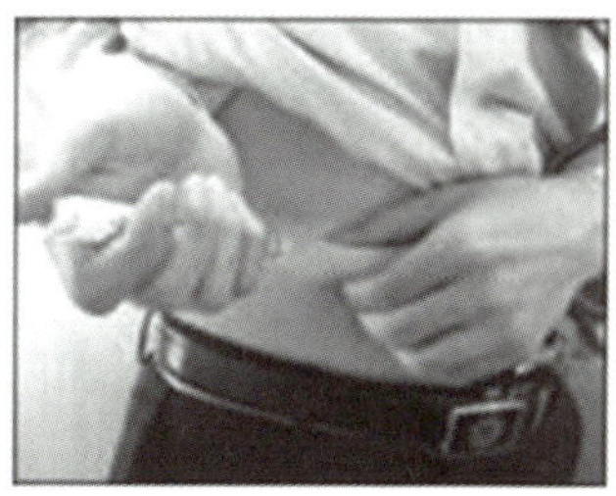

질병관리본부가 발표한 2013년 국민건강영양조사 결과에 따르면 만 30세 이상 국민의 당뇨병 유병률은 11%에 이른다. 우리나라의 당뇨병 유병률은 1970년대에는 1% 미만으로 추정되던 것이 1980년대 3%, 1990년대 5~6%, 그리고 2000년대에는 8~10%로 급증하였다. 대한당뇨병학회에 따르면 우리나라 당뇨병 환자 수는 2050년이면 591만명에 이를 전망이다. 당뇨는 전체 사망원인 중 5위를 차지할 정도로 심각한 질환으로 우리나라의 당뇨 사망률은 OECD 국가 중 2위이다.

사정이 이러하다 보니 "당뇨대란"이 눈앞에 다가왔다는 우려의 목소리가 높다. 그리고 당뇨대란을 예방하기 위해서 국민들이 규칙적인 운동과 올바른 식생활을 하며, 술, 담배를 끊고 스트레스를 관리하여야 한다는 권고도 여기저기서 들린다.

과연 당뇨대란을 개인이 올바른 생활습관을 가지도록 노력하면 예방할 수 있을까? 당뇨뿐만이 아니라 건강문제의 관리가 개인의 노력만으로 가능한 것일까? 전통적으로 우리나라에서는 건강을 개인이 관리하여야 할 문제로 생각해왔다. 이 책을 시작하면서 당뇨 유병률이 매우 높은 피마 인디언과 매우 낮은 아미시의 사례를 살펴보면서 좁게는 당뇨, 넓게는 건강문제의 관리가 개인적 노력만으로 가능한 것인지에 대해 같이 생각해 보도록 하겠다.

미국 애리조나주 주도(州都) 피닉스에서 자동차로 40분 거리인 솔트강 주변의 피마(Pima·강사람들이란 뜻) 인디언 자치구역. 이곳 30대 이상 성인의 51%는 당뇨병을 앓고 있다. 세계에서 유례없이 당뇨병 유병률이 가장 높은 곳으로, 미국은 물론, 다른 나라에서 당뇨병 사례 연구 지역으로 찾는 이가 끊이지 않는다.

피마 인디언이 '당뇨 재앙'이라면, 펜실베이니아주의 아미시(Amish) 공동체는 반대로 '당뇨 무풍지대'다. 전기·자동차 등 현대 문명을 거부하고 19세기 수준의 농업기술로 하루 10시간 이상 활발한 육체 활동을 한 덕이다. 이들의 당뇨병 유병률은 2~3%로, 세계적으로 유례가 드물게 낮다.

■ 피마 인디언·아미시 특징 비교

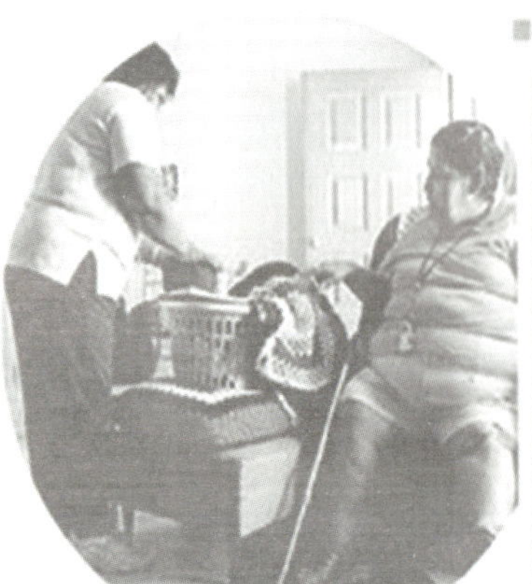

▲비만과 운동부족으로 당뇨병 후유증을 앓는 피마(Pima) 인디언의 모습

피마 인디언		아미시
51%	당뇨병 유병률	2~3%
몽고계	인종	앵글로색슨계
40~50%	비만비율	4%
저지방→고지방	식단변화	고지방
일주일 2시간	육체 노동량	50시간 이상

<AP 자료사진>

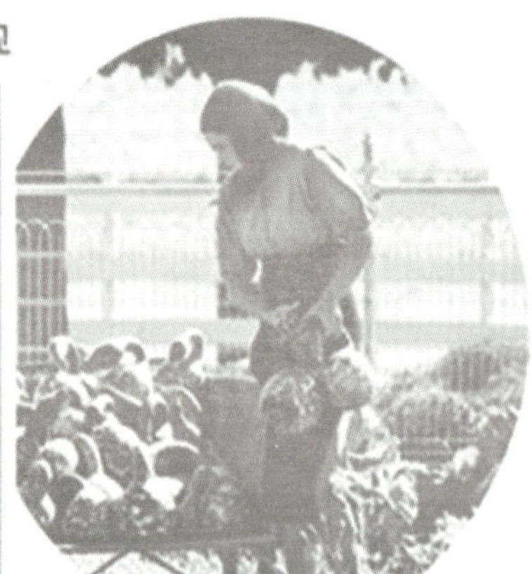

▲왕성한 활동량으로 당뇨 무풍 지대를 사는 아미시(Amish) 여성의 모습

자료 : 김동섭, 2005.

1 피마 인디언과 당뇨[1)]

피마 인디언의 조상은 30,000년 전부터 아메리카 대륙에 살기 시작하였다. 멕시코로부터 이주하여 적어도 2,000여 년 동안 남부 애리조나의 Gila강 유역 근처에 있는 Sonoron 사막에서 거주하였던 피마 인디언은 현재는 Gila강 인디언 촌에 살고 있다(NIDDK, 1996, 1쪽).

피마 인디언의 조상은 사막에서 거주하였지만 농작물을 경작하고 베를 짜면서 생계를 유지하였다. 정교한 관개시설을 구축하여 밀, 콩, 호박, 목화를 재배하였다. 여성들은 물이 새지 않는 정교한 바구니를 만들었다.

피마 인디언은 매우 관대한 부족이었다. 태평양으로 향하는 주요 통로였던 Gila강을 따라 이동하였던 백인들에게 오랫동안 그들은 친절을 베풀었다. 피마 부족에게 있어 빵은 먹기 위한 것이었지 팔기 위한 것이 아니었다. 그래서 그들은 여행자들에게 무료로 빵을 제공하였다.

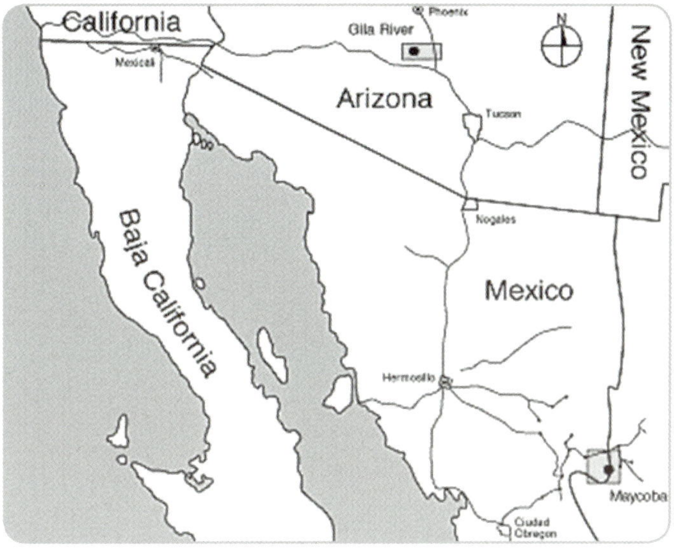

피마인디언의 거주 지역

자료 : NIDDK, 1996, 8쪽.

1) 피마 인디언과 당뇨에 대한 자세한 자료는 National Institute of Diabetes and Digestive and Kidney Diseases (NIDDK), U.S.의 The Pima Indians: Pathfinders for Health, 1996을 참조하기 바란다.

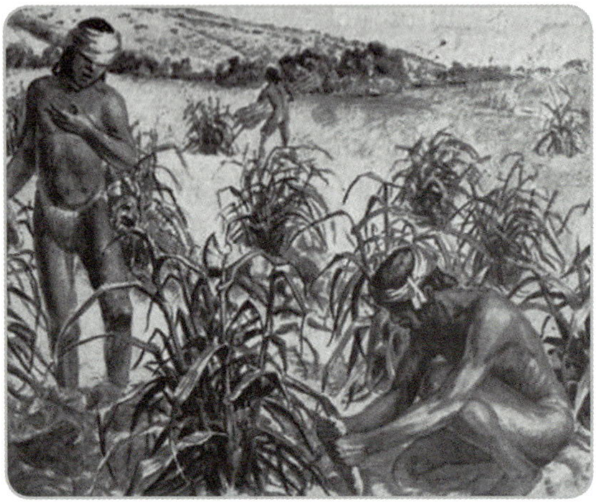 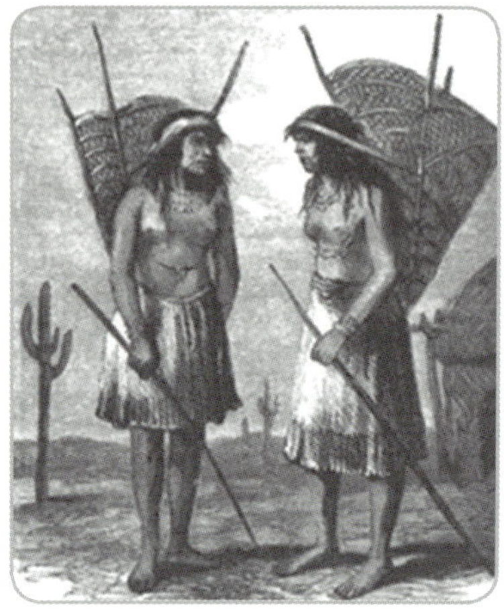

수 세대동안 같은 부족원과 결혼하면서 Gila강 인디언 촌에 살고 있는 피마 인디언은 당뇨를 비롯한 비만, 생활습관의 변화, 약과 유전학적 치료법의 개발 연구에 매우 귀중한 자산이다. 이런 맥락에서 미국 NIH는 피마 인디언을 '건강을 위한 탐험자(Pathfinders for Health)'라고 부른다.

1963년 NIH와 피마 인디언에 의해 시행된 류마티스 관절염에 대한 조사에서 피마 인디언의 당뇨 유병률이 매우 높다는 것이 밝혀졌다. 2년 후 왜 아메리카 원주민이 백인들에 비해 당뇨 유병률이 10배 이상 높은 가를 설명하기 위한 연구가 시작되었다. NIH의 연구에 의하면 당뇨 발병의 가장 중요한 위험요인은 비만이다. 피마 인디언 성인의 약 반은 당뇨병을 앓고 있으며, 당뇨병 환자의 95%가 비만이었다.

피마 인디언과 당뇨에 대한 연구에 의하면 유전적 소인과 함께 식이가 건강한 생활습관의 핵심이다. 학자들은 전통적인 사막지대에서의 식생활이 피마 인디언의 신진 대사에 어떤 영향을 미쳤는가를 연구하였다. 유전학자 James Neel은 이러한 연구를 통해 1962년 피마 인디언이 왜 비만이 많은 가를 설명하기 위해 절약유전자 가설(thrifty gene hypothesis)을 제시하였다(NIDDK, 1996. 16쪽). Neel에 의하면 수천 년 동안 먹을거리를 구하기 위해 농사를 짓거나 사냥이나 낚시를 해온 종족들은 풍족한 시기와 기근의 시기를 번갈아 경험해왔다. 이러한 극심한 변화에 적응하기 위해 사람들은 기근의 시대에 굶어죽지 않도록 풍요로운 시기에 지방을 축적하는 절약유전자가 발달하게 되었다. 피마 인디언의 조상은 인디언 보호구역에 들어가기 전에는 농사와 사냥에 먹을거리를 의존하였으며 이에 따른 활동량은 매우 많았다. 당시에는 먹을거리의 저장이 불가능해 일단 음식물을 섭취한 뒤에는 다음 음식물을 섭취할 때까지 섭취된 에너지를 효과적으로 체내에 저장하면서 지속적으로 이용할 수 있어야 생존이 가능하였을 것이다. 즉 절약유전자가 발달한 사람들이 생존에 유리하였던 것이다.

하지만 사람들이 전형적인 서구식 생활습관을 받아들여 활동량이 줄고, 지속적으로 높은 열량과 고 지질의 식품을 섭취하게 되면 절약유전자는 오히려 건강에 장애가 된다. 피마 인디언은 19세기 후반 상류에 정착한 백인 농부들이 강물의 흐름을 변경하기 전까지는 그들의 전통적인 생활양식을 고수하였다. 백인들에 의해 2000년간 지속되어 온 관개수로와 경작법이 불가능해지자 피마 인디언은 가난, 영양실조, 심지어는 아사에 직면하게 되었다. 피마 인디언은 생존을 위해 미국 정부가 제공한 돼지비계를 정제한 기름, 정제된 설탕과 밀가루에 의존할 수밖에 없게 되었다(NIDDK, 1996, 17쪽).

이차세계대전은 인디언들에게 급격한 사회적 경제적 변화를 야기하였다. 많은 인디언들은 공장에서 일하기 위해 정착촌을 떠나 도시로 향했다. 그들의 소득은 1940년부터 1944년 사이에 두 배 이상이 되었다. 전쟁과 경제적 호황이 끝나게 되자 인디언들은 그들의 정착촌으로 돌아갔다. 그러나 거대한 서구 사회와의 접촉 경험은 피마 인디언의 생활양식에 심대한 영향을 미쳤다. 그 결과 이차세계대전 이후에 태어난 피마 인디언들에게서 비만이 증가한 것은 놀라운 일이 아니었다. 1890년대 피마 인디언의 식이 중 15%만 지방이었고, 섬유질과 전분의 비율이 높았다. 그러나 현재는 40%의 칼로리를 지방으로부터 섭취하고 있다(NIDDK, 1996, 18~19쪽).

멕시코의 Sierra Madre 산맥 지역에 전통적인 생활양식을 고수하는 애리조나의 피마 인디언과 유전적으로 동일한 피마 인디언 부족이 있다. 이들에 대한 조사에 의하면 35명 중 단지 3명만이 당뇨였고, 전체적으로 비만하지도 않았다. 이는 애리조나의 피마 인디언들이 전통적인 생활양식으로 돌아간다면 비만율과 당뇨병 유병률을 낮출 수 있음을 시사한다.

그러나 생활양식의 변경이 쉬운 것은 아니다. 과연 개인에게 생활양식의 변경 필요성을 교육하는 것으로 당뇨대란을 예방할 수 있겠는가? 당뇨환자 또는 전 당뇨환자에 대한 의학적 치료로 당뇨대란을 극복하는 것이 가능하겠는가?

2 아미시 공동체와 당뇨

아미시(Amish)파는 기독교 재세례파 계통의 개신교 종파를 말한다. 주로 17세기 이후 박

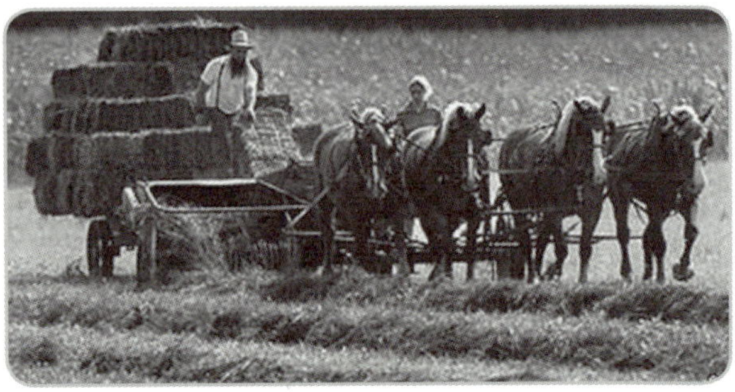

해를 피해 미국으로 이주해 신앙촌을 세워 공동체 생활을 한다. 이들은 21세기에 살면서도 17~18세기 청교도적 삶을 고집하는데 주로 단순하고 소박한 검은색 계통의 옷만을 입으며, 대다수의 교인들이 전통적 방식의 농축산업에 종사한다. 자동차나 전기, 전화 등의 현대문명을 거부하며, 근검절약을 강조하는 자연친화적 삶을 누리고 있다.

이미 기술한 바와 같이 아미시 공동체는 '당뇨 무풍지대'다. 전기·자동차 등 현대 문명을 거부하고 19세기 수준의 농업기술로 하루 10시간 이상 활발한 육체 활동을 하기 때문이다. 이들의 당뇨병 유병률은 2~3%로, 세계적으로 유례가 드물게 낮다.

98명의 아미시 남자 농부를 대상으로 7일 동안 육체 활동량을 조사한 결과, 이들의 활동량은 미국인 성인 평균보다 6배나 많았다. 이들은 하루 평균 1만8425보(步)를 걷는다. 최대 하루에 5만1000보 이상을 걷는 이도 있었다. 여자도 농장 일과 육아 활동 등으로 하루 1만4196보를 걸었다(Bassett 등, 2004). 이들의 식사는 육류 위주의 고(高)지방 서구식 식단인 것은 마찬가지다. 하지만 엄청난 활동량으로 비만으로 분류된 사람은 단지 4%에 불과했다. 미국인의 31%가 비만인 것과 대조된다(김철중, 2005).

성인뿐만이 아니다. 청소년들도 아미시 공동체 인근의 마을에 거주하는 청소년들에 비해 2배 이상 활동적인 생활을 통해 비만과 당뇨병을 예방하고 있다(Hauser, 2012). 전기나 자동차를 거부하는 아미시의 생활방식으로 인해 학생들은 걸어서 통학하고, 텔레비전을 시청하거나 비디오나 컴퓨터 게임을 즐기는 대신 친구들과 집이나 농장에서 뛰어 다니며 논다.

아미시 공동체의 낮은 비만과 당뇨 유병률의 원인은 교육이나 의학적 상담에 의한 것이

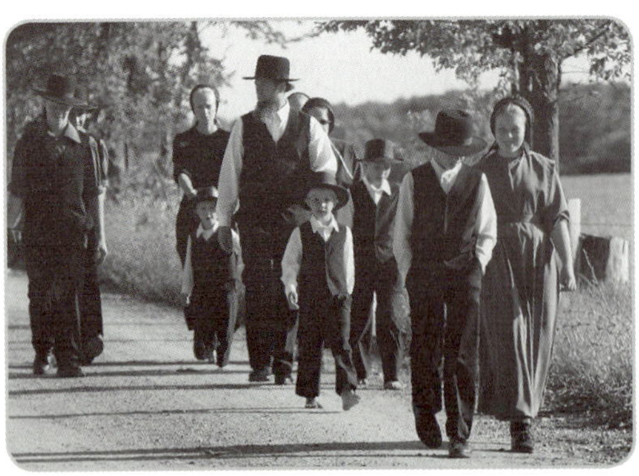

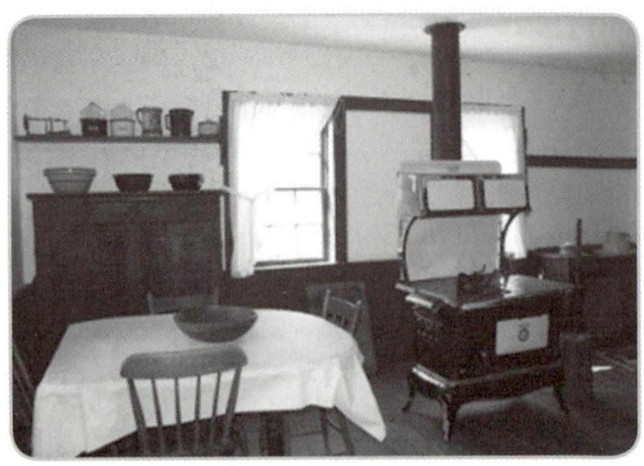

아닌 종교적 신념에 의한 활동량의 증가라고 할 수 있다.

피마 인디언과 아미시의 당뇨병 사례를 통해 우리는 사회적, 경제적, 문화적 환경의 영향을 받으면서 살아가는 개인들에게 건강관리의 책임을 지우는 것이 가능하고, 타당한 것인가에 대한 의문을 제기할 수 있다.

참고문헌

김동섭. (2005. 6. 7). 환자 400만 시대 '당뇨'와의 전쟁(上). 조선일보. Available at: http://news.chosun.com/svc/content_view/content_view.html?contid=2005060770333

김철중. (2005. 6. 8). 당뇨 무풍지대 차안타고 하루 10시간 노동이 비결. 조선일보. Available at: http://news.chosun.com/svc/content_view/content_view.html?contid=2005060870022

Bassett DR, Schneider PL, Huntington GE. (2004). Physical activity in an old order Amish community. Medicine and Science in Sports and Exercise. 36(1):79-85.

Hauser A. (2012. 10. 23). Amish avoid obesity, diabetes through physical activity, study finds. HUFFPOST, PARENTS. Available at: http://www.huffingtonpost.com/2012/10/23/amish-physical-activity-obesity-diabetes_n_2007263.html?utm_hp_ref=parents&ir=Parents

National Institute of Diabetes and Digestive and Kidney Diseases(NIDDK). (1996). The Pima Indians: Pathfinders for health. NIH publication, no. 95-3821. National Institute of Diabetes and Digestive and Kidney Diseases, Dept. of Health and Human Services, Public Health Service, National Institutes of Health.

제1장

건강관리의 모형

1. 생의학적 모형
2. 생물·심리·사회적 모형
3. 사회적 모형
4. 정리

제1장

건강관리의 모형

학습목표

- 건강과 질병 현상을 사회적 관점에서 규정하고 해석할 수 있다.
- 건강관리를 위한 생의학적, 생물(생체)·심리·사회적, 사회적 모형을 이해하고, 차이를 설명한다.
- 건강과 건강결정요인에 대한 개념 차이가 건강관리에 미치는 영향을 이해할 수 있다.

학습내용

- 생의학적 모형
- 생물(생체)·심리·사회적 모형
- 사회적 모형 : 사회생태학적 모델

신공중보건학의 특징 중의 하나는 건강과 질병을 단순히 생물학적이거나 심리적 문제로만 보는 것이 아니라 사회적 현상으로 보는 것이다. 신공중보건학은 건강과 질병을 개인과 집단이 처해 있는 환경과 관련지어 생각한다. 개인과 집단의 건강은 사회적으로 규정되고, 사회적으로 생산되고, 관련서비스는 사회적으로 조직된다는 생각을 우리는 건강(관리)의 사회적 모형이라 한다.

지금은 널리 인정받고 있는 이런 생각이 과거에도 그러했던 것은 아니다. 19세기 세포학 등 근대의학의 성립 이후 오랫동안 사람들은 생물학적 요인이 건강을 결정한다고 생각하였다. 1977년 심리학자인 George L. Engel은 생의학적 모형의 한계를 지적하면서 "새로운 의학적 모형의 필요(the need for a new medical model)"를 역설하였다(Eagle, 1977). Eagle은 건강에는 생물학적 요인, 심리적 요인, 사회적 요인이 상호 영향을 미친다는 생물·심리·사회적 모형(biopsychosocial model)을 생의학적 모형의 대안으로 제시하였다. 생물·심리·사회적 모형은 생의학적 모형의 한계를 인식하는데 공헌하였지만 생의학적 모형과 마찬가지로 건강관리를 위한 개인적 접근방법을 선호하였다.

건강과 질병의 사회적 모형은 생의학적 모형과 생물·심리·사회적 모형의 개인주의적 접근을 비판하고 건강문제는 사회적 차원에서 접근해야 한다고 주장한다. 근대의학이 성립되기 이전에 이미 사회의학이나 위생개혁 운동의 토대를 이루었다가 생의학의 발전과 함께 쇠퇴하였던 사회적 모형은 1970년대 이후 새로 부각되기 시작하여 신공중보건학의 뿌리가 되었다.

이 장에서는 건강관리의 모형에 대해 소개하고, 건강관리에 대한 인식의 변화가 신공중보건학에 미친 영향을 소개하고자 한다.

1 생의학적 모형(biomedical model)

생의학적 모형은 19세기 근대과학의 발전과 더불어 나타난 생각으로 지금도 건강관리에 큰 영향을 미치고 있다. 생의학적 모형에서는 건강을 임상적으로 진단 가능한 질환이 없는 상태라고 간주한다.

> 건강은 "유기체가 질병이나 비정상의 증거가 없이 기능을 수행하는 상태(The state of the organism when it functions without evidence of disease or abnormality)이다." (Stedman, 1995, 764쪽)

생의학적 모형은 19세기 후반 파스퇴르가 확립한 질병은 세균이 인체 장기를 감염시킴으로써 발생한다는 세균설(germ theory)을 기반으로 하고 있다(Ullmann, 2007). 모든 질병에는 특정한 원인이 있다는 '코흐의 가설'은 질병의 인과관계에 대한 생각을 더욱 정교하게 발전시켰다. 가설에 의하면 모든 균은 인체에 동일하고 예측 가능한 증상을 나타내므로 질병의 진단과 치료가 객관적이고 과학적이고 일률적인 방법으로 가능하다는 생각을 고조시켰다. 전문가들이 환자의 증상을 객관적으로 관찰함으로써 질병의 진단이 가능하다는 생각이 널리 받아들여지게 되었다.

쉼터 Koch의 가설

미생물(organism)이 질병의 원인으로 확정되려면 다음의 조건을 충족시켜야 한다.
① 특정 질병을 가진 모든 사례에서 동일한 미생물이 관찰되어야 한다.
② 질병에 걸린 숙주로부터 미생물을 분리해서 배양할 수 있어야 한다.
③ 이를 감수성이 있는 동물에게 접종하여 해당 질병을 일으켜야 한다.
④ 실험적으로 감염을 일으킨 동물에서 동일 미생물이 검출되어야 한다.

자료 : https://en.wikipedia.org/wiki/Koch%27s_postulates

또, 데카르트에서 유래한 심신이원론(mind-body dualism), 정신과 육체는 분리가능하다는 생각이 지배적이 되면서 질병은 육체의 문제이므로 그 치료는 기계를 수리하듯 고장 난 신체 부위를 치료하면 된다고 생각하게 되었고, 정신, 개인의 생각은 중요하지 않게 간주되었다.

질병의 원인은 균을 중심으로 하는 생물학적 요인이며, 특정한 균이 특정한 질병을 유발한다는 특정병인론, 그리고 정신과 육체를 분리하는 심신이원론은 20세기 의학 연구, 교육, 의료행위에 큰 영향을 미쳤다.

그러나 생의학적 모형은 1970~80년대 이후 현대 사회의 질병관리관으로서는 적합하지 못하다는 비판을 받게 되었는데 그 이유는 다음과 같다.

첫째, 특정병인론은 제한된 전염병에 대해서만 타당하다. 대부분의 질환 발생은 단일 원인의 직접적인 영향 때문이 아니라 다양한 원인이 간접적으로 영향을 미치는 복잡한 인과관계를 가지고 있다. 하나의 원인으로 설명할 수 없는 질환들, 특히 만성질환의 설명 및 관리에는 특정병인론이 부적합하다.

둘째, 심신이원론에 따라 부서진 기계를 수리하듯이 신체를 수리하는 치료과정은 환자의 독특하고 주관적인 필요를 무시하게 만들었다. 결과적으로 의사들은 비인간적이고 의사소통 능력이 떨어진 치료 기술자로 전락하게 되었다(Germov, 2013).

셋째, 건강과 관련된 개인이나 집단의 주관적 경험이나 해석을 과학의 객관성이라는 명목 아래 배제함으로써 건강의 물신화(fetishism) 현상이 심화되고, 그 결과 사회적, 문화적 의원성 질환(iatrogenesis)이 심화된다(Illich, 1975/2002).

넷째, 질병의 진단과 치료를 위해 기관으로부터 세포, 분자, 유전자로 분석 단위를 낮추어 가는 환원주의적 시각은 의료의 전문화를 부추겼을 뿐만 아니라 건강과 질병현상이 사회적

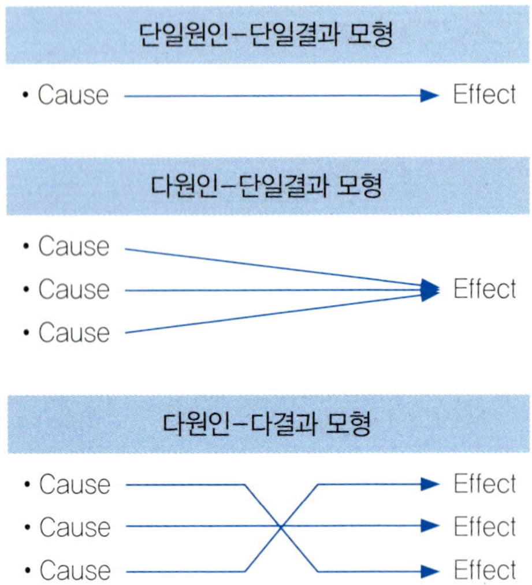

그림 1-1 건강과 질병의 인과관계

맥락과는 상관없이 진공상태에서 발생하는 것처럼 착각하게 만들었다. 그 결과 사회적 건강 결정요인에 대한 관리노력을 약화시켰다(Germov, 2013).

마지막으로 건강과 질병문제를 개인적 차원의 문제로 간주함으로써 질병의 발생과 관리 책임을 전적으로 환자에게 미루는 '희생자 비난(victim blaming)' 경향을 강화시켰다. 이 역시 건강문제에 대한 사회적 책임을 약화시켰다.

2 생물·심리·사회적 모형(biopsychosocial model)

생물·심리·사회적 모형은 생의학적 모형과 달리 질병에 대한 심리적, 사회적 반응과 건강을 유지하고, 회복하기 위한 심리적, 사회적 개입을 중시한다.

이 모형을 처음 주장한 George L. Engel은 질병으로부터 환자의 고통을 제대로 이해하고 이에 대해 적절하게 반응하려면, 그리고 환자들에게 자신이 이해받고 있다는 느낌을 주려면 의사들은 질병의 생물학적, 심리적, 사회적 측면을 동시에 주의하여야 한다고 생각하였다. 그는 20세기 중반까지 현대 사회를 지배하고 있던 생의학적 모형에 대한 대안으로 생물·심

표 1-1 Engel의 생의학(Biomedicine)에 대한 비판

1. 생의학적 변화가 직접적으로 환자가 인식하는 병(illness)으로 전환되지 않는다. 환자의 병에 대한 인식은 분자적, 개인적, 사회적 차원에 걸친 다양한 원인이 상호작용한 결과이다. 그리고 그 반대도 마찬가지인데 심리학적 변화는 특정 상황 아래서는 화학적 매개물을 통해 병(illness)이나 고통으로 표현된다.
2. 생물학적으로 교란을 일으키는 존재가 환자에게 증상의 의미를 분명히 해주지 않으며, 임상의사가 알아채고 관리하여야만 하는 태도나 기술을 암시해 주지도 않는다.
3. 사회심리적 변수가 질병에 대한 생의학적 견해를 유지하는 사람들이 생각했던 것보다 질병의 감수성, 중증도, 진행경과에 대한 훨씬 더 중요한 결정요인이다.
4. 환자 역할(sick role)을 받아들이는 것은 생물학적 교란과 반드시 연관되어 있는 것은 아니다.
5. 대부분의 생물학적 치료의 성공은 위약 효과(placebo effect)와 같은 사회심리적 요인의 영향을 받는다.
6. 의사-환자 관계는 처방된 치료에 대한 순응에 미치는 영향만 고려하더라도 의학적 결과에 영향을 미친다.
7. 과학적 검증의 대상이 되는 무생물과 달리 환자는 연구방법에 크게 영향을 받으며, 연구에 참여하는 과학자들은 그들의 연구 주제에 의해 영향을 받는다.

자료 : Borrell-Carrió 등, 2004, 577쪽.

리·사회적 모형을 제시하였다(Eagle, 1977).

Engel은 생의학적 연구가 의학의 발전에 크게 공헌한 점은 인정하였으나 생의학적 사고의 좁은 시각이 환자를 객체(object)로 간주하고, 환자의 주관적 경험을 무시하는 것에 대해 비판적 시각을 가졌다(표 1-1). 그는 건강과 질병, 그리고 건강관리를 위해서는 생물학적(연령, 성, 병원균 등), 심리적(개인의 믿음이나 인지 등), 사회적 요인(지역사회나 관계의 존재 유무 등)과 그들 사이의 복잡한 상호관계를 체계적으로 고려해야 한다고 생각했다.

생의학적 접근이 모든 현상은 자연계의 가장 낮은 수준(예: 세포나 분자)을 통해 가장 잘 이해될 수 있다는 환원론적 시각을 견지하는데 비해 생물·심리·사회적 접근은 다양한 임상과정은 자연계를 구성하는 다양한 차원들의 연속적인 상호관계를 통해 가장 잘 이해될 수 있다는 전체론적 시각을 중시한다. Engel은 이러한 생각을 유기체 위계(organismic hierarchy)와 사회적 위계(social hierarchy)라는 두 개의 축으로 구성된 연속된 자연계를 통해 설명하고자 하였다. 전자는 원자보다 작은 입자(sub-atomic particles)로부터 시작하여 개인에게서 끝난다. 후자는 개인으로부터 출발하여 생물권(biosphere)에서 끝난다(그림 1-2). 생물학적, 심리적, 사회적 요인들은 자연계의 연속적인 위계 내에 존재한다. 자연계 내에서 각 단계는 상대적으로 독립적이다. 세포는 세포 그 자체로 연구될 수 있다. 하지만 각 단계는 하위 단계에 의존한다. 세포는 핵과 미토콘드리아 등으로 구성된다. 또한 각 단계는 상위 체계의 구성 요소이다. 세포는 조직이나 기관을 만들기 위해 조직화된다. 연속적

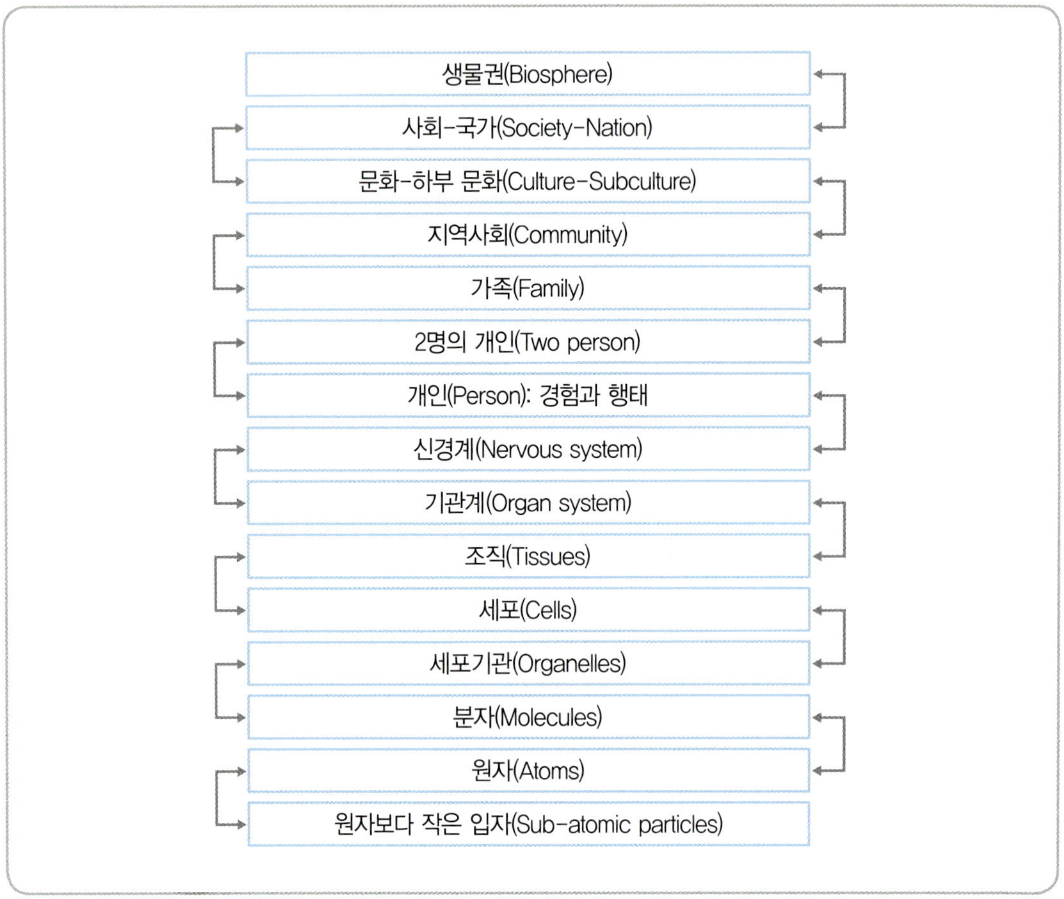
생물권(Biosphere)
사회-국가(Society-Nation)
문화-하부 문화(Culture-Subculture)
지역사회(Community)
가족(Family)
2명의 개인(Two person)
개인(Person): 경험과 행태
신경계(Nervous system)
기관계(Organ system)
조직(Tissues)
세포(Cells)
세포기관(Organelles)
분자(Molecules)
원자(Atoms)
원자보다 작은 입자(Sub-atomic particles)

그림 1-2 자연계(natural system)의 위계

자료 : Engel, 1980.

인 자연계 내에서 모든 구성단위는 전체이자 동시에 부분이라 할 수 있다. 상위 수준과 하위 수준은 서로 영향을 주고 받는다. 그러므로 개인의 질병을 이해하기 위해서는 생물학적 차원만이 아니라 심리적, 사회적 차원에 대한 이해가 동시에 이루어져야 한다.

생물학적 요인의 이해를 위해 자연과학을 적용하듯이 심리적, 사회적 요인에 대한 체계적인 이해는 사회과학의 적용을 요구한다. 그러므로 자연과학과 사회과학은 모두 의료의 기본이 된다. 심리적 및 사회적 요인은 부차적 문제가 아니라 그들이 자연계에서 차지하는 단계에 맞추어 과학적인 방법으로 이해되어야만 한다. 따라서 인간의 건강에 관련된 다양한 심리적, 사회적 현상을 과학적으로 탐구하게 해 주는 인본주의적 자질은 의료에서 매우 가치 있다.

생물·심리·사회적 모형은 건강이나 질병의 인과관계에 대한 설명 틀로 널리 활용되었다. 모형은 환자의 고통과 질병이 분자 수준부터 사회적 차원에 이르기까지 다양한 차원의 요인들에 의해 어떻게 영향을 받는가를 설명해 줌으로써 생의학적 모형의 분석적이고, 단선적이며, 환원주의적인 설명 틀을 변화시키는데 공헌하였다. 특히 건강의 정신적, 신체적 측면 사이의 관계가 복잡하고, 주관적 경험에 의존하며 생의학적 법칙으로만 설명할 수 없다는 인식을 확산시켰다. 또한 생물·심리·사회적 모형은 넓게는 건강관리, 좁게는 의료서비스의 제공 틀을 변화시키는데도 공헌하였다. 환자의 주관적 측면과 그가 처한 상황을 중시함으로써 상호 참여적인 의사-환자관계를 발전시키는데 기여하였다. 임상과정에서 환자에게 더 많은 역할을 부여하고, 환자 역할을 수동적인 관찰 대상에서 적극적인 참여자로 변화시켰다(Borrell-Carrió 등, 2004). 의료서비스와 건강관리 노력을 사회적 맥락과 연결시킴으로써 모형은 생의학적 모형을 토대로 발전한 전문화된 건강관리 노력을 다양한 학문의 종합적인 접근으로 변화시켰다. 그 결과 이후 사회생태학 모형을 비롯한 건강의 사회적 모형에 큰 영향을 주었다.

하지만 생물·심리·사회적 모형은 여전히 개인주의적 관점을 근간으로 하고 있어 후술할 사회적 모형에서 강조되는 사회적 접근에는 도달하지 못하였다는 비판을 받고 있다(Guzys and Armott, 2014).

3 사회적 모형(social model)

건강의 사회적 모형은 건강에 영향을 미치는 사회적, 문화적, 환경적 요인의 관리에 중점을 둔다. 건강은 개인의 직접적 통제가 불가능한 다양한 사회적 요인이 복잡하게 작용한 결과 나타난다. 사회적 모형은 개인적인 행태나 생물학적 특성으로부터 사람들이 살고 있는 사회의 구조에 초점을 맞추는데, 이 점이 생의학적 모형이나 사회심리학적 모형과의 차이이다.

건강의 사회적 모형에 따르면 건강과 질병은 사회적으로 만들어 지는 것이고, 우리가 경험하는 건강은 사회의 조직화 방법과 관련이 있다. Gillespie와 Gerhardt(1995, 82~3쪽)는 건강은 역사적, 문화적, 사회적 맥락을 가지고 있으며, 우리가 이것을 인정하지 못한다면 건강에 대해서도 이해할 수 없다고 주장하였다. 건강과 관련하여 볼 때 사회는 구성원이 건강위험을 무릅쓰게 하고, 개인의 건강관리 노력을 방치하는 건강을 해치는 사회와 건강위험으로부터 구성원을 보호하고, 구성원의 건강관리 노력을 지지하는 건강에 유리한 사회로 구분할 수 있다. 건강의 사회적 모형은 개인이 불건강한 것은 건강위험을 자초하는 몰지각한 개인의 탓 보다는 건강을 해치는 사회에 살고 있기 때문이라 생각한다. 현대인을 괴롭히는 '생활습관병(lifestyle disease)'의 주요한 원인이 생활습관인 것은 사실이다. 하지만 개인의 건강을 해치는 잘못된 생활습관이 개인의 선택이라고 생각하고 생활습관병 환자를 비난하고, 개인에게 관리 책임을 맡기기보다 건강의 사회적 모형은 개인의 생활습관이 형성되게 된 사회적 기반을 개선하려 한다. 따라서 건강관리는 개인적 영역에서의 활동만으로는 부족하며 사회적 개혁이 동반되어야 한다.

건강의 사회적 모형은 최근에 나타난 생각이 아니다. 의학의 아버지라 불리는 히포크라테스는 '공기, 물, 땅에 관하여'라는 저서에서 "의학을 연구하려는 사람이면 다음의 주제들을 알아야 한다. 첫째, 각 계절의 효과와 계절 사이의 차이점을 알아야 한다. 둘째, 나라 전체와 각 지방의 따뜻한 바람과 차가운 바람의 특수성을 연구해야 한다. 마지막으로, 물이 건강에 미치는 효과를 잊어서는 안 된다. … 그러므로 어떤 의사가 새로운 지역으로 왔을 때 그는 이러한 상황들을 모두 고려를 해야 하는 것이다. … 이것은 매우 중요하다(이종찬, 2009. 92쪽에서 재인용)"라고 말하였다. 이와 같이 히포크라테스는 환경과 질병의 관련성을 중요하게 생각하였지만 주로 자연환경의 중요성을 강조하였다.

사회적 요인이 건강에 중요하다는 생각은 놀랍게도 자연과학의 발전에 힘입어 건강의 생의학 모형이 발전하기 시작한 19세기 중반 이후에 나타나기 시작했다.

1842년부터 1844년까지 산업혁명이 진행되던 영국에 머물렀던 20대 초반의 청년 Friedrich Engels는 맨체스터 빈민가의 참상, 노동자 특히 청소년 노동자에 대한 착취와 빈곤, 불결한 환경 등을 목도하였다. 산업화가 진행된 맨체스터나 리버풀 같은 대도시의 사망률은 전국 평균치보다 높았는데 Engels는 이를 노동자의 낮은 임금과 열악한 생활환경이 원인이라고 해석하였다. 그에 의하면 산업 노동자들은 산업화 이전 노동자들보다 낮은 임금을 받았고, 더 불결하고 건강에 해로운 환경에서 생활하였다.

> "…(노동자들의) 주택은 한쪽 집의 창문으로부터 반대편 쪽 집의 창문으로 넘어갈 수 있을 정도로 매우 조밀하게 붙어 있고, 층이 높아 햇빛이 안마당까지 비추지 못할 정도다. 이 지역에는 하수도를 비롯한 배수시설은 물론 집에 딸린 옥외 변소조차 존재하지 않는다. 적어도 50,000명이 온갖 쓰레기와 음식 찌꺼기, 배설물을 도랑에 갖다 버리는 탓에 낮 동안에 거리를 아무리 청소해도 사방에 오물과 악취가 진동하고 그것이 시각과 후각을 괴롭힐 뿐만 아니라 건강에도 심각한 해를 끼친다. 이런 지역에서 건강, 도덕, 나아가 일반적인 체면까지 무시한다 한들 그게 과연 놀

라운 일인가? 아니다. 우리 모두는 이곳의 생활환경이 엄청난 질병, 고통, 풍기문란을 야기했다고 증언할 것이다. 이 구역 사회는 형언할 수 없을 정도로 불쾌하고 비참하다. 빈곤계급의 주거지는 보통 매우 더럽고, 청소한 흔적을 찾을 수 없다. 대부분의 경우에 집들은 환기가 되지 않고, 보통 창문이 부서지거나 창틀이 맞지 않아 늘 춥고, 습기 찬 반지하에 위치한 경우도 있으며, 언제나 세간이 변변찮아 불편하며, 혐오스럽게도 밀집 더미를 온 가족이 남녀노소를 불문하고 뒤엉켜 자는 침대로 사용한다. 물은 공중 펌프를 통해서만 얻을 수 있고, 물을 구하는 것이 어려워서 모든 오물을 방치하게 만든다." (Engels, 1845/1969. 66~67쪽)

"이 모든 영향의 결과로 노동계급의 체격은 전반적으로 쇠약해졌다. 노동자들, 우리가 여기서 논하는 유일한 대상인 갇힌 공간에서 일하는 공장노동자들 가운데 활기차고 체격이 다부지고 건강한 사람은 드물다. 그들은 거의 전부 허약하고, 뼈만 남았으며, 안색이 해쓱하고, 일할 때 주로 사용하는 근육을 제외하고는 몸이 단단하지 못하다. 그 결과 거의 모두가 소화불량으로 고생하고, 건강염려증, 우울증, 신경과민증을 어느 정도 앓고 있다. 노동자들의 쇠약해진 육체는 질병에 저항하지 못하고 매번 병에 걸리고 만다. 그 결과 그들은 일찍 늙고 죽게 된다. 이 점에 대해 사망률 통계는 의심할 수 없는 증거를 제시한다." (Engels, 1845/1969. 110~111쪽)

병리학자로 유명한 Rudolf Virchow이지만 그는 사회적 격차가 질병의 원인이라고 생각하였고, 건강은 사회적 정치적 개혁을 통해 가능하다고 주장하였다. 이러한 생각으로 인해 오늘날 Virchow는 사회의학(social medicine)의 아버지라 불린다. Virchow의 생각은 "의학은 사회과학이며 넓은 시각에서 보면 정치도 의학(Medicine is a social science, and politics is nothing more than medicine on a grand scale)"이라고 한 유명한 표현에 가장 잘 드러나 있다(Virchow, 'Der Armenarzt', MR 18(3/11/1848). 125쪽. McNeely, 2002. 5쪽에서 재인용).

1848년 Upper Silesia(현재는 폴란드 영토)의 발진티푸스 유행 상태를 보고하기 위해 독일 정부에 의해 파견된 Virchow는 발진티푸스의 원인은 복합적인 것으로 열악한 주거환경, 굶주림과 충분하지 못한 식사, 나쁜 위생 등과 같은 사회적 요인과 관련이 있다는 것을 알게 되었다(McNeely, 2002. 15쪽). 이러한 인식을 바탕으로 그는 독일 정부에 정치 개혁과 민주적인 지방 자치정부, 교육, 그리고 자유와 번영, 조세, 경제, 농업 개혁, 도로 건설, Silesia 지방에서 폴란드어를 공식 언어로 인정, 교회와 국가의 분리 같은 대책을 건의하였다(Schechter, 2003).

Virchow는 그가 경험한 환자들을 통해 그들이 고통받고 있는 육체적 질병이 저소득층의 특징인 물질적, 심리적 고통과 병행한다는 것을 알았다(McNeely, 2002. 13쪽). 또 Virchow는 생물학적 요인이 엄격한 생의학적 치료를 요구하듯이 빈곤, 무지, 억압과 같은 질병의 사회적 기반은 정치적 치료를 요구한다고 생각하였다(Pridian, 1964. McNeely, 2002. 6~7쪽에서 재인용).

> "우리는 질병을 개인적인 것이나 특별한 것으로 간주하지 않는다. 질병은 항상 신체에 대해 적용되는 것과 같은 법칙에 따라 작동되는 통제된(modified) 상태 아래에서 나타나는 삶의 한 양태이다. … 정신적이든 육체적이든 국가에 만연하는 모든 질환은 우리들에게 국민의 생활이 비정상적 상태에 놓여 있음을 보여준다. 그리고 우리에게 필요한 모든 것은 이 비정상을 인지하고, 정치가에게 이를 전달하여 처리하게 하는 것이다." (Virchow, 'Die Epidemien von 1848', 7. McNeely, 2002. 26쪽에서 재인용)

건강의 사회적 모형의 뿌리는 쓰레기 처리나 하수도 설치를 통해 전염성 질환을 관리하고자 하는 소위 '위생개혁(sanitary reform)' 운동에서도 찾아볼 수 있다. 영국의 Edwin Chadwick 경은 1842년 'General Report on the Sanitary Condition of the Laboring Population of Great Britain'을 통해 노동계층의 유병실태에 대해 기술하고, 빈곤층이 부유층보다 훨씬 더 질환이나 장애가 많음을 보여주었다. 그는 위생적이지 못한 환경 때문에 전염성질환이 빈발한다고 결론을 내렸다. 이후 위생개혁은 영국과 미국 등 서구 선진국의 공중보건활동의 기반이 되었다. Chadwick 경은 1848년 영국의 '공중보건법(Public Health Act)' 제정을 주관하기도 하였다(Rosen, 1958; Affi and Breslow, 1994).

19세기 중반 이후 생의학적 모형이 건강관리의 지배적 모형으로 자리 잡기 시작하면서 건강과 질병의 사회적 기원을 주장하는 사회적 모형은 그 영향력이 약화되었다. 하지만 1970년대에 들어 1950~60년대의 현대의학에 대한 낙관주의와 믿음이 약화되고 고도화된 의료기술 때문에 의료비의 급격한 증가가 사회적 문제로 대두하기 시작하자 건강의 사회적 기원은 다시 주목받기 시작하였다(Colgrove, 2002). 현대의학이 인구의 건강수준 향상에 미친 영향이 과대평가되고 있다고 주장하는 Thomas McKeown은 1979년 발간한 그의 저서 'The Role of Medicine'에서 대부분의 전염병 사망률은 효과적인 의학적 예방이나 치료가 가능하기 이전에 이미 감소하였음을 지적하면서 20세기에 나타난 기대수명의 연장은 의학적 개입과는 크게 관련이 없다고 설명하였다(그림 1-3).

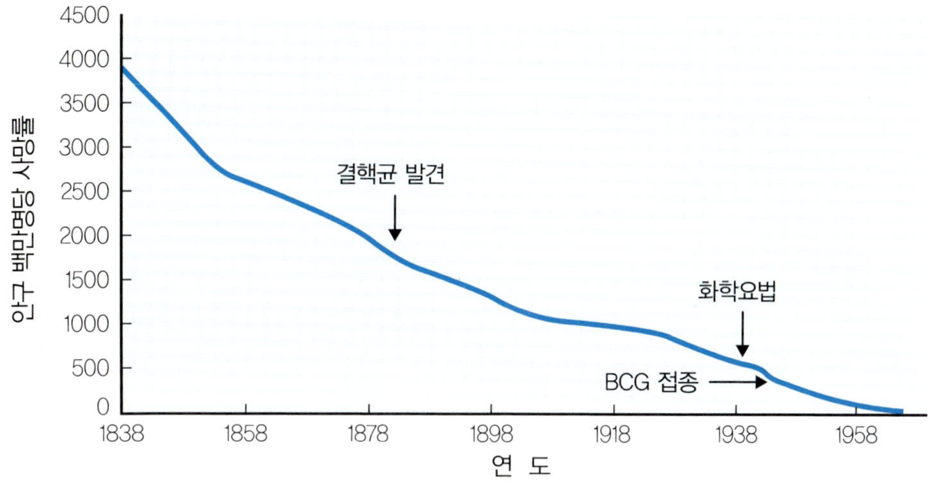

그림 1-3 호흡기 결핵의 연 평균 사망률(1901년 인구에 표준화): 잉글랜드와 웨일즈

자료 : McKeown, 1979. 92쪽.

기대수명의 증가가 대부분 의학적 수단 때문이 아니라 경제수준의 향상에 따른 일반적인 생활수준의 증가, 특히 영양상태의 개선 때문이라는 McKeown의 설명은 인구의 건강수준 향상을 위한 사회적 개입의 중요성을 다시 부각시켰다.

> "건강수준의 향상은 과거와 마찬가지로 미래에도 질병이 발생한 이후에 질병의 기전에 개입하는 것 보다는 질병을 유발시키는 상황의 변화를 통해 가능하다는 것을 이해한다면 (질병관리의) 노력은 균형을 이루는 방향으로 변화될 필요가 있다." (McKeown, 1979. 198쪽)

생의학의 기여가 생각보다 크지 않다는 McKeown의 주장과 달리 'Limits to Medicine'이라고도 알려진 'Medical Nemesis: The Expropriation of Health'라는 저서를 통해 Ivan Illich는 현대의학은 오히려 인류의 건강에 해가 된다는 주장을 펼쳤다.

> "의학적 성취는 건강에 주요한 위협이 되고 있다." (Illich, 1975/2002. 3쪽)

Illich에 의하면 "건강이란 일상용어이며 사람들이 그들의 내부 상태와 외부 환경에 적응하고자 하는 정도"를 말한다(Illich, 1975/2002. 7쪽). 따라서 인류 집단의 건강은 모든 사람에게, 특히 약자에게 유리하도록, 자조(self-reliance), 자율, 품위를 조장하는 환경을 만들어 감으로써 가능하다. 일정수준을 넘어선 타율적인 규제에 생존을 의존한다면 건강수준은 저하된다. 어떠한 형태를 띠든 일정 수준을 넘어선 제도화된 의료는 개인의 건강하려는 자율적 능력을 손상함으로써 건강을 체계적으로 부정하게 된다.

Illich는 현대 의료는 세 가지 유형의 의원성(醫原性: Iatrogenesis)[2] 문제를 야기함으로써 개인과 사회의 스스로 건강하고자 하는 능력을 무기력하게 만든다고 주장하였다. 그에 의하면 현대 의료는 모든 삶의 영역으로 역할을 확대하여 사람들은 의학적 개입 없이는 질병을 관리할 수가 없게 되었다. 그런데 어떤 문제가 의학적 문제라고 판단되게 되면 이 문제는 사회적 문제로 다루어질 가능성이 줄어들게 된다. 명백하게 사회적 문제인 자살이 우울문제로 변질되고 정신과로 해결의 권한과 책임이 이전되는 것이 좋은 예이다. 의료 독점(monopoly)의 영역과 권한 확대는 이제 시민의 자유를 침해하고 있다. 사회는 의사에게 무엇이 질병을 구성하고, 누가 환자이며, 특별한 위험에 처해 있다고 간주되는 사람들에게 무엇을 할 것인가를 결정할 권한을 넘겨주었다(Illich, 1975/2002. 47쪽). 그 결과 의학적 해석이나 개입이 가치가 있고 정당화될 수 있으면 합법화되었다. 모든 시민에게 의료체계가 공급 가능한 서비스를 무제한 제공하겠다는 사회의 약속은 사람들이 자율적으로 치유 가능한 삶을 향유하는데 필요한 환경적 문화적 여건을 파괴하고 있다(Illich, 1975/2002. 6쪽). 의료에 대한 과도한 의존(medicalization)은 사회적 현상, 문화적 현상으로 이에 대한 극복은 일반인들이 현재 유행하고 있는 의원성 문제를 멈출 수 있는 시야와 효과적인 권력을 가져야 가능하다.

> "전 사회에 만연한 의원성 질환으로부터의 회복은 전문적 과제가 아니라 정치적 과제이다. 이는 치유하고자 하는 시민의 자유(civil liberty to heal)와 공평한 의료에 대한 시민의 권리(civil right to equitable health care) 사이의 균형에 대한 풀뿌리들의 합의에 기초하여야만 한다." (Illich, 1975/2002. 6쪽)

Illich의 이런 생각은 건강문제를 전문가의 판단 영역에서 사회적 문제로 시각을 전환시켜 건강의 사회적 모형을 부활시키는데 일조하였다.

---

2) Iatrogenesis란 의사(physician)를 뜻하는 라틴어 'iatro'와 근원(origin)을 뜻하는 'genesis'가 합하여 만들어진 용어로 의료행위에 의하여 발생하는 문제를 뜻한다.

쉼터 Ivan Illich의 의원성(醫原性 : Iatrogenesis) 질환

Illich는 현대 의료가 다음과 같은 세 가지 유형의 의원성 문제를 야기하여 인류의 건강을 위협한다고 주장하였다(Illich, 1975/2002).

1) 임상적 의원성 질환(clinical iatrogenesis)

치료부작용이나 원내감염처럼 의학적 치료에 의해 환자에게 통증이 발생하거나 상태가 나빠지거나 새로운 질환을 얻거나 사망하는 경우를 말한다.

"많은 현대 의료행위는 질병의 치료에 부수적이지만 개인이나 인구집단에 의학이 끼치는 해는 매우 크다. 이러한 사실은 명백하고, 잘 기록되어 있으나 은폐되어 있다." (Illich, 1975/2002, 15쪽)

2) 사회적 의원성 질환(social iatrogenesis)

의학의 영향력이 점점 확대되어 의학적 치료에 대한 수요가 점점 증가하는 현상을 말한다.

"의료행위가 개인의 자율적 치유력을 활성화하는 대신 환자를 절름발이나 그의 치료를 엿보는 관음증 병자로 전락시킬 때 의료행위는 흑마술로 변한다. 의료행위가 환자의 곤경에 대해 시적인 해석을 찾거나, 오래 전에 세상을 떠났거나 아직 이웃에 사는 고통을 극복하는 법을 체득한 찬미할만한 사례를 발견하여 환자들을 격려하는 대신 환자의 모든 기대를 과학에만 초점을 맞추어 판단하려 할 때 의료행위는 병적인 종교로 변한다. 의료행위가 고통받는 사람들에 대한 사회적 관용을 증대시키는 동기나 원칙을 사회에 제공하는 대신 환자를 전문적 환경에 고립시킨다면 도덕적 악화에 의해 질병을 증가시킨다. 생의학적 목적 추구라는 핑계아래 이루어지는 마법적 대혼란, 종교적 손상, 도덕적 악화가 사회적 의원성 질환에 기여하는 결정적인 기제이다." (Illich, 1975/2002, 114~115쪽)

3) 문화적 의원성 질환(cultural iatrogenesis)

사회적 의원성 질환의 결과로 일상생활에서 부딪히는 문제들에 대한 인간의 자율적 적응능력이 감소하여 의학에 의존할 수밖에 없게 되는 현상을 말한다.

"조직화된 의료는 기업의 확장을 마치 모든 고통에 대한 전쟁처럼 포장하여 도덕적인 사업으로 보이게 하였다. 그리하여 개인이 그들의 실체와 대면하고, 자신의 가치를 표출하고, 불가피하고 때로는 치료할 수 없는 고통이나 손상, 죽음을 받아들일 수 있는 개인의 능력을 잠식하고 있다." (Illich, 1975/2002, 127~128쪽)

건강의 사회적 모형에 의하면 건강과 질병의 원인은 개인이나 집단이 살고 있는 사회적 맥락 속에 존재한다. 따라서 건강관리의 책임은 개인에게 있는 것이 아니라 사회에 있으며, 효과적인 건강관리는 개인에 대한 의학적 치료가 아니라 사회 환경과 제도의 개선을 통해

가능하다. 이와 같이 건강을 사회적 현상으로 본다는 것은 다음과 같은 세 가지 관점을 내포하고 있다(Germov, 2013, 18쪽).

(1) 건강과 질병은 사회적으로 생산되고 분포한다.

예를 들어 위험한 작업 환경에 노출되어 발생하는 질환은 종종 개인의 통제 능력을 벗어나고 따라서 사회적 차원에서 관리되어야 한다. 많은 질환은 개인이 사회에서 차지하는 위치에 따라 발생과 유병에 격차를 보인다. 따라서 건강과 질병 관리를 위해서는 생활과 작업 환경이 질병의 발생과 관리에 미치는 영향과 역할에 대해 주의를 기울여야 한다.

(2) 건강과 질환은 사회적 구성물이다.

건강과 질병에 대한 정의는 문화와 시대에 따라 변한다. 특정 시대와 특정 문화에서 질병이라고 간주되던 것들이 다른 시대나 문화에서는 정상이라고 간주된다. 동성애를 과학적 근거 없이 정신질환이라고 간주하던 시절이 있었으나 현재는 아니다. 동성애의 예는 문화적 믿음, 사회적 관행과 제도가 건강과 질병을 이해하는 방식을 만들고 구성한다는 것을 보여준다. 건강과 질병은 객관적인 사실이 아니라 특정 시기의 특정 사회가 가지고 있는 문화, 정치, 도덕을 반영하는 사회적 구성물이다.

(3) 보건의료는 사회적으로 조직된다.

사회는 보건서비스를 자신에 맞게끔 조직하고, 재원을 조달하며, 활용한다. 이러한 조직화 과정은 전문가들이 주도하며, 특히 의사들에게 과도한 권한이 주어진다. 이는 보건자원의 효율적 활용과 보건의료서비스의 적정 수급을 방해한다.

지금까지 논의한 건강관리의 세 가지 모형, 생의학적 모형, 생물·심리·사회적 모형, 사회적 모형을 정리하면 [표 1-2]와 같다.

4 정 리

건강과 질병의 발생과 관리에 대한 시각은 생의학적 모형(biomedical model), 생물·심리·사회적 모형(biopsychosocial model), 사회적 모형(social model)의 순으로 변화해 왔다.

표 1-2 건강관리 모형의 비교

	생의학적 모형	생물·심리·사회적 모형	사회적 모형
배경	심신 이원론 환원론	자연계의 위계 (유기체/사회적 위계)	사회생태학
건강의 실체	객관적인 생물학적 상태	질병에 대한 생물학적, 심리적, 사회적 반응	사회적 구성물
질병의 원인	원인균, 유전적 결함, 생활습관, 사고	생물학적, 심리적, 사회적 요인의 상호 영향	사회적 건강결정요인 환경 요인 문화적, 구조적 요인
건강의 책임	개인	개인	사회
개입 목적	질병 치료, 개인의 위험요인 감소, 장애의 제한	환자의 심리적, 사회적 측면 개선	건강에 이로운 환경의 조성 건강형평성 향상
개입 방법	개별 환자에 대한 생의학적 치료나 행태의 변화	생의학적, 심리적 치료 의사-환자관계 개선	정책과 지역사회 개발 환경과 사회체계 개선
가치	개인 질환과 장애의 관리	환자의 심리적 문제 관리	건강과 질병의 근본적 원인을 관리

지금도 건강관리에 큰 영향을 미치고 있는 생의학적 모형은 19세기 근대과학의 발전과 더불어 나타난 생각으로 임상적으로 진단 가능한 질환이 없는 상태를 건강한 상태라고 생각하고, 질병의 원인으로는 세균설(germ theory)을 주창한다. 질병의 진단과 치료는 전문가들에 의해 객관적이고 과학적이고 일률적인 방법으로 가능하다고 생각한다. 심신이원론(mind-body dualism)에 입각하여 질병은 육체의 문제이고 그 치료는 기계를 수리하듯 고장 난 신체 부위를 치료하면 된다고 생각한다. 그러나 생의학 모형은 만성질환의 설명 및 관리에는 부적합하며, 의사들을 비인간적이고 의사소통 능력이 떨어진 치료 기술자로 전락시켰으며, 건강의 물신화(fetishism) 현상과 사회적, 문화적 의원성 문제를 심화시켰고, 사회적 건강결정요인에 대한 관리노력을 약화시키며, '희생자 비난(victim blaming)'을 강화시킨다는 비판을 받고 있다.

생의학적 모형에 대한 대안으로 제안된 생물·심리·사회적 모형은 질병에 대한 심리적, 사회적 반응과 건강을 유지하고, 회복하기 위한 심리적, 사회적 개입을 중시한다. 심리적, 사회적 요인을 체계적으로 고려하기 위한 인본주의적 자질과 사회과학의 중요성을 인식하였고, 상호 참여적인 의사-환자관계를 발전시키는데 기여하였다. 그러나 여전히 개인주의적 관점을 근간으로 하고 있어 건강에 대한 사회적 접근에는 도달하지 못하였다는 비판을 받고 있다.

건강의 사회적 모형은 생물학적 특성이나 개인행태나 심리로부터 사람들이 살고 있는 사회의 구조에 초점을 맞추는데, 이 점이 생의학적 모형이나 생물·심리·사회적 모형과의 차이이다. 건강은 역사적, 문화적, 사회적 맥락을 가지고 있으며, 사회는 구성원이 건강위험을 무릅쓰게 하고, 개인의 건강관리 노력을 방치하는 건강을 해치는 사회와 건강위험으로부터 구성원을 보호하고, 구성원의 건강관리 노력을 지지하는 건강에 유리한 사회로 구분할 수 있다. 건강과 질병의 원인은 개인이나 집단이 살고 있는 사회적 맥락 속에 존재한다. 따라서 건강관리의 책임은 개인에게 있는 것이 아니라 사회에 있으며, 효과적인 건강관리는 개인에 대한 의학적 치료가 아니라 사회 환경과 제도의 개선을 통해 가능하다. 사회적 모형은 19세기 중반 이후에 나타났지만 생의학적 모형이 건강관리의 지배적 모형으로 자리 잡기 시작하면서 영향력이 약화되었다. 그러나 1970년대에 들어 다시 주목받기 시작하였다.

참고문헌

이종찬. (2009). 의학의 세계사. 서울: 몸과마음.

Borrell-Carrió F, Suchman AL, Epstein RM. (2004). The Biopsychosocial model 25 years later: Principles, practice, and scientific inquiry. Annals of Family Medicine 2(6):576-582.

Colgrove J. (2002). The McKeown thesis: A historical controversy and enduring influence. Health Policy and Ethics 92(5):725-729.

Engel GL. (1977). The need for a new medical model: A challenge for biomedicine. Science 196:129-136.

Engel GL. (1980). The clinical application of the biopsychosocial model. Am J Psychiatry 137:535-544.

Engels F. (1845/1969). The condition of the working class in England. Panther edition. Moscow: Institute of Marxism-Leninism. Available at: https://www.marxists.org/archive/marx/works/download/pdf/condition-working-class-england.pdf

Germov J. (2013). Imaging health problems as social issues. In J. Germov. (ed). Second opinion: An introduction to health sociology. 5th edition. Oxford University Press.

Gillespie R, Gerhardt C. (1995). Social dimensions of sickness and disability. In G. Moon and R. Gillespie. (eds.) Society & health: An introduction to social science for health professionals. London: Routledge.

Guzys D, Armott N. (2014). The social model of health. In D. Guzys and E. Petrie. (eds.). An introduction to community and primary health care. Williamstown road, Port Melbourne: Cambridge university press.

Illich I. (2002). Medical nemesis: The expropriation of health. London: Marion Boyars.

McKeown T. (1979). The role of medicine: Dream, mirage, or nemesis? 2nd edition. Princeton: Princeton University Press.

McNeely IF. (2002). "Medicine on a Grand Scale": Rudolf Virchow, Liberalism, and the public health. Occasional Publication, No. 1. London: The Wellcome Trust Centre for the History of Medicine at University College. Available at: https://scholarsbank.uoregon.edu/xmlui/bitstream/handle/1794/13625/McNeely_MedicineOnAGrandScale.pdf?sequence=1

Pridian D. (1964). Rudolf Virchow and social medicine in historical perspective. Medical History 8:274-8.

Schechter M. (2003). Rudolf Virchow, public health, and the built environment. Journal of Urban Health: Bulletin of the New York Academy of Medicine 80(4):523-524.

Silver G. (1987). Virchow, The heroic model in medicine: Health policy by accolade. AJPH 77(1):82-88.

Stedman. (1995). Stedman's Medical Dictionary. 26th edition. Williams & Wilkins.

Ullmann A. (2007). Pasteur-Koch: Distinctive ways of thinking about infectious diseases. American Society for Microbiology 2(8):383-387.

제2장

건강의 개념

제2장

건강의 개념

학습목표

- 다양한 건강의 개념에 대해 이해한다.
- 소극적 개념의 건강과 적극적 개념의 건강의 차이에 대해서 이해한다.
- 건강과 환경의 관계에 대해서 이해한다.

학습내용

- 건강의 개념
- 신공중보건의 건강개념

신공중보건의 궁극적 목적은 개인과 집단의 건강수준 향상이다. 보건 분야에 종사하는 전문가든, 관련 학과에서 학업 중인 학생이든 건강이 무엇이냐는 말을 들으면 거의 대부분 건강이란 "단순히 질병이나 손상이 없는 상태가 아니라 신체적, 정신적, 사회적으로 완전한 웰빙 상태(Health is a state of complete physical, mental and social well-being and not merely the absence of disease or infirmity)"라는 세계보건기구(WHO, 1948)의 정의를 인용하여 답한다. 그러나 일반인과 전문가가 생각하는 건강에는 차이가 있으며, 또 지역과 시대에 따라서도 차이가 있다. 건강의 개념은 객관적이라기보다는 주관적이다. 1장에서 이미 살펴보았듯이 건강을 신체 질환 문제로 생각하는 의학적 모형에서는 건강을 객관적 현상이라 생각하지만 생물·심리·사회적 모형이나 사회적 모형에서는 건강은 주관적 현상이거나 사회적 현상으로 간주한다.

건강관리를 위해서는 건강이 무엇인가 하는 건강의 개념에 대한 이해가 필수적이다. 2장에서는 주요한 건강의 개념을 소개하고, 신공중보건에서 생각하는 건강의 개념이 어떻게 다른 가를 설명하겠다.

1 건강의 개념

건강이 무엇인가에 대해서는 일치된 의견은 없다. 건강에 대한 논의들을 살펴보면 건강에 대해 다음과 같은 개념들이 있음을 알 수 있다.

1) 질병의 부재

전통적인 건강의 개념은 질병(disease)이 없는 상태를 건강한 상태라고 생각하는 것이다.

> 건강은 "유기체가 질병이나 비정상의 증거가 없이 기능을 수행하는 상태(The state of the organism when it functions without evidence of disease or abnormality)이다."(Stedman, 1995, 764쪽)

1장에서 기술하였듯이 이러한 생각은 생의학적 모형의 기반이 되었으며, 주로 의사를 비롯한 보건의료인들이 19세기 중반에서 20세기 중반까지 주장하였다.

전통적 개념에서는 질병을 개인의 생각이나 느낌과는 관련이 없는 객관적 현상이라 간주하고, 의사의 진단에 질병의 확인을 의존한다. 질병은 의사들이 보고 만지고 측정할 수 있는 실질적인 것이다. 질병의 원인과 실체는 과학적 탐구와 임상적 진단에 의해 밝혀질 수 있다. 또, 질병은 물질적 또는 생리적 실체나 상태로 환원시킬 수 있다(Marcum, 2008. 64쪽). 정신적 질환도 뇌 기능의 생리학적 또는 생화학적 작동의 이상으로 환원된다.

그런데 질병은 환자의 주관적 반응이나 환자가 살고 있는 환경과 무관한 실체라는 주장은 이미 1 장에서 생물·심리·사회적 모형이나 사회적 모형을 설명하면서 비판한 바 있다. 건강의 전통적 개념은 모든 부속품이 정상적으로 작동하는 기계처럼 신체의 각 부위가 효율적으로 작동하는 상태를 건강한 상태라고 봄으로써 건강을 정의함에 있어 심리적, 사회적, 도덕적 요인을 배제하고 있다.

전통적 개념에서 내세우는 질병을 진단할 수 있는 객관적인 기준이 존재한다는 주장은 사실일까? 전통적으로 의사들은 질병의 실체를 존재론적(ontological) 관점이나 생리학적(physiological) 관점을 통해 확인한다.

존재론적 관점에 의하면 질병은 환자와 분리된 채 존재하는 실체이다. 균이 질병을 발생한다는 세균설(germ theory)이 존재론적 관점에 의해 질병을 확인하는 대표적 학설이다. 그러나 인체에 단순히 세균이 존재한다는 자체가 질병이 발생하였다는 것을 의미하지 않는다는 점에서 존재론적 관점은 비판받고 있다.

생리학적 관점에 의하면 질병은 기능적 표준(functional norm)이나 일반적인 규칙(general regularity)으로부터 벗어난 상태를 말한다. 따라서 생리학적 관점에서 질병을 진단하기 위해서는 무엇이 표준(norm)인가에 대해 먼저 합의가 있어야 한다. 그러나 표준을 결정하는 방식에 모든 사람이 합의하는 것은 아니다. Edmond Murphy에 의하면 의학에서 사용되는 표준은 다음과 같은 7가지 유형이나 있다(Hudson, 1966). 또한 표준으로부터 벗어난다고 해서 반드시 고통을 받는 것도 아니다(Aggleton, 1990. 7쪽).

(1) **가우시안(Gaussian) 분포를 활용한 통계적 방법** : 가장 흔하게 사용되는 방법으로 표준 혈압, 혈당, 혈중 지질 등의 결정 방법이다.
(2) **평균(average or mean)**
(3) **대표적인(typical) 또는 예상 가능한(expectable)**
(4) **집단의 생존에 유리한(conducive)**
(5) **위험하지 않거나(innocuous) 해가 되지 않는(harmless)**
(6) **일반적으로 희망되는(commonly aspired to)**
(7) **같은 부류 내에서 가장 완전하거나 뛰어난(perfect or excellent)**

건강을 질병이 없는 상태로 보는 전통적 견해는 건강과 질병이 두부를 썰듯이 완전하게 구분될 수 있다고 생각하나 이는 사실이 아니다(Boruchovitch and Mednick, 2002). 건강과 질병은 연속선을 이루고 있으며 질병을 가진 사람 중에서도 더 건강한 사람과 덜 건강한 사람이, 질병이 없는 사람 중에서도 더 건강한 사람과 덜 건강한 사람이 존재한다.

전통적 관점의 건강에 대한 정의는 건강을 어떤 특성을 가진 상태가 아니라 질병이 없는 상태로 정의한다는 점에서 건강을 소극적, 부정적(negative)으로 정의하고 있다고 볼 수 있다. 그런데 이런 건강에 대한 소극적, 부정적 정의는 건강관리에 있어서도 단지 질병을 치료하면 건강해 진다는 소극적인 생각을 불러일으킨다는 점에서 바람직하지 않다.

2) 병기(病氣: illness)의 부재

질병(disease)은 생의학적 개념을 기반으로 하고 있으며, 증상과 증후를 통해 나타나는 병리학적 비정상을 의사를 통해 객관적으로 확인한 상태이다. 이에 비해 병기(病氣: illness)란 개인의 주관적인 경험을 통해 알게 되는 통증, 불편과 같은 건강하지 못한 상태(ill health)를 의미한다(Field, 1976. 334쪽). 질병이 있어도 병기가 없을 수 있으며, 반대의 경우도 있을 수 있다. 질병이란 용어가 객관성을 전제로 특정 손상상태를 의미한다면 병기는 주관성을 전제로 질병과정에 따르는 다양한 결과를 의미한다. 이런 맥락에서 보면 환자에게 병기가 있다고 하는 것은 조직이나 기관의 기능이상에 의한 생물학적이나 생리적 이상 상태를 초월하여 이상 상태가 초래하는 환자의 사회생활 전체에 대한 영향까지 포함한 표현이라 할 수 있다(Field, 1976. 335쪽).

질병이 없는 상태가 건강한 상태라고 하는 전통적 개념이 건강을 환자의 주관적 반응이나 환자가 살고 있는 환경과 무관한 실체로 간주한다는 비판에 대한 반작용으로 건강을 병기가 없는 상태라고 정의하기도 한다(Aggleton, 1990. 7쪽).

그러나 병기가 없는 상태를 건강한 상태라고 정의하는 것은 건강을 전적으로 주관적 경험에 의존해 판단한다는 비판을 받고 있다. 또 병기를 느끼지 못한 상태를 모두 건강하다고 본다면 주관적인 증상이 나타나지 않은 무증상 상태의 이상도 건강한 상태로 판단되어 질병에 대한 조기개입이 어려워진다는 문제도 있다(Aggleton, 1990. 7쪽). 이외에도 이 역시 건강에 대한 소극적 정의라는 비판에서 자유롭지 못하다.

3) 이상적 상태

1946년 세계보건기구는 건강을 "단순히 질병이나 손상이 없는 상태가 아니라 신체적, 정신적, 사회적으로 완전한 웰빙 상태"라고 정의하였다(World Health Organization, 1948).

세계보건기구가 건강의 정의를 위해 사용한 웰빙(well-being)은 사전적 정의로는 안락하고, 건강하며, 행복한 상태(the state of being comfortable, healthy, or happy: http://www.oxforddictionaries.com/definition/english/well-being)를 말한다. 일상적인 용어로 자주 사용되나 그 의미가 명확한 것은 아니다. 따라서 건강의 의미를 정확하게 이해하려면 웰빙이 무엇인가가 먼저 명확하게 구명되어야 한다.

웰빙은 개인의 생활에 대한 의미 있는 참여와 자기실현 상태를 의미한다. Ryff와

Singer(1998)는 웰빙을 "인간의 광범위한 지적, 사회적, 정서적, 육체적 가능성의 실현을 포함한 생활에의 참여 문제"라고 주장하였다. 최근에는 웰빙의 정의에 있어 목적 달성 능력(ability to fulfil goals), 행복(happiness), 삶의 만족(life satisfaction) 등이 중시된다(Dodge 등, 2012).

Ryff(1998)에 의하면 웰빙은 다음 6가지 차원을 포함한다.

(1) **자율성(autonomy)** : 일반 상식에 반한다 하더라도 스스로 결정하고, 독립적인 개인의 능력

(2) **환경에 대한 지배(environmental mastery)** : 매일의 생활을 관리하고 개인의 필요와 가치에 맞게끔 환경을 창출하는 능력

(3) **개인의 성장(personal growth)** : 자신을 시간의 흐름에 따라 발전하는 존재로 보고, 개인의 잠재력을 실현

(4) **타인과의 긍정적 관계(positive relations with others)** : 대인간 웰빙에 관련된 차원으로 다른 사람과 친밀하고 만족스러운 관계를 가짐

(5) **삶의 목표(purpose in life)** : 삶의 방향 감각을 지니고, 과거와 현재의 생활에 대한 의미를 파악

(6) **자아 수용(self-acceptance)** : 자신의 힘과 한계에 대한 인식을 포함한 긍정적인 자존감

웰빙을 삶의 질(quality of life)이라고 생각하는 학자도 있다. Shin과 Johnson(1978)은 웰빙을 "본인이 선택한 기준에 의한 개인의 삶의 질에 대한 전반적인 평가"라고 하였다. 삶의 질은 현재의 자신의 상태에 대한 개인적 인식을 강조하는 주관적 개념으로 다양한 차원을 포함하고 있다. 따라서 웰빙을 삶의 질이라고 생각하는 경우에도 삶의 질이 무엇인가에 대한 정확한 정의가 선행되어야 웰빙에 대한 정의와 측정이 가능해질 것이다. 세계보건기구의 삶의 질 그룹(The World Health Organization Quality of Life (WHOQOL) group)은 삶의 질을 다음과 같이 정의하였다.

> "문화 및 가치 체계의 맥락 속에서 개인의 목적, 기대, 기준, 관심 등과 관련하여 자신의 생활상 위치에 대한 개인의 인식을 말한다. 삶의 질이란 개인의 신체적 건강, 심리상태, 개인적 믿음, 사회적 관계, 안전한 환경과의 관계 등에 의해 복잡하게 영향을 받는 광범위한 개념이다."
> (World Health Organization, 1977)

일반적으로 삶의 질은 다음과 같은 차원으로 구성된다고 알려져 있다(Bonomia 등, 2000).

(1) 개인-내적(personal-internal) : 웰빙에 영향을 미치는 가치나 믿음

(2) 개인-사회적(personal-social) : 사회 네트워크 내에서의 기능

(3) 외적-자연환경(external-natural environment) : 개인이 생활하고 활동하는 지리적, 자연적 환경의 영향

(4) 외적-사회적(external-societal) : 이웃 관계, 범죄, 안전 등과 같이 사회에 의해 만들어지고 유지되는 조직의 영향

세계보건기구의 건강에 대한 정의는 인류가 성취하여야 할 이상적인 건강관련 목표를 정하였고, 건강의 영역을 신체적, 정신적, 사회적으로 확대하였다. 건강을 질병이나 병기가 없는 부정적인(negative) 상태가 아니라 웰빙 상태라고 정의함으로써 긍정적인(positive) 건강 개념을 도입하였다. 건강에 대한 긍정적인 개념은 건강을 향상하고 증진할 수 있으며, 그렇게 하여야만 한다는 적극적인 건강관리 필요성을 확산시켰다. 또한 건강을 신체적, 정신적, 사회적으로 완전한 상태라고 보는 건강에 대한 총체적인(holistic) 시각은 건강의 결정요인이 복잡다기하다는 사실을 바탕으로 건강관리를 위해서는 개인적인 요인뿐만이 아니라 사회적 요인까지 관리하여야 한다는 인식을 고조시켜 건강수준 향상을 위한 책임을 사회 전 부문으로 확대하였다.

그러나 이런 공헌에도 불구하고 누구도 달성 불가능한 '완전한 웰빙 상태'를 건강한 상태로 정의하는 이상주의에 빠져 있으며, 건강의 개념을 실체화하고, 측정하기가 어려워 건강수준 향상을 위한 실질적인 목표로 사용하기에는 곤란하다는 비판을 받고 있다(Boruchovitch and Mednick, 2002).

4) 사회적 역할과 과제의 수행 능력

일군의 사회학자들은 건강을 육체적, 정신적으로 (역할 수행에) 적합한 상태라고 정의하였다. Talcott Parsons는 사회 구성원들이 각자에게 주어진 역할과 과제를 충실히 수행하는 것이 사회의 원활한 발전을 위해 중요하다고 생각하였다. 이런 맥락에서 Parsons는 "건강은 사회로부터 부여 받은 자신의 역할과 과제를 효과적으로 수행할 수 있도록 개인의 능력이 최적화된 상태"라고 정의하였다(Parsons, 1970). Parsons의 정의는 개인의 능력

이 사회의 규범과 기대에 부응하여야 한다는 것을 강조하는 까닭에 건강에 대한 규범적(normative) 접근이라 불린다.

Parsons의 정의는 하지만 건강수준을 무시한다는 비판을 받고 있다. "건강은 … 최적화된 상태"라고 정의함으로써 최적의 상태가 안 되면 건강하지 않다는 판단에 도달하게 되고 이는 건강수준의 변이를 고려할 수 없게 만든다. 또 불건강이 근원적으로 사회에 나쁜 것이라 생각하나 불건강이 사회 변화나 형평성 향상을 촉진하는 동력이 되는 경우도 있다는 것을 잊어서는 안 된다(Aggleton, 1990. 9~10쪽).

5) 생태적 적응 능력

생태학적 관점에서는 건강을 환경에 적응하는 개체의 능력으로 생각한다. Rene Dubos는 건강은 환경의 변화에 적응하려는 노력 과정에서 개인이 경험하게 되는 성공과 실패 현상이라고 생각하였다.

> "물론 원인과 치료방법을 찾아내서 개별적인 특정질환의 문제를 해결하려는 과학적 방법이나 그 능력에 의문을 제기할 여지는 없다. 개별적인 특별한 위험을 극복하거나 특별한 필요를 만족시키기 위해 노력하다 보면 인간의 건강과 관련된 문제의 부분적인 해결은 가능해질 것이다. 그러나 질병 문제를 해결하는 과제와 건강과 행복을 만들어 내는 일은 같지 않다. 건강과 행복을 만들려면 치료약이나 개별적인 치료법에 관한 전문적인 지식의 단계를 넘어서 생물과 환경 전체를 충분히 이해하는 지혜와 안목이 필요하다. 건강과 행복이란 일상생활에서 부딪히는 도전에 대하여 반응하고 나아가서 적응하는 개별적 태도로 나타난다." (Dubos, 1996. 26쪽)

Illich 역시 이런 맥락에서 "건강은 사람들이 내부 상태와 외부 환경에 적응하고자 하는 정도"라고 하였다(Illich, 1975/2002. 7쪽). 1장에서 제시한 자연계(그림 1-2)를 고려한다면 환경의 다양한(물리적, 화학적, 생물학적, 심리적, 사회적) 도전에 대한 (세포, 유기체, 가족, 사회와 같은) 체계(system)의 적응 능력이라 할 수 있다.

건강에 대한 생태학적 관점은 적응이 반드시 건강에 유리한 결과를 낳는 것은 아니라는 비판을 받고 있다(Boruchovitch and Mednick, 2002). 사람들은 사회적 책무를 수행하기 위해 건강에 불리하거나 질병을 유발하는 환경에도 적응하여야 하는 경우가 많다. 이러한 환경에 잘 적응하는 것을 건강한 상태라고 하기는 어려울 것이다.

2 신공중보건에서의 건강

신공중보건에서 사용되는 건강의 개념이 무엇인가에 대해 명확하게 합의된 내용은 없다. 하지만 일반적으로 신공중보건에서는 건강을 단순히 질병이나 병기의 부재로 생각하지 않는다. 건강은 신체적, 정신적, 사회적 차원을 총괄하는 긍정적이고 적극적인 개념으로 해석된다. 또한 건강을 전문가들이 객관적으로 측정할 수 있다고 생각하지도 않는다. 건강은 개인의 주관적 경험과 사회적 해석에 의해 변화되는 상대적 개념이라 생각한다. 따라서 건강문제의 인식에는 개인과 지역사회의 역량이 필요하다. 신공중보건에서는 건강을 개인적 문제로 간주하지도 않는다. 건강이란 물리적, 심리적, 문화적, 사회적 요소에 의해 영향을 받는 사회적 문제로 생각한다.

신공중보건에서 중시하는 건강 개념의 특징을 정리하면 다음과 같다.

1) 적극적 건강의 추구와 자원의 확보

세계보건기구의 건강에 대한 정의는 웰빙이나 삶의 질을 건강의 개념에 포함시킴으로써 질병이 없으면 건강하다는 기존의 소극적, 부정적 측면에서의 건강 개념을 탈피하고, 긍정적이고 적극적인 건강 개념의 출발점이 되었다. 적극적인 건강 개념의 채택에 따라 건강에 대한 논의는 질병의 존재 여부를 확인하는 의학적 과제를 벗어나 삶의 최고 가치는 무엇인지를 고민하는 철학적, 윤리적 영역으로 확대되었다. 웰빙은 삶에 대한 참여를 통해 인간의 신체적, 지적, 정서적, 사회적 잠재력의 발현이 극대화된 상태라는 생각은 건강관리의 영역을 신체, 심리상태, 믿음, 문화나 관습, 사회적 관계, 자연적 및 사회적 환경 등으로 확대하였다.

개인의 잠재력을 극대화하기 위해서는 주어진 도전에 대처하는데 필요한 자원의 활용 가능성이 전제되어야 한다. 이런 맥락에서 본다면 건강한 생활, 웰빙이란 개인이나 집단이 직면하고 있는 과제와 활용가능한 자원사이의 균형을 이루는 것이라 생각할 수 있다(그림 2-1).

> “안정적인 웰빙 상태는 개인이 심리적, 사회적, 육체적 도전을 대처하는데 필요한 심리적, 사회적, 육체적 자원을 지니고 있는 상태이다.” (Dodge 등, 2012).

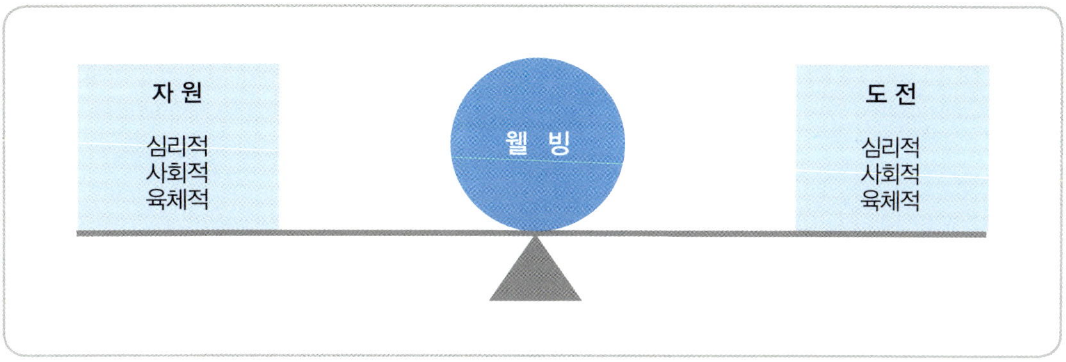

그림 2-1 웰빙의 정의

자료 : Dodge 등, 2012, 230쪽.

웰빙 상태를 유지하기 위해서 적절한 자원의 확보가 필요하다면 이는 건강을 유지, 향상하기 위해서도 마찬가지다. 만일 개인이나 집단이 활용가능한 자원보다 더 많은 양의 자원을 요구하는 도전에 직면한다면 웰빙 수준은 감소할 수밖에 없다. 따라서 웰빙을 추구하려는 적극적 건강 개념은 건강관리를 개인이나 사회가 필요로 하는 물질적, 사회적 자원의 확보 노력과 동등시할 수밖에 없다. 과거의 생의학적 모형에서는 건강관리를 위한 자원이 환자의 치료를 위한 의학적 자원으로 한정된데 비해 신공중보건학에서는 신체적, 지적, 정서적, 사회적 잠재력의 발현을 위한 환경 조성이 중요한 과제이다.

2) 수단으로서의 건강

히포크라테스는 "현명한 사람이라면 건강이 가장 가치 있는 자산이라는 것을 알아야만 한다"고 말했다(http://www.azquotes.com/author/22138-Hippocrates?p=5). 동양에서도 예로부터 오복(五福)에 건강을 포함시켰다.[3] "돈을 잃으면 조금 잃은 것이요, 명예를 잃으면 반을 잃은 것이요 건강을 잃으면 전부를 잃은 것이다"라는 말도 있다. 이와 같이 예로부터 동서고금을 막론하고 건강은 우리가 추구하여야 할 중요한 가치로 여겨져 왔다.

과연 건강을 추구하는 것은 건강이 그 자체로 추구할 만한 가치가 있기 때문일까? 아니면 건강은 다른 가치를 추구하기 위한 수단으로서 의미가 있는 것일까?

3) 오복은 수(壽) · 부(富) · 강녕(康寧) · 유호덕(攸好德) · 고종명(考終命)인데 이 중 세 번째인 강녕(康寧)이 건강을 의미한다. 강(康)은 육체적 건강을 말하고 령(寧)은 마음의 건강을 말한다.

신공중보건은 건강을 웰빙이나 삶의 질과 동일시하면서 이를 인간이 성취하여야 할 최종 목적으로 본다는 것은 이미 설명하였다. 그런데 이런 주장과 모순되지만 건강을 웰빙이나 삶의 질을 높이기 위한 하나의 수단이나 구성요소로 보는 견해 역시 신공중보건학에는 존재한다.

건강을 궁극적 가치를 달성하기 위한 수단의 하나로 보는 견해는 아리스토텔레스로부터 시작되었다. 아리스토텔레스는 다른 것의 수단이 되지 않으면서 오직, 그 자체가 목적이 되는 최고의 가치를 행복(eudaimonia)이라고 했다. 인간으로서 우리 모두에게 필요한 진정한 좋음(goods), 즉 행복은 세 부분으로 구성된다(Aristotleles, 2013. 41쪽; Adler, 2016. 138~140쪽).

(1) **신체적 좋음(Goods of body)** : 건강, 용모, 체력, 운동능력, 민첩함 등
(2) **정신의 좋음(Goods of soul)** : 미덕(virtue), 지식, 예술적 창조력과 감상, 취미, 우정 등
(3) **외부적 좋음(External goods)** : 부, 명성, 명예, 권력, 친구 등

아리스토텔레스에 따르면 건강이란 인간이 추구하는 최종적 가치가 아니라 행복하게 살기 위한 필요조건일 뿐이다. 건강을 수단으로 간주하는 생각은 1980년대 중반부터 공중보건 분야에서 다시 나타났는데 세계보건기구의 '오타와 헌장'과 캐나다의 'Achieving Health for All: A Framework for Health Promotion-Epp report' 등에서 확인할 수 있다.

> "건강은 추상적인 어떤 상태가 아니라 목적에 대한 수단이며, 개인적, 사회적, 경제적으로 생산적인 생활을 가능하게 하는 자원으로 간주된다." (WHO, 1986)

> "건강은 일상생활의 한 요소, 삶의 질을 구성하는 중요한 차원의 하나다. … 삶의 질이란 생활을 통해 만족을 얻을 수 있는 기회를 의미하므로 건강이란 사람들로 하여금 그들의 환경을 조절하고, 나아가 변화시킬 수 있는 능력을 제공하는 자원이다." (Health and Welfare Canada, 1986)

이와 같이 건강이 행복을 추구하기 위한 수단이거나 일상생활의 자원(resource)이라면 건강 추구가 항상 최우선적인 과제가 될 수는 없다. 우리는 궁극적 목적에 도달하기 위한 여러 수단과 건강의 가치를 비교하여 효과적인 선택을 하여야 할 것이다.

3) 건강과 환경의 관계

Dunn(1959)은 개인과 사회가 높은 수준의 웰빙(high-level wellness)을 추구하기 위한 개념 틀로 건강 격자(health grid)를 제시하였다. 그에 의하면 건강 격자는 다음과 같은 요소로 구성되어 있다.

(1) 건강 축(health axis) : 사망으로 부터 완전한 건강(peak wellness)에 이르기까지 건강의 정도를 표시하는 축

(2) 환경 축(environment axis) : 물리적, 생물학적, 사회적 환경. 건강에 유리하거나 불리한 정도를 표시하는 축

(3) 건강과 웰빙의 사분면(health and wellness quadrants) : 건강 축과 환경 축에 의해 나누어지는 사분면으로 다음과 같이 구분됨

① 불리한 환경 속에서 건강수준도 나쁜 영역

② 건강수준은 나쁘지만 양호한 환경 속에서 보호받고 있는 영역

③ 불리한 환경 속에 있지만 높은 수준의 건강이 나타나는 영역

④ 양호한 환경 속에서 높은 건강수준이 나타나는 영역

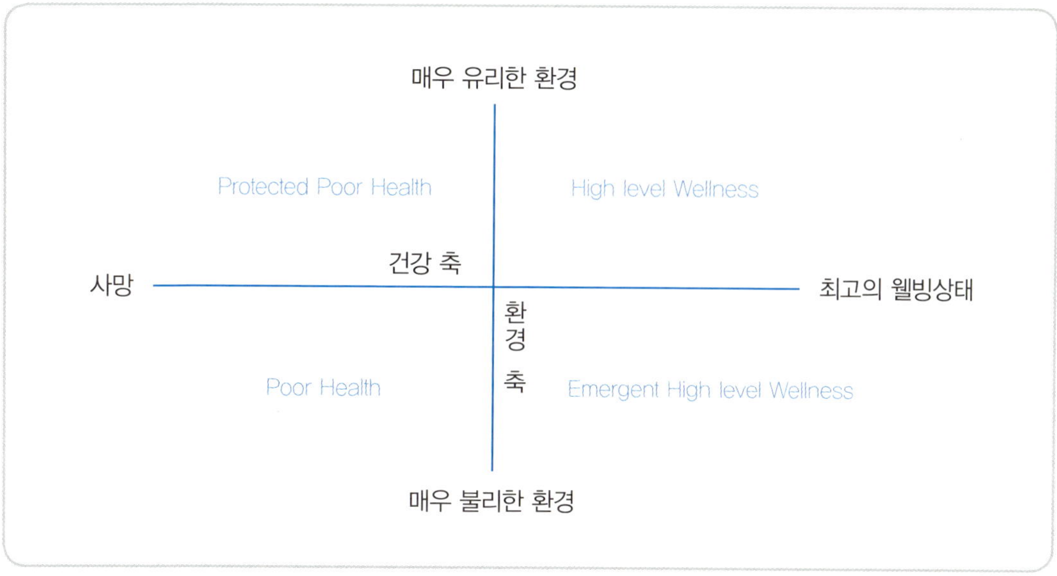

그림 2-2 건강 격자(health grid)

자료 : Dunn, 1959. 788쪽.

Dunn의 건강격자 틀에 의하면 환경이 건강에 미치는 영향에 따라 개인과 사회의 건강수준이나 웰빙 수준이 영향을 받는다. 따라서 높은 수준의 건강이나 웰빙 수준을 추구하기 위해서는 환경을 건강에 유리하도록 변화시켜야 한다.

신공중보건과 철학과 원칙을 같이하는 건강증진이나 건강도시 같은 운동에서는 개인이나 집단의 건강수준 못지않게 생활공간의 건강친화성을 중시한다.

> "세계보건기구의 건강도시나 건강한 삶의 터 운동의 존재 이유는 지역사회의 집합적인 구조가 집단 건강수준의 중요한 결정요인이라는 시각이다. 이러한 시각에서 보면 건강은 개인의 특성일 뿐만이 아니라 도시나 지역사회의 특성이다." (Baum, 2008. 14쪽)

> "도시 생활의 물리적, 경제적, 사회적, 문화적 측면은 모두 건강에 중요한 영향을 미친다. 이것들은 인구 이동, 산업화, 건축이나 물리적 환경, 사회 조직의 변화 등의 과정을 통해 영향력을 행사한다. 특정 도시의 건강은 기후, 지형, 인구밀도, 주택 수, 경제활동의 특성, 소득 분배, 교통체계, 여가와 휴식의 기회 등의 영향을 받는다." (World Health Organization, 1993. 10~11쪽).

세계보건기구는 "건강도시", "건강학교", "건강직장" 과 같은 "건강한 삶의 터" 만들기 운동을 통해 구성원들의 건강향상을 위해 각 공간이 갖추어야 할 요소를 제시하고 있다.[4)]

4) 건강의 집단적 관리 시각

신공중보건이 과거와 다른 것 중 하나는 개인적 건강관리 보다 집단적 건강관리를 더 중시한다는 것이다. 물론 공중보건 자체가 개인의 건강이 아니라 집단의 건강에, 개인적 건강관리 보다 집단적 건강관리에 더 가치를 둔다. 그러나 생의학적 모형에 의해 영향을 받은 과거의 공중보건(old public health)은 개인의 건강관리를 통해 집단의 건강수준을 향상시키려는 의학적 접근을 공중보건의 영역에 포함시켰다. 과거의 공중보건에서는 의학과 공중보건을 나누는 근거로 예방과 치료라는 질병의 자연사에 따른 관리방법의 차이를 중시하되, 집단적 접근과 개인적 접근의 차이는 면밀하게 검토하지 않았다.

Rose(1992)는 비만, 고혈압, 과음 같은 건강 위험요인들의 사회적 분포를 조사한 결과 위

---

4) 건강한 삶의 터에 대한 자세한 내용은 11장 삶의 터 접근과 배상수, 건강증진의 이론과 접근방법, 계축문화사, 2012를 참조하기 바란다.

험요인을 보유한 사람의 비율은 위험요인과 관련된 사회의 평균적 행태를 반영한다는 것을 알았다. 과도한 음주자의 비율은 사회의 평균 알코올 소비량과 결부되어 있으며, 고혈압의 비율은 평균 혈압과 관련이 있었다. Rose는 이러한 자료를 근거로 고위험군이나 환자는 사회의 나머지 구성원과 매우 다르게 행동하는 소수가 아니라 전체 인구의 분포를 반영하는 결과라고 주장하였다.

Rose의 주장이 맞는다면 환자나 고위험군에 대한 선별적 접근은 인구집단의 건강수준에 큰 영향을 미치지 못한다. 대사증후군 같은 위험이 높은 개인이나 고혈압 환자를 개별적으로 발견하여 교육, 상담, 치료하는 것은 관리를 통해 정상혈압으로 돌아가는 개인보다 새로운 환자의 발생이 훨씬 많아 효과적인 고혈압 관리 방법이 되지 못한다. 현대 사회의 환경이 구성원의 혈압을 올리는 방향으로 작동하기 때문이다. 따라서 모든 구성원에게 영향을 미칠 수 있도록 제도나 환경을 변경하여 사회 전체의 평균 혈압을 낮추려는 보편적 접근이 환자 치료에서 보이는 것과 같은 극적인 효과는 보여주지 못하지만 전체 인구에 영향을 미침으로써 훨씬 더 효과적이다.

3 정 리

전통적으로 건강의 개념은 부정적이고 소극적이었다. 생의학적 모형에서는 건강을 질병(disease)이 없는 상태라고 정의하였는데, 건강과 관련된 심리적, 사회적, 도덕적 요인을 배제하고 있다는 점과 질병에 대한 객관적 진단은 불가능하다는 점에서 비판을 받았다. 환자의 주관적 경험을 중시하는 인본주의자들은 병기(病氣: illness)가 없는 상태를 건강한 상태라고 생각하였다. 이러한 생각은 전적으로 주관적 경험에 의존해 건강을 판단하고, 증상을 자각하지 못하는 환자에 대한 조기개입이 어려워진다는 비판을 받았다. 건강에 대한 소극적, 부정적인 정의는 단지 질병이나 병기를 치료하면 건강해 진다는 소극적인 건강관리와 결부된다는 점에서도 바람직하지 않다.

신체적, 정신적, 사회적으로 완전한 웰빙 상태가 건강한 상태라는 세계보건기구의 생각은 이상적인 건강관련 목표를 제시하였고, 건강의 영역을 신체적, 정신적, 사회적으로 확대하였을 뿐 아니라 적극적이고 긍정적인 건강 개념의 출발점이 되었다. 이는 건강관리를 위해서는 개인적인 요인뿐만이 아니라 사회적 요인까지 관리하여야 한다는 인식을 고조시켜 건강수준 향상을 위한 책임을 사회 전 부문으로 확대하였다. 그러나 이런 공헌에도 불구하고

'완전한 웰빙 상태'는 달성 불가능하며, 건강의 개념을 실체화하고, 측정하기가 어렵다는 비판을 받고 있다.

신공중보건에서 건강은 신체적, 정신적, 사회적 차원을 총괄하는 긍정적이고 적극적인 개념으로 해석된다. 건강관리의 영역은 신체, 심리상태, 믿음, 문화나 관습, 사회적 관계, 자연적 및 사회적 환경 등으로 확대되었다. 개인이나 사회가 건강관리를 위해 필요로 하는 물질적, 사회적 자원의 확보를 중시하고, 신체적, 지적, 정서적, 사회적 잠재력의 발현을 위한 건강한 환경 조성을 중시한다. 신공중보건은 개인적 건강관리 보다 집단적 건강관리를 더 중시한다. 따라서 제도나 환경을 변경하여 모든 구성원에게 영향을 미치려 하는 보편적 접근을 중시한다.

참고문헌

Adler M(저), 김인수(역). (2016). 모두를 위한 아리스토텔레스. 의정부시: 마인드큐브.

Aggleton P. (1990). Health. London: Routledge.

Aristiteles(저), 천병희(역). (2013). 니코마코스윤리학. 고양시: 도서출판숲.

Balog J. (2005). The meaning of health. American Journal of Health Education 36(5):266-271.

Baum F. (2008). The new public health: An Australian perspective. 3rd edition. New York: Oxford University Press.

Bonomia A, Patricka D, Bushnellb D, Martinb M. (2000). Validation of the United States' version of the World Health Organization Quality of Life (WHOQOL) instrument. Journal of Clinical Epidemiology 53:1-12.

Boruchovitch E, Mednick B. (2002). The meaning of health and illness: Some considerations for health psychology. Psico-USF 7(2):175-183.

Dodge R, Daly A, Huyton J, Sanders L. (2012). The challenge of defining wellbeing. International Journal of Wellbeing 2(3):222-235.

Dubos R. (1996). Mirage of health: Utopias, progress, and biological change. New Bruswick, NJ: Rutgers University Press.

Dunn H. (1959). High-level wellness for man and society. American Journal of Public

Health 49(6):786-792.

Field D. (1976). The social definition of illness. In D. Tuckett. (ed). Introduction to medical sociology, pp.334-366. London: Tavistock.

Health and Welfare Canada. (1986). Achieving health for all: A framework for health promotion. Available at: http://www.hc-sc.gc.ca/hcs-sss/pubs/system-regime/1986-frame-plan-promotion/index-eng.php

Hudson R. (1966). The concept of disease. Ann Intern Med 65(3):595-601.

Illich I. (2002). Medical nemesis: The expropriation of health. London: Marion Boyars.

Marcum J. (2008). An introductory philosophy of medicine: Humanizing modern medicine. Springer.

Parsons T. (1970). Definitions of health and illness in the light of american values and social structure. In T. Parsons, Social structure and personality (Kindle Locations 4823-4824). Free Press. Kindle Edition.

Rose G. (1992). The strategy of preventive medicine. Oxford: Oxford University Press.

Rosen G. (1958/1993). A history of public health. Expanded edition. Baltimore: The Johns Hopkins University Press.

Ryff C. (1998). Beyond Ponce de Leon and life satisfaction: New directions in quest of successful ageing. International Journal of Behavioral Development 12(1):35-55.

Ryff C, Singer B. (1998). The contours of positive human health. Psychological Inquiry 9:1-28.

Shin D, Johnson D. (1978). Avowed happiness as an overall assessment of the quality of life. Social Indicators Research 5(1):475-492.

Stedman. (1995). Stedman's medical dictionary. 26th edition. Williams & Wilkins.

World Health Organization. (1948). Constitution. Geneva: World Health Organization.

World Health Organization. (1986). Ottawa charter for health promotion: First international conference on health promotion. Available at: http://www.who.int/healthpromotion/milestones.pdf

World Health Organization. (1993). The urban health crisis: Strategies for health for all in the face of rapid urbanization. Report of the technical discussions at the forty-fourth world health assembly. Geneva: World Health Organization.

World Health Organization. (1997). WHOQOL Measuring Quality of Life. Geneva: World Health Organization.

Yach D. Health and illness: the definition of the World Health Organization. Available at: http://www.medizin-ethik.ch/publik/health_illness.htm

제3장

건강문제의 발생과 결정요인

1. 건강문제의 인과관계
2. 건강결정요인
3. 사회적 건강결정요인
4. 건강문제의 발생 이론
5. 정리

제3장

건강문제의 발생과 결정요인

학습목표

- 질병발생의 단일 요인설과 다요인설을 이해한다.
- 다양한 건강결정요인들을 확인할 수 있다.
- 사회적 건강결정요인의 종류와 중요성에 대해서 인식한다.
- 공중보건 활동에서 건강결정요인의 중요성을 이해한다.
- 건강문제의 원인과 건강문제 사이의 인과관계를 설명하는 모형들을 이해한다.

학습내용

- 건강문제의 인과관계
- 건강결정요인
- 사회적 건강결정요인
- 건강문제의 발생 이론

문제의 효과적인 해결을 위해서는 원인에 대한 정확한 진단이 필요하다. 건강 또는 질병과 관련해서도 마찬가지다. 질병을 포함한 건강문제는 왜, 어떻게 발생하는 것일까? [그림 3-1]은 1991년 말 구 소련연방의 해체를 전후로 한 러시아의 급격한 평균수명의 변화를 보여주고 있다. 러시아의 이러한 변화의 원인을 어떻게 설명할 수 있을까?

현대의학을 지배해 온 생의학적 모형은 세균이 인체 장기를 감염시킴으로써 질병이 발생한다는 세균설(germ theory)과 하나의 원인에 의해 하나의 질병이 발생한다는 특정병인론을 근간으로 하고 있다. [그림 3-1]에서 보이고 있는 구 소련연방의 해체를 전후로 한 러시

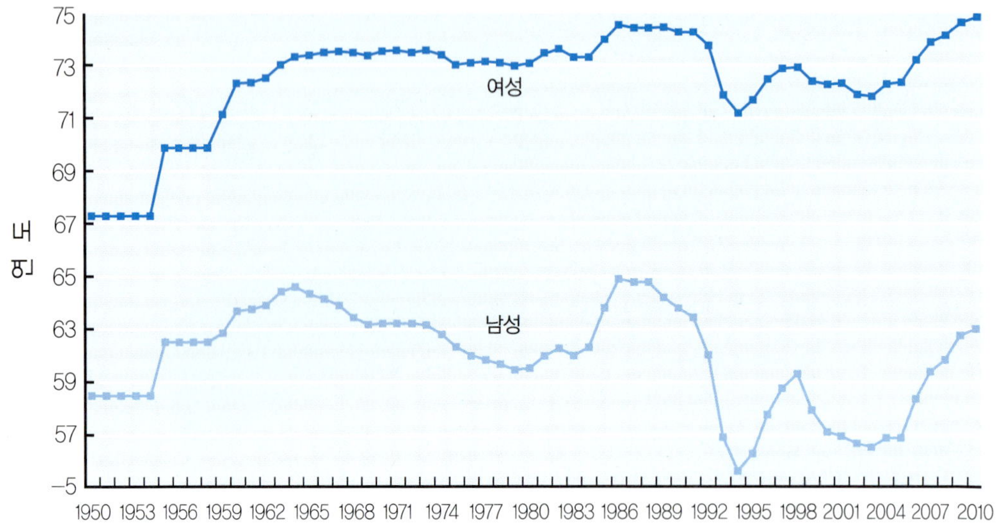

그림 3-1 러시아의 평균수명 변화

자료 : https://en.wikipedia.org/wiki/Demographics_of_Russia

아의 건강수준 변화를 세균설과 같은 특정병인론을 이용하여 설명할 수 있을까?

만성적인 건강문제가 늘어나고, 건강에 대한 정의가 단순히 질환이 없는 상태에서 '신체적, 정신적, 사회적으로 완전한 웰빙 상태'와 같은 적극적 개념으로 변화하면서 건강문제는 하나의 원인에 의해서가 아니라 다양한 원인의 복잡한 인과관계에 의해 발생한다는 '다요인설'이 새로운 대안으로 제시되었다. 역학적 삼각형 이론, 수레바퀴 이론, 거미줄 모형, 건강결정요인 모형 등 다요인설에 입각하여 건강문제의 인과관계를 설명하려는 많은 이론들도 개발되었다.

이 장에서는 다양한 건강결정요인들에 대하여 살펴보고, 건강결정요인과 건강문제의 발생 사이의 인과관계를 설명하려는 모형이나 이론들에 대하여 학습할 것이다. 특히 신공중보건에서 건강문제의 근본 원인으로 중시하는 사회적 건강결정요인이 무엇이고, 어떤 것들이 사회적 건강결정요인에 해당하는지에 대해 알아보도록 하겠다. 사회적 건강결정요인을 어떻게 관리할 것인가에 대해서는 12장 건강에 이로운 공공정책 및 13장 건강형평성에서 다루어질 것이다.

1 건강문제의 인과관계(因果關係: casuality 또는 causation)

인과관계란 원인과 결과의 관계를 말한다. 두 번째 사건(결과: effect)이 첫 번째 사건(들)(원인: cause/causes)의 결과로 나타나는 경우를 말한다.

결과에 대한 원인이 하나 밖에 없을 때 우리는 이를 단일 원인(single cause)이라고 한다. 하나의 원인이 하나의 결과만을 낳는 관계를 특정병인론이라고 한다. 1장에서 기술한 Koch의 가설은 특정병인론을 입증하는 방법이다.

다요인설이란 여러 원인의 작용으로 결과가 발생한다는 생각이다. 여러 원인이 하나의 결과를 낳는 다원인-단일결과 관계와 여러 원인이 여러 가지의 결과를 낳는 다원인-다결과 관계를 생각할 수 있다(그림 1-1). 대부분의 만성질환은 [그림 3-2]에서 보듯이 다원인-다결과 관계를 보인다.

건강문제 발생의 다요인설을 받아들인다면 건강문제의 모든 원인은 그 자체만으로 질병 발생의 필요충분조건이 될 수는 없다. [그림 3-2]의 화살표 왼쪽에 제시된 원인은 각각 여러 만성질환의 발생률을 높이는데 기여한다. 이런 의미에서 다요인설에서는 질병의 원인을 발생 위험(확률)을 올리는 요인이라는 뜻에서 '위험요인(risk factor)'이라고 부른다.

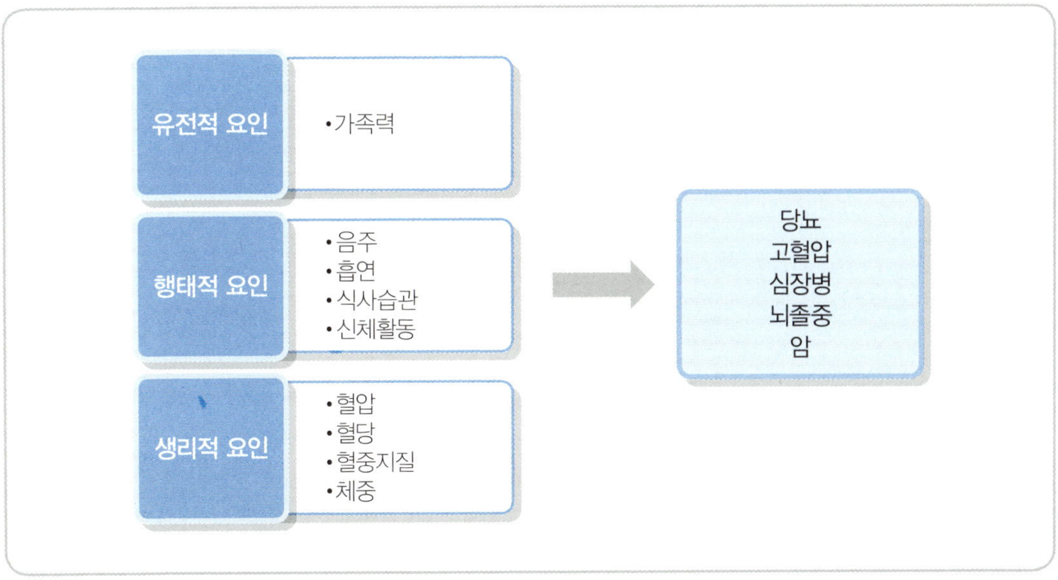

그림 3-2 주요 만성질환의 위험요인(risk factor)과 인과관계

> "위험요인(risk factor)은 특정 질병에 이환되거나 사고를 당할 개인의 위험이나 확률을 증가시키는 것으로 알려진 사회적 요인, 경제적 요인, 생활습관이나 행태적 요인을 말한다." (Modeste and Tamayose, 2004. 111쪽)

개인이나 지역사회의 건강에 중요한 영향을 미치는 요인을 건강결정요인(determinants of health)이라고도 한다. 건강결정요인은 단독으로 또는 다른 요인과 연관되어 건강에 영향을 미친다. '결정'이라는 단어가 사용되고 있다고 해서 결정요인이 인과관계의 필연성(inevitability)이나 결정론(determinism)을 의미하는 것은 아니다.[5)]

> "결정요인(determinant)은 건강결과(health outcome)의 원인이거나, 연관성을 가지고 있거나 유발하는 정의할 수 있는 실체를 말한다." (Last, 2007. 92쪽)

> "건강결정요인(determinants of health)은 개인이나 지역사회의 건강에 중요한 영향을 미치는 요인을 말한다." (Modeste and Tamayose, 2004. 36쪽)

2 건강결정요인(health determinants)

1974년 캐나다 정부는 국민의 건강수준을 결정하는 중요한 요인들에 대한 연구를 진행하여 'A new perspective on the health of Canadians: A working document'라는 보고서를 발표하였다(Government of Canada, 1974). 당시 보건성 장관이었던 Marc Lalonde의 이름을 따 흔히 '라론드 보고서'라고 불리는 이 보고서에서는 건강에 결정을 미치는 주요 요인을 '건강의 장(場): health field)'이라는 용어로 표현하고 있는데, 주요 건강의 장으로 보건의료조직, 생물학적 요인, 환경, 생활습관의 4가지를 제시하고, 그 중에서도 특히 생활습관이 가장 큰 영향을 미친다고 하였다(그림 3-3).

캐나다 정부는 건강결정요인으로 다음을 제시하였다(Public Health Agency of Canada, 2007)(표 3-1).

(1) 소득과 사회적 지위(income and social status)

---

5) 라틴어의 'de termine' 에서 유래한 단어로 "from the end", 즉 인과사슬의 시작(the origin of the causal chain)이라는 뜻으로 사용된다(AFMC, n.d., 24쪽)

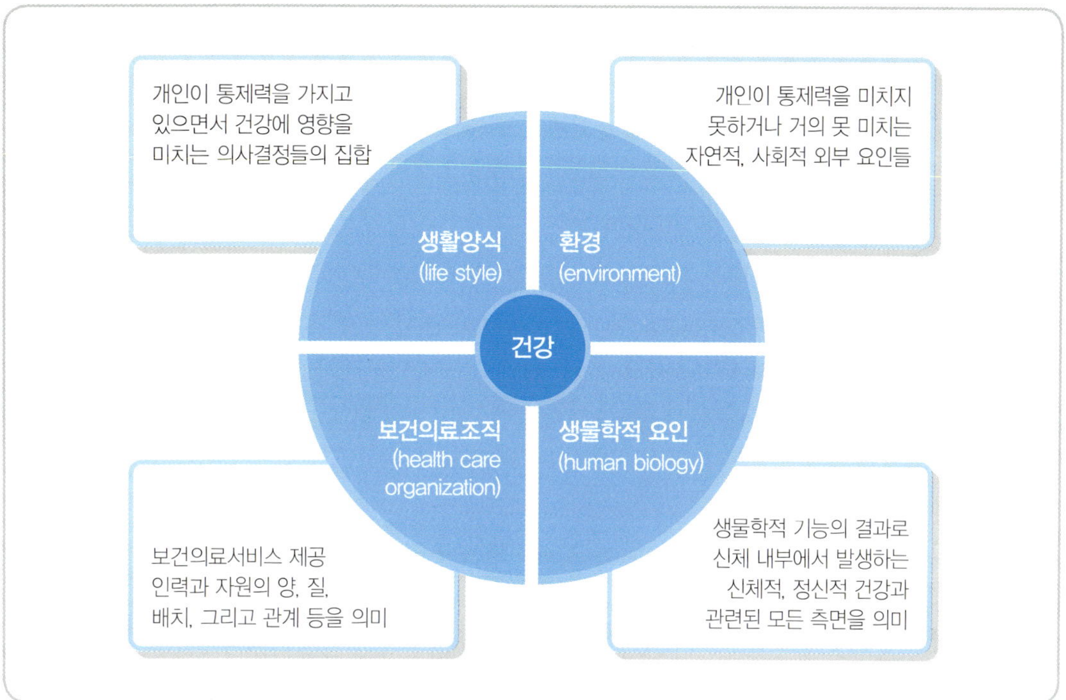

그림 3-3 라론드 보고서에서 제시된 건강의 장

표 3-1 캐나다 정부가 제시한 건강결정요인

건강 결정요인	설명
소득과 사회적 지위	가난한 사람은 부유한 사람보다 건강하지 못하다. 소득의 분포가 관건이다.
사회적 지지 네트워크	가족, 친구, 지역사회로부터의 지지가 건강과 관련이 연관되어 있다.
교육과 문해력	낮은 문해력은 낮은 건강수준과 관련이 있다.
취업과 작업환경	실업과 불건강은 관련이 있다. ; 작업환경에 대한 통제력이 높을수록 건강수준이 향상된다.
물리적·사회적 환경	깨끗한 공기와 물, 건강한 작업장, 안전한 주택, 지역사회, 도로가 건강에 기여한다.
개인의 건강 습관과 적응 기술	신체적 활동, 양호한 영양상태, 흡연, 음주, 적응 기술은 건강에 영향을 미친다.
소년기의 건강한 성장	소년기의 좋은 건강수준은 향후 인생에 긍정적인 영향을 미친다.
생물학적 특성과 유전적 자질	물려받은 특성이 얼마나 오래 살지, 얼마나 건강할지, 어떤 질환에 걸릴지에 일정 역할을 한다.
보건의료서비스	질병을 예방하는 서비스에 대한 접근성이 건강에 도움이 된다.
사회적 성	상이한 종류의 질환과 상태가 남자와 여자에게 다른 영향을 미친다.
문화	관습과 믿음이 건강에 영향을 미친다.

자료 : Fleming and Parker, 2012, 195쪽.

(2) 사회적 지지 네트워크(social support networks)

(3) 교육(education)과 문해력(literacy)

(4) 취업(employment)과 작업환경(working conditions)

(5) 사회적 환경(social environments)

(6) 물리적 환경(physical environments)

(7) 개인의 건강 습관과 적응 기술(personal health practices and coping skills)

(8) 소년기의 건강한 성장(healthy child development)

(9) 생물학적 특성과 유전적 자질(biology and genetic endowment)

(10) 보건의료서비스(health services)

(11) 사회적 성(gender)

(12) 문화(culture)

미국 정부는 'Healthy People 2020'을 통해 건강결정요인을 다음과 같은 5가지 유형으로 구분하였다(Department of Health and Human Services)(표 3-2).

(1) 정책 수립(policy making)

(2) 사회적 요인(social factors)

(3) 보건의료서비스(health services)

(4) 개인의 행태(individual behavior)

(5) 생물학적 특성과 유전(biology and genetics)

Dahlgren과 Whitehead(1991)는 후술할 사회생태학적 모형을 활용하여 건강결정요인을 생태학적 수준에 따라 다음과 같이 분류하였다(그림 3-4).

(1) **생물학적 결정요인** : 유전적 소인, 성, 연령 등

(2) **생활습관** : 건강향상에 기여하는 적절한 식이나 신체활동, 건강을 위협하는 흡연과 음주 등

(3) **사회적 및 지역사회 네트워크** : 사회적 통합은 사망률을 낮추고, 정신건강을 향상시킴

(4) **생활 및 작업환경** : 근로환경, 교육, 위생, 주택, 실업, 보건서비스, 식품과 식수 공급

(5) **전반적인 사회경제적, 문화적, 환경 상태**

표 3-2 미국 정부가 'Healthy People 2020'에서 제시한 건강결정요인

유형	설명
정책 수립	정책은 개인 및 집단의 건강에 영향을 미친다. 담배에 대한 세금 증가는 흡연자의 수를 감소시켜 집단 건강수준을 향상시킨다. 어떤 정책은 전체 인구의 건강에 장기간 영향을 미칠 뿐만 아니라 동시에 개인의 행태를 개선하는데도 도움을 준다.
사회적 요인	건강의 사회적 결정요인은 사람들이 나고, 자라고, 일하고, 생활하며, 나이를 먹어가는 환경의 사회적 요인과 물리적 환경을 말한다. 건강의 사회적, 물리적 결정요인으로 알려져 있으며, 광범위한 건강, 기능, 삶의 질에 영향을 미친다. 개인과 사회적·물리적 환경의 상호작용에 의해 건강은 더욱 향상되거나 악화된다.
	사회적 결정요인의 예 : • 교육과 취업의 기회, 생활 임금, 건강한 식품과 같은 일상생활의 필요를 충족시킬 수 있는 자원의 활용성 • 차별과 같은 사회적 규범과 태도 • 범죄나 폭력에의 노출이나 쓰레기의 방치 같은 사회적 무질서에의 노출 • 사회적 지지나 사회적 상호작용 • 매스미디어나 인터넷과 휴대폰 같은 새로운 기술에의 노출 • 빈곤의 축적 같은 사회경제적 상태 • 수준 높은 학교 • 교통수단 • 공공 안전 • 주거지역의 격리(차별)
	물리적 결정요인의 예 : • 식물, 날씨, 기후 변화 같은 자연 환경 • 건물이나 교통 같은 인공 환경 • 업무, 학교, 휴식을 위한 공간 • 주택, 가정, 이웃 • 독성 물질이나 물리적 위해요인에 대한 노출 • 특히 장애를 가진 사람에 대한 물리적 장벽 • 조명, 가로수, 벤치 같은 미적 요소
보건의료 서비스	보건의료서비스에 대한 접근성과 질이 건강에 영향을 미친다. 보건의료서비스에 대한 접근성 제한은 다음을 포함한다. • 자원의 부족 • 높은 비용 • 보험의 적용 부족 • 언어 소통의 제한 접근성 제한으로 다음과 같은 일들이 발생한다. • 보건의료에 대한 미충족 필요 • 적절한 서비스를 받는데 있어 지연 • 예방서비스를 받지 못함 • 피할 수 있는 입원

표 3-2 미국 정부가 'Healthy People 2020'에서 제시한 건강결정요인(계속)

유형	설명
개인의 행태	개인 행태도 건강결과에 역할을 한다. 개인 건강행태를 긍정적으로 개선하면 만성질환 문제를 감소시킬 수 있다. 건강행태의 예 : • 식이 • 신체적 활동 • 알코올, 담배, 기타 약물 사용 • 손 씻기
생물학적 특성과 유전	생물학적 및 유전적 요인은 특정 인구집단에 더 큰 영향을 미친다. 생물학적 및 유전적 요인의 예 : • 연령 • 성 • HIV 감염 상태 • 유전적 질병 • 암 유발 유전자의 보유 • 심장병의 가족력

자료 : U.S. Department of Health and Human Services, n.d.

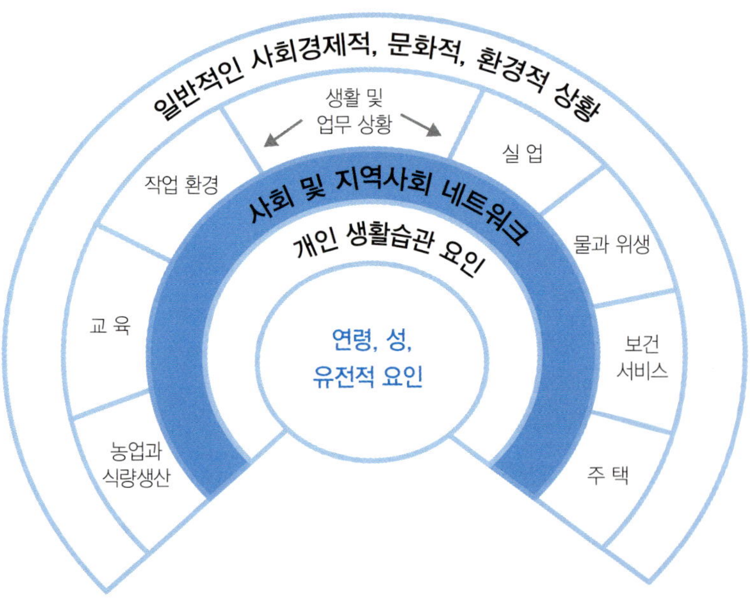

그림 3-4 Dahlgren과 Whitehead의 건강결정요인

자료 : Dahlgren and Whitehead, 1991, 11쪽.

3 사회적 건강결정요인

건강결정요인 중 개인의 직접 통제가 불가능한 다양한 사회경제적 요인을 사회적 건강결정요인(social determinants of health: SDH)이라고 한다.

> “사회적 건강결정요인은 개인이 나고, 자라고, 일하고, 생활하며, 나이를 먹어가는 환경과 일상생활 환경을 만드는 경제정책과 제도, 발전 의제, 사회적 규범, 정치체계와 같은 광범위한 힘과 체계를 말한다.” (http://www.who.int/social_determinants/en/)

고대 이집트에서도 직업이나 사회적 지위에 따라 건강에 격차가 있었다 한다(Solar and Irwin, 2006. 181쪽). 이와 같이 오래전부터 사람들의 건강수준은 그들이 사회에서 차지하고 있는 위치에 따라 차이가 있었다. 그러나 개인이 사회에서 차지하는 위치에 따라 건강과 질병의 발생과 유병, 사망에 격차가 있다는 생각이 공개적으로 주장되기 시작한 것은 1장에서 기술한 것 같이 19세기 중반 Engels와 Virchow 등에 의해서였다.

생의학적 모형이 건강관리의 지배적 모형으로 자리 잡기 시작하면서 건강과 사회적 요인의 관계도 경시되기 시작하였으나 남미를 포함한 일부 국가에서는 사회의학의 전통이 여전히 강력하게 영향을 미쳤다. 칠레의 의사이자 세계 최초로 선거를 통해 집권한 사회주의 정권의 대통령이었던 Salvador Allende는 보건사회부 장관이었던 1939년 발간한 저서 ‘La Realidad Médico-Social Chilena(The Chilean Socio-Medical Reality)’에서 질병은 사회적 박탈에 따라 촉진된 개인의 장애라고 주장하면서 의학적 개입이 아니라 사회 변혁을 국민의 건강수준 향상을 위한 대안으로 제시하였다.

> “진심으로 우리는 모든 의학적 조치는 시민들의 생활수준을 향상시킬 경제적, 재정적 해결책과 함께 동반될 때 효과가 있을 것이라고 선언한다. 국가의 복지와 발전을 결정하는 근본적인 토대는 양호한 생활수준, 적절한 위생상태, 광범위한 문화의 보급이라고 말할 수 있다. 생활수준, 위생상태, 문화의 수준과 일관성이 경제적 성장에 직접적으로 의존한다는 것은 주목할 만한 가치가 있다. 누더기를 걸치고, 무자비한 착취를 당하면서 일하는 영양실조에 빠진 사람들의 건강과 지식을 높이는 것은 불가능하기 때문에 경제적 성장이 없다면 위생이나 의학, 문화적 관점에서 의미 있는 어떤 것도 구축하는 것이 불가능하다.”

"1936년 발파라이소에서 개최된 칠레 의사 총회에서는 '우리의 사회경제적 구조는 노동의 과실을 공평하게 분배함으로써 시민들에게 최적의 복지상태를 보장해 줄 수 있도록 근본적인 변화를 거쳐야 한다.'고 선언하였다. … 총회는 우리나라의 사회의학적 문제(sociomedical problem)는 프롤레타리아 계급에게 영향을 미치는 경제적 문제에 대한 정확한 해결책을 요구한다는 것을 강조하였다." (Allende, 2006)

건강은 "신체적, 정신적, 사회적으로 완전한 웰빙 상태"라는 1946년 세계보건기구의 건강에 대한 정의는 건강관리를 위해서는 개인적인 요인뿐만이 아니라 사회적 요인까지 관리하여야 한다는 인식을 고조시켰다. 그러나 전술한 남미의 일부 예를 제외하면 1960년대까지 세계는 '적극적인 건강'의 향상보다는 의학기술에 의존한 수직적 보건사업을 통해 질병을 효과적으로 관리함으로써 건강수준을 향상시키겠다는 생각이 지배하였다(Solar and Irwin, 2006).

건강은 의학적 관리가 아니라 다른 요인들에 의해 더 큰 영향을 받는다는 사실을 국가 차원에서 공식적으로 인정한 것은 1974년 발표된 '라론드 보고서'가 최초였다. '라론드 보고서'는 아쉽게도 개인적 차원의 생활습관을 건강결정요인으로 중시함으로써 사회적 건강결정요인의 영향력을 간과하였다. 그러나 건강결정요인의 다요인설을 처음으로 입증함으로써 사회적 건강결정요인의 개념 발전에 큰 영향을 미쳤다(그림 3-3).

사회적 요인과 건강에 대한 관계가 공중보건의 중요 문제로 새롭게 부각된 것은 알마아타 선언(Alma-Ata Declaration)이 계기가 되었다(World Health Organization, 1978). 1978년 소련의 알마아타에서는 빈곤과 건강 사이에는 밀접한 관계가 있고, 개발도상국가에서 보건의료체계가 건강문제를 개선하지 못하고 있으며, 선진국에서도 만성질환의 증가에 대해 효과적으로 대처하지 못하고 있다는 인식 등을 배경으로 WHO와 UNICEF의 공동주최로 일차보건의료(primary health care)에 관한 국제회의가 개최되었다. 이 회의에서 채택된 알마아타 선언은 건강이 기본적 인권이고 사회적 목표라는 것을 천명한 후, "전 세계 모든 사람들의 건강을 보호하고 증진하기 위해 모든 정부, 보건·개발종사자 및 전 세계 지역주민에 의한 신속한 행동이 필요하다"는 것을 지적하고 각국이 '2000년까지 모든 사람에게 건강을(Health for ALL by year 2000)'이라는 목표를 실현하기 위해 사회적, 경제적, 문화적, 정치적 요인에 대해 주목할 것을 요구하였다.

" '모든 사람에게 건강을(Health for all)'은 건강에 대한 장애요인을 제거하는 것을 의미한다. 다시 말해 의사나 병상, 약이나 백신의 부족과 같은 순수한 의학적 문제에 대한 해결 못지않게 영

양부족, 무지, 오염된 음용수, 비위생적인 주택을 없애는 것을 말한다." (Mahler, 1981)

이러한 시각을 기반으로 세계보건기구는 다양한 건강결정요인을 관리하기 위한 부문간 협력(intersectoral cooperation)을 권장하였다.

"일차보건의료는 보건분야 이외에도 농업, 축산, 식량, 산업, 교육, 주택, 공공사업, 의사소통, 기타 유관분야, 그리고 국가와 지역사회의 발전 측면을 포괄하며, 모든 분야의 협력을 요구한다." (World Health Organization, 1978)

1980년대 중반 이후 건강증진에 대한 관심이 고조되면서 사회적 건강결정요인의 관리 필요성이 더욱 부각되기 시작하였다. 1986년 세계보건기구와 캐나다 보건성의 공동 주최로 캐나다의 오타와에서 개최된 제1차 국제건강증진대회에서는 오타와 헌장(Ottawa charter)을 발표하였다(WHO, 1986). 이 헌장에서는 건강의 전제조건, 즉 건강을 위한 기본적 조건 및 자원을 다음과 같이 설명하고, 건강수준의 향상은 이러한 기본적 전제 조건에 대한 안정된 토대를 필요로 한다고 주장하였다.

(1) 평화
(2) 주거
(3) 교육
(4) 식량
(5) 소득
(6) 안정된 생태계
(7) 지속 가능한 자원
(8) 사회적 정의 및 형평성

사회적 건강결정요인의 중요성은 세계보건기구의 이후의 국제건강증진대회에서도 계속 강조되었다.

"건강의 선행 조건은 평화, 주거, 교육, 사회적 안전, 사회적 관계, 식량, 소득, 여성에 대한 권한부여, 안정된 생태계, 지속 가능한 자원 활용, 사회적 정의, 인권 존중, 형평성 등이다. 다른 어떤 것보다 건강에 대한 최대의 위협은 빈곤이다(1997년 제4차 국제건강증진대회, '21세기 건강증

진에 관한 자카르타 선언')." (WHO, 2009)

"건강의 사회적, 경제적, 환경적 결정 요인들에 대처하는 것이 시급하며, 건강을 증진하기 위하여 사회의 각 수준에서 모든 관련된 부문들이 협력할 수 있는 강화된 메커니즘이 필요하다는 것을 실감한다(2000년 제5차 국제건강증진대회, '건강증진을 위한 멕시코 각료 선언: 생각에서 행동으로')." (WHO, 2009)

Richard Wilkinson과 Michael Marmot는 주요 사회적 건강결정요인이 건강불평등에 미치는 영향을 분석한 'The Solid Facts'를 출간하였다(Wilkinson and Marmot, 2003). 이 보고서는 사회적 건강결정요인에 대한 관심을 고조시키는데 크게 기여하였다. 'The Solid Facts'에서는 사회적 건강결정요인으로 다음의 10가지를 제시하고 있다.

(1) 사회적 격차(social gradient)
(2) 스트레스(stress)
(3) 어린 시절(early life)
(4) 사회적 배제(social exclusion)
(5) 노동(work)
(6) 실업(unemployment)
(7) 사회적 지지(social support)
(8) 중독(addiction)
(9) 식량(food)
(10) 교통(transport)

사회적 결정요인은 질병이나 건강문제의 시초가 되는 원인으로 인과관계의 사슬에서 가장 앞자리를 차지한다. 따라서 개인과 지역사회의 건강수준을 결정하는 근본적인 원인(root cause), 즉 'causes of the causes of ill health'가 된다. [그림 3-5]를 보면 건강과 웰빙에 영향을 미치는 건강결정요인들의 인과 사슬을 확인할 수 있는데 사회적 건강결정요인들이 인과 사슬의 가장 처음에 위치하고 있음을 알 수 있다.

2005년 3월 세계보건기구는 사회적 건강결정요인과 관련된 자료의 수집과 분석, 그리고 사회적 건강결정요인이 건강불평등에 미치는 영향의 평가, 건강불평등을 해소하기 위한 행동방안을 제안하기 위해 사회적 건강결정요인에 대한 위원회(Commission on social

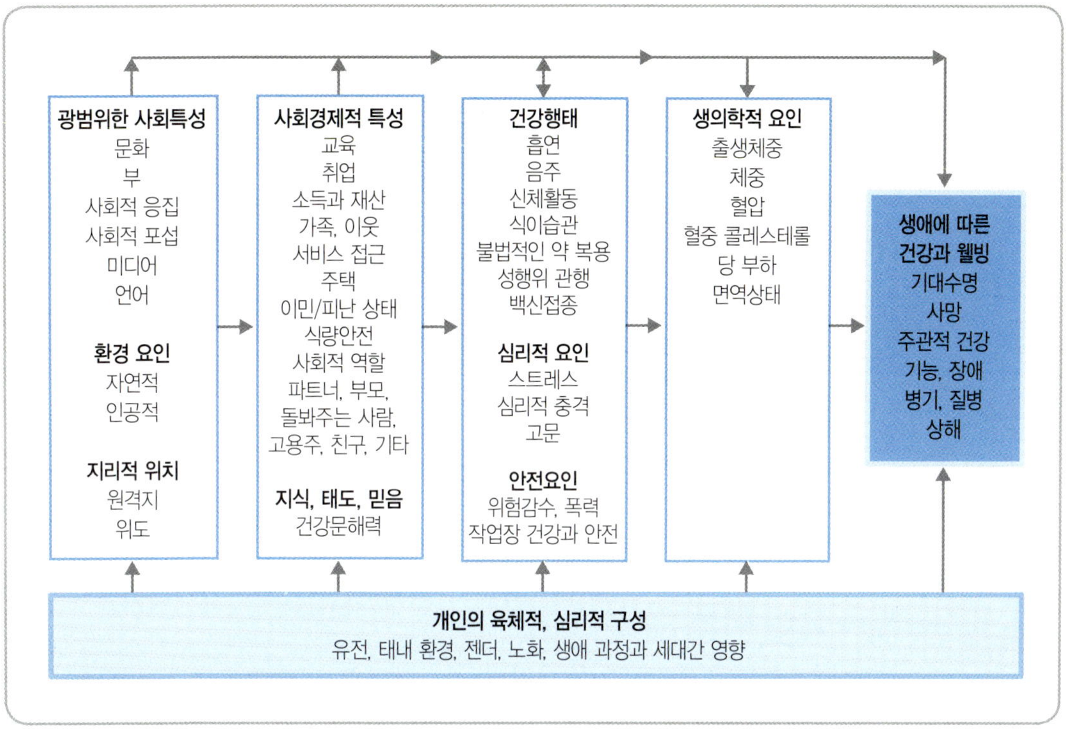

그림 3-5 건강과 질병의 인과관계

자료 : Australian Institute of Health and Welfare, 2012, 4쪽.

determinants of health: CSDH)를 출범하였다(CSDH, 2008)[6]. 위원회에서는 사회적 건강결정요인이 건강과 건강불평등에 미치는 영향을 ① 사회적 맥락(social context)과 정치적 맥락(political context)은 사회계층(social stratification)을 만들고, 개인에게 상이한 사회적 지위(social position)를 부여함, ② 사회계층에 따라 건강위해 환경에의 노출이 달라지고, 건강상태나 물질적 자원의 활용가능성 측면에서 취약성도 상이해짐, ③ 사회계층에 따라 질환의 건강측면의 결과뿐만이 아니라 경제적, 사회적 측면의 결과도 상이해진다고 설명하였다(CSDH, 2007. 19~20쪽). 사회적 건강결정요인이 건강형평성에 미치는 영향과 건강형평성 향상에 대해서는 13장 건강형평성에서 상세하게 다루도록 하겠다.

건강형평성에 대한 관심이 높아지고, 많은 국가들이 건강형평성을 국가 보건목표로 선정하기 시작하면서 사회적 건강결정요인에 대한 연구도 급증하였다. [표 3-3]에 Heiman과 Artiga(2105)가 정리한 주요한 사회적 건강결정요인을 제시하였다.

6) CSDH의 의장은 'The Solid Facts'를 편찬한 Michael Marmot가 역임하였다.

표 3-3 사회적 건강결정요인

경제적 안정	이웃과 물리적 환경	교육	식량	지역사회와 사회적 맥락	보건의료체계
• 취업 • 소득 • 지출 • 채무 • 의료비 • 지지	• 주택 • 교통 • 안전 • 공원 • 놀이시설 • 보행편의성	• 문해력 • 언어 • 조기교육 • 직업훈련 • 고등교육	• 기아 • 건강한 식품에의 접근성	• 사회적 통합 • 지원체계 • 지역사회 참여 • 차별	• 보건의료 보장범위 • 제공자 활용가능성 • 제공자의 언어능력과 문화적 역량 • 서비스 질

자료 : Heiman and Artiga, 2105.

4 건강문제의 발생 이론

1) 장기(瘴氣)설(miasma theory)

Miasma(장기 : 瘴氣)란 고대 그리스어로 오염(pollution)을 뜻한다. 흑사병이나 콜레라 같은 전염성 질병이 공기 중에 있는 병독에 의해 발생한다는 생각이다. 오염된 물, 더러운 공기, 불결한 환경위생 등에 의해 장기가 발생한다. 그리스 시대부터 전해져 내려온 병인설로 세균설이 나타나기 이전인 19세기 중엽까지 널리 신봉되었다.

2) 세균설(germ theory)

질병의 원인은 미생물이며, 미생물이 인체나 동물에 침범하여 번식함으로써 질병이 발생한다는 이론이다. 생의학 모형의 토대를 이루었던 이론으로 19세기 후반에 파스퇴르, 코흐 등의 공헌으로 확립되어 20세기 중반까지 큰 영향을 미쳤다.

세균설은 모든 질병에는 특정한 원인이 있다는 특정병인론을 대표한다. 그러나 전염성 질환이 감소하고, 다양한 원인이 직, 간접적으로 영향을 미치는 만성질환이 확산되면서 다원인-다결과 모형에 자리를 양보하였다.

3) 역학적 삼각형 이론(epidemiologic triad/triangle)

역학적 삼각형 이론은 병인(agent), 숙주(host), 환경(environment)의 상호작용에 의해 전염성 질환이 발생한다는 이론으로 질환의 관리를 위한 틀로도 사용할 수 있다.

역학적 삼각형 이론에 의하면 병인은 질병발생의 필요조건이지만 충분조건은 아니다. 건강한 상태에서는 병인과 숙주, 환경이 상호 균형을 이루고 있다. 그런데 영양실조에 의해 숙주의 면역수준이 저하하거나, 유전적 변이에 의해 균의 독성이 증가하거나, 재해에 의해 환경의 위험성이 증가하는 것 등에 의해 3자의 균형이 깨어지게 되면 질병이 발생하게 된다(그림 3-6).

역학적 삼각형 이론은 전염성 질환의 발생 모형으로 개발되었으나 '건강하지 못한 행태', '안전하지 못한 행위', '의도하지 않은 건강위해물질에 대한 노출' 등의 만성적인 건강문제의 발생과 관리를 설명하는 틀로도 사용될 수 있다(Miller, 2002. 64쪽).

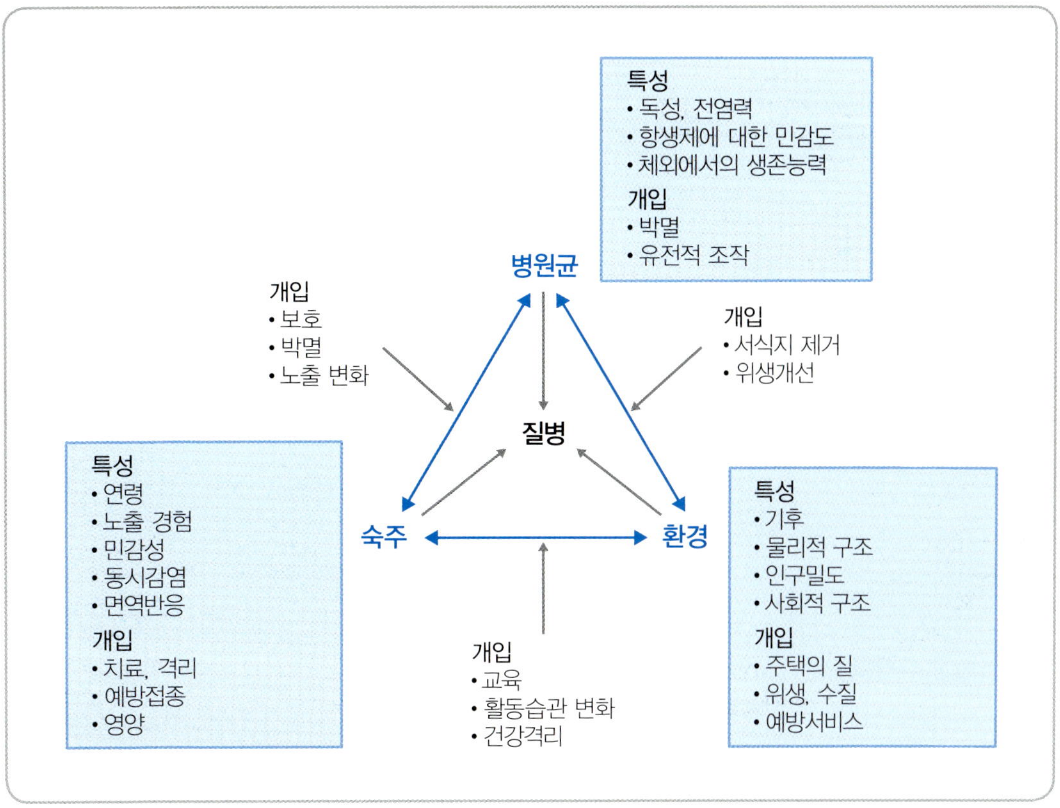

그림 3-6 역학적 삼각형

자료 : http://www.med.uottawa.ca/sim/data/Infectious_Diseases_e.htm

4) 수레바퀴 모형(wheel model)

인간이 속한 생태계를 바퀴로 표시하였다. 바퀴의 중심부에는 숙주(인간)의 특성이 위치하는데 유전적 소인, 성격, 면역 등이 그 예이다. 바퀴의 가장자리는 환경을 표시하며 물리적, 생물학적, 사회적 차원을 지닌다. 바퀴를 구성하는 각 요소가 차지하는 면적은 건강문제 발생에 대한 기여도에 비례한다. 예를 들어 유전적 질환의 경우 유전적 구성이 가장 큰 면적을 차지하게 된다(그림 3-7).

수레바퀴 이론은 질병의 유일한 원인으로 병인(agent)을 강조하기보다 숙주와 환경의 상호작용을 중시하는 모형이다. 건강문제의 원인은 하나라는 세균설과 달리 건강문제의 원인은 여러 가지라는 다원인설을 반영하고 있어 만성적인 건강문제의 설명에 유용하다.

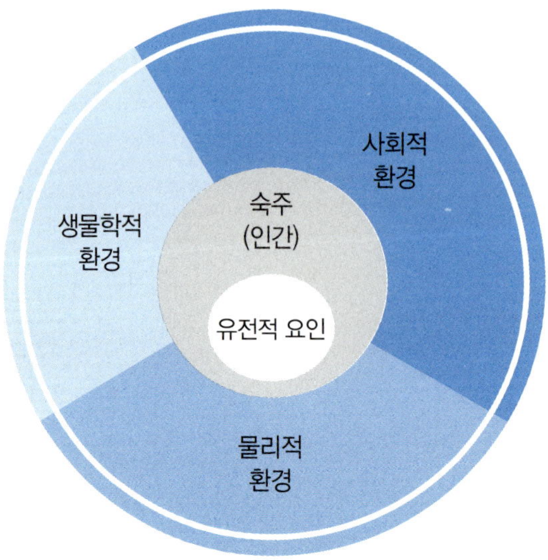

그림 3-7 수레바퀴 모형(wheel model)

자료 : Mausner and Kramer, 1985, 36쪽.

5) 거미줄 모형(web of causation)

1960년 MacMahon 등이 'Epidemiologic Methods'에서 특정병인론을 비판하고, 다원인

설을 설명하기 위해 도입하였다. 질병발생에는 직·간접적 요인들이 거미줄처럼 서로 얽혀 복잡하게 작용한다는 모형이다(MacMahon and Pugh, 1970. 23~25쪽)(그림 3-8).

원인이 명백하게 알려져 있지 않은 만성질환 연구나 관리에 활용된다. 건강문제의 관리는 거미줄 상의 주요한 고리를 끊으면 가능하므로 다양한 방법의 개발이 가능하다.

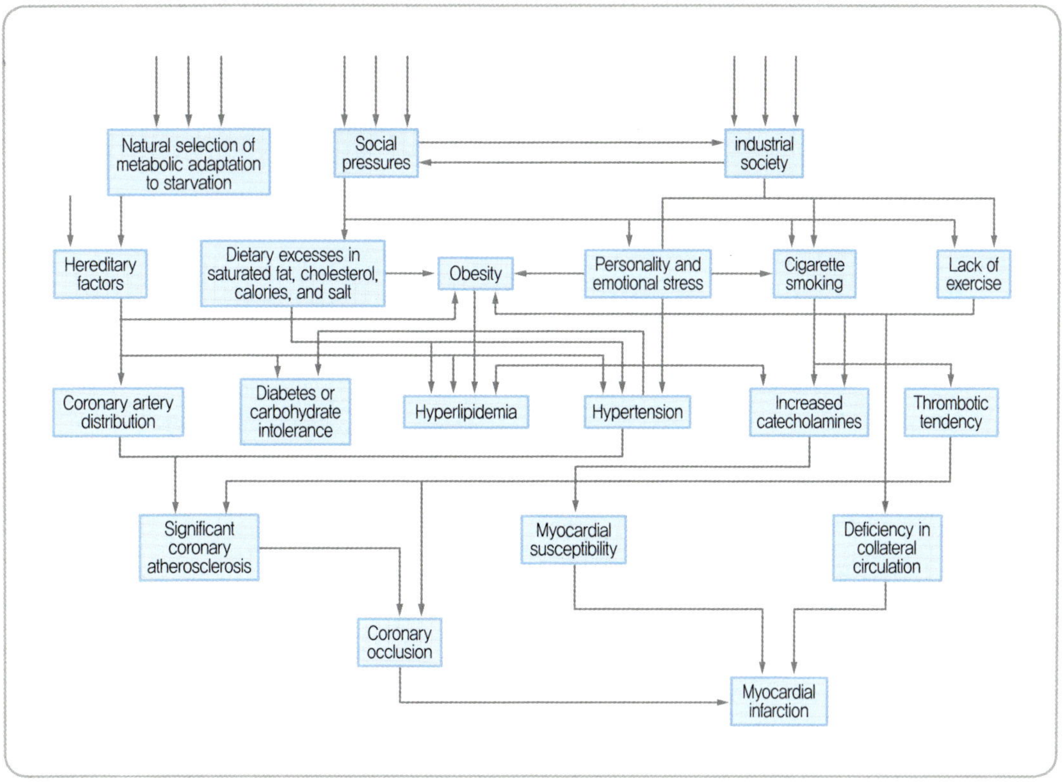

그림 3-8 심근경색 발생의 거미줄 모형

자료 : Friedman, 2003. 4쪽.

6) 건강결정요인 틀(Framework of determinants of health)

Robert Evans와 Gregory Stoddart(1990)는 보건체계 영역 안에서만 결정되지 않는 인구집단의 건강을 이해하기 위해 다양한 건강결정요인과 건강 개념 사이의 관계를 도식화한 틀을 제시하였다. 그들이 제시한 건강결정요인 틀을 보면 건강행태나 생물학적 특성 같은 개인의 반응(individual response)과 유전적 자질(genetic endowment), 사회적 환경

(social environment), 물리적 환경(physical environment), 보건의료(health care) 등의 건강결정요인이 질병(disease), 건강과 기능(health and function), 번영(prosperity), 웰빙(well-being)과 같은 건강 결과에 직, 간접적으로 어떻게 영향을 미치는 가를 알 수 있다(그림 3-9).

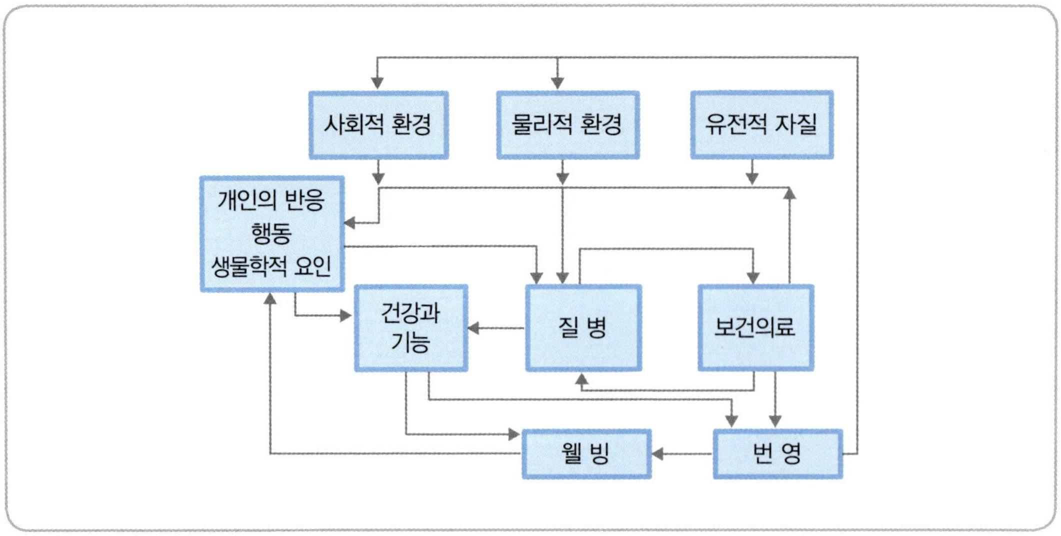

그림 3-9 건강결정요인 틀(Framework of determinants of health)

자료 : Evans and Stoddart, 1990. 1359쪽.

5 정 리

생의학적 모형은 하나의 원인에 의해 하나의 질병이 발생한다는 특정병인론을 주장하였고, 이는 '코흐의 가설'을 통해 뒷받침 받았다. 그러나 만성적인 건강문제가 늘어나고, 건강에 대한 정의가 단순히 질환이 없는 상태에서 '신체적, 정신적, 사회적으로 완전한 웰빙상태'와 같은 적극적 개념으로 변화하면서 특정병인론은 한계에 봉착하였다.

건강문제는 하나의 원인에 의해서가 아니라 다양한 원인의 복잡한 인과관계에 의해 발생한다는 '다요인설'이 새로운 대안으로 제시되었다. 1974년 캐나다 정부에 의해 발표된 '라론드 보고서'에서는 주요 건강결정요인으로 보건의료조직, 생물학적 요인, 환경, 생활습관의 4가지를 제시하고, 그 중에서도 특히 생활습관이 가장 큰 영향을 미친다고 하였다. 미국 정부는 'Healthy People 2020'을 통해 건강결정요인을 ① 정책 수립(policy making), ② 사회적 요인(social factors): 사회적 및 물리적 결정요인, ③ 보건의료서비스(health services), ④ 개인의 행태(individual behavior), ⑤ 생물학적 특성과 유전(biology and genetics) 등으로 유형화하였다.

건강결정요인 중 개인의 직접 통제가 불가능한 다양한 사회경제적 요인을 사회적 건강결정요인(social determinants of health: SDH)이라고 한다. 사회적 결정요인은 질병이나 건강문제와 관련된 인과관계의 사슬에서 첫 번째를 차지한다. 따라서 개인과 지역사회의 건강수준을 결정하는 근원적인 원인(root cause), 즉 'causes of the causes of ill health'이다.

Richard Wilkinson과 Michael Marmot는 주요 사회적 건강결정요인이 건강불평등에 미치는 영향을 분석한 'The Solid Facts'에서 사회적 건강결정요인으로 ① 사회적 격차(social gradient), ② 스트레스(stress), ③ 어린 시절(early life), ④ 사회적 배제(social exclusion), ⑤ 노동(work), ⑥ 실업(unemployment), ⑦ 사회적 지지(social support), ⑧ 중독(addiction), ⑨ 식량(food), ⑩ 교통(transport)의 10가지를 제시하였다.

1978년 알마아타 선언(Alma-Ata Declaration)을 계기로 사회적 요인과 건강에 대한 관계가 공중보건의 중요 문제로 새롭게 부각되기 시작하였다. 사회적 건강결정요인의 중요

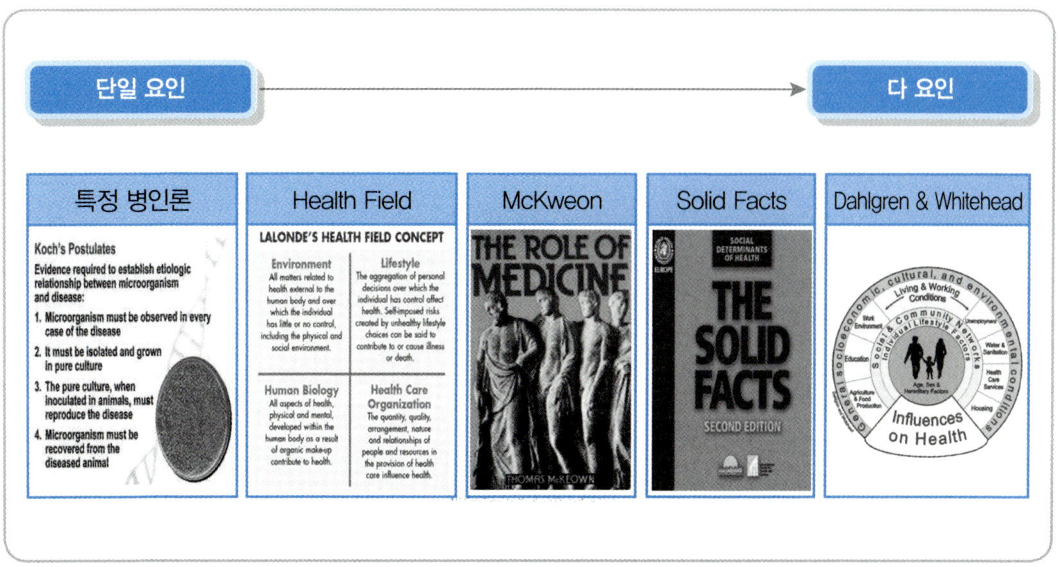

그림 3-10 건강결정요인의 시대적 변화

성은 1980년대 중반 이후 건강증진에 대한 관심이 고조되면서 더욱 부각되기 시작하였다. 2005년 3월 세계보건기구는 사회적 건강결정요인에 대한 위원회(Commission on social determinants of health: CSDH)를 출범시켜 사회적 결정요인이 건강수준과 형평성에 미치는 영향과 기전, 그리고 필요한 정책개발에 대해 연구를 진행하였다.

건강결정요인과 건강/질병 사이의 인과관계를 설명하기 위해서 역학적 삼각형 이론, 수레바퀴 이론, 거미줄 모형, 건강결정요인 틀 등 다요인설에 입각한 많은 이론과 모형들이 개발되었으며, 이들 모형/이론은 건강관리 방안 개발을 위해 활용되고 있다.

참고문헌

Allende S. (2006). Chile's medical-social reality-1939(excerpts). Social Medicine 9(2):151-155.

Association of Faculties of Medicine of Canada(AFMC). (n.d.). AFMC Primer on population health. AFMC. Available at: https://www.afmc.ca/pdf/AFMC-Primer-on-Population-Health-2013-08-14.pdf

Australian Institute of Health and Welfare. (2012). Risk factors contributing to chronic disease. Cat No. PHE 157. Canberra: AIHW. Available at: http://www.aihw.gov.au/WorkArea/DownloadAsset.aspx?id=10737421546

CSDH. (2007). A conceptual framework for action on the social determinants of health. Discussion paper for the Commission on Social Determinants of Health DRAFT April 2007. Geneva: World Health Organization.

CSDH. (2008). Closing the gap in a generation: health equity through action on the social determinants of health. Final Report of the Commission on Social Determinants of Health. Geneva: World Health Organization.

Dahlgren G. Whitehead M. (1991). Policies and strategies to promote social equity in health. Stockholm: Institute for Futures Studies. Available at: https://core.ac.uk/download/pdf/6472456.pdf

Evans R, Stoddart GL. (1990). Producing health, consuming health care. Soc Sci Med 31(12):1347-63.

Fleming M, Parker E. (2012). Introduction to public health. 2nd edition. Chatswood, NSW: Churchill Livingstone.

Friedman GD. (2003). Primer of epidemiology. 5th edition. New York: McGraw-Hill.

Government of Canada. (1974). A new perspective on the health of Canadians. LaLonde Report. Ottawa: Government of Canada. Available at: http://www.phac-aspc.gc.ca/ph-sp/pdf/perspect-eng.pdf

Heiman H, Artiga S. (2105). Beyond health care: The role of social determinants in promoting health and health equity. Kaiser Family Foundation, Issue Paper. Nov 04, 2015. Available at: http://kff.org/report-section/beyond-health-care-the-role-of-social-determinants-in-promoting-health-and-health-equity-issue-brief/#endnote_link_168746-5

Last J. (ed.) (2007). A dictionary of public health. New York: Oxford University Press.

Mahler H. (1981). The meaning of 'health for all by the year 2000'. World Helath Forum 2(1):5-22.

Mausner J, Kramer S. (1985). Mausner & Bahn epidemiology: An introductory text, 2nd edition. Philadelphia: W. B. Saunders Company.

MacMahon B, Pugh T. (1970). Epidemiology: Principles and methods. Boston: Little, Brown and Company.

Miller RE. (2002). Epidemiology for health promotion and disease prevention professionals. New York: Routledge.

Modeste N, Tamayose T. (eds.) (2004). Dictionary of public health promotion and education: Terms and concepts. 2nd edition. San Francisco: John Wiley & Sons.

Public Health Agency of Canada. (2007). What makes Canadians healthy or unhealthy? Available at: http://www.phac-aspc.gc.ca/ph-sp/determinants/determinants-eng.php#unhealthy

Solar O, Irwin A. (2006). Social determinants, political contexts and civil society action: a historical perspective on the Commission on Social Determinants of Health. Health Promot J Austr 17(3):180-5.

U.S. Department of Health and Human Services. (n.d.). Determinants of health. Available at: https://www.healthypeople.gov/2020/about/foundation-healthmeasures/Determinants-of-Health

Wilkinson RG, Marmot M. (eds.) (2003). Social determinants of health: The solid facts. 2nd edition. Denmark: World Health Organization.

World Health Organization. (1978). Primary health care: Report of the international conference on primary health care, Alma-Alta, USSR, 6-12 September 1978. Geneva: WHO. Available at: http://apps.who.int/iris/bitstream/10665/39228/1/9241800011.pdf

World Health Organization. (1986). Ottawa charter for health promotion: First international conference on health promotion. Available at: http://www.who.int/healthpromotion/milestones.pdf

World Health Organization. (2009). Milestones in health promotion: Statements from global conferences. Geneva: WHO. Available at: http://www.who.int/healthpromotion/Milestones_Health_Promotion_05022010.pdf

World Health Organization. (n.d.). Social determinants of health. Available at: http://www.who.int/social_determinants/en/

제4장

사회생태학과 공중보건

1. 사회생태학의 정의
2. 사회생태학의 기원
3. 사회생태학의 내용
4. 정리

제4장

사회생태학과 공중보건

학습목표

- 사회생태학의 기본 개념을 기술할 수 있다.
- 사회생태학적 사고를 건강문제에 적용하는 이유를 설명할 수 있다.
- 신공중보건학과 사회생태학의 관계를 이해한다.

학습내용

- 사회생태학의 정의
- 사회생태학의 기원
- 사회생태학의 내용
- 사회생태학적 접근의 예

우리는 항상 눈앞의 문제해결에 급급해하는 경향이 있다. 건강문제도 예외가 아니다. 환자나 고위험자가 지닌 문제의 해결에 급급하여 왜 이런 문제가 생겼는지, 문제를 근원적으로 해결하기 위해서는 어떻게 하여야 하는지에 대해서는 깊게 고민하지 않는다. 의학적 모형이 대세를 이루면서 과거 공중보건의 근간을 이루었던 위생개혁이나 사회의학의 전통은 잊히고 개별 환자의 치료가 대세를 이루었다. 라론드 보고서에서 개인의 생활습관이 건강의 주요 원인으로 제시된 이후부터는 행태개선이 건강문제 해결을 위한 주요 전략으로 추천되었다.

그러나 아쉽게도 의학적 접근이나 교육적(행태적) 접근은 전문가에 대한 과도한 의존과 인간 자율성의 훼손, 희생자 비난(blaming the victims), 비싼 비용, 형평성의 악화 등 부작용에 비해 성과는 기대에 미치지 못하였다. 그 결과 건강관리를 위한 새로운 이론에 대한

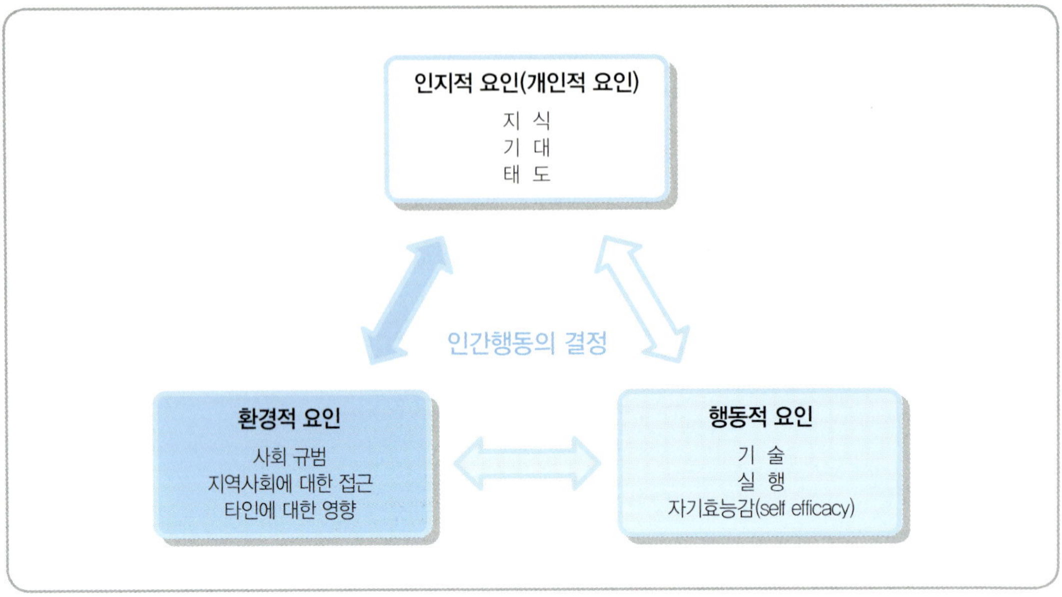

그림 4-1 상호결정론

필요가 높아졌다.

사회인지이론(social cognitive theory)을 개발한 Albert Bandura는 인간 행동은 개인적(인지적), 행동적, 환경적 요소들 간의 지속적인 상호작용에 의하여 결정된다고 보았으며, 이를 상호결정론(reciprocal determinism)이라고 하였다. 개인의 건강 행동도 전적으로 개인적(인지적) 요소에 의하여 결정되거나, 또는 전적으로 환경적인 요소에 의하여 결정되는 것이 아니며, 개인적 및 환경적 요소들 간의 상호작용에 의하여 결정된다(McAlister 등, 2008, 170쪽)(그림 4-1).

높은 질병부담을 야기하는 심장병, 뇌졸중, 암, 당뇨 등의 주요 원인으로 비난 받고 있는 올바르지 못한 식습관이나 신체 활동 부족은 단순히 개인의 지식이나 태도가 잘못되었기 때문에 발생하는 것은 아니다. [그림 4-2]에서 보듯이 건강관련 행동에는 외부 환경이 크게 영향을 미친다.

1970년대 초반에 나타난 사회생태학 모델은 건강의 사회적 모형과 관련이 깊다. 개인을 둘러싸고 있는 외부환경과 개인의 상호작용에 대해 주목함으로써 개인의 인지적 요소만을 중시하는 교육적 접근이나 외부 환경의 영향력을 절대시하는 환경적 접근의 단점을 극복하고 신공중보건의 골격을 형성하는데 기여하였다.

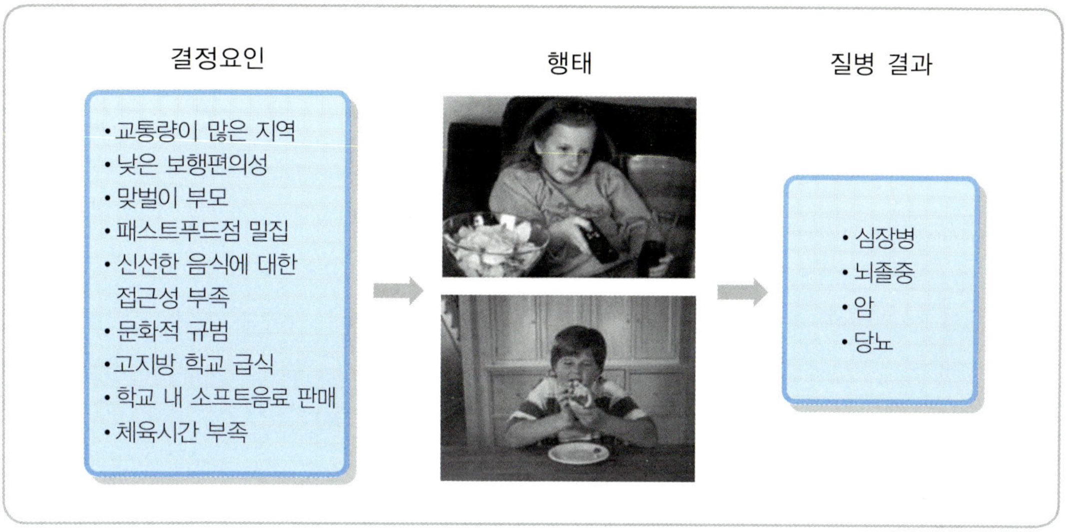

그림 4-2 식사 및 운동의 생태학적 결정요인

자료 : Crosby 등, 2011, 233쪽.

이 장에서는 신공중보건학에 대한 이해를 돕기 위해 사회생태학의 정의, 기원, 내용, 활용 사례 등에 대해 학습하고자 한다.

1 사회생태학의 정의

사회생태학(social ecology)은 생물(유기체)과 환경과의 관계에 대해 연구하는 생태학의 한 분야로 인간과 환경 사이의 관계에 대해 연구하는 학문이다. 인간과 환경과의 관계에 대해 관심을 가진다는 점에서 인간생태학(인류생태학: human ecology)과 유사하나 인간생태학이 지리적 환경과 생물학적 적응에 대해 많은 관심을 가진데 비해 사회생태학은 사회적, 심리적, 제도적, 문화적 맥락이 인간과 환경사이의 상호관계에 미치는 영향에 대해 더 많은 관심을 가진다(Stokols, 1992).

이런 관점에서 사회생태학은 "인간과 환경 사이의 동적이고 적극적인 상호작용과 인간생활의 사회적, 역사적, 문화적, 제도적 맥락을 이해하고자 하는 학문(Huff, 1999)", 또는 "다양한 개인적 및 환경적 요인과 건강 사이의 동적인 상호관계를 이해하기 위한 틀 또는 일련의 원칙(McLaren and Hawe, 2005)"이라 정의된다.

사회생태학 모형(social ecological model)은 사회생태학적 사고를 기반으로 개인적, 사회적, 환경적 건강결정요인과 건강수준 사이의 상호관계를 설명하는 틀(framework)을 말한다(Gebbie 등, 2003. 32쪽). 사회생태학적 모형은 1970년대에 개념적으로 제시되기 시작하였는데 널리 알려진 사회생태학 모형으로는 Urie Bronfenbrenner(1977)가 인간 발달을 이해하기 위해 개발한 모형과 McLeroy 등(1988)이 건강증진과 공중보건을 위해 개발한 모형이 있다. 사회생태학 모형에 대해서는 사회생태학의 내용 부분에서 구체적으로 설명하겠다.

사회생태학 모형에 대한 지식을 바탕으로 특수한 건강문제나 상황을 이해하려는 시도를 건강문제에 대한 사회생태학적 시각(social ecological view of health)이라고 한다. 예를 들어 자동차 사고에 의한 사망을 사회생태학적 시각에서 보자면 자동차 설계, 도로 설계, 운전면허 취득 가능 연령, 운전 중 약물 복용, 혈중 알코올 농도, 교통법규 위반에 대한 벌칙, 도로교통 안전 교육 등이 모두 고려되어야 한다(Gebbie 등, 2003. 32쪽).

사회생태학적 접근(social ecological approach)은 사회생태학적 시각에 입각하여 바람직한 건강결과가 나타나도록 다양한 수준의 건강결정요인에 영향을 주기 위한 복합적인 전략을 개발하는 것을 뜻한다. 예를 들어 흡연 감소를 위한 사회생태학적 접근은 물리적 환경의 변화(공공장소나 작업장 금연), 사회적 환경의 변화(금연을 우선순위로 한 사회적 홍보), 개인 행태변화(금연 교실) 등을 포함해야 한다(Gebbie 등, 2003. 32-33쪽).

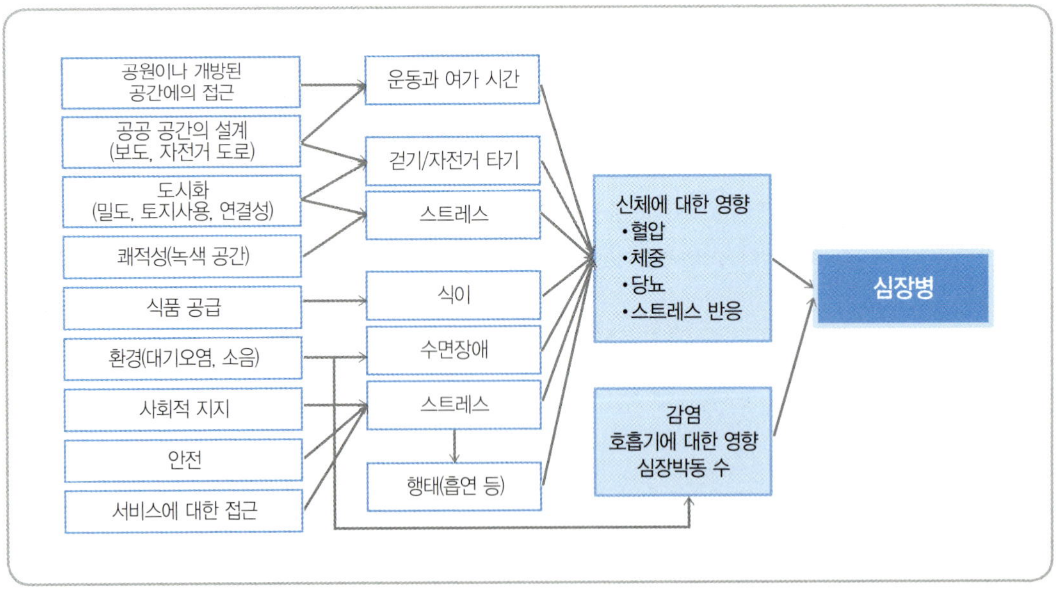

그림 4-3 사회생태학적 시각에 의한 심장병의 발생

2 사회생태학의 기원

사회생태학은 1970년대 초반 생태학적 시각을 사회현상에 접목하고자 하는 선각자들에 의해 시작되었으며, Arnold Binder, Urie Bronfenbrenner, Daniel Stokols 등이 선도적 역할을 하였다.

사회생태학은 인간 환경의 사회적, 제도적, 문화적 맥락과 인간의 상호관계에 대해 관심을 가지므로 그 발전에 있어 사회학, 심리학, 경제학, 교육학, 지리학, 공중보건학 등의 다양한 학문 분야의 영향을 받았다(Stokols, 1992).

Arnold Binder는 인간과 환경의 상호작용을 중요시하였고, 환경 문제는 사회적 관계, 사회적 유산, 인간과 광범위한 물리적, 생물학적 환경과의 관계 등을 포괄한다고 생각하였다. 따라서 그는 인간이 부딪히는 제반 문제를 해결하고자 하는 사회생태학을 생물학이나 물리학뿐만이 아니라 행동과학이나 사회과학까지 포함하는 광범위한 차원의 융합학문이라 정의함으로써 전문분야별로 특화하는 현대의 학문과 차별화하고자 하였다. 또한 사회생태학은 전통적 학문과 달리 지역사회 지향적인 인력의 교육에 전념하여야 한다고 주장하였다(Binder, 1972). Arnold Binder는 사회생태학을 통해 상아탑의 지적 노력과 현실에서 발생하는 문제들을 직접 연결하고자 노력하였던 것이다.

발달심리학의 대가로 미국의 '취학 전 빈곤 아동 교육프로그램(Head Start)'의 공동설립자 중 한 명인 Urie Bronfenbrenner 역시 사회생태학의 초기 발전에 크게 공헌하였다. 성장하는 인간과 변화하는 환경 사이의 점진적인 상호 적응을 연구한 그의 학문은 인간발달생태학(ecology of human development)이라 불린다. Bronfenbrenner는 인간과 환경 사이의 상호 적응 과정은 개인에게 밀접한 삶의 터(setting)와 이를 둘러싸고 있는 광범위한 외부 환경(social context)을 통해 획득되는 상호관계들에 의해 영향을 받는다고 주장하였다(Bronfenbrenner, 1977).

Daniel Stokols는 사회생태학을 환경과 인간사이의 다양한 상호관계를 이해하는데 도움을 주는 '통괄적인 틀(overarching framework)' 또는 '이론적 원칙들의 집합(set of theoretical principles)'이라고 생각하였다. 그는 대부분의 공중보건 문제는 너무나 복잡하여 하나의 차원을 통해서는 분석할 수 없으며, 심리적, 조직적, 문화적, 지역사회 기획, 규제 측면 등을 통합하는 보다 포괄적인 접근이 필요하다고 주장하였다(Stokols, 1996). Stokols는 후술할 사회생태학의 4가지 가정과 5가지 핵심 원칙을 제시하고, 사회생태학 이론을 지역사회 보건프로그램 개발에 어떻게 적용할 수 있는가에 관한 지침을 제시함으로써 사회생태학의 기반을 구축하고 활용성을 높이는데 크게 기여하였다(Stokols, 1992; 1996).

3 사회생태학의 내용

1) 사회생태학의 가정

Daniel Stokols는 사회생태학을 다른 학문과 구분하는 다음과 같은 4가지 가정을 제시하였다(Stokols, 1992).

(1) 가정 1 : 물리적 및 사회적 환경의 다양한 측면을 고려한다.

- 물리적, 사회적 환경의 다양한 측면이 환경의 건강친화성 정도와 구성원들의 웰빙에 영향을 미친다.
- 개인이나 집단의 건강수준은 환경적 요인뿐만이 아니라 유전, 심리적 성향, 행동 패턴과 같은 다양한 개인적 속성에 의해 영향을 받는다.
- 인간의 웰빙을 증진시키려는 노력은 다양한 환경적, 사회적, 개인적 요인 사이의 동적인 상호작용에 대한 이해에 기반을 두어야만 한다.

(2) 가정 2 : 환경은 다양한 특성을 지니고 있다.

- 건강향상을 위해서는 환경의 다차원적이고 복잡한 특성을 고려하여야 한다.
- 다음과 같은 특성이 환경을 특징짓는다.
  - 물리적/사회적 구성요소
  - 객관적/주관적 성격
  - 개인이나 집단에 대한 접근도
  - 여러 요인들 사이의 복합적 관계(행동의 상황, 개인-환경사이의 조화, 사회적 풍토)

(3) 가정 3 : 여러 수준(level)에 대한 분석과 다양한 방법론을 포함한다.

- 사람은 개인, 소집단, 조직, 인구집단 등과 같은 다양한 수준에서 연구가 가능하다.

- 한 수준에 집중하기 보다는 여러 수준에 대한 분석과 다양한 방법론을 포함한다.
- 건강증진 프로그램의 효과는 다양한 수준에서 개인과 집단을 조직화함으로써 유의하게 향상될 수 있다.

(4) 가정 4 : 가깝고 먼 환경 사이에 존재하는 상호의존성과 인간과 환경 사이의 동적인 상호관계를 고려하기 위해 체계이론(systems theory)의 개념을 활용한다.

- 인간과 환경은 상호 영향을 주고받는다.
  - 환경의 물리적, 사회적 특성이 구성원의 건강에 직접적으로 영향을 미친다.
  - 동시에 사회 구성원은 개인적 및 집단적 노력을 통해 환경의 건강친화성을 변화시킬 수 있다.
- 환경은 개인에게 밀접한 환경이나 조직이 더 복잡하고 멀리 떨어진 환경 안에 자리잡고 있는(nested) 복잡한 체계이다.
- 인간의 웰빙을 향상시키려는 노력은 가깝고 먼 환경 사이에 존재하는 상호의존성을 고려하여야 한다.

2) 사회생태학의 원칙

Daniel Stokols는 환경과 인간의 행태나 웰빙 사이의 관계를 연구하기 위해서는 다음과 같은 사회생태학의 기본 원칙 5가지를 중시하여야 한다고 주장하였다(Stokols, 1996).

(1) 원칙 1 : 환경에 의한 다차원적이고 누적된 영향을 이해

- 환경(environmental setting)은 신체적 건강, 발육과 성장, 정서적 행복, 사회적 통합 등과 같은 다양한 건강결과에 영향을 미치는 물리적, 사회적, 문화적 차원 등을 지니고 있음
- 사회생태학은 인간의 신체적, 정서적, 사회적 웰빙에 영향을 미치는 환경의 다양한 물리적, 사회적 특성을 파악하는 것을 중요시함
- 환경의 건강향상 능력은 공기의 질, 지진으로부터의 안전, 사회적 풍토와 같은 개별적 환경 요소가 독립적으로 미치는 영향보다는 다양한 요소들이 신체적, 정서적, 사회적 웰빙에 미치는 누적된 영향을 통해 보다 잘 이해될 수 있음

(2) 원칙 2 : 개인과 환경 사이의 차등적이고 동적인 상호작용을 중시

- 개인적 특성과 환경 상태는 인간의 건강에 독자적으로 영향을 미칠 뿐만 아니라 상호작용을 통해서도 영향을 미침
- 동일한 환경에 처하여 있더라도 개인의 성격, 환경에 대한 통제능력, 건강행태, 경제적 자산 등에 따라 환경은 인간의 건강에 차등적으로 영향을 미침
- 따라서 사회생태학은 개인과 환경 사이의 동적인 상호작용을 중시함
- 인간과 환경 사이의 조화(정합성, 양립가능성) 정도가 웰빙의 중요한 예측 변수임

(3) 원칙 3 : 체계 이론으로부터 도출된 다양한 개념을 채택

- 인간과 환경 사이의 동적인 상호관계를 이해하기 위해서는 상호의존성(interdependence), 항상성(homeostasis), 되먹임(feedback) 등의 체계 이론의 개념이 요구됨
- 환경의 물리적, 사회적 특성이 인간의 건강에 직접적으로 영향을 미치지만 동시에 인간은 개인적, 집단적 행동을 통해 그들이 속한 환경이 건강에 미치는 영향을 조절함
- 삶의 터에서의 인간의 다양한 역할이나 행태가 건강에 미치는 영향은 동일하지 않음. 어떤 역할이나 행동은 웰빙에 중대한 영향을 미치는 반면, 다른 역할이나 행동은 미미한 효과밖에 미치지 못함. 따라서 지렛대(leverage)가 되는 역할이나 행태를 이해하는 것이 효과적인 중재를 위해 중요함

(4) 원칙 4 : 환경적 요소들의 상호의존성과 여러 삶의 터 사이의 연관성을 중시

- 사회생태학은 특정한 삶의 터에서 환경적 요소들 사이의 상호의존성과 다양한 삶의 터와 개인, 집단 사이의 연결 관계를 중시함
  - 삶의 터의 사회적, 물리적 특성은 독립적으로 또는 공동으로 개인에 영향을 미침
  - 밀접한 환경과 멀리 떨어져 있는 환경(삶의 터) 사이에도 상호의존성이 존재함. 삶의 터들은 계층적 구조(nested structures)를 지니고 있음[7]
- 건강수준 향상을 위해서는 하나의 삶의 터 내에 존재하는 다양한 구성요소의 상호의존성뿐만이 아니라 지역사회 내 여러 삶의 터 사이의 연결 관계를 고려하여야 함

---

7) 밀접한 환경과 멀리 떨어져 있는 환경(삶의 터) 사이의 상호의존성에 대해서는 11장 삶의 터 접근을 참조하기 바란다.

(5) 원칙 5 : 다학문적 접근을 강조

사회생태학은 본질적으로 다학문적 접근을 중시함. 사회생태학은 역학적 분석, 환경 자료, 의학적 검사, 설문, 행태 관찰과 같은 다양한 방법을 복합적으로 사용하여 공중보건의 거시적인 예방 전략과 의학의 미시적인 개인적 접근과 같은 다양한 차원의 분석방법을 통합하는 것을 중시함

3) 사회생태학 모형

이미 기술한 바와 같이 사회생태학 모형(social ecological model)은 사회생태학적 사고를 기반으로 개인적, 사회적, 환경적 건강결정요인과 건강수준 사이의 상호관계를 설명하는 틀을 말한다. 최초로 제시된 사회생태학 모형은 Bronfenbrenner(1977)가 아동 발달을 이해하기 위해 개발한 모형이지만 공중보건 분야에서 주로 활용되는 McLeroy 등(1988)이 개발한 모형만 소개하도록 하겠다.

Kenneth McLeroy 등은 1988년 그동안의 건강증진 프로그램이 개인의 행태 개선을 지향해온 결과 '희생자 비난'의 오류를 범하게 되었다고 비판하면서 사회생태학적 시각을 근간으로 하는 새로운 모형이 필요하다고 주장하였다(McLeroy 등, 1988).

그들은 사회생태의 수준을 개인적 요인, 개인간 요인과 일차집단, 조직 요인, 지역사회 요인, 공공 정책(public policy) 등의 5가지 수준으로 구분하였다. 그리고 개인의 행동은 다양한 수준에 의해 영향을 받는다는 개인행동에 영향을 미치는 요인의 다수준성(multiple levels of influence)과 개인의 행동은 환경에 의해 영향을 받으며, 동시에 개인의 행동이 환경에도 영향을 미친다는 개인과 환경 사이의 상호의존성(reciprocal causation between the individual and the environment)이 사회생태학 모형의 핵심 개념이라 주장하였다(McLeroy 등, 1988. 354쪽; Rimer and Glanz, 2005. 10쪽).

(1) 개인적 요인(intrapersonal factors)

지식, 태도, 행태, 자아 개념, 기술 등과 같은 개인의 특성을 말한다. 개인의 성장, 발달과정도 포함된다.

(2) 개인간 요인과 일차집단 (interpersonal processes and primary group)

가족, 동료집단, 친구 관계를 포함한 공식적, 비공식적 사회적 네트워크와 지지 체계를 말

표 4-1 McLeroy 등의 사회생태학 모형

사회생태 수준	설명
개인적(intrapersonal)	지식, 기술, 자기효능감(self-efficacy) 같은 행동에 영향을 미치는 개인의 특성
개인간(interpersonal)	가족, 친구, 동료집단과 같은 공식적, 비공식적 사회 네트워크나 사회적 지지 체계
조직(organizational)	행동을 촉진하거나 제약하는 지역사회 조직의 공식적, 비공식적 규칙, 규정, 구조 등
지역사회(community)	조직, 기관, 비공식적 네트워크의 관계, 지역사회의 규범
공공정책(public policy)	건강습관이나 행동을 규제하거나 지지하는 정책이나 중앙, 광역, 지방정부의 법

한다.

(3) 조직 요인(institutional factors)

조직의 특성을 지니는 사회 기관들과 공식적 또는 비공식적 규칙과 규정을 말한다.

(4) 지역사회 요인(community factors)

일정한 경계 내에서의 조직, 기관, 비공식적 네트워크 사이의 관계를 말한다.

(5) 공공 정책(public policy)

지역, 광역, 국가차원의 법과 정책을 말한다.

사회생태학 모형의 핵심 개념 중 하나가 요인의 다수준성(multiple levels of influence)이다. 따라서 개인행동에 영향을 미치는 요인의 수준을 어떻게 구분할 것인가가 사회생태학 모형에서는 중요하다. 그러나 아쉽게도 사회생태의 수준에 대한 일치된 의견은 없다. McLeroy 등이 제시한 5개 수준 중 조직 수준과 지역사회 수준의 구분이 모호하다는 비판도 있다(Winch, 2012). Barbara Rimer와 Karen Glanz는 McLeroy 등이 제시한 사회생태학적 수준 중 조직, 지역사회, 공공정책 수준을 모두 지역사회 수준아래 존재하는 별도의 요인으로 통합한 모델을 제시하기도 하였다(Rimer and Glanz, 2005, 11쪽)(표 4-2).

사회생태학 모형에 대한 이해를 돕기 위하여 식생활 문제를 해결하기 위해 고려하여야 할 요소들을 사회생태학적 수준에 따라 정리한 결과를 [표 4-3]에 제시하였으니 참조하기 바란다.

표 4-2 Rimer와 Glanz의 사회생태학 모형

<table>
<tr><th colspan="2">사회생태학적 수준</th><th>설명</th></tr>
<tr><td colspan="2">개인적(intrapersonal)</td><td>지식, 태도, 믿음, 기질과 같은 행동에 영향을 주는 개인적 특성</td></tr>
<tr><td colspan="2">개인간(interpersonal)</td><td>대인간 과정이나 사회적 정체성, 지지, 역할을 규정해 주는 가족, 친구, 동료 등을 포함한 일차적 집단</td></tr>
<tr><td rowspan="3">지역사회
(community)</td><td>조직 요인
(institutional factors)</td><td>행동을 제약하거나 조장하는 규칙, 규제, 시책, 비공식적 구조</td></tr>
<tr><td>지역사회 요인
(community factors)</td><td>개인, 집단, 조직 간에 공식적, 비공식적으로 존재하는 네트워크, 규범 또는 기준</td></tr>
<tr><td>공공정책
(public policy)</td><td>질병예방, 조기발견, 관리 등 건강관련 행동과 실천을 규제하거나 지지하는 각급 정부의 정책과 법률 및 조례</td></tr>
</table>

자료 : Rimer and Glanz, 2005, 15쪽.

표 4-3 사회생태학 모형을 활용한 식생활에 영향을 미치는 문제 분석

사회생태학적 수준	설명
개인적	다양한 식품에 대한 지식, 조리 기술, 식사습관을 바꿀 수 있을 것인가에 대한 자기효능감 등
개인간	가정의 조리 방식, 동료의 식사 습관 등
조직	지역가게나 음식점에서 제공되는 음식이나 식재료의 종류와 가격, 공공시설에서 제공되는 음식, 건강한 식품이나 음식에 대한 접근성을 높이기 위한 지역사회 집단의 활동 등
지역사회	음식이나 식사에 대한 지역사회의 규범 등
공공정책	식품에 대한 지방 및 염도 규제, 식품표시제, 식품 보조, 농산물 직접 판매에 대한 보조 등

자료 : Winch, 2012, 13쪽.

4) 사회생태학적 접근(social ecological approach)의 예

사회생태학적 시각에 입각하여 바람직한 건강결과가 나타나도록 다양한 수준의 건강결정요인에 영향을 주기 위한 복합적인 전략을 개발하는 것을 사회생태학적 접근이라 한다. 독자의 이해를 돕기 위해 사회생태학적 접근을 통한 보건사업의 예를 몇 가지 제시하겠다.

(1) 청소년 폭력 예방

우리 사회도 가정폭력, 청소년 폭력, 성폭력, 심지어 묻지마 폭력 등이 나날이 증가하고 있다. 폭력을 감소시키기 위한 사회적 노력도 증대하고 있으나 그 효과는 여전히 미흡하다.

폭력은 진공상태에서 벌어지는 것이 아니다. 개인, 개인간(가정), 지역사회, 그리고 사회(국가)에 내재해 있는 각종 요인들이 폭력의 증가와 지속에 영향을 미친다. 각 수준에 속하는 요인들은 상호작용하고 서로를 강화시키기 때문에 폭력의 예방과 감소를 위해서는 통합적인 사회적 변화가 요구된다. 단일 수준의 요인들을 변화시키는 데에 집착한다면 큰 폭의 폭력 감소는 나타나지 않을 것이다.

미국 CDC(n.d.)는 청소년 폭력을 예방하고 감소시키기 위해서 폭력의 원인을 사회생태의 수준별로 구명하고 이러한 원인을 변화시키기 위한 전략을 다음과 같이 제시하였다(표 4-4).

① 개인

폭력의 피해자나 가해자가 될 가능성을 높이는 생물학적 요인이나 개인적 경험을 확인한다. 예로서 연령, 교육수준, 소득, 약물남용 경험 등이 있다. 예방 전략으로는 폭력을 예방하는데 필요한 태도, 믿음, 행태를 향상시킬 수 있는 교육이나 생활 기술 습득과 같은 기전이 추천된다.

② 개인간

개인이 속한 집단의 동료, 파트너, 가족들이 개인의 행태와 경험에 영향을 미친다. 따라서 피해자나 가해자로서 폭력경험 가능성을 높일 수 있는 밀접한 관계에 대해 검증한다. 예방 전략으로는 모니터링, 갈등을 감소시키고, 문제해결 기술을 향상시키며, 건강한 대인관계를 촉진하는 또래(동료) 프로그램 등이 권장된다.

③ 지역사회

세 번째 수준은 학교, 직장, 이웃과 같은 삶의 터를 다룬다. 삶의 터를 통해 사람들은 사회적 관계를 유지하며, 폭력의 피해자나 가해자가 될 가능성과 관련된 삶의 터가 지닌 특성을 공유하게 된다. 예방 전략은 특징적으로 삶의 터의 분위기, 과정, 정책에 영향을 주도록 고안된다.

④ 사회(국가)

폭력을 조장하거나 억제하는 광범위한 사회적 요인들에 대해 검토한다. 사회규범이나 문화 등이 해당된다. 이외에 사회계층사이의 경제적 사회적 불평등에 영향을 미치는 보건, 경제, 교육 및 사회정책이 포함된다.

표 4-4 청소년 폭력 예방의 사회생태학적 접근

차원	위험요인의 예	전략의 예*
개인 • 개인의 특성 • 생물학적 요인 • 행태 • 개인적 경험	• 연령, 사회적 성(gender) • 낮은 교육수준 • 폭력사용을 지지하는 믿음 • 타인에 대한 노여움이나 증오 • 친구가 거의 없거나 다른 사람으로부터의 소외 • 실직 • 약물남용 • 폭력에 관여한 경험	• 학생들로 하여금 긍정적인 인간관계를 구축할 수 있도록 사회적, 감정적, 행태적 기술을 개발해주는 학교기반의 프로그램 • 연령에 적합한 영유아 돌봄 기술을 가르치는 가정 프로그램 • 학업성취를 높이기 위해 가정교사를 제공하는 방과 후 프로그램 • 이성과의 건강한 만남에 필요한 지식과 이해를 증가시키기 위한 집단 교육 • 상실, 실망 등에 적응하고 우울증 경보 증상을 알기 위한 보건교육
개인간 관계 • 2인 또는 그 이상의 사람과의 상호관계	• 가족 구성원 사이의 긴장이나 분쟁, 싸움 • 불안정한 결혼생활, 별거, 이혼 • 부모사이의 대화 부족 • 자식에 대한 감독이나 모니터링 부족 • 공격적이거나 비행 또래와의 교제 • 감정적 지지가 부족한 가정	• 자녀양육센터에서 제공하는 아동의 긍정적인 성장을 촉진하기 위한 교육이나 가족지지 • 청소년과 보호자 역할을 하는 어른을 연결하는 멘토링 프로그램 • 친구집단 내에서 긍정적인 만남의 규범을 증진시킬 수 있도록 교육하는 청소년 또래 프로그램 • 서로를 존중하는 대화를 통해 다른 커플과 교류하는 만남 제공 • 노인센터의 노인과 취학 전 보육프로그램에 참여하는 아동을 짝을 지어 줌으로써 감정적 지지를 증가시키는 프로그램
지역사회 • 사회적 관계가 이루어지는 삶의 터나 기관	• 주민의 사회적 연결 정도 • 지역의 소득수준 • 지역의 전입·전출률 • 지역사회 조직의 부족 • 경제적 기회의 부족 • 여가시설이나 기회의 부족 • 지역의 물리적 시설 부족	• 지역사회 물리적 시설 개선을 위한 주민 조직화와 추진 • 시 당국의 안전한 주민 여가시설 개발 • 청소년 대상의 방과 후 프로그램을 개발하기 위해 지역사회 조직과 시 당국의 협력 • 교육청의 집단 따돌림을 모니터링하고 예방하기 위한 정책의 개발, 추진, 평가 • 지역사회의 고용기회를 증가시키고, 발전을 위한 지역개발 • 새로운 지역사회 건설을 위해 기획과정을 변화시키는 시 수준의 정책

표 4-4 청소년 폭력 예방의 사회생태학적 접근(계속)

차원	위험요인의 예	전략의 예*
사회(국가) • 폭력을 수용하거나 관용하는 사회적 요인들. 사회계층별 격차를 만들고 유지하는 요인들도 포함됨	• 폭력사용의 결과가 미미하다면 갈등을 해소하기 위해 폭력을 사용하는 것을 수용하는 사회적 규범 • 문화적 규범 • 보건정책 • 경제정책 • 교육정책	• 고용주들이 남여근로자 모두에게 가정문제로 인한 휴가나 유연한 근무시간을 제공하도록 조장하는 입법 • 폭력에 대한 인식을 높이고 사람들의 인식을 변화시키기 위한 텔레비전, 라디오, 신문을 포함한 국가적 차원의 미디어 캠페인이나 인터넷을 통한 의사소통 • 자신에 대한 폭력을 단순히 정신건강 문제로 낙인을 찍지 않도록 국가가 지원하는 매스미디어를 통한 캠페인 • 취약한 지역사회에 대해 교육청과 함께 학습을 위한 기술이나 다른 교육자원을 제공하는 기업에 대해 세금혜택을 제공하기 위한 국가 차원의 입법

* 이 표에서 제시된 전략은 각 차원에서 활용 가능한 전략의 개념적 수준의 예로서 반드시 과학적 근거가 있는 것은 아님. 전략의 과학적 근거에 대해서는 The Community Guide to Prevention Services(http://www.thecommunityguide.org/about/methods.html)나 Blueprints for Violence Prevention(http://www.colorado.edu/cspv/blueprints/)를 참조하기 바람.

자료 : CDC, n.d.

(2) 대장암 검진

최근 급증하고 있는 대장암의 사망률을 낮추기 위해서는 조기검진이 중요하다. 정부는 만 50세 이상 국민을 대상으로 대장암 검진을 국가검진에 포함시켜 대장암에 의한 사회적 부담을 줄이려 노력하고 있다.

대장암 검진 역시 다양한 사회생태 수준에 의해 영향을 받는다. 미국 CDC는 대장암 검진을 사회생태학적 시각에서 분석하고, 접근 전략을 제시하였다(Division of Cancer Prevention and Control, Centers for Disease Control and Prevention, 2015).

① 개인

개인의 대장암 검진에 인식이나 태도, 행동이 검진에 영향을 미친다. 따라서 대장암 검진 프로그램은 대장암과 검진에 대한 지식을 증가시키고, 개인의 다음과 같은 측면에서의 태도와 믿음을 변화시켜야 한다.

- 대장암 검진의 필요성
- 검진을 받고자 하는 의도

- 검진의 편익과 위험
- 대장암, 검진, 진단, 치료를 위한 안전하고 편리한 의료기관에의 접근성

② 개인간

개인과 밀접한 관계를 맺고 있는 사람들에 의한 대장암 예방 활동을 강화해야 한다. 대인간 수준의 활동은 사회적 문화적 규범에 영향을 미치고 개인 수준에서의 장애요인을 극복하는데 도움을 줌으로써 개인의 검진행동을 변화시키고자 한다. 친구, 가족, 의료서비스 제공자, 지역사회 보건요원 등이 대인 메시지나 지지의 제공자가 될 수 있다. 대인간 수준에서 적합한 대장암 검진 프로그램 활동은 다음과 같다.

- 의사의 환자에 대한 검진 권유
- 검진의 필요성을 강조하고 상기시켜 주는 서신이나 쪽지를 검진대상자에게 발송
- 도우미들에 의한 검진 대상자의 검진과 관련된 장애물을 제거하기 위한 도움 제공

③ 조직

대장암 검진과 관련되는 조직은 보건의료기관, 작업장, 지역 보건기관, 건강보험조직, 전문가 협회 등이 있다. 조직 수준에서의 활동은 조직의 체계나 정책을 변화시킴으로써 개인의 검진행동에 영향을 미치고자 한다. 조직 수준에서 행해져야 할 대장암 검진 프로그램 활동은 다음과 같다.

- 의료인이나 검진대상자에 대한 reminder system의 활용을 촉진함
- 의료제공자의 (검진) 성과에 대한 평가와 피드백
- 보험급여에 건강검진을 확대하도록 촉진
- 직장에서 예방적 서비스가 제공될 수 있도록 기업 정책의 변화를 유도

④ 지역사회

지역사회 수준에서의 활동은 암 예방 및 관리를 위한 지역사회연합, 보건의료기관, 언론, 옹호단체 등과 같은 지역사회의 의사소통과 사회적 지지를 담당하는 자원의 참여를 활성화하고 자원 투입을 확대함으로써 개인 행동변화에 긍정적 영향을 미치고자 한다. 지역사회 수준에서 행해져야 할 대장암 검진 프로그램 활동은 다음과 같다.

- 대장암 검진을 증가시키고 자원을 확대하기 위해 연합체나 협력기관과 공동으로 활동
- 대중의 인식을 증가시키고 교육하기 위한 캠페인의 시행

- 대장암 검진을 확대하기 위한 보건기관과의 협력

⑤ 정책

연방, 주, 지역 정부는 검진을 포함한 건강한 생활습관을 조성하기 위한 정책을 개발하고 지원하여야 한다. 정책 수준에서 행해져야 할 대장암 검진 프로그램 활동은 다음과 같다.

- 대중과 정책결정(예: 검진의 보험 적용 등)에 대해 의사소통하기 위해 연합체와 협력
- 지역사회 구성원을 위한 정책의 개발과 실행(예: 시장의 '대장암 관리의 달' 선포 등)

(3) 병원의 항생제 적정 사용

항생제 남용에 따른 항균제 내성은 의학기술 발달의 심각한 부정적 측면이다. 정부는 항생제 사용을 줄이기 위해 많은 노력을 기울이고 있는데 아직도 병원은 부적절한 항생제 사용의 주범이라는 오명을 벗어나지 못하고 있다.

중소병원에서 수술 전에 예방적 목적으로 사용하는 항생제의 남용이유를 조사한 한 연구에 의하면 수술 예방적 항생제 사용방법에 대한 이해 부족, 의료사고에 대한 두려움, 중소병원의 열악한 인력과 시설, 감염관리 활동의 저조, 정부 관리의 미흡 등이 그 이유로 나타났다(박웅섭, 2011). 수술 전 예방적 목적으로 사용하는 항생제의 적정 사용을 유도하기 위해 연구자가 사회생태학적 접근을 활용하여 제시한 정책 대안은 다음과 같다.[8)]

① 개인

- **수술 예방적 항생제 사용에 대한 인식변화 및 지식 향상** : 수술 예방적 항생제의 적정 사용을 위한 지침서 배포와 의료인 교육을 통해 인식을 변화시키고 필요한 지식을 습득시킴

② 조직

- **병원의 감염관리 활동 강화** : 병원 자체의 감염관리 활동을 활성화
- 병원 감염대책위원회 소속 의사 및 간호사에 대한 체계적 교육, 연수 실시
- **관련 학회의 전공의 교육 강화** : 관련 학회가 감염 및 수술 예방적 항생제 사용에 관한 전공의 교육 학습목표를 정하고 시험 반영을 높임

8) 아래에 제시한 내용은 연구자의 제안 내용을 사회생태 수준을 고려하여 저자가 다시 구성한 것임

- **보수교육 강화** : 수술 예방적 항생제와 관련된 보수교육을 관련 협회 차원에서 강화
- **수술 예방적 항생제 관련 지침서 개발 및 배포** : 정부와 관련 협회의 공동 노력을 통해 우리나라의 의료기관 실태가 반영되고 현실적으로 적용 가능한 지침서를 개발

③ 지역사회

- **일반인 대상 홍보 및 캠페인** : 매스컴, 보건의료기관, 전문가 협회와 학회, 시민단체, 환자관련단체 등이 공동으로 올바른 항생제 사용과 수술감염 예방에 대한 시민의 인식을 바로잡기 위한 홍보 및 캠페인을 실시
- **중소병원 관계자를 대상으로 한 홍보 및 캠페인** : 병원, 관련 협회 및 학회의 공동 노력을 통해 수술 감염, 예방적 항생제 사용 현황 및 그 효과성, 올바른 사용방법에 대한 내용을 전문학술지나 소식지, Social Network Services 등을 통해 제공
- **수술 예방적 항생제 관련 지표의 적극적 공개** : 언론기관 등을 통한 정보제공

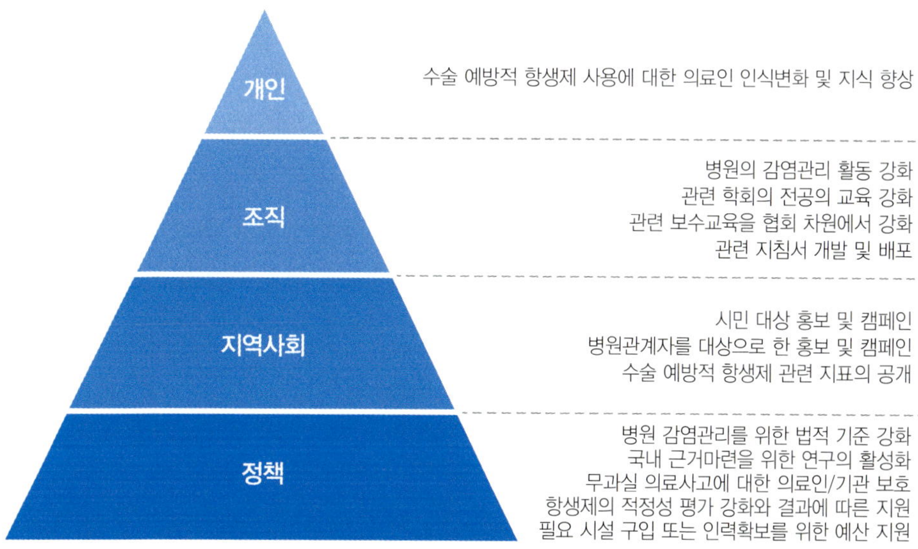

그림 4-4 중소병원의 수술 예방적 항생제 사용 적정화를 위한 사회생태학적 접근

자료 : 박웅섭, 2011, 108쪽의 내용을 저자가 사회생태 수준을 고려하여 재구성한 것임

④ 정책

- 감염관리 전담 전문의 채용과 감염대책위원회의 운영 활성화를 위한 법적 기준 강화와 병원 인력 및 시설의 법적 기준 강화
- 국내 근거마련을 위한 연구의 활성화 : 정부 당국의 수술 예방적 항생제 적정 사용을 위한 국내 연구 활성화 지원
- 수술 예방적 항생제의 적정성에 대한 평가를 강화하고 병원 인증제도에 관련 항목을 추가. 적정성 평가에 따라 보험급여를 차등 지원
- 의료사고에 대한 제도적 보완 : 무과실 의사에 대한 보호
- 중소병원의 수익성 개선 지원 정책 : 수술 감염 예방을 위한 시설 구입 지원 또는 인력확보를 위한 예산 지원

5) 건강향상 프로그램 개발을 위한 사회생태학의 활용

Daniel Stokols는 사회생태학 이론을 지역사회 건강증진 프로그램 개발에 활용하기 위한 지침을 다음과 같이 제시하였다(Stokols, 1996).

(1) 건강(또는 웰빙)의 다양한 측면과 여러 가지 환경 요소의 관계를 검증

- 개인 또는 집단의 심리적, 정서적, 사회적 건강과 웰빙에 영향을 미치는 다양한 물리적, 사회적 환경 요소를 확인
- 건강이나 웰빙의 한 측면에만 영향을 미치는 개별적인 환경 요인의 구명보다는 환경 전체가 (개인 또는 집단의) 건강수준 향상에 미치는 종합적인 효과를 구명하는데 역점을 두어야 함

(2) 개인 및 지역사회의 건강 및 웰빙 수준에 개인적 요인 및 환경적 요인이 미치는 공동 영향력을 고려

- 건강수준 향상 프로그램에 행태적 개입과 환경적 개입을 통합
- 특히 취약계층이나 지역에 대한 보건사업을 개발할 때에는 환경을 더 위협적으로 만들거나 환경의 보호능력을 감소시키는 개인이나 집단의 특성을 고려

(3) 인간과 환경 사이의 조화(정합성, 양립가능성)를 향상시키는 보건사업을 개발

- 인간의 필요와 환경 사이의 조화는 개인과 집단의 건강 및 웰빙에 중요함
- 개인-환경, 집단-환경 사이의 부조화의 원인을 파악
- 인간과 환경 사이의 조화를 향상시키기 위한 중재를 개발 : 사회적, 물리적 환경에 대한 통제능력, 유연성, 반응을 향상시키는 중재가 지역사회보건사업의 주요 구성요소가 되어야 함

(4) 개입 효과가 큰 행태와 조직 내의 지렛대 역할에 대해 중재를 집중

- 건강수준 향상에 필요한 행태 및 조직의 'leverage points'를 확인 : '원인의 원인(the causes of the causes)'이라고 불리는 근본적 원인의 관리를 위한 'upstream approach'를 중시하여야 함[9)]
- 지역사회 중재의 목표로 개인 및 타인에게 영향을 미치는 건강행태를 모두 고려(표 4-5)

표 4-5 개인 및 타인에게 영향을 미치는 행태

	개인 건강행태	타인에게 영향을 미치는 행태
정의	자신의 건강에 직접적으로 영향을 미치는 개인의 행태	타인의 건강에 영향을 미치는 개인 및 집단의 행태
예	식당에서 '심장 건강에 도움이 되는(heart healthy)' 메뉴만을 주문 본인이 사용하기 위해 인체공학적으로 설계된 의자를 구입 직장에서의 정서적 문제를 해결하기 위해 근로자가 심리상담을 받기로 결정	식당 지배인이 '심장 건강에 도움이 되는(heart healthy)' 메뉴만을 제공 기업의 시설관리자가 모든 근로자를 위해 인체공학적으로 설계된 의자를 구입 건강보험조직의 급여 관리자가 심리상담을 위한 외래방문 비용을 보험급여에 포함시킴
장점	개인의 건강행태는 본인의 직접적 통제 아래 있음 개인은 건강을 향상시키기 위해 개인이나 지역의 자원을 활용할 책임을 지고 있음	개인의 건강행동에 장애가 되는 요인을 제거하기 위한 시스템적 접근을 채택 여러 사람을 위해 타인의 건강경험을 활용함으로써 보다 비용 효과적이고 지속적인 노력이 가능
단점	개인은 건강을 향상시키기 위한 지식이나 자원이 부족할 수 있음 실행에 비용이 많이 들고, 지속하기 어려울 수 있음	부실하게 실행된다면 오랜 기간 동안 많은 사람들이 피해를 받게 됨 관료주의, 비인간화, 체계의 과도한 부담 등의 위험

자료 : Stokols, 1996, 290쪽.

9) 'upstream approach'에 대해서는 13장 건강형평성을 참조하기 바란다.

- 기업, 조직, 지역사회 구성원의 건강에 큰 영향력을 지닌 의사결정권자를 확인

(5) 물리적, 사회적 환경 사이의 상호의존성에 영향을 미치고, 여러 수준의 삶의 터를 망라하는 지역사회 중재 방안을 개발

- 물리적 및 사회적 환경이 건강에 미치는 영향력을 설명
- 다양한 채널을 통한 중재를 통괄하고, 지역사회의 부문간 협력을 구축
- 여러 수준의 삶의 터를 통해 실행되고, 지속적으로 건강수준에 영향을 미치는 중재 방안을 개발
  - 가깝고도 먼 삶의 터(환경)가 개인의 행복에 함께 영향력을 미침: 다양한 삶의 터의 위계적 구조(nested structure of multiple settings)를 감안

표 4-6 사회생태학의 원칙과 프로그램 개발지침

생태학적 원칙	개발 지침
신체적, 정신적, 사회적 웰빙은 다양한 환경적 요인들에 의해 영향을 받는다.	웰빙의 여러 측면과 물리적, 사회적 환경의 다양한 상태 사이의 연관 관계를 검토
개인적 특성과 환경 상태는 웰빙에 직접적인 영향을 미칠 뿐만 아니라 상호 작용을 통해서도 영향을 미친다.	인간의 행태적, 유전적, 성장과정, 인구학적 요인이 환경적 위험의 노출에 대한 반응에 공동으로 미치는 영향을 검토
개인의 생물학적, 행태적, 사회문화적 필요와 활용 가능한 환경적 자원 사이의 조화가 웰빙의 중요한 결정 요인이다.	개인–환경, 집단–환경 사이의 부조화 원인을 확인하고, 개인과 주변 환경사이의 조화를 향상시킬 수 있는 중재를 개발
위계를 지닌 지역사회 삶의 터 내에서 특정한 행태 및 역할이 웰빙에 결정적 영향력을 행사한다.	건강향상을 위한 행태 및 조직의 'leverage points'를 확인 : 지역사회 중재의 목표로 개인 및 타인에게 영향을 미치는 행태를 모두 고려
특정 삶의 터 속에서 물리적 및 사회적 환경의 관계와 다양한 삶의 터와 삶이 개인의 건강에 지속적으로 미치는 공동의 영향력에 대해 검토한다.	물리적 및 사회적 환경이 건강에 미치는 조절 및 중재 영향력(moderating and mediating influences)을 설명. 다양한 삶의 터를 포괄하고, 웰빙에 장기적인 긍정적 효과를 미치는 지역사회 중재방안을 설계
의학, 공중보건학, 행동과학, 사회과학을 연결하는 다학문적인 연구가 포괄적이고 효과적인 건강향상 프로그램의 개발에 필수적이다.	건강향상을 위해 생의학적, 행동과학적, 규제적, 환경적 개입을 통합 지역사회 프로그램의 건강영향 및 비용효과를 평가하기 위해 복합적인 방법을 사용

자료 : Stokols, 1996, 288쪽.

- 다양한 수준의 삶의 터에서 장기적으로 중재를 시행할 때 건강 결과의 지속성과 수준이 향상됨

(6) 다학문적인 접근과 다양한 방법을 중재 프로그램의 개발과 평가에 활용

- 사업의 목적 달성에 유관한 이론적 시각을 선별하고 통합함
- 시너지 효과를 낼 수 있도록 사업의 요소를 개발
- 행태, 환경, 건강수준 지표를 평가하기 위해 다양한 방법을 활용하고, 사업의 범위, 기간, 시너지 효과 등을 평가하기 위한 운영 기준을 개발
- 다학문적 시각을 통해 고안되고, 여러 지역사회 삶의 터에서 실행되는 통합된 중재가 과학적 타당성과 사회적 타당성을 동시에 달성할 수 있음

4 정 리

건강문제의 해결을 위해 사용되어오던 의학적 접근, 교육적(행태적) 접근, 환경보호 접근은 건강의 다차원성과 건강에 영향을 미치는 요인들의 복잡한 인과관계를 제대로 반영하지 못함으로써 기대했던 성과를 거두지 못하였다. 사회생태학은 "인간과 환경 사이의 동적이고 적극적인 상호작용과 인간생활의 사회적, 역사적, 문화적, 제도적 맥락을 이해하고자 하는 학문(Huff, 1999)"이다. 사회생태학은 개인을 둘러싸고 있는 외부환경과 개인의 상호작용에 대해 주목함으로써 건강의 사회적 모형과 관련이 깊고, 신공중보건학의 이론적 근거가 되었다.

사회생태학적 사고를 기반으로 개인적, 사회적, 환경적 건강결정요인과 건강수준 사이의 상호관계를 설명하는 틀을 사회생태학 모형(social ecological model)이라 하며, 사회생태학적 시각에 입각하여 바람직한 건강결과가 나타나도록 다양한 수준의 건강결정요인에 영향을 주기 위한 복합적인 전략을 개발하는 것을 사회생태학적 접근(social ecological approach)이라 한다. 잘 알려진 사회생태학 모형으로는 Bronfenbrenner(1977)가 인간 발달을 이해하기 위해 개발한 모형과 McLeroy 등(1988)이 건강증진과 공중보건을 위해 개발한 모형이 있다.

사회생태학 모형의 핵심 개념은 개인행동에 영향을 미치는 요인의 다수준성과 개인과 환경 사이의 상호의존성이다. 사회생태의 수준은 개인적 요인, 개인간 요인, 조직 요인, 지역사회 요인, 공공 정책 등의 5가지 수준으로 주로 구분된다.

Stokols(1996)는 사회생태학을 활용하여 지역사회 건강증진 프로그램을 개발하기 위해서

는 다음의 사항을 중시하여야 한다고 제시하였다.

(1) 여러 가지 환경 요인이 건강(또는 웰빙)의 다양한 측면에 미치는 영향을 검증
(2) 개인적 요인 및 환경적 요인이 결합하여 건강 및 웰빙에 미치는 영향력을 고려
(3) 인간과 환경의 관계를 최적화하기 위해 인간과 환경 사이의 조화를 향상시키는 보건 사업을 개발
(4) 개입 효과가 큰 행태와 조직 내의 지렛대 역할에 대해 중재를 집중
(5) 여러 수준의 삶의 터를 망라하는 중재 방안을 개발
(6) 다학문적인 접근과 다양한 방법을 중재 프로그램의 개발과 평가에 활용

참고문헌

박웅섭. (2011). 중소병원의 수술 예방적 항생제 적정사용 향상을 위한 정책 개발. 질병관리본부.

Binder A. (1972). A new context for psychology: Social ecology. American Psychologist 27:903-908.

Bronfenbrenner U. (1977). Toward an experimental ecology of human development. American Psychologist 32: 513-530.

Centers for Disease Control and Prevention. (n.d.). The social-ecological model: A framework for prevention. Available at: https://www.cdc.gov/violenceprevention/pdf/sem_framewrk-a.pdf

Crosby R, Salazar L, DiClemente R. (2011). Ecological approaches in the new public health. In Ralph J. DiClemente, Charles H. Candler, Laura F. Salazar, Richard A. Crosby. Health behavior theory for public health principles, foundations, and applications. Burington, MA.: Jones & Bartlett Learning, 2011. pp.231-251.

Division of Cancer Prevention and Control, Centers for Disease Control and Prevention. (2015). Colorectal cancer control program(CRCCP): Social ecological model. Available at: http://www.cdc.gov/cancer/crccp/sem.htm

Gebbie K, Rosenstock L, Hernandez LM. (eds.) (2003). Who will keep the public healthy? Educating public health professionals for the 21st century. Washington, DC: The National Academies Press.

Huff R. (1999). Contemporary Definitions of Social Ecology. Available at: http://socialecology.uci.edu/pages/conceptual-social-ecology

McAlister A, Perry C, Parcel G. (2008). How individuals, environments, and health behaviors interact: Social cognitive theory. In K. Glanz, B. Rimer, K. Viswanath. (eds.). Health behavior and health education: Theory, research, and practice. 4th edition. San Francisco, CA: Jossey–Bass. pp.169-188.

McLaren L, Hawe P. (2005). Ecological perspectives in health research. J Epidemiol Community Health 59:6-14.

McLeroy KR, Bibeau D, Steckler A, Glanz, K. (1988). An ecological perspective on health promotion programs. Health Education Quarterly 15(4):351-377.

Rimer B, Glanz K. (2005). Theory at a glance: A guide for health promotion practice. 2nd edition. National Institutes of Health, U.S. Department of Health and Human Services.

Stokols D. (1992). Establishing and maintaining healthy environments: Toward a social ecology of health promotion. American Psychologist 47(1): 6-22.

Stokols D. (1996). Translating social ecological theory into guidelines for community health promotion. Am J Health Promot 10(4):282-98.

Winch P. (2012). Ecological models and multilevel interventions: Health behavior change at the individual, household and community levels. Available at: http://ocw.jhsph.edu/courses/healthbehaviorchange/PDFs/C14_2011.pdf

제5장

공중보건의 변천과 신공중보건의 대두

1. 고대 도시의 위생관리
2. 중세의 전염병 창궐과 방역
3. 산업혁명과 위생개혁
4. 의학의 발달 시기와 공중보건의 쇠퇴
5. 공중보건의 부활과 신공중보건의 대두
6. 공중보건의 업적
7. 정리

제5장

공중보건의 변천과 신공중보건의 대두

학습목표

- 공중보건의 역사적 변화 단계와 단계별 주요 문제 및 대처방법을 이해한다.
- 공중보건의 역사적 변화에 영향을 미친 요인을 설명할 수 있다.
- 공중보건의 사회적 역할과 업적의 특징을 설명할 수 있다.
- 과거의 공중보건에서 신공중보건으로 변화한 이유를 설명할 수 있다.

학습내용

- 공중보건의 역사
- 공중보건의 업적

우리는 과거에 대한 지식을 통해 현재와 미래에 대한 통찰력을 얻을 수 있다. 그렇기 때문에 공중보건의 역사를 이해하는 것은 공중보건의 현장에서 서비스를 제공하는 전문가나 공중보건조직을 관리하는 관리자나 공중보건정책을 결정하는 정책결정권자나 공중보건의 새로운 지식을 연구하는 연구자나 공중보건을 이 분야의 학생이나 대중에게 교육하는 교육자 모두에게 중요하다.

인류의 역사는 질병과의 싸움의 연속이었다. 어쩌면 인류와 질병은 미워도 헤어질 수 없는 동반자의 숙명을 지니고 있는지도 모른다. 그런데 인류와 질병과의 전쟁은 개인의 외로운 싸움이 아니었다. 질병은 공동체 생활을 통해 발생하였고, 질병에 대한 대응은 사회의 조직적 노력을 통하여 이루어졌다.

> "인류의 역사를 통하여 인류가 직면했던 건강과 관련된 주요 문제는 공동체 생활(community life)과 관련이 있었다. 예를 들어 전염병의 관리, 물리적 환경(위생)의 관리와 개선, 양질의 식수와 식품의 충분한 제공, 의료서비스의 제공, 장애와 빈곤으로부터의 해방 등이 그러하다." (Rosen, 1958, 1쪽)

그리고 질병에 대한 대응은 사회의 조직적 노력을 통하여 이루어졌기 때문에 그 당시 사회의 경제적, 정치적, 사회적, 이념적, 기술적 반응에 기반을 두고 있다.

> "당시의 정치적, 경제적, 사회적 역사와 그 당시 상황이 공중보건 상황과 어떻게 연관되어 있는가를 완전히 이해하지 않고서는 어느 시대이든 공중보건의 역사를 완전히 이해할 수는 없다." (Rosen, 1953, 430쪽, Fleming, 2012, 25쪽에서 재인용)

따라서 공중보건의 역사를 이해한다는 것은 인류의 공동체 생활이 질병을 비롯한 건강문제의 발생과 해결에 어떻게 연관되어 있는 가와 당시 사회의 정치, 경제, 사회, 이념, 기술 수준이 문제해결에 어떻게 영향을 미쳤는가를 이해함으로써 가능하다.

이 장에서는 수렵생활이 끝나고 농경사회로 이행하면서 형성된 고대의 도시국가로부터 현재에 이르기까지 공중보건의 역사를 개괄적으로 기술하고 있다. 여러분들은 인류의 질병과의 투쟁을 포함한 건강문제의 해결 방식을 당시의 생활환경과 정치, 경제, 문화와 사용기술이라는 관점에서 이해하도록 노력하기 바란다.

1 고대 도시의 위생관리

수렵채집 시대의 인류의 평균수명은 20세에서 30세 정도 밖에 안 되었을 것으로 추정되고 있다(https://en.wikipedia.org/wiki/Life_expectancy). 이 시기 인류가 부딪힌 근본적인 문제는 질병의 유행이 아니라 충분한 먹을거리를 구하는 것이었다. 소규모 집단으로 구성된 인류는 이곳저곳을 이동하며 사냥을 하고, 열매나 풀을 채취하였다. 식생활은 양적으로는 풍족하지 못했지만 영양소의 균형은 유지되었다. 소규모 집단을 이루어 자주 이동하였기 때문에 쓰레기가 쌓이거나 식수의 오염 같은 환경위생 문제는 거의 발생하지 않았을 것이다(Boston University, School of Public Health, n.d.).

수렵시대로부터 농경시대로의 발전에 따라 안전한 먹을거리의 공급이 확대되고 인구도 증가하였다. 그러나 인류는 공중보건학적으로는 새로운 위험에 봉착하게 되었다. 먹을거리를 한두 가지 작물에 크게 의존하게 됨으로써 영양소의 균형이 깨어지게 되었다. 가축을 기르게 되면서 인수공통전염병도 발생하기 시작하였다. 무엇보다도 인류가 대규모의 집단을 이루어 살게 되면서 전염병이 유행할 위험성이 높아지게 되었다. 쓰레기가 쌓이자 질병의 매개체(vector) 역할을 하는 설치류나 곤충이 인류의 주거지에 들끓게 되었다.

고대 문명은 인류를 질병으로부터 보호하기 위해 크게 두 가지 방법을 사용하였다. 질병 예방을 위하여 종교나 문화적 차원에서 특정 음식이나 행위를 금기시하고, 식재료 준비나 조리방법 등을 사회의 규범으로 만들었다. 한편으로는 주거지의 환경위생 관리를 중시하였다. 약 4천 년 전에 존재하였을 것으로 추측되는 인더스강 유역의 모헨조-다로(Mohenjo-Daro)와 펀잡 지방의 하라파(Harafa)에서 발굴된 유적을 보면 고대 인도의 도시에는 대개 욕실과 배수관이 있었으며 도로는 포장되어 있었고 하수도도 설치되어 있었음을 알 수 있다. 이집트 왕조 중기(기원전 2100년~1700년)에 건설된 카훈(Kahun)에도 배수로와 하수도가 설치되어 있었다(이종찬, 2009. 32쪽).

잘 알려져 있다시피 로마인들은 하수도망이나 목욕탕의 건설, 상수도 및 각종 보건시설의 설치와 같은 환경위생 측면에서 위대한 업적을 남겼다(이종찬, 2009. 108쪽). 그러나 이러한 환경위생에 대한 높은 관심에도 불구하고 여러 가지 풍토병과 페스트와 같은 전염병이 유행하여 상업 활동이 활발했던 로마제국의 도시 인구가 크게 감소하였고, 국고 세입도 감소하여 로마는 몰락의 길로 접어들게 되었다(이종찬, 2009. 109쪽).

2 중세의 전염병 창궐과 방역

서구의 중세는 기아가 극심하였다. 그 결과 충분한 영양분을 섭취하지 못한 사람들, 특히 빈곤층은 영양실조에 빠졌다. 기근에 더하여 중세 사회는 고대 로마사회 등과 달리 국가 권력이 취약하여 인구가 집중된 도시의 환경위생에 대하여 무관심하였다. 중세의 도시는 대부분 성벽으로 둘러 싸여 있어서 도시 내부의 인구밀도가 폭발적으로 증가하였을 뿐만 아니라 가정에서 버리는 쓰레기와 가축으로부터 나오는 오물로 인해 전반적으로 매우 불결하였다. 그 결과 중세에는 치명적인 전염성 질병이 만연하였다. 병명이 알려진 전염병만 해도 흑사병, 나병, 천연두, 디프테리아, 홍역, 인플루엔자, 결핵, 전염성 발진열 등이 있었다(이종찬,

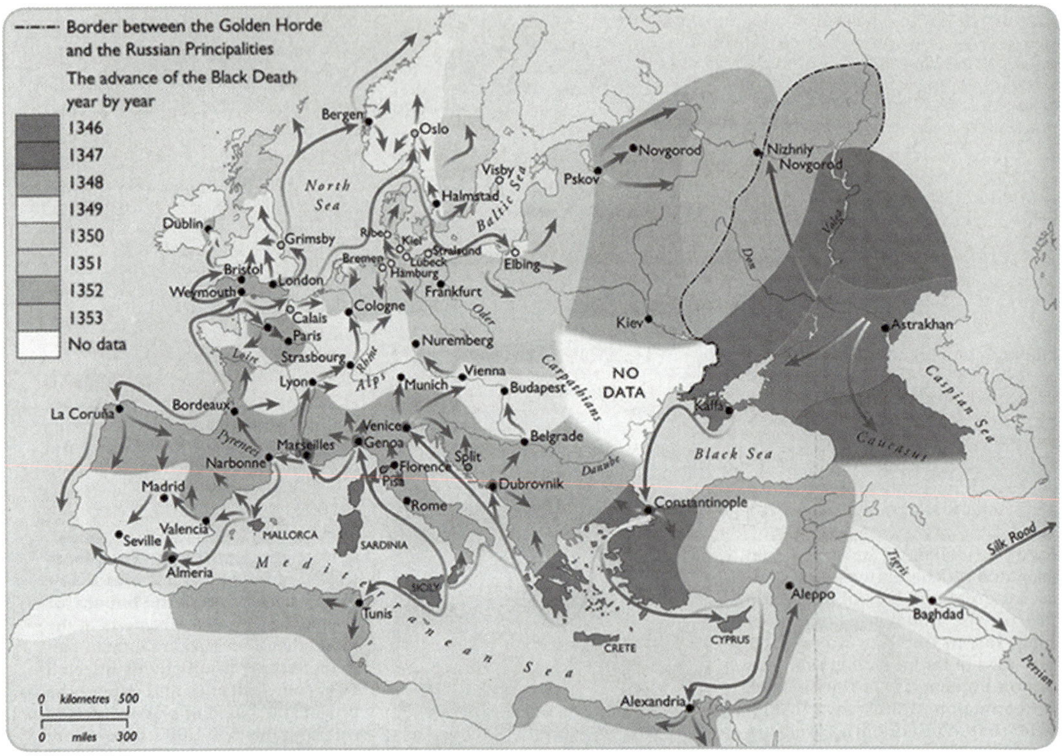

그림 5-1 중세 유럽의 흑사병 확산 : 1346~1353

자료 : Benedictow, 2005.

2009, 128~129쪽).

1346년부터 1700년대 후기까지 유럽은 수차례 흑사병(페스트)의 대유행을 겪었다. 흑사병은 아시아로부터 들어와 흑해와 지중해를 거쳐 이탈리아, 프랑스, 북 유럽까지 확산되었다. 1346년부터 1353년 사이 흑사병에 의한 유럽의 사망자 수는 5천만 명에 이르고 이는 유럽 인구의 60%에 이른다(Benedictow, 2005).

흑사병이 유행하던 시기의 유럽 사회, 특히 북부 이탈리아와 플랑드르 지방은 근대사회로 발전하기 시작하고 있었다. 대규모의 상선들이 베니스와 제네바를 콘스탄티노플, 크리미아 반도, 알렉산드리아, 튀니스, 런던, 브뤼헤 등과 연결하며 엄청난 양의 상품을 수송하였다. 런던과 브뤼헤에서는 독일 북쪽과 발트해의 한자동맹 도시로 물류를 수송하였다.

중세 성기(high middle age: 11세기~13세기)에 유럽 인구는 급증하였다. 인구의 증가로 인해 산림을 개간한 산간마을이 늘어났다. 이에 따라 산간마을과 해안지방과의 물류 이동도 활발해 졌다. 산업화의 초기였던 이 시기는 인구밀도는 증가하고 상업과 수송체계도 발달하였으나 전염병에 대한 효과적인 대응 조치는 부족하여 전염병의 유행이 급격하게 증가하는 '세균의 황금시대(golden age of bacteria)'가 되었던 것이다(Benedictow, 2005).

당시의 사람들은 흑사병이 '나쁜 공기(miasma)' 때문에 생긴다고 믿었다. 따라서 흑사병에 대한 대책도 불을 피우거나 방향성 허브(aromatic herb)나 만병통치약으로 알려진 '테리아크(theriac)'를 사용하는 것이었다. 흑사병의 유행 시기에는 도시마다 '흑사병 의사(plague doctor)'라고 불린 의사를 고용하였으나 이들은 전문적인 의학 과정을 거치지 않았거나 성공적인 의사생활이 힘든 이류 의사들로서 환자를 치료하는 것이 목적이 아니라 인구학적 목적에서 감염된 사람의 수를 세는 것이 주 임무였다(https://en.wikipedia.org/wiki/Plague_doctor).

그렇다고 해서 중세 사람들이 흑사병을 비롯한 전염병의 유행을 수수방관한 것은 아니다. 중세 도시들도 급수시설의 오염이나 쓰레기 처리, 식품 위생 등에 관심을 가졌다. 그러나 이러한 대책이 효과를 나타낼 수 있을 정도로 일관되고 강력하게 시행되지 못하는 와중에 인구가 증가하고 사람과 물류의 이동이 급증하여 '세균의 황금시대'라는 오명을 쓰게 된 것이다.

중세에 시작된 공중보건 대책으로서 오늘날까지 활용되고 있는 것은 격리(quarantine)다. '격리(quarantine)'라는 단어는 40일간을 뜻하는 이탈리아어 'quaranta'로부터 유래하였다. 크로아티아의 두브로브니크 시가 보관하고 있는 1377년 작성된 문서에 의하면 흑사병의 유행을 막기 위해 감염이 의심되는 지역으로부터 이 도시로 들어오고자 하는 선박이나 사람들을 인근의 섬과 같은 고립된 지역에 격리하고 흑사병의 증상이 나타나는 지를 관찰하였다 한다. 격리기간은 처음에는 30일이었으나 40일로 연장되었고, 'quarantine'으로 불리게 되었다(Sehdev, 2002).

특히 이탈리아 도시들이 보다 과감하고 재빠르게 전염병 유행을 막기 위한 공중보건 조치들을 취하였다. [그림 5-2]에서 보듯이 베니스는 흑사병의 유행 초기인 1348년부터 세 명의 공중보건 감독관을 임명하고 1403년엔 격리시설도 운영하였다.

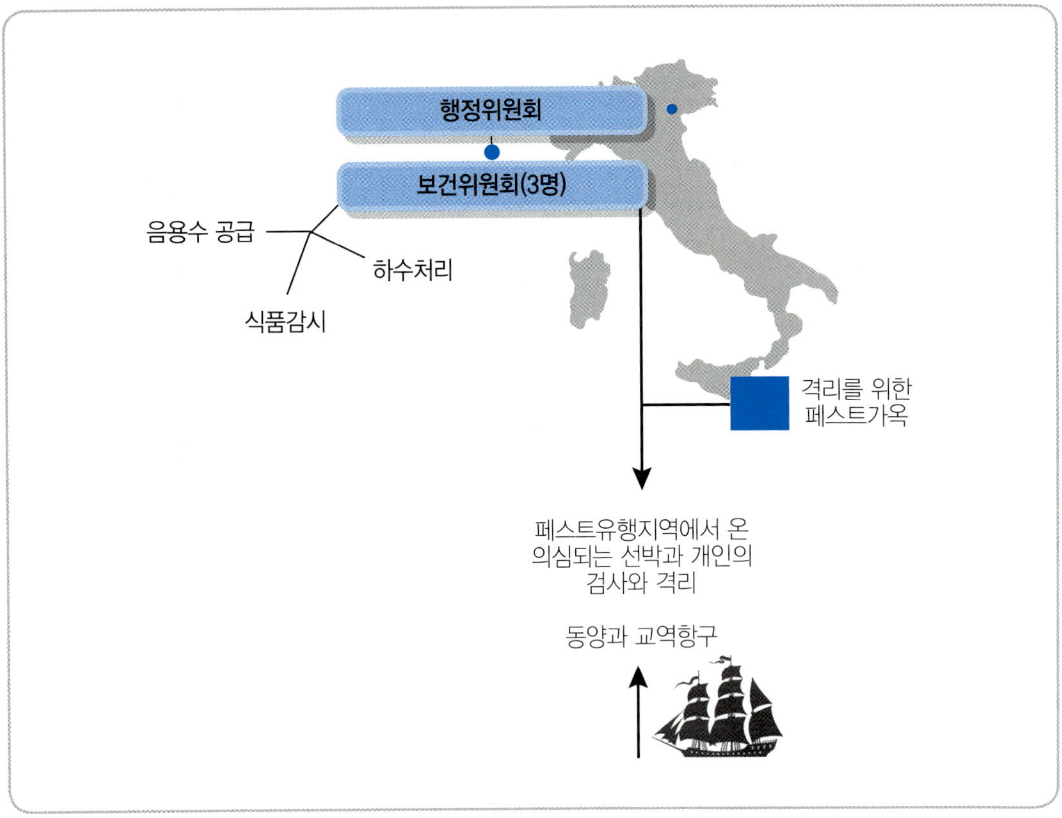

그림 5-2 중세의 공중보건 조치 : 베니스, 1300~1500

자료 : Novick 등, 2007. 7쪽.

3 산업혁명과 위생개혁

18세기 중엽 영국에서부터 시작된 산업혁명은 새로운 상품, 새로운 무역, 그리고 자본가와 노동자라고 하는 새로운 계급을 탄생시켰다. 그리고 새로운 공중보건 문제를 야기하였다. 노동자들은 환기도 안 되는 비좁은 공간에서 기계로부터 부상을 입거나 분진이나 독성물질에 노출되는 등 수많은 위험을 감수하며 중노동에 시달렸다. 저임금으로 고통 받는 노동자들은 기본적인 위생문제조차 해결되지 못하는 도시 빈민가에 밀집하였다. 노동자의 낮은 임금과 열악한 생활환경 때문에 산업화가 진행된 맨체스터나 리버풀 같은 대도시의 사망률이 전국 평균치보다 높았다(Engels, 1845/1969).[10]

10) 산업혁명 당시 노동자들의 열악한 건강상태는 1장 건강관리의 모형을 참조하기 바란다.

그러나 19세기 중반에 이르기까지 전염성질환의 관리를 위한 의과학 기술의 발전은 거의 없었다. 따라서 전염성질환의 관리는 중세에 사용되던 격리, 음용수나 음식물 감시, 폐기물 분리 등과 같은 환경위생에 의존하였다.

하지만 당시의 전염병 발생은 짐작할 수 있듯이 주로 빈곤층에게서 나타났기 때문에 대중의 관심을 크게 끌지는 못하였다(Novick and Morrow, 2007. 9쪽). 사회개혁을 통한 전염병관리가 필요하다는 인식이 대두되고, 공중보건이 발전이 촉진된 것은 다음과 같은 이유에서이었다.

첫 번째 이유는 인구 질의 중요성에 대한 인식이다. 1등급의 국가는 1등급의 인구를 기반으로 한다는 인식이 정립되었다. 인구를 파악하고 관리하는 일은 영토를 수호하고, 국민의 안전을 지키는 일과 함께 국가통치 3대 핵심기능에 해당하였다(이종찬, 2009. 241쪽). 한 나라의 국력은 상업이나 무역의 능력에 의해서 뿐만이 아니라 국민의 수나 노동인구의 건강이나 적합성에 의해서 평가되었다. 국가권력은 인구의 계속적인 증가와 질의 향상을 위해 국민의 건강 및 위생상태를 유지하여야만 하였다(이종찬, 2009. 242쪽). 오늘날의 공중보건에서도 중시되는 생정통계가 국가에 의해 시작된 것이 바로 이시기이다. 국민의 출생과 사망, 연령별·성별 인구 분포, 출산가능 여성의 수, 질병의 계절별·지리적 발생률, 사망원인 등과 같은 자료가 관리되기 시작하였다. 1837년 영국 런던에 호적 등기소(General Register Office)가 설치되어 잉글랜드와 웨일스 지역의 출생, 사망, 결혼을 등록하였다. 이곳에서 최초의 통계학자로 일한 William Farr는 생정통계의 수집을 위한 인구센서스의 방법, 질병의 분류, 사망자의 사인에 대한 자료의 수집 체계 등을 확립하고, 생정통계 자료의 활용 방법 등을 제시하여 의학통계의 아버지라 불리게 되었다(Eyler, n.d.).

두 번째 이유는 공리주의와 같은 새로운 철학사조의 등장이다. 1800년대 초반 Jeremy Bentham과 그의 제자들이 제시한 공리주의는 보건정책을 비롯한 사회정책에 큰 영향을 미쳤다(Rosen, 1993. 174~175쪽). "최대 다수의 최대 행복"을 추구하는 공리주의에 의하면 건강한 노동자는 국가 경제에 더 공헌할 수 있다. 따라서 국가는 사망률의 감소와 국민의 건강수준 향상에 노력하여야 한다. 공리주의는 영국의 위생개혁에 크게 영향을 미쳤다.

세 번째 이유는 불건강은 빈곤 계층에게 훨씬 더 큰 부담을 주는 문제라는 사실을 알게 된 것이다. 프랑스의 의사로서 사회문제에 대해 큰 관심을 가졌던 Louis-René Villermé는 파리를 대상으로 면세자 비율을 이용하여 추정된 구별 빈곤층 비율과 사망률이 밀접한 상관관계가 있음을 밝혀내었다(Susser and Stein, 2009. 44~47쪽). Villermé의 빈곤이 질병과 사망에 미치는 영향에 대한 연구는 1830년대 이후 프랑스의 환경위생운동에 크게 영향을 미쳤다.

표 5-1 파리의 구별 빈곤자 비율과 사망률: Villermé

행정구	주택보유세 면제 비율	연간 평균 주택보유세	개별 주택에서의 사망		병원 및 주택에서의 총 사망자 수		콜레라
			1817년~1821년	1822년~1826년	1817년~1821년	1822년~1826년	
		프랑	~ 명중 1명	~ 명중 1명	~ 명중 1명	~ 명중 1명	~ 명중 1명
Montmartre	0.07	425	62	71	38	43	90
Chaussée d'Antin	0.11	604	60	67	43	48	107
Roule, Tuileries	0.11	497	58	66	45	52	82
St. Honoré, Louvre	0.15	328	58	62	33	34	54
Luxembourg, &o	0.19	257	51	61	33	39	17
Porte St. Denis, Temple	0.21	242	54	58	35	38	62
Faubourg St. Denis	0.22	225	53	64	34	42	67
St. Avoie	0.22	217	52	59	35	41	34
Monnaie, Invalides	0.23	285	50	49	36	36	34
Ile St. Louis	0.31	172	44	50	25	30	22
St. Antoine	0.32	172	43	46	25	28	36
Jardin du Roi	0.38	147	43	11	24	26	35
				파리 전체	32	36	

자료 : Susser and Stein, 2009. 46쪽.

1842년 영국의 사회개혁가였던 Edwin Chadwick 경이 'General Report on the Sanitary Condition of the Laboring Population of Great Britain'이라는 보고서를 발간하였다(Rosen, 1958. 187쪽; Hamlin and Sheard, 1998). 이 보고서는 노동계층의 유병실태에 대해 기술하고, 빈곤층이 부유층보다 훨씬 더 질환이나 장애가 많음을 보여주었다. 그리고 위생적이지 못한 환경 때문에 전염성질환이 빈발하고 사망률이 증가한다는 결론을 내렸다.

1834년의 새 구빈법의 설계자 이었던 Chadwick 경은 비용절감의 압력에 시달렸다.[11] (빈곤의) 예방은 구호보다 더 비용이 적게 드는 법이므로 Chadwick 경은 정부가 개혁, 특히 환경위생을 개선하는 개혁을 통해 국민의 생활을 개선하는 것이 국가에 도움이 된다고 믿었다(Hamlin and Sheard, 1998). 건강한 국민은 더 많은 노동을 할 수 있고 국가로부터 지

11) 1834년의 새 구빈법은 공적구호를 받는 것이 참을 수 없을 만큼 불쾌하도록 만들어 가능한 대부분의 사람들이 이를 원하지 않도록 하는데 있었다(Hamlin and Sheard, 1998).

원을 덜 필요로 할 것이기 때문이다.

> "비위생적인 환경이 사회적·생물학적 질환뿐만이 아니라 절박한 상태에 놓인 사람들을 술이나 혁명으로 내모는 심리적 붕괴를 야기한다. 위생적인 환경이라는 공적 선물은 건강하고, 행복하며 유순한 프롤레타리아를 만드는 열쇠이다." (Hamlin and Sheard, 1998. 588쪽)

이러한 맥락에서 그는 의사가 아니라 거리에 하수시설을 설치하고, 깨끗한 식수를 공급하며, 쓰레기나 다른 독성 물질을 효과적으로 제거할 수 있는 방법을 생각해 내는 도시공학자(civil engineers)가 실제로 더 많이 필요하다고 생각하였다. Chadwick 경은 '위생개혁(sanitary reform)'의 전도사가 되었고, 그의 보고서는 정치가, 공무원, 사회개혁가 등으로 조직된 'The Health of Towns Association', 'The Metropolitan Association for Improving the Dwellings of the Industrial Classes', 'The Association for Improving Cleanliness Among the Poor, and Others' 같은 압력집단이나 조직의 활동을 불러일으키는 계기가 되었다. 그리고 그들의 노력의 결과 영국에서는 1848년 '공중보건법(Public Health Act)'이 제정되었다.

'공중보건법'에서는 지역보건위원회를 설치하고 의학적으로 능력을 갖춘 인물을 보건담당관으로 임명하여 환경위생을 감독하도록 하였다. 사유권의 침해를 두려워한 자산가들에 의해 1854년 의회가 동 법의 연장을 거부하여 폐기되었지만 동 법은 전국적으로 보건위원회를 구성하는 성과를 거두었다. 동 법은 사망과 유병에 관한 자료를 기초로 파악가능한 모든 공중보건학적 과제를 도출하고, 전국 및 지방 보건위원회에 책임을 부과하는 등 현재의 집단 기반의 공중보건학적 노력의 효시가 된 것으로 평가되고 있다(Novick and Morrow, 2007. 9쪽; Hamlin and Sheard, 1998).

영국의 위생개혁은 프랑스나 독일, 미국에도 영향을 미쳤다. 미국에서의 대표적인 인물이 Lemuel Shattuck인데 그는 전염병을 예방하기 위하여 환경을 개선하는 것을 도덕적 신념으로 삼았다. Shattuck은 'Census of Boston'을 통해 전염성질환과 결핵의 만연과 함께 모성 및 영유아 사망을 포함한 높은 사망률을 보고하였다. 그리고 그는 이러한 사실이 생활환경과 낮은 소득에 직접적으로 관련이 있다고 기술하였다. Shattuck은 또 1850년 발간한 'General Plan for the Promotion of Public and Personal Health'라는 보고서에서 Massachusetts 지역의 보건과 사회 환경에 대해 기술하고, 하수, 배설물, 쓰레기 등을 주요 공중보건문제로 거론하며 외국의 위생 운동을 극찬하였다(Novick and Morrow, 2007. 10쪽).

4 의학의 발달 시기와 공중보건의 쇠퇴

19세기 후반과 20세기 초반에 미생물학의 발전에 의해 공중보건의 새로운 시대가 열렸다. Louis Pasteur와 Robert Koch 등에 의해 각종 세균이 발견됨에 따라 세균설(germ theory)이 등장하였다. 세균의 발견에 따라 질병의 진단방법이 개선되고, 질병의 전파 기전을 새롭게 이해하게 되었으며, 그리고 백신의 발명으로 전염병 관리에 있어 획기적인 변화가 나타났다. 질환관리에 있어서 세균학이 보여준 단순 명료함과 가시성은 장기설의 모호함을 극복하고 공중보건의 향상을 위해 투쟁하여야 할 적이 누구인가를 확실히 보여준 것으로 평가받았다.

세균학은 이전의 공중보건과 새로운 공중보건을 구분하는 이념적 지표(ideological marker)가 되었다. 위생개혁과 같은 과거의 공중보건은 훈련받지 않은 아마추어들의 영역으로 멸시되었으며, 세균학은 과학적으로 훈련받은 전문가들이 수행하는 새로운 공중보건으로 칭송받았다(Fee, 2003. 17쪽). 19세기 말 미국의 세균학자이자 역학자였던 William T. Sedgwick(1855~1921)은 세균학의 발전이 가져 온 성과를 다음과 같이 칭찬하였다.

> "1880년 이전에는 우리는 아무 것도 몰랐다. 1890년 이후에야 우리는 모든 것을 알게 되었다. 지난 10년은 영광스럽기 짝이 없는 기간이었다." (Jordan 등, 1924. 57쪽. Fee, 2003. 17쪽에서 재인용)

세균과 질병의 연관성에 대한 관심이 높아짐에 따라 상하수도 보급, 도로 청소, 주택 개량, 가난한 사람의 생활환경과 같은 환경위생에 대한 관심은 약화되었다(Novick and Morrow, 2007. 11~12쪽; Fee, 2003. 17~18쪽). 공중보건에 있어서도 질병 치료적 접근이 중시됨에 따라 의학과 개인위생 기술에 점점 더 의존하게 되었다(Fleming, 2012. 37쪽). 공중보건이 의학적 모형을 답습함에 따라 인구집단 수준 보다는 개인적 수준에서의 건강문제 해결이 우선시되었다. 그 결과 공중보건은 위생개혁 시대에 가졌던 사회적 관점을 상실하기 시작하였다(Fee, 2003. 18쪽).

> "공중보건 당국이 감염성 질환의 원인과 전파에 대한 보다 정교한 개념을 발전시킬수록, 그리고 특수한 병원체와의 전쟁에 집중할수록 주의는 환경으로부터 개인으로 이동하였다."

(Fleming, 2012, 37~38쪽)

공중보건의 의료지향 현상은 전염성 질환이 급격히 감소하고 만성질환이 주요 건강문제로 등장하기 시작하는 "2차 역학적 혁명(secondary epidemiologic revolution)" 이후에도 지속되었다(Terris, 1976). 만성퇴행성 질환에 대해서는 의학적으로 효과적인 관리방법이 없음에도 불구하고 전염성질환의 의학적 관리 성과에 경도된 사람들은 의학적 접근을 대처할 새로운 공중보건 전략을 만들어내지 못하였다.

"1940년대와 50년대 동안 예방의 잠재력은 제한적이었다. 많은 전염성질환은 이미 정복되었다. 하지만 비전염성질환의 예방을 위한 역학적 기반은 거의 마련되지 않았다. 이 과정에서 의료서비스가 부적절하다는 것은 더욱 명확해졌다. … 우리들은 잔인한 패러독스에 봉착해 있다. 지난 30년 동안 공중보건 활동은 실험실에 기반을 두고 의료 지향적으로 변해갔다. 그러나 공중보건은 자신의 잠재적 역할을 성취하는데 있어 강력한 사적 이익에 의해 방해를 받아왔다. … 의료서비스에 지향점을 둠으로써 공중보건은 예방을 위해 스스로를 새롭게 정립하는 것이 어렵다는 것을 발견하였다." (Terris, 1976, 1155쪽)

쉼터 역학적 혁명(epidemiologic revolution)

역사적으로 볼 때 각국은 급성 전염성 질환의 만연 시기로부터 만성퇴행성 질환의 시대로 역학적 변화를 거쳐 왔다. Milton Terris는 급성질환의 급격한 감소를 '1차 역학적 혁명(first epidemiologic revolution)', 만성질환의 증가를 '2차 역학적 혁명(secondary epidemiologic revolution)'이라고 명명하였다(Terris, 1976; 1983).

만성질환의 유행 시대에서 질환의 문화적, 사회경제적 원인을 중시하는 시기로의 이행을 '3차 역학적 혁명(tertiary epidemiologic revolution)'이라고 한다(Mullner, 2009, 27쪽).

- **1차 역학적 혁명** : 19세기 후반에서 20세기 초반에 일어났다. 이 시기에는 폐렴, 결핵, 설사와 같은 전염성질환이 주요 사망원인이었다. 환경위생의 개선과 예방접종과 같은 공중보건 대처에 의해 급성 전염성질환은 급속하게 감소하였다.
- **2차 역학적 혁명** : 20세기 중반부터 시작되었다. 급성 전염성질환의 급속한 감소와 함께 암, 심장병, 뇌졸중과 같은 만성퇴행성 질환이 주요 사망원인이 되었다.
- **3차 역학적 혁명** : 20세기 후반부터 시작되었다. 많은 질환과 사회적 문제가 빈곤, 편견, 문화의 변화 같은 원인에 의해 발생한다는 것을 이해하게 되었다. 공중보건은 폭력, 약물남용, 십대 임신 같은 문제에 대처하기 시작하였다.

2차 역학적 혁명, 즉 만성질환의 급격한 증가에 대처하기 위한 새로운 공중보건 전략의 요청에 대응하여 1970년대에 의학적 접근의 한계를 인식하고 개인의 생활습관을 중시하는 새로운 사고가 공중보건에 나타나기 시작하였다.

1960년대와 1970년대 서구사회는 기존 권위와 사회체계에 대한 불신이 매우 높았다. 기술발전에 기반을 둔 서구사회는 물질적 풍요를 대가로 비판적 의식을 마비시키고, 사회적 변화를 억제하고 있다는 비판을 받았다. 프랑크푸르트학파의 일원이었던 Herbert Marcuse는 현대 사회의 구성원들은 자신이 속한 사회와 인간에 대하여 내면적인 모순을 느끼지 못하고 현재의 상태를 비판 없이 수용하는 일차원적 사유에 갇혀 있다고 비판하고, 자기결정이 가능한 새로운 개인을 통해 사회를 변혁하여야 한다고 주장하였다.

> "현대 사회가 발휘할 수 있는 정신적·물질적 능력은 과거 어느 시대보다 헤아릴 수 없을 만큼 거대하다-이것은 사회가 개인을 지배하는 범주가 과거의 어떤 시대보다 훨씬 크다는 것을 의미한다. 우리 사회는 압도적인 능률과 생활수준의 향상을 기반으로 폭력보다는 오히려 기술을 통해 원심적인 사회 세력을 정복한다는 특징을 지니고 있다." (Marcuse, 1979. 6쪽)

> "선진 산업사회의 뚜렷한 특징은 해방-관대하고 보상적이며 또한 안락한 상태로부터의-을 추구하는 욕구를 효과적으로 질식시키면서 동시에 풍요한 사회의 파괴적인 힘과 억압적인 기능을 유지하고 허용한다는 것이다. 이 사회에는 소모품의 생산과 소비에 대한 압도적으로 강한 욕구, 노동이 이미 실제로는 필요하지 않은 곳에서도 감각을 마비시킬 정도로 일하려는 요구, 이 마비를 경감하고 지연시키는 갖가지 기분 전환을 추구하려는 욕구, 이를테면 관리된 가격에 의한 자유경쟁, 스스로 검열하는 자유 언론, 상표와 상업적 광고사이의 자유로운 선택에서 보이는 기만적인 자유를 유지하고 싶다는 욕구 등이 사회 통제에 의해 강요되고 있다." (Marcuse, 1979. 24쪽)

> "자기결정은 대중이 모든 선전, 교화, 조종에서 해방되고, 사실을 알고 이해할 수 있고, 다른 선택 가능성을 평가할 수 있는 개인으로 해체되는 정도에 따라 실제화 될 것이다. 바꾸어 말하면 사회는 본질적으로 새로운 역사의 주체에 의해 지지받고 재생산되는 정도에 따라 합리적이고 자유로운 것으로 될 것이다." (Marcuse, 1979. 295쪽)

그러나 급진주의(radicalism)는 많은 사람들에게 공감을 받았음에도 불구하고 실제 정치와 사회체계를 변화시키는 데는 실패하였다. 하지만 이들의 기존 권위에 대한 비판은 제한된 범위에서 공중보건 분야에도 영향을 미쳐 '자기 결정이 가능한 개인'이라는 개념은 1980년대 건강증진과 신공중보건에 의해 공중보건 분야에서 구현되기 시작하였다(Baum, 2008, 32-33쪽).

그동안 무소불위의 권위를 자랑하던 의학의 성과에 대한 반성과 비판도 잇따랐다. Thomas McKeown은 'The Role of Medicine'에서 대부분의 전염병 사망률은 효과적인 의학적 예방이나 치료가 가능하기 이전에 이미 감소하였음을 지적하면서 20세기에 나타난 기대수명의 연장은 의학과는 큰 관련이 없다고 주장하였다(McKeown, 1979). 현대 의학이 비용 효과적이지 못하다는 지적도 잇따랐다. 1974년 캐나다 정부는 '라론드 보고서'를 통해 생활습관이 국민건강에 미치는 영향을 계량적으로 입증하였다(Government of Canada, 1974). 그 결과 1970년대에는 의학적 치료가 아니라 보건교육을 통해 잘못된 생활습관을 개선하고자 하는 행태학적 접근이 나타났다.

> "개인의 행태와 개인의 생활습관이 건강과 웰빙에 미치는 영향에 대해 높은 관심을 지닌 공중보건 활동을 위한 길이 열렸다. 개인행동, 개인의 행동을 변화시키는 방법이 공중의 건강을 보호하기 위한 과학적 의사결정의 주제가 되었다." (Fleming, 2012, 38쪽)

행태학적 접근을 중시하는 공중보건은 의학적 관리를 우선시하는 이전의 공중보건과는 차이가 있다. 그러나 여전히 건강관리를 개인적 수준에서 접근하려 한다는 점에서 신공중보건의 시기라고 할 수는 없으며 과거의 공중보건에서 새로운 공중보건으로 전환하는 시기라 할 수 있다.

5 공중보건의 부활과 신공중보건의 대두

의과학에 기반을 둔 건강관리의 의학적 모형이 득세함에 따라 영향력을 상실하였던 건강관리의 사회적 모형은 1970년대 이후 부활하였고, 1980년대에는 신공중보건(new public health)이라는 새로운 패러다임으로 발전하여 과거의 공중보건을 대체하기 시작하였다.

신공중보건이 대두된 직접적인 이유는 첫째, 1970년대를 풍미하였던 보건교육을 통한 개인 건강행태 개선이 한계가 있다는 것을 알게 되면서 건강한 공공정책의 중요성이 강조되기 시작하였으며, 둘째, 건강형평성에 대한 사회적 관심이 높아졌기 때문이다(Fleming, 2012, 39~40쪽). 그러나 그 배경에는 1960년대 서구사회에 불었던 비판적 급진주의가 영향을 미쳤다. 건강도시 운동의 창시자 중 하나인 Trever Hancock은 "상상력을 자극하고, 창의성을 조장하며, 기회와 위협을 확인하고, 미래의 가능한 선택과 결과를 우리가 가진 가치와 연결하는 것이 현명한 행동이며, 미래지향적인 사고가 이러한 현명한 행동을 위한 도구(Hancock and Bezold, 1994)"라고 말하였는데 이는 자기결정을 할 줄 아는 개인이라는 생각에 영향을 받았음을 알 수 있다.

신공중보건학의 구체적인 내용에 대해서는 이어지는 6장, 7장에서 학습하기로 하고 이 장에서는 신공중보건학으로의 주요 전환점에 대해서 살펴보도록 하겠다.

1) 알마아타 선언과 일차보건의료

1978년 소련의 알마아타에서 개최된 일차보건의료(primary health care)에 관한 국제회의에서 채택된 알마아타 선언에서는 건강이 기본적 인권이고 사회적 목표라고 천명하고, 일차보건의료를 이러한 목표를 달성하기 위한 전략으로 제시하였다. 선언에서는 또 빈곤과 건강 사이에는 밀접한 관계가 있으므로 각국이 '2000년까지 모든 사람에게 건강을(Health for ALL by year 2000)'이라는 목표를 실현하기 위해 사회적, 경제적, 문화적, 정치적 요인에 대해 관심을 가질 것을 요구하였다. 이러한 시각을 기반으로 세계보건기구는 부문간 협력(intersectoral cooperation)을 다양한 건강결정요인을 관리하기 위한 방안으로 권고하였다(World Health Organization, 1978).

알마아타 선언은 건강을 권리로 인정하고, 모든 사람에게 건강을 보장하여야 한다고 천명함으로써 건강형평성을 보건정책의 우선적 과제로 공인하였다. 또, 건강의 전제조건으로서 경제적, 사회적 발전을 제시함으로써 건강한 공공정책의 중요성을 부각하였다. 그리고 개인 또는 집단으로 건강문제의 해결을 위한 기획과 실행과정에 참여하는 것은 인간의 권리이자 의무라고 못 박았다.

알마아타 선언에 나타난 건강형평성, 경제적·사회적 발전과 건강과의 관계, 참여의 중요성에 대한 인식 등은 신공중보건의 주요 개념을 형성하는데 기여하였다.

2) 오타와 선언과 건강증진

'2000년까지 모든 사람에게 건강을(Health for ALL by year 2000)' 보장하겠다는 알마아타 선언에 대한 선진국의 반응은 미약하였다(Baum, 2008, 35쪽). 선진국들은 일차보건의료가 개발도상국에 적합한 전략이라고 판단하였기 때문이다. 반면 1970년대 이후 선진국에서 지속된 생활습관 개선을 위한 행태학적 접근의 한계는 점차 더 커져갔다.

이러한 상황에서 건강과 건강결정요인에 대한 관리를 사회적 관점에서 정리하고, 이를 바탕으로 건강증진이라는 새로운 개념을 제안한 1986년의 제1차 국제건강증진대회에서 채택된 오타와 헌장(Ottawa charter)(WHO, 2009)은 신공중보건의 태동과 발전에 크게 공헌하였다.

3) 사회생태학의 태동

1970년대 초반 생태학적 시각을 사회현상에 접목하고자 하는 Arnold Binder, Urie Bronfenbrenner, Daniel Stokols 같은 선각자들에 의해 사회생태학이 나타났다.

사회생태학은 '인간과 환경 사이의 동적이고 적극적인 상호작용과 인간생활의 사회적, 역사적, 문화적, 제도적 맥락을 이해하고자 하는 학문(Huff, 1999)'이다. 건강문제를 사회적 문제로 인식하고, 인간과 환경 사이의 상호관계를 동적이고 상호 적극적인 과정으로 이해하며, 인간과 환경 관계의 사회적, 역사적, 제도적 맥락을 고려한다는 점에서 사회생태학은 신공중보건의 골격을 형성하는데 기여하였다.

표 5-2 공중보건의 역사

역사적 단계	주요 보건문제	공중보건학적 대처
고대(~ 500)	농경문화의 시작과 대규모 집단거주의 시작에 따른 전염병 발생	종교적, 문화적 금기 도시의 환경위생시설 설계
중세(500~1700)	상업, 무역 등의 발달에 따른 흑사병 등 전염성질환의 대 유행	격리 도시의 환경위생 개선
산업혁명과 위생개혁(1700~1880)	전염성 질환 빈곤층의 건강격차	위생개혁 • 환경위생 개선 • 생정통계 등 인구 관리 • 보건당국의 설치
의생명과학의 발달과 공중보건의 쇠퇴		
• 세균학의 발달(1880~1950)	전염성질환	미생물학적 진단 예방접종 의학적 치료

표 5-2 공중보건의 역사(계속)

역사적 단계	주요 보건문제	공중보건학적 대처
• 의료적 대처 (1950~1970)	생활습관성 질환의 증가	고위험집단의 의학적 관리 의료체계의 강화 의료보험 등 집단적 재원조달
• 생활습관 관리 (1970~1980)	잘못된 생활습관 만성퇴행성 질환	건강 위험요인에 대한 개인적 대처 행동과학과 보건교육
신공중보건(1980~)	만성퇴행성 질환 잘못된 생활습관 사회적 건강결정요인 신종, 재현 전염병 지구 온난화 등 환경변화 공중보건 위기	건강 위험요인에 대한 집단적 대처 사회적, 정치적 변화 건강한 공공정책과 부문간 협력 건강형평성 지역사회 역량강화와 참여 생태계 보호와 지속가능한 발전 위기대응

6 공중보건의 업적

지금까지 고대의 공중보건으로부터 신공중보건의 대두까지 공중보건의 역사를 살펴보았다. 시대에 따라 공중보건은 개인적 접근과 사회적 접근을 번갈아 사용하여 왔음을 알 수 있었다. 그러나 공중보건의 역사가 어떻게 변해왔던지 공중보건에 의한 국민의 건강수준 향상이라는 성과가 없었다면 공중보건의 역사적 변천은 아무런 의미가 없을 것이다. 이 장의 마지막 부분에서는 공중보건의 업적은 무엇이고, 업적을 나타나게 한 방법은 무엇인가에 대해 살펴보도록 하겠다.

공중보건은 20세기에 미국인의 기대수명을 25년 증가시켰다고 한다(CDC, 1999). 미국 질병관리본부는 21세기를 맞이하여 공중보건의 업적을 일반인들이 이해하기 쉽도록 '20세기 공중보건의 10대 업적(Ten Great Public Health Achievements in the 20th Century)'을 정리하여 발표하였다(CDC, 1999).

1) 예방접종(vaccination)

예방접종의 개발과 보급은 20세기 초 만연하였던 전염성질환에 의한 유병과 사망을 급격하게 감소시켰고, 천연두는 박멸에 이르렀다.

2) 자동차 안전의 향상(improved motor vehicle safety)

1925년 이후 자동차에 의한 연간 사망이 90% 감소하였다. 1925년 이후 자동차 수, 운전자 수, 자동차 주행거리 등이 모두 급격하게 증가하였다는 점을 감안하면 사망자 감소는 매우 인상적이다. 안전벨트, 음주운전, 연소 운전자, 보행자, 어린이 안전과 부스터 시트 사용, 도로상태와 관련된 규제가 이러한 업적에 기여하였다.

3) 작업장 안전(safer workplaces)

1980년부터 1995년 사이에 작업관련 사망은 28%, 부상은 43% 감소하였다. 이러한 업적은 작업장 환경의 위험요인을 확인하고 개선하려는 노력의 산물이다. 구체적으로는 광산의 환기 개선과 분진 억제, 안전 용구 보급, 안전한 작업 수칙의 보급과 안전 기준의 설정, 작업장 안전에 대한 감독, 노동자의 안전과 건강을 담당할 전문가의 훈련과 노동자에 대한 교육, 사고에 대한 의학적, 사회적 대처 능력 향상 등이다.

4) 전염병의 관리(control of infectious diseases)

1900년의 주요 사망원인은 폐렴, 결핵, 설사와 장염이었으나 1997년 사망의 4.5%만이 폐렴, 인플루엔자, HIV 감염과 같은 전염성질환 때문이었다. 환경위생과 손 씻기를 비롯한 개인위생의 개선, 예방접종과 항생제 보급 등이 이러한 현격한 감소에 공헌하였다.

5) 심혈관질환에 의한 사망 감소(decline in death from cardiovascular disease)

전염성질환은 크게 감소하였으나 심장병은 20세기의 거의 모든 시기에서 사망원인의 1위를 차지하였다. 1950년 이후 연령보정 심혈관질환에 의한 사망률은 반이하로 떨어졌다. 이러한 감소에 기여한 공중보건 활동은 흡연의 감소, 식이습관의 변화, 흡연과 고혈압을 비롯한 심혈관질환의 위험요인의 조기 발견과 치료 등이다.

6) 식품 안전(food safety)

식품과 식수 오염으로 인해 20세기 초반에는 많은 식중독이 발생하였다. 그러나 냉장고의 보급, 저온 살균, 해충관리, 가축관리, 식품안전규제의 강화 등으로 식중독은 크게 감소하였다. 또한 필수 영양소에 대한 이해와 건강에 유리한 식품 보급의 확대 등으로 인해 영양상태도 개선되었다.

7) 모자보건의 향상(improvements in maternal and child health)

한 세기 동안에 영아사망률은 90% 이상, 모성사망률은 거의 99% 감소하였다. 영양, 생활기준, 보건의료에 대한 접근성, 모자의 건강에 위험이 되는 질환의 모니터링과 서베일런스, 영양과 위생상태의 개선 등을 통해 이러한 업적이 가능하였다.

8) 가족계획(family planning)

바람직한 가족계획을 통해 터울이 길어지고, 가족 규모가 감소하였다. 이는 모자의 건강수준 향상과 여성의 사회적 역할 변화에 기여하였다.

9) 수돗물 불소화(fluoridation of drinking water)

20세기 초에는 충치가 광범위하게 존재하였고, 이로 인한 발치가 성행하였다. 수돗물 불소화를 통해 충치가 감소하게 되었다.

10) 흡연의 감소(reductions in prevalence of tobacco use)

미국 질병관리본부에 의하면 흡연은 미국에서 예방 가능한 사망과 장애의 첫째 원인이다. 금연 조치, 담배의 판매와 구입 제한을 위한 규제 등으로 인해 흡연이 실질적으로 감소하였다.

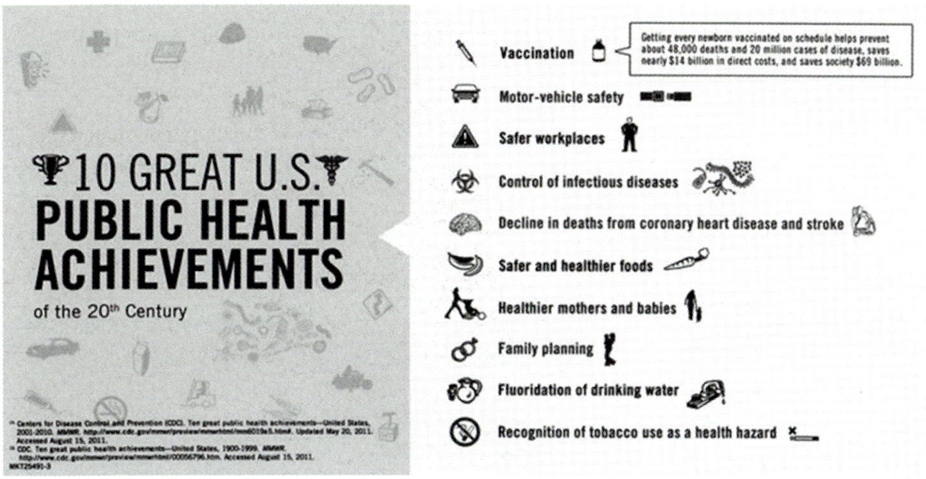

그림 5-3 20세기 미국의 10대 공중보건 업적

자료 : http://www.immyounity.com/10-great-public-health-achievements.cfm

지금까지 미국 질병관리본부가 정리한 20세기 '공중보건의 10대 업적(Ten Great Public Health Achievements in the 20th Century)'에 대하여 살펴보았다. 2011년 미국 질병관리본부는 21세기의 최초 10년간의 공중보건의 10대 업적도 발표하였는데 모자보건의 향상, 가족계획, 수돗물 불소화가 제외되고, 암 예방, 소아 납중독 예방, 공중보건 위기대응이 추가되었다(Domestic Public Health Achievements Team, CDC., 2011).

한편 미국 질병관리본부는 2011년 전 세계를 대상으로 21세기의 최초 10년간의 공중보건의 10대 업적(Ten Great Public Health Achievements … Worldwide)도 발표하였다(Global Public Health Achievements Team, CDC., 2011). 전체적으로 후진국이나 개발도상국의 건강문제를 고려하여 전염병관리 영역에서의 업적이 많이 선정되었음을 알 수 있다.

(1) 소아 사망의 감소(reductions in child mortality)
(2) 백신으로 예방가능한 질환의 관리(vaccine-preventable diseases)
(3) 안전한 식수와 위생 제공(access to safe water and sanitation)
(4) 말라리아 예방과 관리(malaria prevention and control)
(5) HIV/AIDS 예방과 관리(prevention and control of HIV/AIDS)
(6) 결핵관리(tuberculosis control)
(7) 방치된 열대성 질환의 관리(control of neglected tropical diseases)

(8) 담배 관리(tobacco control)

(9) 도로 안전에 대한 인식 증가와 대응(increased awareness and response for improving global road safety)

(10) 범세계적 건강위기에 대한 대응의 향상(improved preparedness and response to global health threats)

표 5-3 미국과 세계의 공중보건 10대 업적 : 2001~2010

순위	미국	전 세계
1	백신으로 예방가능한 질환의 관리	소아 사망의 감소
2	감염성질환의 예방과 관리	백신으로 예방가능한 질환의 관리
3	담배 관리	안전한 식수와 위생 제공
4	모자보건	말라리아 예방과 관리
5	자동차 안전	HIV/AIDS 예방과 관리
6	심혈관계질환 예방	결핵관리
7	작업장 안전	방치된 열대성 질환의 관리
8	암 예방	담배 관리
9	소아 납중독 예방	도로 안전에 대한 인식 증가와 대응
10	공중보건 위기대응	범세계적 건강위기에 대한 대응의 향상

자료 : Domestic Public Health Achievements Team, CDC., 2011.
Global Public Health Achievements Team, CDC., 2011.

7 정 리

공중보건이 어떻게 인간의 건강에 영향을 미칠 수 있는 가를 알기 위해서는 공중보건이 어떻게 발전해 왔으며, 공중보건의 성공과 실패는 무엇인가를 이해하여야만 한다. 전염병은 인류가 이미 해결한 것처럼 보이던 문제이었으나 SARS나 MERS, 에볼라 출혈열(Ebola hemorrhagic fever)의 유행 등으로 새롭게 인류를 위협하고 있다. 인간이 개발을 통해 생태환경을 파괴함으로써 새로운 질병이 발생하는 것은 고대 이후 계속된 현상이다. 수렵사회에서 농경사회로의 이행에 따르는 가축의 사육은 인수공통전염병을 발생시켰다. 중세에 상업과 무역의 발달로 인해 전염병의 유행이 확산되었듯이 세계화에 따르는 이동의 증가는 세계적인 전염병 유행의 위협을 불러일으키고 있다. 우리는 과거에 인류가 어떻게 질병에 대처해왔는가를 이해함으로써 새로운 공중보건 문제에 대해 어떻게 대처할지 더 잘 알 수 있다. 과거의 공중보건 기술이나 행위는 현재에는 소용없는 고리타분한 역사적 유물이 아니다. 우리가 과거의 공중보건 문제와 그 대응방법을 그 당시의 정치적, 경제적, 사회적, 문화적 맥락 하에서 이해하고 이를 현재의 상황과 비교할 수 있다면 오늘의 문제를 해결하는데 크게 기여할 수 있다.

이 장에서는 공중보건의 역사를 고대, 중세, 산업혁명 시기, 의생명과학의 발달시기, 신공중보건의 시기로 구분하고 각 시기의 사회적 배경과 주요 건강문제, 그리고 공중보건학적 대응에 대하여 알아보았다(표 5-2). 그리고 20세기에 공중보건이 거둔 업적에 대하여서도 정리해 보았다.

공중보건의 역사가 오늘날 인류가 직면하고 있는 건강문제 해결을 위해 시사하는 바는 무엇일까? 여러 가지 시사점 중에서 가장 중요한 것은 개인적 차원에서 단 하나의 요인에 집중한 공중보건 대응책은 성공적이지 못했다는 사실이라는 것을 명심하기 바란다.

> "공중보건의 역사에 대한 풍부하고 다양한 이해는 현재의 혁신을 지원할 뿐만 아니라 인구집단에게 영향을 미치는 모든 요인들을 통찰하지 못하고 개인의 건강에 영향을 미치는 특정 요인에 집중하는 협소한 시각에 집착하는 공중보건 대응의 위험을 감소시키는데 도움을 준다." (Scally and Womack, 2004, 752쪽)

참고문헌

이종찬. (2009). 의학의 세계사. 서울: 몸과마음.

Affi A, Breslow L. (1994). The maturing paradigm of public health. Annu Rev Public Health 15:223-235.

Baum F. (2008). The New Public Health. 3rd edition. NY: Oxford University Press.

Benedictow O. (2005). The black death: The greatest catastrophe ever. History Today. 55(3). Available at: http://www.historytoday.com/ole-j-benedictow/black-death-greatest-catastrophe-ever

Boston University, School of Public Health. (n.d.). A brief history of public health. MPH Modules. Available at: http://sphweb.bumc.bu.edu/otlt/mph-modules/ph/

publichealthhistory/publichealthhistory_print.html

Center for Disease Control and Prevention. (1999). Ten great public health achievements… United States, 1900-1999. Morbidity and Mortality Weekly Report(MMWR) 48(12):241-243. Available at: https://www.cdc.gov/mmwr/preview/mmwrhtml/00056796.htm

Domestic Public Health Achievements Team, CDC. (2011). Ten great public health achievements … United States, 2001-2010. Morbidity and Mortality Weekly Report(MMWR) 60(19):619-623. Available at: https://www.cdc.gov/mmwr/preview/mmwrhtml/mm6019a5.htm

Engels F. (1845/1969). The condition of the working class in England. Panther edition. Moscow: Institute of Marxism-Leninism. Available at: https://www.marxists.org/archive/marx/works/download/pdf/condition-working-class-england.pdf

Eyler J. Farr, William. Oxford dictionary of national biography(online ed.). (n.d.). Oxford University Press. Available at: http://www.oxforddnb.com/view/article/9185

Fee E. (2003). History and development of public health. In F. D. Scutchfield, C. W. Keck. (eds.) (2003). Principles of public health practice. 2nd edition. NY : Delmar Learning. pp.11-30.

Fleming M. (2012). History and determinants of public health. In M. Fleming, E. Parker. (eds.) Introduction to public health. 2nd edition. Chatswood, NSW.: Churchill Livingstone.

Global Public Health Achievements Team, CDC. (2011). Ten great public health achievements … Worldwide, 2001-2010. Morbidity and Mortality Weekly Report(MMWR) 60(24):814-818. Available at: https://www.cdc.gov/mmwr/preview/mmwrhtml/mm6024a4.htm

Government of Canada. (1974). A new perspective on the health of Canadians. LaLonde Report. Ottawa: Government of Canada. Available at: http://www.phac-aspc.gc.ca/ph-sp/pdf/perspect-eng.pdf

Hamlin C, Sheard S. (1998). Revolutions in public health: 1848, and 1998? BMJ

317(29):587-591.

Hancock T, Bezold C. (1994). Possible futures, preferable futures. The Healthcare Forum Journal 37(2):23-29.

Huff R. (1999). Contemporary definitions of social ecology. Available at http://socialecology.uci.edu/pages/conceptual-social-ecology

Marcuse H(저). 이희원(역). (1993). 일차원적 인간. 서울: 육문사.

McKeown T. (1979). The role of medicine: Dream, mirage, or nemesis? 2nd edition. Princeton: Princeton University Press.

Mullner R. (ed.) (2009). Encyclopedia of health services research. Thousand of Oaks, California: SAGE Publications.

Novick LF, Morrow CB. (2007). Defining public health: Historical and contemporary developments. In L. Novick, C. Morrow, G. Mays. (eds.). Public health administration: Principles for population-based management. 2nd edition. Boston: Jones and Bartlett Publishers. pp.1-34.

Rosen, G. (1953). Economic and social policy in the development of public health: An essay in interpretation. Journal of the History of Medicine and Allied Sciences 8(4):406-430.

Rosen, G. (1958/1993). A history of public health. Expanded edition. Baltimore; The Johns Hopkins University Press.

Scally G, Womack J. (2004). The importance of the past in public health. J Epidemiol Community Health 58:751-755.

Sehdev, PS. (2002). The Origin of Quarantine. Clinical Infectious Diseases 35(9):1071-1072.

Susser M, Stein Z. (2009). Eras in epidemiology: The evolution of ideas. New York: Oxford University Press.

Terris M. (1976). The epidemiologic revolution, national health insurance and the role of health departments. AJPH 66(12):1155-1164.

Terris M. (1983). The complex tasks of the second epidemiologic revolution: The Joseph W. Mountin Lecture. J Public Health Pol 4(1):8-24.

World Health Organization. (1978). Primary health care: Report of the international conference on primary health care. Alma-Alta, USSR, 6-12 September 1978. Geneva: WHO.

제6장

신공중보건 시대의 공중보건의 정의와 기능

1. 공중보건의 정의
2. 신공중보건의 정의
3. 신공중보건의 특징
4. 신공중보건의 기능과 활동
5. 정리

제6장

신공중보건 시대의 공중보건의 정의와 기능

학습목표

- 공중보건 및 신공중보건의 정의와 그 특징을 기술할 수 있다.
- 신공중보건의 핵심 기능과 서비스를 인식한다.

학습내용

- 공중보건의 정의와 특징
- 신공중보건의 정의와 특징
- 신공중보건의 기능

학문에 대한 정의는 그 학문의 정체성과 사회적 역할을 이해할 수 있게 해 주는 틀(framework)이 된다. 따라서 공중보건, 나아가 신공중보건을 이해하기 위해서는 이에 대한 정의를 먼저 살펴보아야 한다.

5장에서 우리는 공중보건이 어떤 역할을 수행해 왔는가를 시대별로 살펴보았다. 역사적으로 공중보건의 사회적 역할이 증대하였음에도 불구하고 아쉽게도 공중보건에 대한 정의는 20세기에 들어와서야 제시되기 시작하였다.

아직까지도 사람들이 공중보건이 무엇이라고 생각하는 가는 공중보건을 구성하는 다양한 요소 중에 어떤 부분과 본인이 관련이 있느냐에 따라 결정되는 경우가 대부분이다. 예를 들어 젊은 어머니들은 예방접종을 공중보건이라 생각한다. 청소년들은 금연캠페인을 공중보건이라 생각한다. 어떤 사람들은 방역활동이나 환경위생을 공중보건이라 생각한다. 전문가들도 자신이 하는 일에 따라 공중보건에 대한 인식이 상이하다. 사람들이 생각하는 모든 것이 공중보건에 부합되지 않는 것은 아니다. 그러나 공중보건이란 개인들이 직관적으로 이해하고 있는 특수한 활동이나 분야 하나하나를 넘어서는 독자적인 정체성을 지니고 있는 전문분야이다. 공중보건 분야의 전문가로서, 또는 전문가가 될 사람들로서 우리들은 공중보건의 정의와 기능에 대해 명확하게 인식할 필요가 있다. 공중보건에 대한 올바른 인식을 통해 공중보건의 사회적 역할을 바로 세울 수 있기 때문이다.

이 장에서는 공중보건 및 신공중보건의 정의와 특징을 학습하고, 공중보건의 기능에 대해서 살펴보고자 한다.

1 공중보건의 정의

공중보건에 대한 가장 고전적인 정의는 1920년 C.E.A. Winslow가 내린 정의다.

> "공중보건은 사회의 조직적 노력을 통하여 환경위생, 지역사회 감염 관리, 개인위생의 원칙에 대한 개인 교육, 질병의 조기진단과 예방적 치료를 위한 의학 및 간호서비스의 조직화, 지역사회의 모든 사람에게 건강의 유지에 적합한 삶의 질을 보장해 줄 사회적 기전의 개발 등을 확보함으로써 질병을 예방하고, 수명을 연장하며, 건강과 효율성을 향상시키는 과학이자 기예이다." (Winslow, 1920. 24쪽)

5장과 이 장의 후반에 기술한 것처럼 1920년 이후 지금까지 공중보건의 활동은 크게 변화하였으나 공중보건의 정의는 여전히 Winslow의 정의로부터 큰 변화가 없었다. 이는 Winslow의 정의가 시대를 초월할 만큼 공중보건의 특징을 잘 반영하고 있기 때문이다.

Winslow는 공중보건의 정의를 통해 공중보건의 4가지 특징을 이야기하고 있다.

1) 공중보건의 목적은 건강향상

공중보건은 단순히 질병을 치료하는 학문이 아니다. 질병을 예방함으로써 수명을 연장하고, 건강을 향상시키려고 한다.

2) 공중보건의 실체는 사회의 조직적 노력

질병을 예방하고, 수명을 연장하며, 건강과 안녕을 향상시키는 것은 개인의 노력만으로는 부족하다. 사회가 조직적으로 노력할 때 가능하다.

3) 공중보건의 범위는 건강향상을 위한 사회 각 분야와의 협력을 포함

공중보건의 범위에는 전통적인 환경위생, 전염병 예방, 보건교육뿐만이 아니라 질병의 조기진단과 예방을 위한 의학 및 간호서비스의 조직과 재원조달이 포함된다. 더 나아가 지역사회의 모든 사람이 건강을 유지할 수 있도록 사회 각 분야와의 협력을 통해 주민의 삶의 질을 보장해 주어야 한다(Turnlock, 2012, 10쪽).

4) 공중보건은 과학이자 기예

과학(science)은 공중보건 활동을 위해 사용되는 연구나 생물학적, 의학적, 기술적 지식을 말한다. 반면에 기예(技藝:art)는 지식의 실행과 관련이 깊다. 공중보건 활동은 과학적 근거를 상황에 맞게 적용하는 행위이다. 공중보건 활동의 성공은 적절한 시기의 선택, 프로그램 실행을 위한 예리한 판단력, 여러 프로그램 사이의 관계에 대한 이해 등이 좌우한다. 모든 기예가 기술에 더하여 공감(empathy)과 직관(intuition)에 의존하듯이 공중보건 역시 기술 못지않게 공감과 직관에 의존한다. 이런 의미에서 공중보건은 과학이자 기예다(Lin 등, 2007, 6쪽).

2 신공중보건의 정의

공중보건의 정체성에 대한 비판으로 신공중보건이 대두된 이후에 여러 학자나 기관이 신공중보건의 특성을 반영한 새로운 정의를 만들기 위해 노력하였다. 그러나 신공중보건의 정의도 1920년 Winslow의 공중보건에 대한 정의에서 크게 벗어나지는 않았다. 신공중보건은 의생명과학에 경도된 공중보건을 부활하여 개인적 접근이 아닌 사회적 접근을 통해 인구집단의 건강문제를 해결하려는 시도였다. 이는 사회의 조직적 노력을 강조하는 Winslow와 근본적 취지가 동일하기 때문이다.

신공중보건 시대에 내려진 공중보건에 대한 가장 중요한 정의는 1988년 미국의 Institute of Medicine(IOM)이 공중보건에 대한 기념비적인 연구인 '공중보건의 미래(The Future of Public Health)'라는 보고서에서 공중보건을 정의한 것이다(Institute of Medicine, 1988. 38~42쪽).

- 공중보건의 미션(mission) : "사람들이 건강하게 살 수 있는 환경을 보장하고자 하는 사회적 관심의 충족"

- 공중보건의 실체(substance) : "질병을 예방하고, 건강을 증진하기 위한 조직화된 지역사회의 노력"

- 공중보건의 조직 틀(organizational framework) : "정부의 공식구조와 민간, 자발적 조직 및 개인의 관련 노력들에 의해 수행되는 활동을 포함"

공중보건의 미션에서 IOM이 언급하고 있는 건강은 물론 적극적 의미에서의 건강이다. 따라서 공중보건은 건강에 영향을 미치는 다양한 요인들에 관심을 가져야만 한다. 사회적, 경제적, 정치적, 의학적 요인들이 공중보건과 무관할 수는 없다. 또, 사회가 구성원의 건강에 대해 관심을 가지고 이를 보장하여야 한다는 시각을 반영하고 있다. 그리고 이는 건강한 환경을 만들어야 가능하다는 것을 밝히고 있다.

또한 IOM은 공중보건의 실체를 "질병을 예방하고, 건강을 증진하기 위한 조직화된 지역사회의 노력"이라고 정의하고 있는데, 이는 질병을 예방하고, 건강을 증진하기 위한 건강친화적인 환경을 만들기 위해서는 개인의 노력뿐만이 아니라 사회의 조직적 노력이 필요하다는 것을 언급한 것으로서 Winslow가 사회의 조직적 노력을 말한 취지와 동일하다.

1994년 가을 미국의 Public Health Functions Steering Committee는 후술할 공중보건의 필수 기능을 결정하였는데 공중보건의 비전과 미션도 같이 제시하였다(Public Health Functions Steering Committee, 1994).

- 공중보건의 비전(vision) : "건강한 지역사회에서 건강한 주민"

- 공중보건의 미션(mission) : "신체적, 정신적 건강을 증진하고, 질병, 사고, 장애를 예방"

Public Health Functions Steering Committee가 제시한 공중보건의 비전과 미션은 질병의 치료가 아닌 건강증진과 질병예방에 중점을 두고, 건강한 지역사회 환경을 만들겠다는 IOM의 공중보건의 정의와 부합된다.

공중보건의 미래 기능을 연구한 영국의 Acheson 보고서에서는 공중보건을 “사회의 조직적 노력을 통하여 질병을 예방하고, 수명을 연장하며, 건강을 향상시키는 과학이자 기예”라고 정의하면서 “이러한 노력은 효과적인 보건의료서비스의 제공뿐만이 아니라 인구집단의 건강이라는 수준에서 정책적 문제를 개선하고, 건강과 질병의 역할에 대해 다루는 것”이라고 하였다(Acheson, 1988). Acheson 보고서의 정의는 공중보건이 인구집단의 건강수준 변화를 다루는 것이라는 것을 명확히 하고 있다.

Derek Wanless는 2004년 발표된 ‘전체 인구집단의 건강보장(Securing good health for the whole population)’이라는 보고서에서 Acheson 보고서에서 제시된 공중보건의 정의를 더욱 발전시켜 ‘사회의 조직적 노력’에 정부, 공공 및 민간부문의 조직, 지역사회뿐만이 아니라 개인의 집합적 노력까지 포함하여야 한다고 주장하였다(Wanless, 2004. 27쪽).

우리는 지금까지 공중보건 및 신공중보건의 여러 정의를 살펴보았다(표 6-1). 이를 정리해 보면 Winslow는 공중보건을 “사회의 조직적 노력을 통하여 질병을 예방하고, 수명을 연장하며, 건강과 효율성을 향상시키는 과학이자 기예”라고 정의하였다. 신공중보건의 정의는

표 6-1 공중보건 및 신공중보건의 정의

Winslow(1920)	사회의 조직적 노력을 통하여 질병을 예방하고, 수명을 연장하며, 건강과 효율성을 향상시키는 과학이자 기예
Institute of Medicine(1988)	• 공중보건의 미션(mission) : 사람들이 건강하게 살 수 있는 환경을 보장하고자 하는 사회의 관심을 충족 • 공중보건의 실체(substance) : 질병을 예방하고, 건강을 증진하기 위한 조직화된 지역사회의 노력
Acheson(1988)	사회의 조직적 노력을 통하여 질병을 예방하고, 수명을 연장하며, 건강을 향상시키는 과학이자 기예. 이러한 노력은 효과적인 보건의료서비스의 제공뿐만이 아니라 인구집단의 건강이라는 수준에서 정책적 문제를 개선하고, 건강과 질병의 역할에 대해 다룸
Gostin(2010)	구성원의 건강을 위해 필요한 환경을 보장하려는 사회의 의무
Wanless(2004)	사회의 조직적 노력과 사회, 조직, 공공과 민간, 지역사회와 개인의 정보에 기반을 둔 선택을 통하여 질병을 예방하고, 수명을 연장하며, 건강을 향상시키는 과학이자 기예
Last(2006)	개인, 특수집단 또는 전체 인구집단의 건강을 증진, 보호, 향상하고 필요한 경우에는 회복시키기 위한 사회의 조직적 노력

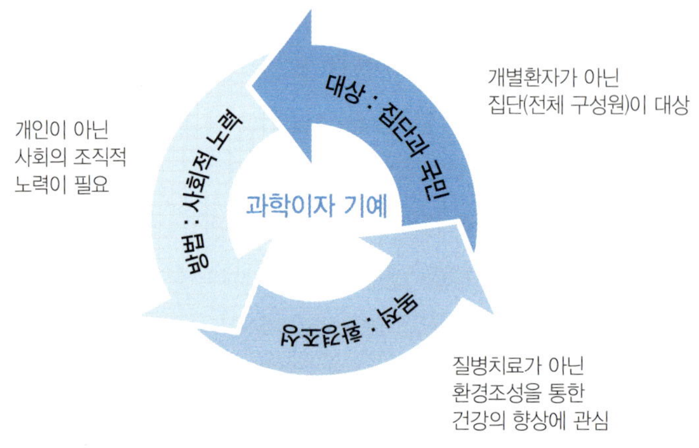

그림 6-1 신공중보건의 정의

Winslow의 공중보건에 대한 정의를 기반으로 신공중보건의 특성을 부각하였는데 "개인, 지역사회, 정부가 함께하는 사회의 조직적 노력을 통하여 건강한 환경을 조성하고, 인구집단의 건강수준을 향상시키는 과학이자 기예"라고 요약할 수 있다.

3 신공중보건의 특징

신공중보건의 특징은 무엇일까? 이미 소개한 신공중보건의 정의로부터 유추할 수 있는 내용을 종합하면 신공중보건의 특징은 [표 6-2]와 같다. 물론 신공중보건과 과거의 공중보건이 완전히 다르지 않으므로 여기에 제시된 신공중보건의 특징 중 일부는 과거의 공중보건의 특징에도 해당된다.

(1) 건강수준 향상을 위해 질병의 치료보다는 건강증진이나 예방을 중시한다.

(2) 개인 수준보다는 집단 수준에서의 건강결정요인이나 건강문제에 관심을 가진다.

(3) 건강문제 향상을 위한 사회적, 집단적 차원의 노력을 중시한다.

(4) 건강한 공공정책과 부문간 협력을 중시한다.

(5) 의사결정의 정치적 과정, 즉 시민과 지역사회의 참여와 사회적 합의를 중시한다.

(6) 사회 정의와 건강형평성을 추구한다.

표 6-2 신공중보건의 특징

	특징
Ncayiyana 등 (1995)	• 건강형평성, 사회 정의, 보건서비스에 대한 접근성 향상 • 건강을 위한 부문간 협력 • 건강한 공공정책 • 삶의 터 접근(setting approach) • 건강증진과 보호를 강조 • 치료, 예방, 건강증진 사이에 자원의 균형 잡힌 배분 • 보건의료에 대한 재원조달과 투자 효율성 확보 • 국제 보건 • 공중보건 훈련
Baum (2008, 31쪽)	• 형평성 추구 • 사회적, 환경적 요인을 중시 • 강력한 일차보건의료체계에 기반을 둔 건강증진 활동 • 참여를 강조
Tulchinsky와 Varavikova (2010)	• 사회의 건강과 웰빙에 대한 정부, 지역사회, 개인의 책임과 의무 • 부문간 협력 • 건강형평성, 보건서비스에 대한 접근성, 서비스의 질 • 건강결과 목적을 달성하기 위한 보건목표(health targets) • 보건개발을 위한 사회 참여 • 건강수준의 모니터링과 근거에 기반을 둔 지식의 채택 • 건강증진과 보건의료접근성과의 연계 • 범학문적, 여러 조직의 협력적 접근 • 옹호, 정책(health in all policies), 조직적인 교육 노력
Beaglehole 등 (2004)	• 개인이 아니라 집단의 건강에 대한 관심 • 광범위한 건강결정요인을 고려 • 공공의 이익을 중시

1) 예방을 중시

공중보건 하면 가장 먼저 떠오르는 이미지는 아마 예방(prevention)일 것이다. 하지만 아래 쉼터에서 보듯이 예방의 범위는 매우 넓고, 구체적 내용도 차이가 많다. 공중보건이나 신공중보건은 건강문제의 발생 이전에 문제를 관리하는 것을 중시하므로 이차예방이나 삼차예방보다 일차예방을 중시하는 것이 당연하다.

예방의 효과, 특히 건강문제의 인과관계 상에서 인과사슬이 시작하는 지점과 가까운 지점에서의 예방은 그 효과가 명확하지 않다. 심장병 환자의 수술은 소수의 사람에게 혜택을 주나 혜택을 받는 사람들이 느끼는 고마움은 엄청나다. 반면에 모든 인구를 대상으로 하는 신체활동 강화나 금연 등과 같은 예방 활동은 다수의 사람에게서 효과가 나타나지만 효과의 크기는 미약하여 사람들은 고마움을 잘 느끼지 못한다. Geoffrey Rose는 이를 예방의 패러독스(prevention paradox)라고 하였다.

> "우리는 이제 '지역사회에 큰 이득을 가져오는 조치가 개개인에게는 이득을 조금밖에 주지 못하는' 예방의 패러독스라는 문제에 봉착하였다. 이는 우리가 개인에 대한 보건교육에 너무 많은 것을 기대해서는 안 된다는 것을 의미한다. 특히 중·단기 관점에서 봤을 때 개인들에게는 거의 이득이 없기 때문에 사람들이 우리의 조언을 잘 따르도록 동기가 강화되지 못할 것이다." (Rose, 1981, 1850쪽)

예방의 패러독스로 인해 공중보건에 대한 사회의 지지는 강력하지 못하였다. 그럼에도 불구하고 신공중보건에서도 예방을 중시하는 원칙은 흔들릴 수 없다. 공중보건이 봉착하게 되는 예방의 패러독스를 해결하기 위해 신공중보건에서는 건강한 공공정책 수립과 건강친화적인 환경조성, 선택의 틀 변화(nudge) 등을 활용하는데 이에 대해서는 후술하겠다.

쉼터 예방(prevention)

예방이란 어떤 일이 일어나기 전에 미리 막는 것을 말한다. 어떤 일을 무엇으로 생각하는 가에 따라 예방의 대상이나 내용이 달라질 수 있다.

- 질병의 첫 번째 발생(incidence)
- 재발(relapse)
- 질병에 의한 피해(harm: consequences)
- 건강결정요인(health determinants)이나 위험요인(risk factor)

전통적으로 예방은 위험요인의 감소나 건강결정요인의 관리, 질병발생의 방지, 질병의 진행 중지, 그리고 질병에 의해 초래되는 나쁜 결과(후유증)의 감소를 위한 활동 모두를 포괄한다.

공중보건에서는 질병의 자연사(natural history of disease)에 따라 예방을 일차예방, 이차예방, 삼차예방의 단계로 구분한다(National Public Health Partnership, 2006).

(1) 일차예방(primary prevention)

일차예방은 생물학적 발병 이전에 새로운 환자의 발생을 감소(reduce incidence of a disorder)시키기 위한 활동이다. 전체인구나 소집단, 건강한 개인을 대상으로 한다. 일차예방은 다음의 세 가지 범주로 구분할 수 있다.

① 질병이나 사고의 예방을 위한 예방접종, 안전한 음용수 공급, 충치 예방을 위한 치면열구전색, 사고 예방을 위한 안전장비 착용 교육이나 상담, 안전규정 제정 등과 같은 특정 건강문제를 예방하기 위한 조치들(이를 특수 예방이라 함)
② 건강수준을 일반적으로 향상시키는 조치들로 건강한 생활습관(영양, 운동, 위생, 휴식, 건강위험의 회피 등)을 형성하는 활동이나 건강한 환경 조성을 위한 보건교육 등이 이에 해당한다(이를 건강증진 활동이라고 함)
③ 물리적, 화학적, 환경적 건강위험요인에 대한 관리 활동으로 공기의 질 관리, 폐기물 처리, 방사선 관리 등이 해당된다(이를 건강보호라고 함)

역사적으로 보건사업은 환경보건이나 예방접종과 같은 일차예방을 통한 전염병 관리에 초점을 두었고, 최근에는 만성병 관리를 위한 건강증진 활동을 중시한다. 성공적인 일차예방은 질병에 의한 고통이나 비용, 부담을 회피할 수 있게 하기 때문에 보건사업 중 가장 비용-효과적인 방법으로 간주되고 있다.

(2) 이차예방(secondary prevention)

이차예방은 질병의 조기발견을 통해 완치나 진행 속도의 완화, 후유증이나 장애 발생의 예방과 최소화를 목적으로 하는 활동이다. 아직 임상 증상이 나타나지 않았으나 위험요인을 가지고 있거나 발병 전(preclinical) 단계에 있는 사람들을 발견하고, 치료하는 조치가 이에 해당되는데, 조기검진(screening tests)이 대표적인 예이다.

이차예방의 또 다른 목적은 전염성 질환의 확산을 방지하는 것이다. 전염성 질환 감염자를 조기 발견하여 치료하면 환자 본인의 건강상의 이득뿐만 아니라 타인에 대한 전염 위험을 감소시킬 수 있다.

(3) 삼차예방(tertiary prevention)

삼차예방은 이미 질환이 진행된 사람들을 대상으로 질병의 진행속도를 늦추거나, 기능을 회복시키고, 후유증을 최소화시킴으로써 환자의 삶의 질을 향상시키는 것을 목적으로 하는 활동을 말한다. 삼차예방의 대표적 예는 재활서비스이다.

일차예방 및 이차예방과 달리 삼차예방은 질환에 대한 치료과정이므로 보건사업 전문가보다는 임상전문가들에 의해 수행된다.

표 6-3 예방의 단계

단계	목적	질병의 자연사 단계	대상	예
일차 예방	• 전체 인구의 평균 위험을 감소하기 위한 광범위한 변화 • 확인된 고위험군이나 개인에 대한 특정 위험요인의 노출 감소	• 질병의 시작과 관련된 원인 요인 • 질병의 보호와 관련된 특이적, 또는 비특이적 요인	• 전체 인구 • 선택된 집단이나 건강한 개인	• 건강한 상태를 벗어나게 하는 원인균 또는 건강결정요인을 감소시키거나 제거하는 조치들, 위험요인에 대한 폭로를 통제하거나 건강을 보호하는 요인들을 조장하는 조치들 – 도시 대기오염 감소를 위한 대기 질 기준 – 전염성질환의 박멸을 위한 체계적인 예방접종

표 6-3 예방의 단계(계속)

단계	목적	질병의 자연사 단계	대상	예
				– 예방 가능한 만성질환의 부담을 감소하기 위해 신체활동 부족이나 잘못된 식생활의 위험에 대한 교육 프로그램 – 교통사고 사망과 장애 발생을 감소시키기 위한 안전벨트 착용 의무화 입법 – 금연 프로그램
이차 예방	• 조기발견과 개입을 통한 질병의 진행 예방	• 정상상태로부터 벗어나는 시기와 증상이 나타나는 시기의 사이에 있는 질환의 초기 단계	• 질환의 초기 단계에 있는 무증상 개인이나 고 위험 요인을 지니고 있는 개인	• 개인 또는 집단을 대상으로 한 증상이 없는 상태에서의 생리적 변화, 질병의 선행물질, 무증상 상태의 질환을 조기발견하고, 건강상태의 악화를 막기 위한 즉각적이고 효과적인 개입들 – 전 당뇨(Pre-diabetes) 프로그램 – 유방암 사망률 감소를 위한 유방암 검진 – 중년층 이상을 대상으로 혈압측정과 고혈압 치료 – 산업장 근로자를 대상으로 한 청각검사와 소음으로부터의 보호를 위한 자문
삼차 예방	• 확진된 질환의 진행을 더디게 하거나 합병증을 감소시켜 질환의 후유증을 감소시키거나, 환자의 삶의 질과 행복을 향상시킴	• 치료와 재활을 포함하는 질환의 후기 단계	• 환자	• 기능손상(impairment)과 활동장애(disability)를 감소하거나 재발의 방지와 같은 추후의 사건들을 예방 또는 지연시키거나, 만성질환에 의한 환자의 고통을 최소화하고, 적응을 촉진하기 위한 조치들 – 뇌졸중, 사고, 시력 손실 환자 등에 대한 재활 – 당뇨환자의 혈당 조절 – 만성질환자의 자가관리 프로그램 – 정신건강문제의 재발방지

자료: National Public Health Partnership, 2006. 4쪽.

2) 고위험군 접근(high risk approach)보다 인구집단 접근(population approach)을 강조

신공중보건은 환자나 고위험군에 대한 개인적 수준의 건강관리 보다 인구 전체에 대한 집단적 수준의 건강관리를 더 중시한다. 이는 과거의 공중보건이 개인의 건강관리를 중시하는 의학적 접근을 중시했던 실패를 반성하는 측면에서 비롯되었다.

신공중보건에서는 왜 인구 전체에 대한 집단적 수준의 건강관리를 중시하는가? 그 이유를 지금부터 살펴보자. [그림 6-2]는 이상적인 지역사회의 주민과 실제 지역사회 주민의 혈압 분포를 보여준다. 그림에서 보면 이상적 지역사회에 비해 실제 지역사회 주민의 혈압이 높게 분포하고 있음을 알 수 있다. 따라서 공중보건 관계자들은 주민의 혈압을 관리하여 이상적인 분포와 비슷하게 만들 필요가 있다. 어떻게 하면 주민의 혈압분포를 이상적으로 만들 수 있을까?

Geoffrey Rose는 예방 전략을 질병 발생위험이 높은 사람을 찾아 이들을 개인적으로 보호하는 '고위험군 접근(high risk approach)'과 전체 인구집단을 대상으로 위험요인이나 건강결정요인의 발생 확률을 변화시키고자 하는 '인구집단 접근(population approach)'으로 구분하고 각각의 장단점에 대해 설명하였다(Rose, 1985). 심혈관계 질환을 예로 두 가지 전략의 차이를 구체적으로 살펴보자.

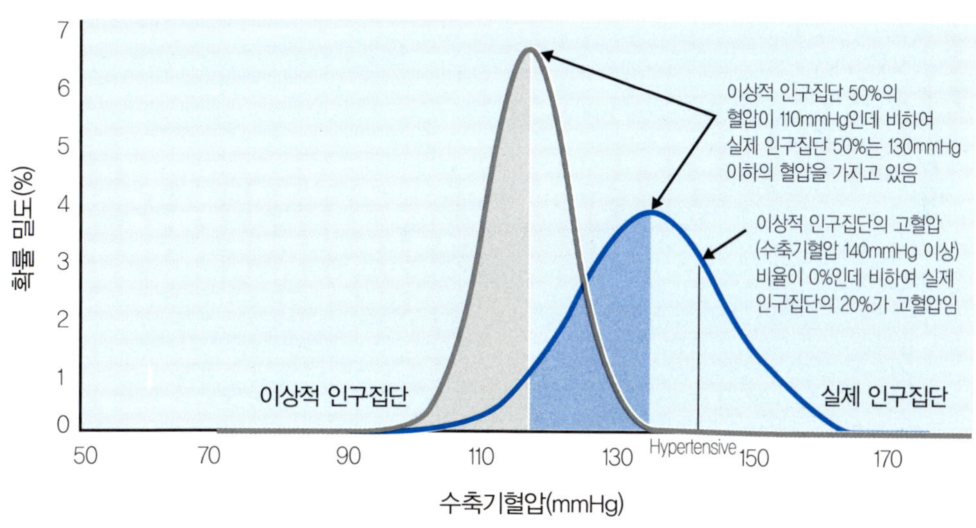

그림 6-2 지역사회의 혈압분포

자료 : WHO, 2009. 11쪽.

(1) 고위험군 접근

고위험군 접근은 고혈압 환자나 대사증후군을 가진 개인과 같이 심혈관계 질환 발생위험이 높은 사람을 찾아 집중적으로 관리함으로써 이들의 혈압을 정상으로 떨어뜨려 심혈관계 질환의 발생 위험을 낮추는 방법이다. 고위험군 접근은 전통적으로 의료에서 사용하여 왔다. 그러나 이러한 접근방법으로는 심혈관계 질환의 발생을 크게 낮추지 못한다. 왜냐하면 심혈관계 질환은 고위험군에서만 발생하는 것이 아니라 평균적인 위험을 가진 사람들에게서도 발생하기 때문이다. 또, 이러한 접근방법은 고위험군의 혈압을 낮추는 데는 효과가 있을지 모르나 전체인구의 혈압 분포에는 큰 영향을 미치지 못한다. 현대 사회는 구성원들의 혈압을 증가시키는 동력을 가지고 있는데 이러한 사회적 영향력에 대해서는 무관심하기 때문이다.

(2) 인구집단 접근

인구집단 접근은 건강한 사람을 포함한 전체 인구집단을 대상으로 건강결정요인이나 위험요인의 발생을 사회제도를 통해 관리함으로써 건강결정요인이나 위험요인의 평균 수준을 낮추고, 좋은 방향으로 분포 자체를 바꾸고자 하는 것이다. 걷기 좋도록, 또는 흡연이 어렵

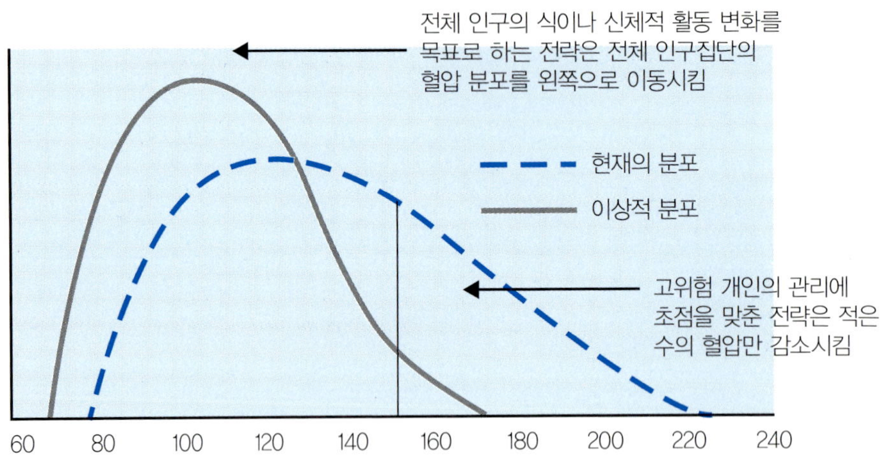

그림 6-3 심혈관계 질환 관리를 위한 고위험군 접근과 인구집단 접근

표 6-4 고위험군 접근과 인구집단 접근의 장단점

	장점	단점
고위험군 접근	• 개인에게 적합한 중재 • 고위험 개인을 발견하기 위한 검진 등의 방법이 개인의 관리 동기를 높임 • 위험이 높은 환자를 관리함으로써 의사의 동기도 높아짐 • 자원의 비용-효과적 사용 • 비용이나 위험에 비해 높은 편익	• 고위험 개인을 발견하기 위한 검진 등의 방법은 어렵고 비용이 많이 듦 • 일시적이고 임시방편적임. 근본적 해결책이 아님 • 검진이 가능한 질환과 의심기준의 불명확으로 인해 실현 가능성이 제한되어 있음 • 사회규범의 영향을 받는 행태와 같은 요인을 개인적으로 관리하려는 것은 부적절함
인구집단 접근	• 문제를 근본적으로 해결하고자 함 • 인구집단에 대한 가능성이 높음 • 희생자 비난에서 벗어날 수 있음	• 개인에게는 효과가 적음(예방의 패러독스) • 대상자의 동기가 낮음 • 의사의 동기도 낮음 • 현재의 측정방법으로는 비용에 비해 위험관리 비율이 낮을 수 있음

자료 : Rose, 1985. Table 1, 2, 5, 6을 정리한 것임.

게 환경을 바꾸거나 회식을 할 때 음주를 당연시하는 사회적 규범을 바꾸는 것 등이 이에 해당한다. 잘못된 행태가 사회적 영향력에 의해 만들어졌을 가능성이 높다는 점을 고려하면 인구집단 접근은 문제를 근본적으로 해결하려한다는 점에서 가치가 크다.

[표 6-4]에 고위험군 접근과 인구집단 접근의 장단점을 제시하였으니 참조하기 바란다.

신공중보건이 개인적 수준의 건강관리 보다 집단적 수준의 건강관리를 더 중시하지만 그렇다고 해서 개인적 수준의 건강관리를 하지 않는 것은 아니다. 따라서 신공중보건은 오로지 인구집단 수준만을 대상으로 한다고 생각하는 것은 잘못이다. 하지만 개인적 접근이 정당화되려면 이러한 활동이 전체 인구집단의 건강에 기여하는 것을 주 목적으로 할 때라는 사실을 명심할 필요가 있다(Cowley, 2008. xix).

3) 사회 정의에 대한 높은 관심

예방만큼 사람들의 머리에 공중보건의 이미지로 각인되어 있지는 않으나 공중보건은 사회 정의에 높은 관심을 가지고 있다. 사회 정의가 공중보건의 기반이라고 하여도 과언이 아니다(Turnock, 2012. 15쪽).

사회는 구성원들에게 소득, 행복, 사회적 지위와 같은 혜택과 개인행동의 제약이나 세금 등과 같은 부담을 배분한다. 정의(justice)란 사회가 사회적 편익이나 부담을 구성원에게 공평하게 분배할 때 가능하다. 불의(injustice)는 개인이 누릴 자격이 있는 혜택을 거부당하거나 부당하게 부담이 부과되었을 때 나타난다. 만일 건강 그 자체 또는 보건서비스에 대한 접근이 사회적 편익이라면, 또는 불건강이 사회적 부담이라면 공중보건과 사회정의의 관련성은 명확하다(Turnock, 2012. 15쪽).

우리는 5장에서 프랑스의 환경위생운동이 빈곤과 불건강의 관계에 대한 연구에서 시작되었음을 살펴보았다. Louis-René Villermé은 파리의 구별 사망률이 재산세 면세자 비율에 비례함을 밝혔다(Susser and Stein, 2009. 44~47쪽). 근대 공중보건이 성립되던 19세기 중반에 이루어진 이런 연구들이 의미하는 바는 건강 또는 불건강이 사회가 소득이나 부를 구성원에게 분배하는 방식과 관련이 있다는 사실이다. 즉, 공중보건과 사회정의의 관계이다.

공중보건이 신공중보건학으로 변화하는데 전환점이 된 알마아타 선언에서는 건강이 기본적 인권이므로 모든 사람에게 건강을 보장하는 것을 국가목표로 할 것을 권고하고, 건강과 빈곤 사이의 관계에 대해 주목할 것을 각국에 요구하였다(WHO, 1978). 오타와 헌장에서 제시된 건강결정요인은 건강이 사회가 배분하는 각종 혜택과 부담에 의해 결정된다는 사실을 확인시켜 주었다(WHO, 1986). 신공중보건의 토대를 이룬 역사적 사건들을 고려할 때 신공중보건 역시 사회 정의와 건강의 관계에 대해 높은 관심을 보인다. 사회 정의가 구현되어야 건강형평성이 가능하고, 또한 건강형평성은 사회 정의의 구현에 기여할 수 있다는 사실을 신공중보건은 중시한다. 사회 정의와 건강형평성에 대한 문제는 13장 건강형평성에 자세하게 다루어져 있으니 참조하기 바란다.

4) 정치적 성격

공중보건이 인구집단을 대상으로 하는 과학이자 기예라는 것은 공중보건이 정치적 성격을 지니고 있음을 시사한다(Turnock, 2012. 16쪽). 공중보건은 다양한 문화와 가치를 지닌 소집단으로 구성된 인구전체의 건강을 다룬다. 공중보건의 특성에서 이미 설명하였듯이 공중보건의 의사결정은 과학적 근거를 무가치적으로 받아들이는 것이 아니다. 다양한 상황에 맞추어 근거를 재해석하고, 다양한 이해관계자들의 의견을 고려하고, 협상하고, 결정하는 과정이다.

신공중보건은 과거의 공중보건에 비해 환경과 제도의 중요성을 더욱 강조한다. 물리적 환경이든, 사회적 환경이든 환경의 특성을 변화시켜 건강 친화적으로 만드는 것은 정치적 개입을 요구한다. 건강에 나쁜 영향을 미치는 환경에 노출된 집단은 정부에 대해 환경 문제를 확인하고 시정해 줄 것을 요구하게 될 것이다. 사회제도의 변경도 마찬가지다. 우리가 건강 결정요인으로 사회적 요인을 중시할수록 건강 행위의 정치적 성격을 고려하지 않을 수 없다. 따라서 신공중보건은 과거의 공중보건에 비해 훨씬 더 정치적이다. 이런 맥락에서 세계보건기구는 공중보건을 건강증진, 질병예방, 그리고 다른 형태의 중재를 통해 전체 인구의 건강증진, 질병예방, 수명연장과 삶의 향상을 목적으로 하는 사회적, 정치적 개념이라고 기술하였다(WHO, 1998. 3쪽).

4 신공중보건의 기능과 활동

공중보건의 기능과 활동은 크게 3가지 요인에 의해 영향을 받는다. 첫째, 어떤 활동을 하여야만 하는 가는 그 당시의 건강문제의 성격과 크기에 의해 결정된다. 둘째, 무엇을 할 수 있는가는 활용 가능한 기술과 자원에 의해 결정된다. 마지막으로 실제 무엇을 하는 가는 건강문제 해결을 위한 사회적, 정치적 합의에 의해 결정된다. 아무리 만연한 건강문제라 해도 사회의 구성원들의 관심이 부족하고, 해결 의지가 빈약하다면 이는 공중보건의 해결과제가 되기 어렵고, 따라서 문제를 해결하기 위한 공중보건 활동이 나타나지 않을 것이다. 건강문제 해결을 위한 기술도 마찬가지이다. 보건의료분야의 새로운 기술이 건강문제의 해결을 위해 반드시 사용되는 것은 아니다. 어떤 기술을 어떻게 활용할 것인가는 과학적 근거가 아닌 정치적 이유가 더 큰 영향을 미치기도 한다. 따라서 공중보건의 기능과 활동을 결정하는 세 번째 요인은 건강문제 해결을 위한 사회적 합의인 것이다. 20세기 이후 공중보건의 정의가 크게 변하지 않았다 하더라도 시대에 따라 건강문제와 해결방법이 상이하고, 사회의 건강문제 해결에 대한 인식과 의지가 같지 않았기 때문에 우리가 5장에서 본 바와 같이 공중보건의 활동은 크게 변화하였다.

1) 공중보건의 과거 기능과 활동

1933년 미국 공중보건협회는 공중보건기관이 제공하여야 할 서비스로 검사, 위생, 공중보건교육, 공중보건간호, 생정통계, 질병예방을 제시하였다(Novick and Morrow, 2007. 36

쪽). 1945년 Haven Emerson은 'Local Health Units for the Nation'이라는 보고서를 통해 지역 보건기관의 6가지 기본 기능을 제시하였다(표 6-5). Emerson이 제시한 공중보건기관의 6가지 기본서비스는 이후 주나 지역 정부의 공중보건기관의 역할이나 기능정립에 영향을 미쳤다.

1950년대 이후 미국 공중보건협회(American Public Health Association: APHA)는 지역 공중보건기관의 업무를 점검하고, 그 결과를 정리하여 발표하였는데 1950년대부터 1970년대에 이르기까지 나타난 공중보건기관의 업무 변화는 [표 6-5]와 같다. 1950년대에 APHA는 공중보건기관이 제공하여야 할 최소한의 필수서비스로 6가지 기본서비스를 제시

표 6-5 지역 보건기관의 6가지 기본 기능과 변화

최초의 기본적인 6가지 서비스 : Emerson Report, 1945. ① 생정통계 : 수집과 해석 ② (소아, 결핵, 성병, 열대성 질환 등의 영역에 있어서) 전염병의 관리: 예방접종, 격리, 기타 ③ 환경위생 : 식수, 식품의 가공과 판매, 하수, 쓰레기, 기업, 공공 식당 및 작업장의 위생상태 ④ (의사, 위생관계자, 기타 관련자 등을 위한) 검사 ⑤ 모자보건 : 산전 및 산후의 산모와 출생아 관리, 학령기 아동의 건강관리, 특수한 경우의 예방접종 ⑥ (학교나 보건소의 건강교실이나 가정방문 등을 통한) 보건교육 : 개인 및 가정위생, 환경위생, 영양 등
1950년대의 최적 서비스(Optimal Services) ① 최소 기준으로서 위의 기본 6가지 서비스 ② 보건자료의 분석과 기록 ③ 보건교육과 정보 ④ 감독과 규제 ⑤ 직접적인 환경보건서비스의 제공 ⑥ 개인 보건서비스의 관리(포괄적 서비스제공으로부터 특정취약계층에 대한 서비스제공에 이르기까지 차이가 있으나 직접적인 서비스의 제공) ⑦ 지역사회 내의 활동과 서비스의 조정
1960년대에 추가된 서비스 ① 보건시설의 운영 ② 지역 보건기획과 조정
1970년대에 추가된 서비스 ① 보건서비스의 조정, 모니터링, 적합성의 평가

자료 : Shonick W. Government and Health Services: Government's Role in the Development of U.S. Health Services 1930-1980. New York: Oxford University Press; 1995. Turnock, 2012. 222쪽에서 재인용.

하였는데, 이에는 보건자료의 분석과 기록, 보건교육과 정보, 감독과 규제, 직접적인 환경 보건서비스의 제공, 개인 보건서비스의 관리 및 지역사회 내의 활동과 서비스의 조정 등이 포함되었다. 1963년 APHA는 기본적인 6가지 서비스에 보건시설의 운영과 지역 보건기획과 조정을 추가하였으며, 1970년대에는 보건서비스의 조정, 모니터링, 적합성의 평가를 추가하였다.

2) 공중보건의 현재 기능과 활동

신공중보건의 태동에 따라 공중보건의 기능과 활동을 새롭게 정의하여 공중보건에 대한 정부와 주요 이해관계자, 대중의 지지를 확보하려는 시도가 여러 나라에서 나타나기 시작하였는데, 미국이 대표적이다.

1988년 미국의 Institute of Medicine(IOM)은 공중보건의 미션을 성취하기 위한 핵심 기능(core functions)으로 '건강수준 평가(assessment)', '정책개발(policy development)', '보장(assurance)'의 3가지를 제시하였다(Institute of Medicine, 1988, 44~47쪽). IOM이 제시한 공중보건의 3대 핵심 기능에 대한 사회의 반응은 매우 긍정적이었다. 그러나 핵심 기능의 정의 자체가 매우 개괄적이었기 때문에 활용에는 한계가 있었다. 공중보건의 기능을 좀 더 구체화하고, 측정 가능하도록 만들어 공중보건 활동을 개발하고, 평가하는 지침으로 사용하려는 노력이 1990년대 초반에 나타났다. 이러한 노력의 일환으로 1994년 가을 US Public Health Service의 Public Health Functions Steering Committee에서 공중보건의 비전, 미션과 함께 '10가지의 필수적인 공중보건서비스(10 essential public health services)'[12]를 제안하였다(Public Health Functions Steering Committee, 1994)(표 6-6).

(1) 건강수준 평가(Assessment)

모든 공중보건기관은 건강수준과 지역사회의 보건서비스 필요(needs), 건강문제에 대한 역학 및 기타 관련 연구 자료를 정기적으로, 또 체계적으로 수집하고, 분석하여 필요한

12) Public Health Functions Steering Committee에서는 그동안 사용되던 공중보건기능이라는 용어 대신에 필수서비스(essential services)라는 용어를 사용하였다. 실제 위원회가 제시한 10가지 필수서비스는 우리가 흔히 예방서비스, 치료서비스라는 용어에서 사용하는 '서비스(service)'의 개념과는 상이하다. 오히려 공중보건의 핵심 기능을 실제 프로그램이나 서비스로 전환하기 위한 '과정(process)'을 의미한다(Turnlock, 2012, 225쪽).

표 6-6 공중보건의 3대 핵심 기능과 10대 필수서비스: 미국

핵심 기능	필수서비스
건강수준 평가 (Assessment)	1. 문제발견을 위한 건강상태의 모니터링
	2. 지역사회의 건강문제와 건강위험에 대한 진단과 조사
정책개발 (Policy Development)	3. 주민에게 건강이슈에 대한 정보의 제공과 교육, 그리고 역량강화
	4. 건강문제를 규명하고 해결하기 위한 지역 파트너십의 활용
	5. 개인과 지역사회의 건강노력을 지원하기 위한 정책과 계획의 개발
제공 보장 (Assurance)	6. 건강을 보호하고 안전을 보장하는 법과 규정의 시행
	7. 개인이 필요로 하는 건강서비스를 연계하고 제공되지 아니하는 보건서비스에 대한 이용의 보장
	8. 유능한 공중보건 및 개인 보건의료 인력의 확보
	9. 개인 및 집단 보건서비스의 효과와 접근성, 질 평가
	10. 건강문제에 대한 새로운 시각과 혁신적 해결책을 강구하기 위한 연구

자료 : Institute of Medicine, 1988.
Public Health Functions Steering Committee. 1994.

정보를 제공하여야 한다. 모든 보건기관이 이러한 활동을 직접 수행할 수는 없다. 정부 부서간 또는 조직간 협력이 필수적이다. 건강수준 평가 기능은 위임될 수 없다(IOM, 1988. 7쪽).

건강수준 평가를 위한 필수서비스(과정) 내용은 다음과 같다(Turnlock, 2012. 227쪽).

① 지역사회의 건강문제를 파악하기 위한 건강수준의 모니터링

㉠ 지역사회의 건강수준에 대한 정확하고 지속적인 평가

㉡ 건강위협의 확인

㉢ 보건서비스의 필요(needs)를 결정

㉣ 고위험군의 건강필요에 대한 주의

㉤ 건강을 증진시키고, 삶의 질을 향상시키기 위해 공중보건체계를 지지할 수 있는 지역사회 자산과 자원의 확인

㉥ 자료를 해석하고, 다양한 청중과 의사소통하기 위한 적합한 수단과 기술의 활용

㉦ 여러 부문이 관련된 통합정보체계를 관리하기 위하여 민간 제공자, 건강보험기

구 등을 포함한 이해관계자들과 협력

② 지역사회의 건강문제와 위험에 대한 진단과 조사

㉠ 신속한 집단검진과 대량 검사가 가능한 공중보건 검사실에 대한 접근

㉡ 전염병에 대한 역학 프로그램의 활성화

㉢ 전염병의 집단발생과 전염병, 만성병, 사고 및 기타 건강을 위협하는 행태나 상태의 발생 유형에 대한 역학 조사를 위한 기술적 능력

(2) 정책개발(Policy Development)

모든 공중보건기관은 의사결정 과정에서 과학적 근거의 활용을 조장하고, 공중보건정책의 개발에 앞장섬으로써 대중의 이익에 기여하여야 할 책임이 있다. 또 공중보건기관은 민주적인 정치과정에 기반을 둔 전략적인 접근을 채택하여야 한다(IOM, 1988, 8쪽).

정책개발의 필수서비스(과정) 내용은 다음과 같다(Turnlock, 2012, 227~228쪽).

① 건강 이슈에 대하여 대중에게 정보를 제공, 교육, 역량을 강화

㉠ 지역사회 개발 활동

㉡ 사회마케팅과 매스미디어를 통한 대중과의 의사소통

㉢ 지역사회 수준에서 접근 가능한 건강정보 자원을 제공

㉣ 건강증진 메시지와 프로그램을 강화하기 위해 개인 보건의료제공자와 적극적으로 협력

㉤ 학교, 교회, 직장 등과 공동으로 보건교육 프로그램을 실시

② 건강문제를 확인하고 해결하기 위하여 지역사회 파트너십을 활성화

㉠ (건강문제에 특별하게 관련되어 있지 않은 경우도 포함하여) 집단과 단체들과의 파트너십을 주재하고 활성화

㉡ 건강증진 기획 과정과 예방, 집단검진, 재활 및 지지 프로그램 등을 포함한 보건 프로젝트에 대해 책임지기

㉢ 지역사회 건강을 향상시키기 위해 잠재적인 인적 및 물적 자원을 최대한 끌어낼 수 있는 연합의 구축

③ 개인 및 지역사회 차원의 건강 활동을 지원하기 위한 정책과 계획의 개발

㉠ 공중보건의 모든 수준에서 리더십을 개발

㉡ 모든 관할구역에서 건강향상을 위한 체계적인 지역사회 및 국가 수준의 기획

㉢ 지속적인 질 향상 전략 기획의 일환으로 지역사회 보건계획에 측정 가능한 건강목표를 포함시키고 추적하기

㉣ 예방 및 치료서비스에 대한 지속적인 정책을 결정하기 위해 의료체계와 공동으로 평가하기

㉤ 공중보건을 견인할 정책과 법규의 개발

(3) 필요한 서비스의 제공 보장(Assurance)

공중보건기관은 (공공 또는 민간분야의) 다른 기관에 의한 활동을 장려하거나, 법적으로 규제하거나, 또는 직접 서비스를 제공함으로써 합의된 목적의 달성에 필요한 서비스를 구성원들이 제공받을 수 있도록 보장하여야 한다(IOM, 1988. 8쪽).

모든 공중보건기관은 정부가 지역사회 주민 모두에게 보장하여야 할 개인적 또는 지역사회 수준의 서비스 우선순위를 결정하는데 있어 주요 정책결정권자나 대중을 참여시켜야 한다. 지불능력이 없는 사람들에 대해서는 보조금 지급이나 서비스의 직접 제공을 통해 우선순위가 높은 개인 수준의 서비스 제공을 보장하여야 한다(IOM, 1988. 8쪽).

필요한 서비스의 제공 보장을 위한 필수서비스(과정) 내용은 다음과 같다(Turnlock, 2012. 228~229쪽).

① 건강을 보호하고, 안전을 보장하기 위한 법과 규정의 실행

㉠ 특히 식품 위생법규의 준수

㉡ 음용수의 보호

㉢ 대기 질 기준의 준수

㉣ 동물관리 활동

㉤ 산업장이나 지역사회에서 확인되는 위해, 예방 가능한 사고, 폭로 관련 질환의 추적

㉥ 의료서비스의 질에 대한 모니터링(실험실, 요양시설, 가정방문 보건인력 등)

㉦ 새로운 약품이나 생물학적, 의학적 용품에 대한 검토

② 사람들을 필요한 개인 보건서비스에 연결하고 이용할 수 없는 경우는 서비스의 제공을 보장[13)]

㉠ 사회적 취약계층이 협력적인 진료체계를 효과적으로 이용할 수 있도록 보장

㉡ 특수 인구집단을 위한 문화적, 언어적으로 적합한 인력과 자료를 확보

㉢ 지속적인 사례관리

㉣ 이동서비스 제공

㉤ 고위험군에 적합한 보건교육, 건강증진, 질병예방

③ 역량을 갖춘 공중보건 및 의료 인력의 확보

㉠ 공중보건 및 개인 보건서비스에 대한 지역사회의 필요를 충족시키기 위한 (자원봉사자와 일반인 지역사회 보건활동가를 포함한) 인력의 교육, 훈련, 평가

㉡ 전문인력의 자격 관리를 위한 효율적인 과정

㉢ 지속적인 질 향상과 평생 학습 프로그램의 채택

㉣ 모든 학생에게 지역사회 학습 경험이 제공되도록 전문인력 훈련 프로그램과 적극적인 협력관계 구축

㉤ 행정 및 집행 역할을 수행할 사람을 위한 지속적인 관리 및 리더십 교육

④ 개인 수준 및 인구집단 수준의 보건서비스에 대한 효과성, 접근성, 질에 대한 평가

㉠ 프로그램 효과의 평가

㉡ 자원 배분과 프로그램 개선을 위한 정보의 제공

⑤ 건강문제에 대한 새로운 통찰력과 혁신적인 해결책을 만들기 위한 연구

㉠ 공중보건의 관행을 변화시키기 위한 현장중심의 노력으로부터 과학적 연구의 새로운 방향을 촉진하기 위한 보다 학술적인 노력에 이르기까지 전 방향적인 혁신

---

13) 공중보건기관이 필요한 서비스의 제공을 보장한다는 것이 반드시 서비스를 직접 제공하여야 한다는 뜻은 아니다. '보장(assurance)'의 의미가 서비스의 제공 또는 이용을 보장하는 보증자의 역할과 서비스의 직접 제공자 역할을 모두 포함한다는 것은 이론의 여지가 없다. 전자가 우선인가, 후자가 우선인가에 대한 논란과 관련하여 IOM은 보증자의 역할을 강력히 권고하였다(Institute of Medicine, 1988; Novick and Morrow, 2007). 취약계층에 대한 의료서비스 제공의 책임은 전체 지역주민에게 이익이 되는 질병예방과 건강증진 활동으로부터 공중보건기관의 관심을 멀어지게 하고, 집단 공중보건 활동을 위한 예산에 부담을 준다는 등이 그 이유였다. 따라서 IOM 보고서는 공중보건기관은 필요한 서비스에 대한 접근을 보장하여야 하나, 직접 제공이 아닌 다른 방식을 사용할 것을 권유하였다.

㉡ 고도의 학습 및 연구 능력을 가진 기관과의 지속적인 연계

㉢ 적시에 역학 및 경제학적 분석과 보건서비스 연구를 실행할 수 있는 내부 역량을 구축

지금까지 우리는 미국의 IOM과 Public Health Functions Steering Committee에서 제시한 공중보건의 핵심기능과 필수서비스에 대하여 살펴보았다. 공중보건의 핵심기능과 필수서비스(수행 과정)는 신공중보건 시대에 공중보건의 문제를 확인하고, 해결하는 틀이라고 할 수 있다. 따라서 모든 공중보건 문제에 대한 대책을 마련하거나 프로그램을 개발하려 할 때는 공중보건의 핵심기능과 필수서비스를 참조하여야 한다. 그리고 공중보건 프로그램이나 기관을 평가할 때도 마찬가지다. 공중보건 행위(practice)는 공중보건의 핵심기능과 과정에서 제시된 원칙을 준수함으로써 그 가치를 인정받을 수 있다.

IOM은 1988년의 보고서 발간 이후에도 공중보건의 기능과 업무에 대한 중요한 보고서를 연이어 발표함으로써 공중보건의 정체성을 확보하기 위한 노력을 계속하였다. 1997년 IOM은 '지역사회 건강향상을 위한 확장 모형(expanded community health improvement model)'을 제시하였다. 이 보고서에서는 다양한 기관과의 협력이 요구되는 상황에 직면한 공중보건기관의 대처방안을 제시하고 있다. 다양한 건강결정요인을 인지하고, 지역사회 이해관계자의 광범위한 참여를 촉진할 것과 파트너들에 대한 책임감을 확고하게 하고, 성과를 추적하기 위해서 성과측정방법을 널리 활용할 것을 보고서는 강조하고 있다(Institute of Medicine, 1997).

2003년 IOM은 1988년 보고서의 후속으로 'The Future of Public's Health in the 21st Century'라는 보고서를 출판하였다. 이 보고서에는 공중보건체계에 대한 잠재적인 도전과 공중보건의 하부구조에 대해 심도 있는 논의가 수록되어 있다. 보고서에는 집단 보건의 개념과 이를 보호하기 위한 정부의 기본적인 의무를 개관하고, 현재, 그리고 미래에 부딪힐 문제를 해결하기 위해 공중보건의 변화와 행동 영역을 아래와 같이 제시하였다(Committee on Assuring the Health of the Public in the 21st Century, 2003).

① 집단수준의 접근법의 활용(집단 건강의 환경적, 사회적, 행동적 측면을 고려)

② 공중보건의 하부구조를 강화

③ 다양한 인구집단의 필요를 충족시키기 위해 특별한 관심을 가지고 있는 부문간 파트너십의 지지와 촉진

④ 공중보건서비스의 질과 이용가능성을 보장하기 위한 체계적인 접근법의 개발

⑤ 공중보건체계 내에서의 의사소통의 향상

미국 이외의 다른 나라나 국제기구에서 제시한 공중보건의 기능은 [표 6-7]에 정리하였으니 참고하기 바란다.

5 정 리

공중보건은 사회의 조직적 노력을 통하여 질병을 예방하고, 수명을 연장하며, 건강과 효율성을 향상시키는 과학이자 기예다. 신공중보건의 정의는 "개인, 지역사회, 정부가 함께하는 사회의 조직적 노력을 통하여 건강한 환경을 조성하고, 인구집단의 건강수준을 향상시키는 과학이자 기예"라고 요약할 수 있다.

신공중보건의 특징은 다음과 같다. ① 건강수준 향상을 위해 질병의 치료보다는 건강증진이나 예방을 중시한다. ② 개인 수준보다는 집단 수준에서의 건강결정요인이나 건강문제에 관심을 가진다. ③ 건강문제 향상을 위한 사회적, 집단적 차원의 노력을 중시한다. ④ 건강한 공공정책과 부문간 협력을 중시한다. ⑤ 공중보건은 시민과 지역사회의 참여와 사회적 합의를 중시한다. ⑥ 공중보건은 사회 정의와 건강형평성을 추구한다.

신공중보건의 핵심기능은 1988년 미국의 IOM에서 처음 정의하기 시작하였는데, '건강수준 평가(assessment)', '정책개발(policy development)', '보장(assurance)'의 3가지이며, 필수서비스는 다음의 10가지이다.

(1) 지역사회의 문제를 규명하기 위한 건강상태의 모니터링
(2) 지역사회의 건강문제와 건강위험에 대한 진단과 조사
(3) 주민에게 건강이슈에 대한 정보의 제공과 교육, 그리고 역량강화
(4) 건강문제를 규명하고 해결하기 위한 지역 파트너십의 활용
(5) 개인과 지역사회의 건강노력을 지원하기 위한 정책과 계획의 개발
(6) 건강을 보호하고 안전을 보장하는 법과 규정의 시행
(7) 개인이 필요로 하는 건강서비스를 연계하고 제공되지 아니하는 보건서비스에 대한 이용의 보장
(8) 유능한 공중보건 및 개인 보건의료 인력의 확보
(9) 개인 및 집단 보건서비스의 효과와 접근성, 질의 평가

표 6-7 세계 각국과 국제기구가 제시한 공중보건의 핵심 기능

미국[1]	캐나다[2]	WHO[3]	PAHO[4]	호주[5]	영국[6]
공중보건 핵심 기능 • 건강수준 평가 • 정책개발 • 서비스 보장 **공중보건 필수서비스** • 지역사회 건강문제를 확인하기 위한 건강수준 모니터링 • 지역사회에서 건강문제와 건강위험의 진단, 조사 • 건강문제에 대한 정보제공, 교육, 주민 역량강화 • 건강문제의 확인과 해결을 위한 지역사회 파트너십의 활성화 • 개인 및 지역사회의 건강노력을 지지하는 정책과 계획 개발 • 건강을 보호하고 안전을 확보하기 위한 법과 규제의 강화 • 사람들을 필요한 보건소비스에 연결하고 보건서비스의 제공을 보장 • 능력 있는 공중보건 및 개인보건의료인력 확보	**공중보건 필수기능** • 건강보호 • 건강 서베일런스 • 질병 및 사고예방 • 인구집단에 대한 건강평가 • 재해 관리	**공중보건 필수기능** • 건강상태의 모니터링과 분석 • 역학적 서베일런스/질병예방과 관리 • 공중보건 정책과 계획의 개발 • 인구집단의 건강향상을 위한 보건체계와 서비스의 전략적 관리 • 공중보건 보호를 위한 규제와 법규 준수 • 공중보건 분야의 인적 자원 개발과 기획 • 건강증진, 사회 참여와 역량강화 • 개인 및 집단수준 보건서비스의 질 보장 • 혁신적인 공중보건 해결방안의 연구, 개발, 실행	**공중보건 역할** • 전염병 집단발생과 질병 확산의 예방 • 환경위해로부터의 보호 • 건강한 행태의 증진과 권장 • 재해관리와 지역사회 재건의 지원 • 보건서비스의 질과 접근성 보장 **공중보건 필수기능** • 건강상태의 모니터링과 분석 • 공중보건 서베일런스, 연구, 공중보건 위험 및 피해 관리 • 건강증진 • 건강과 관련하여 시민의 사회참여와 역량강화 • 공중보건관련 개인 및 집단의 노력을 지지하기 위한 정책 개발과 기획, 국가보건당국의 감독 기능 • 공중보건 규제 및 법규준수 • 필수보건서비스에 대한 형평성 평가와 향상	**공중보건 핵심기능** • 인구집단의 건강 필요와 지역사회의 기대치의 평가, 분석, 의사소통 • 위험요인의 감소, 교육, 검진, 예방접종, 기타 개입방법을 통해 전염성, 비전염성질환, 사고의 예방과 관리 • 개인, 가족, 지역사회, 더 광범위한 사회와 함께 건강한 생활습관과 행동의 고무 및 장려 • 법, 규제, 재정조치 등을 포함한 건강한 공공정책의 촉진, 개발, 지지 • 건강상태의 측정가능한 향상과 기술, 역량, 체계 및 하부구조의 강화를 목적으로 하는 프로그램의 기획, 재정지원, 관리 및 건강성과와 역량구축에 대한 평가	**공중보건 필수기능** • 건강 서베일런스, 모니터링 및 분석 • 건강증진 및 질병예방 프로그램의 수립, 기획 및 관리 • 건강을 증진시키고 불평등을 감소시키도록 지역사회와 시민의 역량을 강화 • 건강증진과 불평등 감소를 위해 정부 부처, 분야 사이의 파트너십 형성과 지속 • 건강보호와 증진을 위한 관련 법규의 준수 확보 • 교육과 훈련을 잘 받은 다양한 전문지식을 지닌 공중보건 인력의 개발 및 유지 • 건강향상, 질병예방, 불평등 감소라는 목표 달성을 위해 NHS 서비스의 효과적 수행을 보장

표 6-7 세계 각국과 국제기구가 제시한 공중보건의 핵심 기능(계속)

미국[1]	캐나다[2]	WHO[3]	PAHO[4]	호주[5]	영국[6]
• 개인 및 집단 보건서비스의 효과, 접근성, 질의 평가 • 건강문제에 대한 새로운 통찰력과 혁신적인 해결방안을 위한 연구				• 자문, 참여, 역량강화 등을 통한 지역사회의 강화와 사회적 자본의 형성 • 안전하고 건강한 환경확보를 위한 활동의 촉진, 개발, 지원 및 시행 • 모든 생애 단계 걸쳐 건강한 성장과 발전의 촉진, 개발, 지원 • 원주민 및 Torres 해협 섬 주민과 기타 취약집단의 건강상태를 향상시키기 위한 활동의 촉진, 개발, 지원	• 공중보건 기능에 대한 연구, 개발, 평가, 혁신 및 질 보장

1) Institute of Medicine. (1988). The future of public health. Washington, DC: National Academies Press. ; Public Health Functions Steering Committee, US Department of Health and Human Services. (1994). Public health in America. Washington DC: US Department of Health and Human Services.
2) National Advisory Committee on SARS and Public Health. (2003). Learning from SARS-Renewal of public health in Canada. Ottawa: Health Canada.
3) World Health Organization(WHO), Regional Office for the Western Pacific. (2003). Essential public health functions: A three-country study in the Western Pacific Region. Manila, Philippines.
4) Pan American Health Organization. (2002). Public health in the Americas: Conceptual renewal, performance assessment, and bases for action.
5) National Public Health Partnership. (2000). Public health practice in Australia today: A statement of core functions. Melbourne : National Public Health Partnership.
6) Chief Medical Officer, United Kingdom. (2003). Public health in England. London: UK Dept of Health.

(10) 건강문제에 대한 새로운 시각과 혁신적 해결책을 강구하기 위한 연구

신공중보건이 핵심기능과 필수서비스를 제대로 제공하기 위해서는 집단수준의 접근법의 활용, 공중보건의 하부구조 강화, 다양한 인구집단의 필요를 충족시키기 위한 부문간 파트너십의 지지와 촉진, 공중보건서비스의 질과 이용가능성을 보장하기 위한 체계적인 접근법의 개발, 공중보건체계 내에서의 의사소통의 향상 등이 필요하다.

참고문헌

Acheson D. (1988). Public health in England: The report of the committee of inquiry into the future development of the public health function. London: HMSO.

Baum F. (2008). The new public health: An Australian perspective. 3rd edition. New York: Oxford University Press.

Beaglehole R, Bonita R, Horton R, Adams O, McKee M. (2004). Public health for the new era: Improving health through collective action. Lancet 363: 2084-86.

Chief Medical Officer, United Kingdom. (2003). Public health in England. London: UK Dept of Health.

Committee on Assuring the Health of the Public in the 21st Century. (2003). The future of the public's health in the 21st century. National Academies Press.

Cowley S. (2008). Community public health in policy and practice: A sourcebook. 2nd edition. Philadelphia: Elsevier Health Sciences.

Gostin L. (2010). Public health law and ethics: A reader. 2nd edition. Berkeley: University of California Press.

Institute of Medicine. (1988). The future of public health. Washington, DC: National Academies Press.

Institute of Medicine. (1997). Improving health in the community : A role for performance monitoring. Washington, DC: National Academies Press.

Last J. (ed.). (2006). A dictionary of public health. New York: Oxford University Press.

Lin V, Smith J, Fawkes S. (2007). Public health practice in Australia: The organised effort. 1st edition. NSW: Allen & Unwin.

National Advisory Committee on SARS and Public Health. (2003). Learning from SARS-Renewal of public health in Canada. Ottawa: Health Canada. Available at: http://www.phac-aspc.gc.ca/publicat/sars-sras/naylor/index-eng.php

National Public Health Partnership. (2000). Public health practice in Australia today: A statement of core functions. Melbourne: National Public Health Partnership. Available at: http://www.health.vic.gov.au/archive/archive2014/nphp/publications/phpractice/phprac.pdf

National Public Health Partnership. (2006). The language of prevention. Melbourne: National Public Health Partnership. Available at: http://www.health.vic.gov.au/archive/archive2014/nphp/publications/language_of_prevention.pdf

Ncayiyana M, Goldstein G, Goon E, Yach D. (1995). New public health and WHO's ninth general programme of work: A discussion paper. Geneva: World Health Organization. Available at: http://apps.who.int/iris/bitstream/10665/63061/1/WHO_HRH_96.4.pdf

Novick L, Morrow C. (2007). A Framework for public health administration and practice. In Lloyd F. Novick, Cynthia B. Morrow, Glen P. Mays. (eds.). Public health administration: Principles for population-based management. 2nd edition. Sadbury, MA: Jones and Bartlett Publishers. 2007. pp.35-68.

Pan American Health Organization. (2002). Public health in the Americas: Conceptual renewal, performance assessment, and bases for action. Available at: http://www1.paho.org/hq/dmdocuments/2010/EPHF_Public_Health_in_the_Americas-Book.pdf

Public Health Functions Steering Committee, US Department of Health and Human Services. (1994). Public health in America. Washington DC: US Department of Health and Human Services.

Rose G. (1981). Strategy of prevention: Lessons from cardiovascular disease. Brit Med J 81(282):1847-51.

Rose G. (1985). Sick individuals and sick populations. Int J Epidemiol 14(1): 32-38.

Tulchinsky TH, Varavikova EA. (2010). What is the 'New Public Health'? Public Health Reviews 32:25-53.

Turnlock B. (2012). Public health: What it is and how it works. 5th edition. Burlington, MA: Jones & Bartlett.

Wanless D. (2004). Securing good health for the whole population. Final report. London: Department of Health.

Winslow C.E.A. (1920). The untilled field of public health. Science 51(1306):23-33.

World Health Organization(WHO), Regional Office for the Western Pacific. (2003). Essential public health functions: A three-country study in the Western Pacific Region. Manila, Philippines: WPRO. Available at: http://www.wpro.who.int/publications/docs/Essential_public_health_functions.pdf

World Health Organization(WHO). (1978). Primary health care: Report of the International Conference on Primary Health Care, Alma-Alta, USSR, 6-12 September 1978. Geneva: WHO.

World Health Organization(WHO). (1986). Ottawa charter for health promotion: First International Conference on Health Promotion. Available at: http://www.who.int/healthpromotion/milestones.pdf

World Health Organization(WHO). (1998). Health promotion glossary. Geneva, Switzerland: WHO. Available at: http://www.who.int/healthpromotion/about/HPR%20Glossary%201998.pdf

World Health Organization(WHO). (2009). Global health risks: Mortality and burden of disease attributable to selected major risks. Geneva: WHO.

제7장

신공중보건 체계

1. 공중보건체계의 분석 방법
2. 공중보건체계의 정의
3. 공중보건체계의 목적
4. 공중보건체계의 기능
5. 정리

제7장

신공중보건 체계

학습목표

- 공중보건체계의 정의와 구성요소를 기술할 수 있다.
- 공중보건체계의 목적과 과제를 인식한다.

학습내용

- 공중보건체계의 분석방법
- 공중보건체계의 정의
- 공중보건체계의 목적
- 공중보건체계의 기능

체계(system)란 일련의 목표를 달성하기 위하여 설계된 상호관련을 맺고, 서로 의존하는 부분들의 집합체이다. 이런 관점에서 생각하면 공중보건체계(public health system)는 인구집단의 건강수준 향상을 위하여 상호관련을 맺고 공식적으로 관여하는 부분들의 집합체라고 생각할 수 있다.

하지만 의료체계(medical care system)와 달리 공중보건체계를 정의하는 것은 쉽지 않다. David Hunter 등은 공중보건체계의 영역과 경계를 정확하게 정의하는 것은 악명이 높을 정도로 어렵다고 말하였다(Hunter 등, 2007. 1쪽). 공중보건체계는 마치 아메바와 같은 존재로서 건강과 건강격차에 영향을 미치는 요인들, 공중보건문제의 해결에 효과적일 것이라고 생각되는 방법, 공중보건체계와 보다 광범위한 사회적, 환경적, 경제적 활동과의 중첩에 대한 인식의 변화에 따라 영향을 받기 때문이다.

모든 체계는 ① 투입, 전환, 산출, 피드백 기전을 가지며, ② 변화하는 외부 환경에도 불구하고 내부는 정상상태(正常狀態, steady state)[14]를 유지하려 하며, ③ 외부 환경과 구분이 되는 경계를 가진다. 따라서 공중보건체계를 이해하기 위해서는 목적, 영역과 경계, 구성요소, 구성요소들의 상호관련성, 투입과 전환, 산출 등에 대해 이해하여야 한다. 이 장에서는 이러한 관점에서 공중보건체계에 대해 소개하고자 한다.

1 공중보건체계의 분석 방법

공중보건체계는 기술적(descriptive) 또는 규범적(normative) 방법을 통해 파악할 수 있다. 역사적 변천을 고려하면서 현재의 조직과 인력, 그리고 기타 구성요소들의 역할, 작동방식과 관계 등을 파악하는 것은 기술적 방식으로 공중보건체계를 파악하는 것이며, 인구집단의 건강결정요인에 영향을 미치는 요소들을 중심으로 이들의 역할과 관계를 개념적으로 설계하면 규범적 방식으로 공중보건체계를 파악하는 것이다(Hunter 등, 2007, 4쪽).

1) 전통적 시각

체계의 분석을 위해 널리 사용되는 투입(input)-과정(process)-산출(output)-결과(outcome) 모형을 활용하여 공중보건체계를 파악하고자 하는 시각이다(그림 7-1).

이러한 시각의 대표적인 예가 잘 알려진 Kleczkowski, Roemer, Werff(1984)가 정의한 보건체계이다. 공중보건체계를 보건자원의 개발(development of health resources), 조직화(organized arrangement of resources), 보건서비스의 제공(delivery of health services), 관리(management), 경제적 지원(economic support) 등의 5가지 요소로 구성된 체계로 묘사하고 있다(그림 7-2). Kleczkowski 등의 보건체계 모형은 공중보건체계를 기술적으로 묘사하기 위해 널리 사용된다.

14) homeostasis(평형 유지력 또는 항상성: 恒常性)이라고도 불린다.

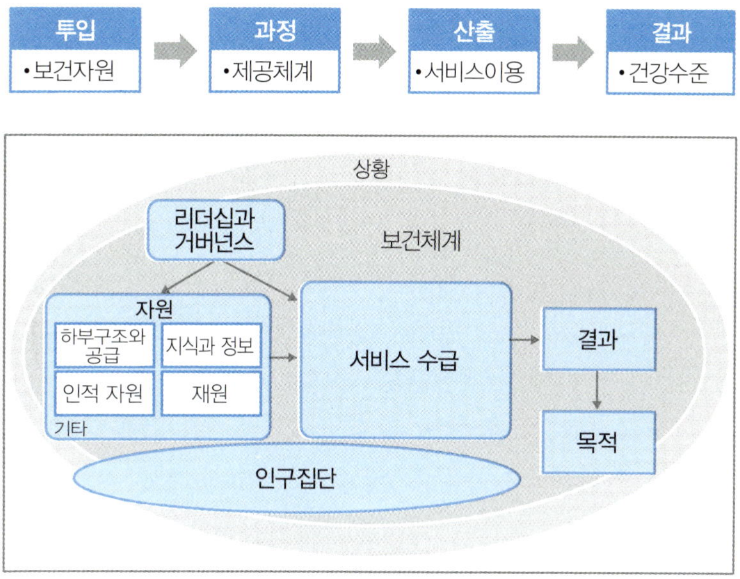

그림 7-1 투입-과정-산출-결과 모형을 활용한 공중보건체계

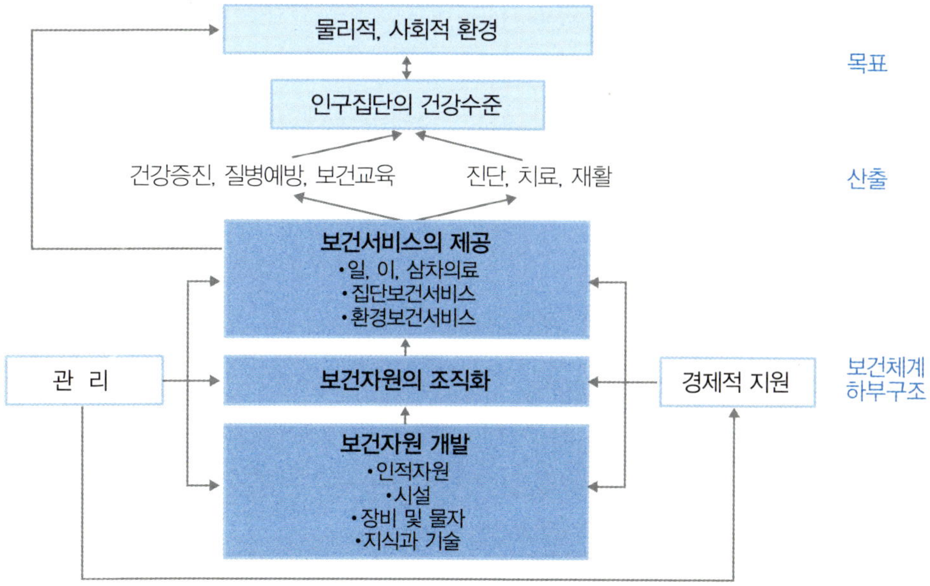

그림 7-2 Kleczkowski 등의 보건체계 모형

자료 : Kleczkowski 등, 1984, 14쪽.

2) 완전한 공중보건체계(whole systems approach)

완전한 공중보건체계는 인구집단의 건강에 영향을 미치는 사회적 결정요인부터 직접적 원인에 이르기까지 모든 요인들을 포괄적으로 관리하는 체계이다. 적극적인 건강개념을 택하고, 건강에 대한 사회적 책임을 크게 생각할수록 공중보건체계는 확장될 것이다.

완전한 공중보건체계는 이상적 개념이며 어떻게 보면 비현실적인 개념이다. 그러나 건강은 다차원적이고 전인적인 개념이며, 개인과 사회의 생태학적 균형 속에서 성취되는 가치이다. 세계보건기구의 'Health for All' 전략, '오타와 헌장', '건강도시운동', 그리고 '신공중보건(new public health)'과 '사회생태학적 접근(social ecological approach)' 등 최근 공중보건을 둘러싼 화두의 대부분은 건강문제에 대한 이해와 해결을 위해 완전한 공중보건체계를 염두에 두고 있다. 따라서 완전한 공중보건체계를 그려보는 것은 현재의 문제를 이해하고 해결방안을 찾는 출발점이 될 수 있다. 완전한 공중보건체계에 대한 시각은 대체로 규범적 방식으로 공중보건체계를 묘사하는데 사용되어 진다.

3장 건강문제의 발생과 결정요인에서 설명한 Dahlgren and Whitehead(1991)의 건강결정요인 모형(그림 3-4)을 통해 우리는 공중보건체계가 다루어야 할 문제의 범위가 얼마나 광범위한가를 확인할 수 있는 반면 동시에 공중보건체계의 영역을 확정하는 것이 왜 어려운지도 알 수 있다. 공중보건문제의 해결은 공식적인 공중보건체계와 외부 체계와의 협력관계를 통해 가능한데, 특정 문제의 성격에 따라 양자의 관계는 긴장과 갈등의 연속으로 나타날 것이다.

Halfon 등(2014)은 인구집단의 건강을 최상으로 유지하기 위해서는 보건체계의 혁신적인 변화가 필요하다고 밝히면서 지역사회통합 보건체계를 대안으로 제시하였다. 지역사회통합 보건체계는 의료서비스가 아닌 건강을 생산하는 보건체계로서 보건, 복지, 기타 건강결정요인과 관련이 있는 주요 부문들이 공동의 목적을 달성하기 위하여 협력하는 체계인데 이는 완전한 공중보건체계의 한 예라고 할 수 있다(표 7-1).

표 7-1 보건서비스 제공체계의 발전 단계

특성	질병치료 체계	환자 중심 통합서비스제공 체계	지역사회통합 보건체계
건강의 정의	급성질환의 부재	만성질환의 감소	목적이나 안전에 대한 필요를 충족하기 위한 능력의 창출, 건강잠재력의 강화
보건체계의 목적	평균수명의 연장	장애의 감소	건강의 최적화

표 7-1 보건서비스 제공체계의 발전 단계(계속)

특성	질병치료 체계	환자 중심 통합서비스제공 체계	지역사회통합 보건체계
목표	급성질환 및 전염성질환 진단과 치료	만성질환의 예방과 관리. 환자 중심 서비스 제공 : 질병 에피소드별로 단계별 서비스를 조정	인구집단 및 지역사회의 건강 수준을 향상하고 최적화 : 생애의 전 단계와 세대 간의 집단 건강을 최적화
서비스의 조직화	독립적인 개인 의료제공자: 병원, 의원, 일차의료제공자와 전문의가 독자적으로 활동	accountable care organizations나 medical homes 같은 의료서비스 제공체계 : 서비스의 질과 비용에 대해 집단적 책임을 지는 제공자 팀	지역사회통합 보건체계 : 지역사회의 건강위험요인 감소와 통합적인 서비스 제공을 위한 공중보건기관과 지역사회 조직의 통합적인 보건서비스 네트워크
서비스 제공 과정	입원 및 외래 의료서비스 사이의 조정이 거의 없음: 급성치료 모델이 주도	의료서비스 전달체계의 각 수준(일차, 이차, 삼차)에서 의료적 위험을 보다 잘 관리할 수 있도록 서비스를 조정	생애의 전 단계에 걸쳐 건강과 웰빙을 최적화하고 유지할 수 있도록 고안된 보건, 사회심리, 웰빙 서비스의 통합
지불방법	성과별 지불방식	가치기반의 지불체계 : 더 나은 환자치료 결과에 대해 보상, 환자의 경험 향상, 전체 치료비 감소	장기적 시각에서 가치를 인식하고 보건 부문 이외의 다 부문의 재정적 영향을 고려 : 인구기반의 종합 예산, 광범위한 보건서비스에 대한 단일 예산, 인센티브 결합 등
보건정보 기술	독립적인 의무기록	전자보건정보 교환을 통해 다양한 공급자 네트워크를 연결	사람중심의 보건 및 의료정보 : 보건 및 인적 서비스 사이의 연결 : 질과 비용에 대한 실시간 접근 : 개인 및 집단의 건강 결과
서비스 질	질에 대한 폭 넓은 변이와 낮은 투명성	일관된 질 : 표준화된 질 결과와 협력적 학습을 통한 향상 과정	학습 체계를 통한 지속적인 질 향상
개인 및 지역사회의 역할	경험이 없는 환자	치료서비스 과정의 적극적인 동반자	건강에 대한 공동 기획자
집단 건강 향상	–	환자/의뢰인의 건강에 관심	사회경제적 건강결정요인과 보건 개발을 포함하여 일정지역 내 인구집단의 건강 결과에 관심

자료 : Halton 등, 2014.

3) 네트워크 기반의 공중보건체계(network-based approach)

20세기 후반부터 시작된 '제3차 역학혁명'[15]에 대처하기 위해서는 공중보건체계의 근본적인 개혁이 필요하였다. 이러한 시대적 변화에 적극적으로 대처한 미국의 Institute of Medicine은 공중보건의 조직체계는 정부의 공식 조직이 수행하는 활동과 민간과 자발적 조직, 개인의 유관 활동을 모두 망라한다고 기술하였다(Institute of Medicine, 1988. 42쪽). 2003년 발표된 IOM의 'The Future of the Public's Health in the 21st Century' 보고서에서는 공중보건체계의 개념을 더욱 명확히 기술하고 있는데, "공중보건체계는 건강과 관련된 환경을 만드는데 있어 긴요한 역할을 할 수 있는 잠재력을 가지고 있는 개인과 조직의 복잡한 네트워크"라고 정의하면서 "이들 요소들은 개별적으로 건강 활동을 할 수도 있지만 동일한 보건 목적을 위해 함께 일할 때 그들은 하나의 체계-공중보건체계-로 활동하게 된다"라고 기술하였다(IOM, 2003. 28쪽). IOM은 공중보건체계의 구성요소로 전통적으로 중시되어 왔던 정부(공공보건기관), 보건의료제공체계 외에 지역사회, 기업, 미디어, 학계 등 광범위한 사회 구성요소들의 중요성을 강조하고, 공중보건체계를 구성하는 요소들 간의 협력이 인구집단의 건강수준 향상을 위해 중요하다는 것을 강조하고 있다(그림 7-3). 네트워크 기반의 공중보건체계는 규범적 관점에서 공중보건체계를 분석하는 방법의 하나로 볼 수 있다.

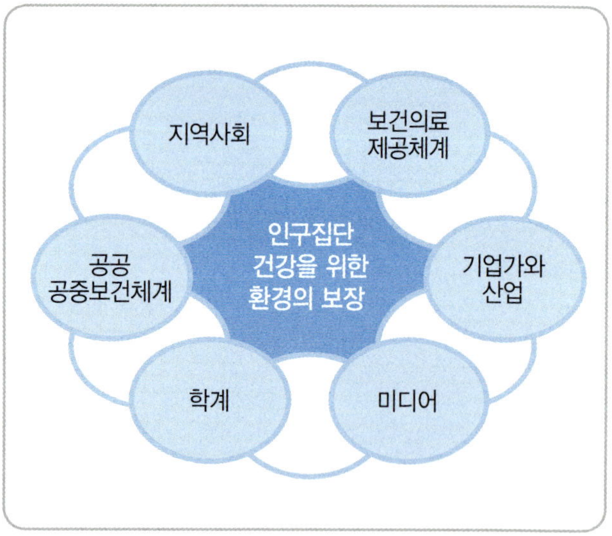

그림 7-3 네트워크로서의 공중보건체계

자료 : IOM, 2003.

IOM의 네트워크로서의 공중보건체계 개념은 공중보건 문제가 '모든 사람의 일상적 문제'라고 하는 것을 명확히 하고, '건강한 개인과 건강한 사회'는 사회의 조직적 노력을 통해 해결되어야 할 과제라는 것을 확실하게 인식시켜주는 장점이 있다.

물론 네트워크로서의 공중보건체계 개념이 IOM의 독자적인 생각은

15) 만성질환의 유행 시대에서 질환의 문화적, 사회경제적 원인을 중시하는 시기로의 이행을 '3차 역학적 혁명(tertiary epidemiologic revolution)'이라고 한다(Mullner, 2009. 27쪽).

아니다. 이미 소개한 바와 같이 세계보건기구도 공중보건체계에 대한 정의에서 일차적 목적이 건강향상인 보건활동을 위해 헌신하는 모든 조직, 기관, 자원을 공중보건체계의 구성요소에 포함시켰다(WHO, 2000). 영국도 자국의 공중보건체계를 기술함에 있어 네트워크로서의 공중보건체계 개념을 사용하였다(NHS Constitution, 2013, 3쪽).

2 공중보건체계의 정의

공중보건체계의 정의는 건강과 건강격차에 영향을 미치는 요인들, 공중보건문제의 해결에 효과적일 것이라고 생각되는 방법, 공중보건체계와 보다 광범위한 사회적, 환경적, 경제적 활동과의 관계를 어떻게 생각하느냐에 따라 영향을 받는다. 특히 의료서비스를 제공하는 의료체계를 공중보건체계에 포함시킬 것인가, 아닌가에 따라 공중보건체계의 정의에 차이가 존재한다.

1) 넓은 의미의 공중보건체계의 정의

개인에 대한 치료서비스까지 포함하여 개인 또는 집단의 건강유지 또는 향상에 기여하는 모든 서비스를 공중보건체계에 포함시켜 정의하는 것이다. 넓은 의미의 정의의 예로는 세계보건기구의 보건체계(health system)에 대한 정의가 있다.

> "보건체계는 일차적 목적이 건강의 증진, 회복, 유지인 조직, 사람, 활동으로 구성된다. 이것에는 직접적인 건강향상 활동뿐만 아니라 건강결정요인에 영향을 미치려는 노력도 포함된다. 따라서 보건체계는 개인 건강서비스를 제공하는 공공기관들의 피라미드 이상이다. 이것에는 가정에서 아픈 아이를 위한 어머니의 돌봄, 민간 제공자, 행동변화 프로그램, 벡터 관리를 위한 캠페인, 건강보험조직, 산업보건 및 안전관련 법규 등이 포함된다. 또, 잘 알려진 건강결정요인인 여성교육을 촉진하도록 교육 부서를 권장하는 것과 같은 보건인력에 의한 부문간 활동도 포함된다." (WHO, 2007, 2쪽)

세계보건기구의 보건체계에 대한 정의는 보건체계의 목적과 활동을 중심으로 한 정의이다. 이에 반해 보건체계의 구성요소와 기능을 중심으로 보건체계-공중보건체계-를 정의하기도 한다. Milton Roemer(1991)는 보건체계(health system)를 "인구집단에 대한 보건서비스의 제공으로 귀결되는 자원, 조직, 재원, 관리의 조합"이라고 정의하였다. 또 Murray와 Frenk(1999. 4쪽)는 "보건체계는 보건활동을 위한 재원조달, 규제, 그리고 활동의 제공과 관련된 자원, 행위자, 기관들로 구성된다"고 하였다.

2) 좁은 의미의 공중보건체계의 정의

우리가 흔히 사용하는 보건체계(health system)는 개인 수준의 건강향상을 위한 치료서비스도 포함한다. 세계보건기구는 보건체계에 민간 제공자에 의한 개인 의료서비스도 포함시켰으며, Murray와 Frenk(1999. 4쪽)는 클리닉에서 제공되는 개인 보건서비스도 역시 포함시켰다.

그러나 공중보건체계(public health system)에 개인 의료서비스가 포함되는 가에 대해서는 확실한 결론은 없다. 이는 공중보건을 치료나 재활서비스까지 포함하는 넓은 의미로 해석할 것인가, 아니면 이를 배제한 좁은 의미로 해석할 것인가 하는 관점에 따라 답이 달라질 것이다. Cowley(2008, xix)는 신공중보건학이 오로지 인구집단 수준만을 대상으로 한다고 생각하는 것은 잘못이지만 개인적 접근이 정당화되려면 이러한 활동이 전체 인구집단의 건강에 기여하는 것을 주 목적으로 할 때라는 사실을 명심할 필요가 있다고 주장하였다. 따라서 우리는 좁은 의미에서 공중보건체계를 정의할 때는 인구집단의 건강수준 향상을 그 목적으로 보는 것이 타당할 것이다. 아래에 제시한 Turnock의 정의는 공중보건체계를 보건체계의 일부분으로서 정의하고 공중보건체계는 건강친화적인 환경 확보에 노력한다는 것을 보여주고 있다.

> "공중보건체계는 보건체계의 한 부분으로서 공중보건의 3대 핵심기능을 수행함으로써 사람들이 건강하게 살 수 있는 환경을 확보하기 위해 노력한다." (Turnock, 2012. 532쪽)

하지만 최근에 임상예방의학이나 건강관리서비스 같이 개인적 접근을 통한 건강증진과 예방서비스의 제공이 활발해 짐에 따라 공중보건서비스(public health services)와 보건의료서비스(health care services)를 구분하는 것이 어려워지고 있는 것이 사실이다(표 7-2).

만일 개인적 치료서비스가 공중보건에 포함되지 않는다고 한다면 공중보건체계는 보건체계의 하부체계로 생각할 수 있고, 인구집단의 건강수준 향상을 위하여 집단적 차원의 건강서비스 제공과 활동, 그리고 이를 위한 자원 생산, 프로그램 조직, 서비스 제공, 경제적 지

표 7-2 건강관리의 유형과 공중보건의 영역

질병의 자연사	예방수준	관리대상	관리(예방)대책	담당
질병발생 이전	1차 예방	사회적 건강결정요인	건강증진(근원적 예방) (건강한 정책과 환경 등)	공중보건체계 사회 각 부문
		건강위험요인(생물학적, 물리적, 화학적 요인)	건강보호(식품위생, 환경보건, 안전관리 등)	공중보건체계
		생활양식	건강증진(보건교육)	공중보건체계 의료체계
질병 잠복기	2차 예방	질병	선별검사, 조기치료	공중보건체계 의료체계
질병 발현기	3차 예방	질병과 장애	재활	의료체계

원, 관리를 공식적으로 담당하는 부분들의 집합체로 정의할 수 있을 것이다.

공중보건과 의료의 영역이 명확하게 구분되지 않음에 따라 공중보건체계의 정의와 경계를 명확히 하기는 어렵다. 이 문제 이외에도 공중보건체계의 영역과 경계가 역사적, 정치적, 경제적, 문화적, 사회적 산물이라는 사실도 공중보건체계의 정의를 어렵게 한다. 미국과 같이 민간 의료체계가 발달한 국가와 영국과 같이 공공 의료체계가 발달한 국가는 공중보건체계에 있어서도 차이를 보일 수밖에 없다. 의료체계의 경우 건강보험이나 재원조달, 서비스 제공이나 관리 방식, 국가의 경제수준 등의 기준을 이용하여 유형화를 하고, 각 유형별로 의료체계의 영역과 경계를 제시함으로써 이러한 난관을 극복해 왔다. 그러나 공중보건체계와 관련해서는 아직 유형화를 위한 본격적인 시도가 없었다. 의료체계의 유형화 기준을 그대로 적용한 분류 체계는 공중보건체계의 특성을 잘 반영할 수 없으므로 공중보건체계의 분류를 위한 더 많은 연구가 필요하다.

3 공중보건체계의 목적

사회체계는 그 자체로 추구의 가치가 있는 본질적(intrinsic) 목적과 다른 목적을 달성하기 위한 수단인 도구적(instrumental) 목적을 가지고 있다. 그리고 모든 사회체계는 체계 고유의 목적 이외에 사회체계가 공통적으로 가져야 하는 목적도 달성하여야 한다(Murray and Frenk, 1999. 5~11쪽).

1) 공중보건체계 고유의 목적

(1) 인구집단의 건강수준 향상

① 총량적 건강수준의 향상 : 인구집단의 평균 건강수준 향상

② 인구집단 내 건강수준의 분포 균등화 : 건강형평성

2) 사회체계로서의 공통 목적

(1) 사람들의 합리적 기대에 대한 반응

① 윤리적 측면 : 인간 존엄성에 대한 존중, 개인의 선택권 보장을 포함하는 자율성 존중, 비밀보호 등

② 소비자 만족 : 건강필요에 대한 즉각적인 반응, 기본적인 편의시설, 사회적 지원체계에 대한 접근성, 서비스 제공기관과 제공자의 선택

(2) 공정한 재원조달과 재정 위협으로부터의 보호

① 보건비용의 위험 분산

② 재원부담의 소득비례

3) 도구적 목적

(1) 서비스에 대한 접근성

(2) 질

(3) 안전

(4) 기술혁신

(5) 지속성

(6) 참여 등

공중보건체계의 목적을 도시하면 [그림 7-4]와 같다.

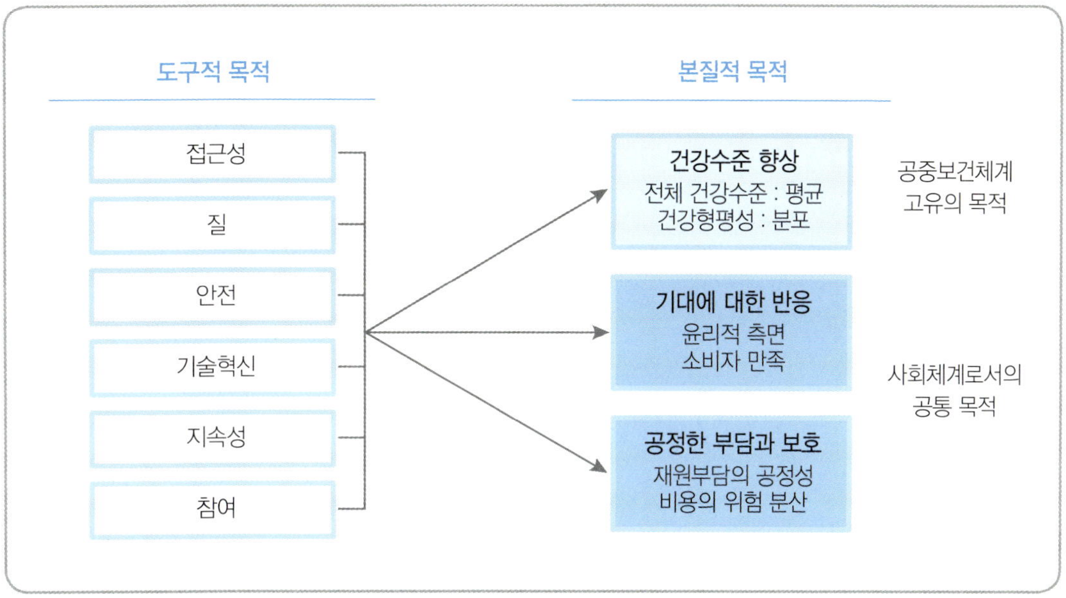

그림 7-4 공중보건체계의 목적

자료 : Murray and Frenk, 1999.

4 공중보건체계의 기능

Milton Roemer(1991)는 보건체계의 기능으로 다음의 5가지를 제시하였다(그림 7-5). Roemer의 생각은 Kleczkowski 등(1984)의 국가보건체계 모형에서도 그대로 인용되고 있다(그림 7-2).

(1) **자원의 생산** : 인력, 약품, 시설, 지식 등

(2) **자원의 조직화**

(3) **프로그램의 조직화** : 보건부, 공공기관, 자발적 조직, 기업, 민간 시장

(4) **서비스 제공** : 보건서비스 프로그램의 범위

(5) **경제적 지원** : 개인지출, 자선, 임의보험, 사회보험, 정부 예산, 원조 등

(6) **관리** : 리더십, 기획, 행정, 규제 등

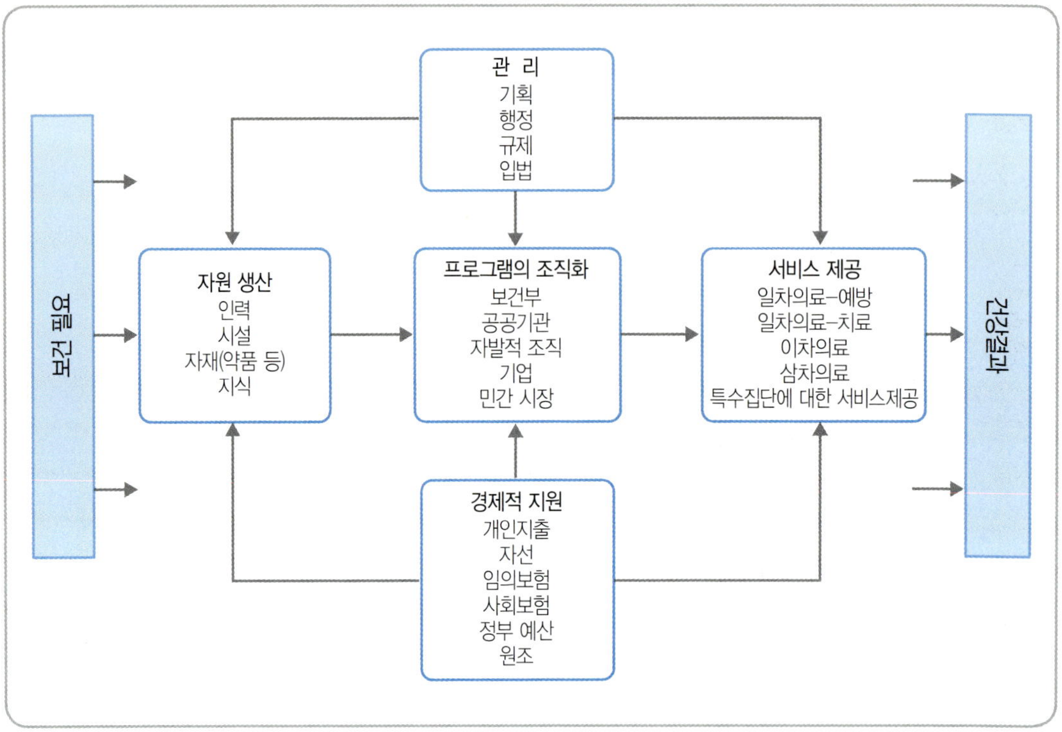

그림 7-5 Roemer의 보건체계의 기능

자료 : Roemer, 1991.

1) 공중보건자원의 개발(Development of Health Resources)

공중보건서비스의 생산과 공중보건체계의 지원 기능을 수행하기 위해서는 인적 자원, 시설 및 장비, 지식 및 정보 등의 다양한 자원이 필요한데, 체계 이론에서 투입에 해당한다. 공중보건서비스는 그 특성상 다른 자원에 비해 인적 자원과 지식 및 정보의 개발과 활용이 중요하다.

(1) 인적 자원의 개발

전통적으로 공중보건 활동은 다양한 전문가들에 의해 수행된다. 이들 공중보건 전문가들은 공중보건의 세부 활동 중 하나에 특화된 지식과 기술을 가지고 있으며, 6장에 서술된 다양한 공중보건의 기능을 수행한다. 그러나 건강이 일상생활의 관심사가 되어야 하고, 삶의 터를 통해 건강이 유지, 향상되어야 하는 오늘날 공중보건 전문가들만으로 모든 공중보건 활동을 수행할 수는 없다. 주민과 지역사회가 건강 활동의 주체가 될 수 있도록 새로운 공중보건 인력에 대한 필요성이 증대하였다.

영국은 이런 관점에서 공중보건인력을 아래와 같이 정의하였다(Department of Health, 2001. 11~12쪽; Centre for Workforce Intelligence, 2015. 18~19쪽).

① 핵심 공중보건인력(core public health workforce)

공중보건을 그들의 가장 중요한 역할로 인식하면서 공중보건활동에 종사하는 사람들

㉠ 전문가(specialists) : 인구집단의 건강 또는 특정 지역의 건강에 영향을 미칠 수 있는 전략적 또는 고위 관리직 지위에서 일하는 공중보건전문가

㉡ 일선 실무자(practitioners) : 방문간호사나 보건교사, 환경보건담당 공무원 같이 거의 대부분의 시간이나 모든 시간을 공중보건업무에 종사하며, 공중보건의 일선에서 개인이나 가족, 지역사회의 건강문제에 직접 개입하는 일선 공중보건종사자

② 공중보건 기여 인력(wider public health workforce)

공중보건의 전문가가 아니나 (유급 또는 무급의) 일을 통해 건강이나 웰빙에 긍정적인 영향을 미칠 기회나 능력을 가지고 있는 사람들. 본인들은 자각하지 못하고 있으나 건강수준의 향상이나 건강불평등의 감소에 공헌하는 모든 분야에 속하는 사람들로 언론인, 교사, 사회복지사, 기업가, 도시계획전문가 등과 같은 인력

그동안 공중보건체계는 일부 일반인을 자원봉사자로 활용해왔다. 그러나 공중보건체계의 목적을 달성하기 위해서는 주민의 역할을 공중보건기관 활동의 보조자(aid-worker)에서 건강 활동의 협력자(coworker)이자 주창자(initiators)로 변화시켜야만 한다. 따라서 핵심 공중보건인력 못지않게 공중보건 기여 인력의 양성과 활용이 중요하다.

공중보건인력은 공중보건의 핵심 역할과 기능을 수행하여야 하므로 전공 지식 못지않게 신공중보건의 철학과 원칙, 기능을 이해하여야만 한다. 많은 나라에서 전문분야나 영역과 상관없이 공중보건인력이라면 누구나 갖추어야 할 필수적인 지식, 기술, 태도를 핵심 역량(core competencies)으로 정의하고, 이를 공중보건인력을 강화하는 핵심 전략으로 삼고 있다(Public Health Agency of Canada, 2007).

예를 들어 미국의 Council on Linkages between Academia and Public Health Practice(2010)에서는 10여년을 노력한 끝에 공중보건 전문 인력의 핵심역량을 제시하였다. Council on Linkages에서 정의한 핵심 역량이란 공중보건의 필수서비스를 제공하는데 필

요하다고 합의된 기술들로 공중보건인력을 초급단계의 공중보건인력, 관리나 감독 직급의 인력, 최고 관리자나 조직의 대표수준으로 구분하여 각 수준에 필요한 핵심역량을 제시하였다. 미국에서는 핵심역량을 관련 대학과 대학원의 교육과정에 반영하기 위하여 학문영역별 역량을 개발하여 공중보건의 현장에 적합한 인력을 양성하고 있다. 또한 공중보건인력의 지식과 기술수준에 대한 요구수준과 현재 수준과의 차이 확인, 공중보건인력개발 계획의 수립, 공중보건인력의 채용, 교육·훈련을 위한 교과과정 개발, 직원 평가와 기관 인증평가(accreditation) 등에 활용하고 있다(Riley 등, 2012).

(2) 지식 및 정보체계의 개발

적합하고 신뢰할 수 있는 지식과 정보는 공중보건체계의 기능을 원활하게 수행하기 위해 필요하며, 공중보건체계의 성과를 높이기 위한 토대가 된다. 공중보건체계가 필요로 하는 지식과 정보의 종류는 크게 3 종류로 구분할 수 있다.

① 지역사회의 건강문제 파악을 위한 정보

㉠ 개인, 인구집단, 지역사회의 건강결정요인과 건강수준

㉡ **건강 형평성** : 건강결정요인, 서비스 이용, 건강수준

㉢ 외부 환경의 변화

② 공중보건체계의 성과 향상을 위한 정보

㉠ **공중보건체계에 대한 투입** : 공중보건 정책, 공중보건 조직과 하부구조, 시설과 장비, 인적 및 물적 자원, 예산, 보건정보체계 등

㉡ **공중보건체계의 업무 수행과정** : 핵심 역할과 기능의 수행 정도

㉢ **공중보건체계의 산출(outputs)과 성과(performance)** : 정보나 서비스의 활용가능성, 접근성, 질, 안전성, 지속성, 참여 정도 등

㉣ **공중보건체계의 결과** : 건강수준과 형평성, 공중보건체계의 지역사회 필요에 대한 반응, 재정 부담의 공정성 등

③ 건강문제에 대한 새로운 통찰력과 혁신적인 해결책을 위한 연구

㉠ 새로운 정책, 프로그램, 서비스의 개발을 위한 연구

㉡ 공중보건체계의 성과를 향상시키기 위한 보건체계에 대한 연구

모든 나라는 공중보건체계의 작동에 필요한 올바른 정보를 적절한 시기에 필요로 하는 사람에게 적합한 양식으로 제공하기 위해 노력하고 있다. 대체로 정보는 센서스나 조사, 신고나 등록, 연구 등을 통해 산출되었다. 그러나 최근에는 전자정보기술의 발전으로 인해 개인의 의료이용 정보를 수집, 분석하거나 빅 데이터 기법을 활용하려는 노력이 나타나고 있다. 공중보건과 관련된 자료의 수집과 정보의 산출, 활용에 대해서는 8장 인구집단의 건강관리와 건강문제의 확인에서 자세히 다루도록 하겠다.

2) 공중보건자원의 조직화(Organized Arrangement of Resources)

공중보건체계에 투입된 자원을 보건활동으로 전환하기 위해서는 공중보건조직이 필요하다. 공중보건조직은 다양한 보건자원을 서로 효과적으로 연결시키며, 공중보건서비스 제공기전을 통해 개인이나 지역사회가 공중보건 자원을 활용할 수 있도록 해준다(Kleczkowski 등, 1984. 19쪽).

공중보건조직은 대체로 다음의 5가지 유형으로 분류된다(Kleczkowski 등, 1984. 19~23쪽).

(1) 국가 공중보건기관

어느 나라나 국가의 공중보건활동을 주관하는 조직이 있다. 대부분 국가에서는 정부의 특정부처(예: 보건부)가 이를 담당하나 큰 부처의 일부분(예: 보건복지부)이 이를 담당하거나, 지방자치단체 기관의 네트워크 형태를 취하는 경우도 있다. 중앙정부의 보건기관 아래에는 광역 지방정부나 기초 지방정부 수준의 보건기관들이 존재한다.

국가 공중보건기관은 공중보건활동의 대부분을 책임지는 것이 보통이나 질병예방만 담당하는 나라도 있다.

(2) 건강보험기구

건강보험기구는 재원을 조달할 뿐만 아니라 가입자에 대한 보건이나 의료서비스를 제공하기 위해 보건기관을 직접 운영하기도 한다. 미국의 관리의료(managed care) 등에서는 건강보험의 효율을 높이기 위해 임상예방서비스를 비롯하여 개인 차원의 공중보건서비스를 급여에 포함하거나 보험자가 직접 운영하는 보건기관에서 제공하는 비율이 높아지고 있다. 또, 영국이나 호주 같이 의료제공자들에게 성과 기반의 보상체계(payment for performance)를 도입한 나라에서는 건강보험자들이 의료행위에 대한 보상 기준에 보건서비스의 제공을 포함시키고 있다. 재원조달 기전을 통해, 또 보건기관의 직접적 운영자로서 건강보험기구가 공중보건서비스의 내용과 질에 미치는 영향은 증가하고 있다.

(3) 보건부 소관 이외의 정부기관

교육부, 농림축산식품부, 고용노동부, 국방부 등 다른 정부부처도 자신들의 소관 국민의 건강을 보호하기 위한 공중보건활동을 수행한다. 농림축산식품부의 농촌개발이나 식품관리, 교통부의 교통정책, 환경부의 환경유해물질 관리, 산업통상자원부의 외국과의 교역 업무 등의 일부분은 일차적인 목적이 건강향상이라고 볼 수 있다. 따라서 다른 정부 부처의 기관들도 공중보건기관에 해당될 수 있다.

뿐만 아니라 기획재정부 등 정부의 전반적인 기능에 관여하는 부처 역시 공중보건체계에 영향을 미친다. 따라서 이러한 부처는 공중보건기관이라 할 수는 없으나 공중보건체계의 조직화를 검토할 때는 반드시 고려 대상에 포함시켜야 한다.

(4) 비정부기관

공중보건관련 비정부기관(nongovernmental agencies)으로는 다음과 같은 유형이 있다.

① 결핵이나 암 같은 특정질환이나 건강문제를 관리하기 위한 조직
② 특정 인구집단의 건강문제에 관심을 가진 조직
③ 공적 보험이 없는 사람들을 위한 임의보험조직(voluntary health insurance)
④ 의사협회, 간호협회 등 전문가 단체
⑤ 기업들 : 근로자를 위한 건강이나 안전서비스에 관심을 가짐
⑥ 종교단체, 노동조합 등

비정부기관은 직접 서비스를 제공하거나 회원들의 활동을 통제(윤리지침의 준수, 질적 기준의 제시 등)하거나 정부의 활동을 촉진하거나, 정부 정책에 대한 찬성과 반대를 통해 공중보건자원의 조직화에 영향을 미친다.

(5) 민간영역

전통적으로 공중보건은 정부의 활동으로 간주되어 왔다. 따라서 민간부분의 자원은 배제되거나 제한된 영역에서 보조적인 역할만 수행하였다. 그러나 정부기관이 다른 자원과 협력하여 문제를 해결하기 보다는 자체 예산을 가지고 직접 서비스를 제공하려는 '지휘 및 통제

(command and control)' 방식은 21세기의 복잡한 보건문제를 해결하는 데는 적합하지 않다(Turnlock, 2012, 19쪽). '지휘 및 통제' 방식을 벗어나 공중보건 관련 개인과 조직의 네트워크를 강화할 때 공중보건자원의 조직화가 효율적으로 될 수 있다. 이러한 맥락에서 정부기관(공공보건기관), 민간 보건의료제공기관, 지역사회, 기업, 미디어, 학계 등 광범위한 사회 구성요소들의 협력을 강조하는 네트워크로서의 공중보건체계 개념 아래서는 공중보건자원의 조직화를 위한 민간영역 기관이나 개인의 역할이 중요해 질 수 밖에 없다.

3) 공중보건서비스의 제공(Delivery of Health Services)

의료서비스는 대상자의 서비스 필요 정도와 제공되는 서비스의 기술적 복잡성에 따라 1차 의료(primary care), 2차 의료(secondary care), 3차 의료(tertiary care)로 구분한다. 그래서 의료서비스의 제공은 1차, 2차, 3차 의료를 단계적으로 연결하는 것이 중요하다(U.S. Public Health Service, 1994).

(1) **1차 의료(primary medical care)** : 임상적 예방서비스, 최초 접촉을 통한 치료서비스, 흔한 의료문제에 대한 지속적 관리

(2) **2차 의료(secondary medical care)** : 일상적인 또는 흔하지 않은 의료문제에 대해 전문적인 치료나 지속적인 관리서비스. 만성질환에 의해 초래되는 특별한 문제에 대한 지지서비스를 포함

(3) **3차 의료(tertiary medical care)** : 고도의 전문화된 인력과 시설을 요구하는 세부전문의에 대한 의뢰 서비스

그러나 공중보건서비스는 의료서비스와 달리 제공되는 기술의 난이도에 따라 분류하는 것이 적합하지 않을 수 있다. 일반적으로 공중보건서비스는 개인대상 보건서비스(individual-based health services)와 집단대상 보건서비스(population-based health services)로 분류한다(표 7-3).

(1) **개인대상 보건서비스(individual-based health services)** : 예방접종, 검진, 임상적 예방서비스, 보건교육과 상담 등 개인을 대상으로 제공되는 공중보건서비스. 대체적으로 1차 의료에 해당

(2) **집단대상 보건서비스(population-based health services)** : 질병예방이나 건강증진을 목적으로 한 개입으로 전체 인구집단의 건강위험요인 분포에 영향을 미치고자 하는

표 7-3 예방의 단계별 개인 및 집단대상 보건서비스의 예

질병	대상	일차예방	이차예방	삼차예방
전염병: C형 간염	개인	C형 간염(HCV) 전파를 예방하기 위한 의약품의 안전 사용에 대한 상담 ; 안전한 성생활에 대한 상담	주사 약품을 사용한 이력이 있는 환자에 대해 HCV 감염을 검진	감염을 치료하고 전파를 막기 위한 HCV 치료
	집단	안전한 성 행위, 정맥주사 사용자가 주사바늘을 함께 사용하는 것을 방지하는 프로그램 등을 포함한 HCV 예방	HCV 고위험군 전부에 대한 검진제도를 구축	(일차예방과 유사) : 집단발생과 관련이 있는 문신하는 곳 같은 고위험지역에 대한 밀착관리
대사 증후군	개인	영양 및 운동 상담	당뇨 검진	심장병 재활병원에 의뢰
	집단	활동적인 이동(자동차보다는 걷기, 자전거)에 유리한 환경 구축	대사증후군을 관리하기 위한 지역사회 차원의 체중감량 및 운동 프로그램	다양한 전문과목을 가진 의원의 도입
대장암	개인	건강한 생활방식에 대한 상담 : 대장암 등의 고위험군에 대한 식이 상담	대장암 조기 발견을 위한 잠혈검사	재발 또는 전이를 확인하기 위한 추적검사 : 신체검사, 간효소 검사, 흉부방사선 등
	집단	대중을 변화시키기 위한 생활방식의 변화에 따른 결장암 예방의 편익과 관련된 홍보활동 ; 섬유질이 많은 식사를 권장, 운동프로그램에 대한 접근성을 높이기 위한 보조금 ; 금연 캠페인	결장 내시경 검진프로그램의 조직	높은 질의 돌봄 서비스에 대한 접근성을 향상시키기 위한 보건서비스 제공모형의 실행

자료 : AFMC, n.d., Table 4-1.

공중보건서비스, 캠페인, 사회마케팅 등 집단을 대상으로 제공되는 공중보건서비스나 프로그램이나 정책의 개발, 제도의 구축, 환경 개선 등

6장에서 우리는 예방서비스를 개입 시점에 따라 1차 예방, 2차 예방, 3차 예방으로 구분하였다. 1차 예방은 대체로 집단대상 보건서비스의 형태로 제공된다. 일부 1차 예방서비스, 진료 과정에서 개인의 생활행태 개선을 꾀하는 임상예방서비스의 경우는 1차 의료를 통해 제공되기도 한다. 2차 예방서비스의 절반은 집단대상보건서비스 형태로, 절반은 1차 의료를 통해 제공된

다. 3차 예방은 주로 2차 의료와 3차 의료를 통해 제공된다(Turnlock, 2012. 116쪽).

국가에 따라 공중보건서비스, 특히 개인대상 공중보건서비스의 제공은 통합되어서 제공되거나 건강문제별로 분리되어 제공된다. 전통적으로 공중보건서비스 제공은 결핵관리사업, AIDS관리사업, 모자보건사업, 암관리사업 등과 같은 건강문제별로 설계되었다. 이와 같이 건강문제별로 전문가들이 해결 방안을 지침으로 만들고 중앙에서부터 지방으로 상명하달(top-down) 방식으로 접근하는 방법을 수직적 접근(vertical approach)이라고 한다. 반면에 수평적 접근(horizontal approach)은 대상자를 중심으로 한 접근방법으로 대상자가 지니고 있는 모든 건강문제를 통합적으로 관리하려는 방법이다(Jimenez, 2015). 예를 들어 모자보건사업 대상 여성을 대상으로 가족계획 및 모성보건, 신생아관리, 소아질환관리와 예방접종, 영양관리, 나아가서는 건강생활실천, 만성질환을 포함한 가족의 건강문제 대처방안 등에 대한 보건교육, 그리고 학교보건사업 등을 통합하여 제공하는 방식이다.

표 7-4 수평적인 모자보건사업의 구성

사업(프로그램)	세부 내용
가족계획과 모성보건	산전, 분만, 산후, 유산, 유산 후, 고위험군 식별
신생아관리	안전 분만, 산후 방문, 출산과 관련된 신생아 문제 발견과 치료
소아질환 통합관리(IMCI)	호흡기감염, 이염(耳炎), 설사, 말라리아, 홍역의 조기진단과 치료
EPI	필수 예방접종
영양	영양 교육, 모유수유, 비타민 A 보충섭취
학교보건사업	아동 성장 모니터링, 보건교육, 기생충관리

자료 : Walley and Gerein, 2010. 185쪽.

수직적 접근은 담당자들의 전문화가 용이하고, 중앙부서로부터 예산획득이 쉬우며, 평가가 단순하다는 장점이 있다. 한 대상자가 여러 문제를 가지고 있는 경우 여러 제공자가 독립적으로 서비스를 제공하므로 서비스의 중복과 누락이 나타나기 쉽다. 이에 비해 수평적 접근은 제공자, 즉 공중보건체계의 입장에서 보면 기능과 역할의 중복을 피할 수 있으며, 대상자의 입장에서는 대상자가 지닌 건강문제를 동시에 관리 받을 수 있고, 환경변화(대상자의 필요나 수요변화)에 유연하게 대처할 수 있어 효율적이라는 장점이 있다(표 7-5).

표 7-5 수직적 접근과 수평적 접근의 비교

차원	수직적 사업	수평적 사업
사업	담당자들의 전문화가 용이해 더 효율적	
보건체계		기능과 역할의 중복을 피할 수 있어 효율적
환자/대상자		대상자가 지닌 건강문제를 동시에 관리 받을 수 있어 효율적
사회		환경변화(대상자의 필요나 수요변화)에 유연하게 대처할 수 있어 효율적

자료 : Bärnighausen 등, 2011.

그러나 협동적인 서비스 제공 팀이나 체계를 만드는 것이 쉬운 과제가 아니라는 것은 이미 많은 나라의 경험이 입증하고 있다. 사업 통합은 조직문화와 리더십의 변화, 주민과 지역사회 중심의 사업설계, 인력 역량과 조직성과 측정 기준의 변화, 예산관리 방식의 변화, 정보체계의 지원 등이 병행되어야 가능하다.

오랫동안 공중보건서비스는 수직적 사업(vertical program) 형태로 제공되어 왔다. 그러나 서비스의 제공이 목적이 아니라 대상자의 건강향상이 목적이라면 공중보건서비스는 수평적으로 통합되는 것이 바람직하다(WHO study group on Integration of Health Care Delivery, 1996. 6쪽). 공중보건 개별 서비스의 강화는 사업 통합이 없이 가능해도 공중보건체계의 강화는 불가능하다. 따라서 공중보건체계의 효과를 높이기 위해서도 수평적 접근 방식을 강화하여야 한다.

공중보건체계가 자원을 활동이나 서비스로 전환하는 과정은 6장에서 설명하였듯이 미국의 Institute of Medicine과 Public Health Functions Steering Committee가 공중보건의 3대 핵심 기능과 10가지 필수적인 공중보건서비스라는 이름으로 제안하였다(Institute of Medicine, 1988; Public Health Functions Steering Committee, 1994)(표 6-6).

4) 경제적 지원(Economic Support)

공중보건체계의 운영과 서비스 제공을 위한 예산은 조세(직접세 또는 간접세), 사회보험, 민간보험, 이용자의 본인부담, 기부금 등을 통해 조달된다(Dixon, 2013. 346~347쪽). 의료비와 달리 공중보건예산은 거의 대부분의 나라에서 조세를 통해 조달되며 일부가 사회보험이나 본인부담금을 통해 마련된다. 직접세를 통해 재원을 조달하는 경우 소득에 비례하여 재원이 조달되므로 공중보건체계의 목적 중의 하나인 공정한 재원부담에 가장 적합한 방식이라 할 수 있다. 반면에 상품에 대한 간접세를 통해 재원을 조달하는 경우는 소득 역진성이 있어서 바람직하지 않다고 평가된다. 공중보건서비스 이용에 본인 부담금이 있는 경우에는 저소득층의 경우 공중보건서비스의 이용이 제한을 받을 수밖에 없어 가장 바람직하지 않다.

거의 대부분의 국가가 보건예산의 극히 적은 부분만 예방 활동에 사용한다. OECD 국가의 보건예산 중 3% 정도만이 인구집단을 대상으로 한 공중보건활동에 사용되는 것으로 알려져 있다(Merkur 등, 2013. 29쪽). 인구집단을 대상으로 한 공중보건활동의 가치에 비하면 턱없이 부족한 비율이다.

공중보건 예산의 부족을 해소하기 위해 담배, 술, 패스트푸드를 비롯한 식품 등 건강유해물질이나 서비스에 공중보건 재원마련을 위한 목적세 성격의 세금을 부과하는 국가가 증가하고 있다. 이와 같이 많이 소비될수록 사용자들의 건강에 유해한 영향을 미치는 상품이나 서비스의 소비를 감소시키기 위해 부과되는 세금을 속칭 죄악세(sin-tax)하고 한다(Doetinchem, 2010. 5쪽).

건강유해물질 중 가장 먼저, 그리고 가장 널리 죄악세가 부과된 것은 담배이다. 호주의 빅토리아 주는 세계 최초로 1987년 담배에 5%의 죄악세를 부과하고, 거두어진 세금으로 VicHealth라고 불리는 건강증진재단을 설립하였다(Doetinchem, 2010. 5쪽). 이후 우리나라를 포함하여 세계 여러 나라가 목적세의 성격으로 담뱃세를 징수하여 담배규제를 비롯한 공중보건활동에 사용하고 있다(한국건강증진개발원, 2016). 2010년 이후 건강에 유해한 식품이나 음료에 대해 죄악세를 부과하는 나라도 나타나고 있다(Cornelsen and Carriedo, 2015. 8쪽; Marron 등, 2015. 8~9쪽). 2011년 헝가리가 설탕, 소금이 과다하게 들어간 식품과 설탕 함유량이 높은 음료에 대해, 2011년(2013년 폐지) 덴마크가 포화지방을 2.3% 이상 함유한 제품에 대해, 2012년 프랑스가 설탕 함유량이 높은 음료에 대해, 2011년 핀란드가 아이스크림이나 소프트드링크에 대해, 2014년 멕시코가 설탕 함유량이 높은 음료와 고열량 식품에 대해, 2014년 미국의 캘리포니아 주가 설탕 함유량이 높은 음료에 대해 목적세를 부과하였다.

건강유해물질이나 서비스에 세금을 부과하면 ① 공중보건활동을 비롯한 정부활동에 필요한 재원을 확보할 수 있고, ② 건강유해물질이나 서비스의 가격이 인상되어 소비자들이 자신의 행동이 야기하는 사회적 비용을 보다 잘 인식할 수 있게 되어 부정적 외부효과(negative externalities)를 최소화할 수 있으며, ③ 건강유해물질이나 서비스의 소비가 감소되고, 건강에 유리한 물질이나 서비스의 소비로 대체될 수 있으며, ④ 건강유해물질이나 서비스의 생산에 투입되던 자원을 보다 생산적인 분야나 건강친화적인 분야로 전환할 수 있다는 이유로 지지를 받고 있다(Sassi 등, 2014. 2~5쪽; Marron 등, 2015. 10쪽; International

Agency for Cancer Research, 2011).

그러나 ① 건강유해물질이나 서비스의 가격탄력성이 높지 않은 경우 세수 확보나 건강에 미치는 효과가 크지 않고, ② 상품이나 서비스에 부과하는 세금은 간접세로서 소득 역진적이며, ③ 경제나 무역에 부정적인 영향을 미친다는 비판도 받고 있다(Sassi 등, 2014. 8~10쪽). 이 중 소득 역진적이라는 비판에 대해서는 저소득층이 건강유해물질이나 서비스를 구매하고 이용하는 것은 이런 물질이나 서비스가 건강에 이로운 물질이나 서비스에 비해 상대적으로 가격이 저렴하기 때문이므로 세금을 부과하여 가격측면에서 유리한 점을 없애거나 줄이는 것이 오히려 저소득층을 위하는 정책이며(Cornelsen and Carriedo, 2015. 2쪽), 죄악세를 통해 조성된 공중보건 재원을 저소득층을 위해 더 사용한다면 소득역진성 문제를 해결할 수 있다는 비판도 있다.

단순히 공중보건 예산을 증가시키기 위해 건강유해물질이나 서비스에 목적세 성격의 세금을 부과하는 것은 효과가 생각보다 낮다. 따라서 가격정책 이외의 다른 건강친화적인 정책과 환경 조성을 병행하고, 저소득층을 위한 배려를 함께 할 때 죄악세 도입의 효과가 높아질 것이다.

예산의 부족뿐만이 아니라 예산의 배분기준이나 형평성 원칙도 건강한 지역사회를 만들자는 공중보건체계의 비전과 미션을 달성하는데 부적합하다는 지적이 있다(Halfon 등, 2014). 건강을 위한 투자는 장기적 시각에서 가치를 인정받을 수 있는데 예산은 단기적 성과를 기반으로 편성되는 경우가 많으며, 사회의 다른 부문의 예산이 건강에 미치는 영향도 대부분 고려되지 않고 있다.

5) 관리(Management)

관리란 "건강 우선순위를 정하고, 정책을 실천에 옮길 우선적인 프로그램을 만들며, 프로그램의 실행을 위한 예산을 확보하며, 보건체계를 통해 프로그램을 제공하고, 적절한 정보를 보건체계 전반 또는 각 구성요소에 제공"하는 과정을 말한다(Kleczkowski 등, 1984. 27쪽). 따라서 지금까지 학습한 자원의 생산과 조직화, 서비스 제공, 경제적 지원과 같은 공중보건체계의 기능은 공중보건체계에 대한 관리 기능 없이는 제대로 수행되기 어렵다.

공중보건체계의 관리 방식은 그 나라의 역사와 사회적 가치, 그리고 정부의 구조(중앙 집중, 연방, 지방 분권 등) 등에 따라 상이하다. 하지만 어느 나라나 공중보건체계의 관리를 위해 필요한 세 가지 요소는 리더십, 의사결정, 규제이다(Kleczkowski 등, 1984. 26쪽).

(1) 리더십

공중보건체계는 건강수준 향상이라는 목적을 공유하는 다양한 이해관계자와 기관의 네트워크이다. 비록 공중보건체계를 구성하는 기관들이나 사람들이 목적을 공유한다고 하나 여전히 자신들 고유의 역사, 전통, 권한, 이해관계를 지니고 있다. 따라서 공중보건체계의 바람직한 방향을 정하고, 구성 요소들의 동기를 강화하며, 자원을 동원하는 리더십이 없다면 공중보건체계는 총체적인 무력증에 빠지게 될 것이다.

리더십이란 사전적으로는 집단의 구성원이 자발적으로 집단 활동에 참여하여 내부 구조를 유지하고, 목표를 달성하도록 유도하는 능력이라고 정의된다. 조직 구성원의 동기 부여를 중시하고, 조직성과에 기여할 수 있도록 보상을 제공하는 리더십을 거래적 리더십(transactional leadership or management skills)이라고 한다. 변화보다는 안정을 중시하여 현재의 상태를 유지하고자 하는 거래적 리더십은 단기적인 성과를 높이는 데는 기여할 수 있지만 장기적인 목표를 달성하는 데는 부적합하다.

오늘날 공중보건체계는 새로운 리더십을 필요로 한다. 건강문제의 해결은 보건 분야의 노력만으로는 불가능하다. 개인적 수준의 건강관리에 매몰된, 건강문제를 보건 분야의 전유물로 간주하는 과거의 공중보건체계로는 21세기 건강문제의 해결은 불가능하다. 모든 사회 구성원이 건강향상을 일상생활의 과제로 여기고, 건강을 위한 투자의 가치를 인식할 수 있어야 한다. 예방의 패러독스로 인해 공중보건에 대한 사회의 지지는 강력하지 못하다. 사회적·환경적 접근의 가치에 대한 근거를 축적하고, 이해관계자와 국민들에게 공중보건의 가치를 홍보하여야 한다. 내·외적 환경이 급변하고 있는 공중보건체계의 새로운 비전과 가치 실현을 위해서는 거래적 리더십이 아니라 비전과 공동체 의식을 강조하여 조직문화와 전략을 변화시키고, 조직 전체의 장기목표를 달성하고자 하는 변혁적 리더십(transformational leadership or leadership skills)이 필요하다(표 7-6).

표 7-6 거래적 리더십과 변혁적 리더십

	거래적 리더십(transactional leadership or management skills)	변혁적 리더십(transformational leadership or leadership skills)
성과	일상적 수준의 성과	범상하지 않은 수준의 성과
목적	규칙 내에서의 활동을 통해 현상을 유지	규칙을 바꿈으로써 현상을 타파
목적의 원천	필요, 보수적, 아이디어에 대한 반응. 조직의 역사 및 문화와 밀접한 관련	욕망, 전향적, 아이디어를 만듦. 조직의 역사 및 문화로부터 탈출

표 7-6 거래적 리더십과 변혁적 리더십(계속)

	거래적 리더십(transactional leadership or management skills)	변혁적 리더십(transformational leadership or leadership skills)
강조사항	합리성과 통제, 제한된 선택, 문제해결	혁신, 장기적 문제에 대한 신선한 접근을 개발하기 위한 창의성, 새로운 선택에 대한 열린 마음
목적에 대한 태도	수동적 태도는 아닐지라도 비인간적	인간적이고 적극적인 태도
유인	필요의 교환에 기초(이에는 이, 눈에는 눈)	대의(greater goods)에 기초
보상	개인 편익의 극대화	체계 편익의 최적화
필요조건	지속성, 냉정한 마음, 고된 업무, 지능, 분석능력, 내성, 선의	천재성과 영웅적 행위
업무에 대한 시각	능력발휘 과정, 아이디어, 사람들은 전략을 실현하고 의사결정을 내려야 함	창의성, 에너지, 새로움
사용 전술	협상, 보상의 활용, 벌과 다른 형태의 강제. 사람들 사이의 차이를 조화시키고 권력균형을 유지함으로써 승-패 상황을 승-승 상황으로 바꾸려 노력	추종자들에게 영감을 주고, 공유된 비전을 만들며, 동기를 강화. 조화를 이루는 집단이나 권력에 대해 고려하지 않고 새로운 상황이나 방향을 추구

자료 : Robertson 등, 2007, 287쪽.

(2) 의사결정

공중보건활동의 기획은 계획 수립, 실행, 모니터링과 평가의 과정을 거친다. 지금까지 많은 나라에서 공중보건 기획과정에 대한 지역사회나 주민의 참여는 제한적이었다. 지역사회나 주민은 서비스를 필요로 하는 수혜자, 서비스에 대해 나름대로의 기대를 가지고 있는 소비자, 재원 제공자(납세자 또는 피보험자)로 간주되어 왔다. 공급자, 전문가 중심의 거버넌스는 주민과 지역사회를 수동적 입장에 방치함으로써 건강문제 해결을 위한 새로운 동력을 창출하는데 실패하였다. 새로운 공중보건체계 아래에서는 주민과 지역사회는 건강 활동의 주체이자 공동기획자로 대우 받아야 한다. 이러한 인식의 전환을 통해 인구집단의 건강향상을 위한 참여를 통한 지역사회 및 국가 수준의 기획이 가능해질 것이다.

올바른 공중보건체계 평가 방법의 도입은 공중보건체계를 발전시키는 견인차가 될 것이다. 건강수준은 사회경제적 요인의 영향을 크게 받아 지역의 여건을 고려하지 않고 건강수준 그 자체를 공중보건사업의 평가지표로 삼는 것은 바람직하지 않다. 따라서 공중보건기관이나 체계를 평가하는데 건강수준 변화와 같은 결과만을 성과지표로 중시해서는 안 된다.

미국은 최근 공중보건의 핵심 서비스 수행 정도를 보건기관의 평가기준으로 활용하고 있다(Handler 등, 2001). 결과를 기준으로 하는 평가 방식이 불합리하다면 미국처럼 과정을 평가하는 것도 대안이 될 수 있다. 물론 합리적인 사업 수행 방식을 설계한다는 전제하에서 가능한 이야기다.

(3) 규제(regulations)

공중보건자원의 질을 보장하기 위한 인력 면허, 공중보건기관 허가, 시설, 장비, 약품에 대한 통제, 서비스 접근성 보장을 위한 법적 조치 등이 이에 해당한다.

지금까지 학습한 공중보건체계의 기능과 목적의 관계를 정리하면 [그림 7-6]과 같다.

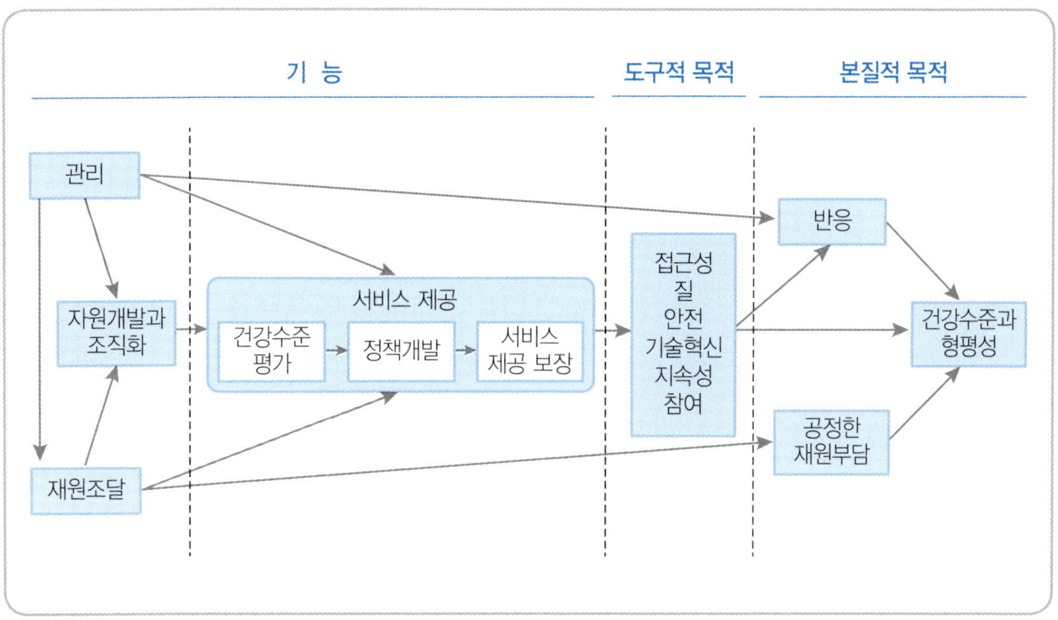

그림 7-6 공중보건체계의 기능과 목적

5 정 리

공중보건체계는 건강과 건강격차에 영향을 미치는 요인들, 공중보건문제의 해결에 효과적일 것이라고 생각되는 방법, 공중보건체계와 보다 광범위한 사회적, 환경적, 경제적 활동과의 중첩 등에 대한 인식의 변화에 따라 영향을 받는다.

좁은 범위에서의 공중보건체계는 개인에 대한 치료서비스를 제외한다. 이 경우 공중보건체계는 보건체계의 한 부분으로서 공중보건의 3대 핵심기능을 수행함으로써 사람들이 건강하게 살 수 있는 환경을 확보하기 위해 노력한다. 하지만 넓은 의미에서 공중보건체계는 인구집단의 건강에 영향을 미치는 사회적 결정요인부터 직접적 원인에 이르기까지 모든 요인들을 포괄적으로 관리하는 체계이다. 우리가 적극적인 건강개념을 택하고, 건강에 대한 사회적 책임을 크게 생각할수록 공중보건체계는 확장될 것이다. 최근에 공중보건체계는 의료서비스가 아닌 건강을 생산하는 보건체계로서 보건, 복지, 기타 건강결정요인과 관련이 있는 주요 부문들이 공동의 목적을 달성하기 위하여 협력하는 체계를 말한다.

공중보건체계의 본질적 목적은 인구집단의 건강수준 향상과 사람들의 합리적 기대에 대한 반응, 공정한 재원조달과 재정 위협으로부터의 보호이다. 도구적 목적은 서비스에 대한 접근성 향상, 질 향상, 안전 확보, 기술혁신, 지속성, 참여 등이다.

공중보건체계의 목적 실현을 위한 기능은 자원의 생산, 자원의 조직화, 서비스 제공, 경제적 지원, 그리고 관리이다. 이 중 서비스 제공은 6장에서 설명한 공중보건의 3대 핵심 기능과 10가지 필수 서비스의 제공을 뜻한다.

참고문헌

배상수. (2010). 보건소 기능 개편방안. 대한의사협회 의료정책연구소.

배상수. (2012). 신 공중보건과 국가보건체계. 농촌의학·지역보건학회 37(4):195-214.

한국건강증진개발원. (2016). 국민을 위한 담뱃세, 국민건강증진기금. 금연이슈리포트. 36:8-15.

Association of Faculties of Medicine of Canada(AFMC). (n.d.). AFMC Primer on population health. AFMC. Available at: https://www.afmc.ca/pdf/AFMC-Primer-on-Population-Health-2013-08-14.pdf

Bärnighausen T, Bloom DE, Humair S. (2011). Going horizontal-shifts in funding of global health interventions. NEJM 364(23):2181-83.

Barton H, Grant M. (2006). A health map for the local human habitat. The Journal of the Royal Society for the Promotion of Health 126(6): 252-53.

Centre for Workforce Intelligence(Cfwi). (2015). Understanding the wider public health workforce. Royal Society for Health. Available at: https://www.gov.uk/government/uploads/system/uploads/attachment_data/file/507752/CfWI_Understanding_the_wider_public_health_workforce.pdf

Cornelsen L, Carriedo A. (2015). Health-related taxes on food and beverages. Food Research Collaboration Policy Brief. London: Food Research Collaboration Center. Available at: http://foodresearch.org.uk/wp-content/uploads/2015/05/Food-and-beverages-taxes-final-20-May-2015.pdf

Council on Linkages between Academia and Public Health Practice. (2010). Core competencies for public health professionals. Available at: http://www.phf.org/resourcestools/Documents/Core_Public_Health_Competencies_III.pdf

Cowley S. (2008). Community public health in policy and practice: A sourcebook. 2nd edition. Philadelphia: Elsevier Health Sciences.

Dahlgren G, Whitehead M. (1991) Policies and strategies to promote socialequity in health. Stockholm: Institute of Futures Studies.

Department of Health, U.K. (2001). Report of the Chief Medical Officer's Project to strengthen the public health function. London: Department of Health. Available at: http://webarchive.nationalarchives.gov.uk/20130107105354/http://www.dh.gov.uk/prod_consum_dh/groups/dh_digitalassets/@dh/@en/documents/digitalasset/dh_4062359.pdf

Dixon A. (2013). Funding and delivering health care. In C. Guest, W. Ricciardi, I. Kawachi, I. Lang. (eds.). (2013). Oxford handbook of public health practice. 3rd edition. Oxford: OxfordUniversity Press.

Doetinchem O. (2010). Hypothecation of tax revenue for health. World Health Report (2010). Background Paper, 51. Geneva: WHO. Available at: http://www.who.int/healthsystems/topics/financing/healthreport/51Hypothecation.pdf

Handler A, Issel M, Turnock B. (2001). A conceptual framework to measure performance of the public health system. American Journal of Public Health 91(8):1235-39.

Halfon N, Long P, Chang D, Hester J, Inkelas M, Rodgers A. (2014). Applying a 3.0 transformation framework to guide large-scale health system reform. Health Aff 33(11):2003-11.

Hunter D, Marks L, Smith K. (2007). The public health system in England: A scoping study. Centre for Public Policy and Health, Durham University.

Institute of Medicine. (1988). The future of public health. Washington, DC: National Academies Press.

Institute of Medicine. (2003). The future of the public's health in the 21st century. Washington, DC: National Academies Press.

International Agency for Cancer Research. (2011). Health and economic impact of tobacco taxation. In International Agency for Cancer Research. IARC Handbook of cancer prevention. Volume 14: Effectiveness of tax and price policies for tobacco control. Lyon: IARC.

Jimenez YB. (2015). Trying to help vertical vs. horizontal approach: The drawbacks of each and a need for a merging or "diagonal" approach. Alma Alta, Primary Health Care, and Selective Primary Health Care, Section 2, Unit 2. Available at: https://blogs.brown.edu/anth-1310-s01/2015/10/22/vertical-vs-horizontal-approach-the-drawbacks-of-each-and-a-need-for-a-merging-or-diagonal-approach/

Kleczkowski BM, Roemer MI, van der Werff A. (1984). National Health Systems and their Reorientation towards Health for All, Geneva: WHO. Available at: http://libdoc.who.int/php/WHO_PHP_77.pdf

Marron D, Gearing M, Iselin J. (2015). Should we tax unhealthy foods and drinks? Washington DC: Tax Policy Center. Available at: http://www.taxpolicycenter.org/sites/default/files/alfresco/publication-pdfs/2000553-Should-We-Tax-Unhealthy-Foods-and-Drinks.pdf

Merkur S, Sassi F, McDaid D. (2013). Promoting health, preventing disease: Is there an economic case? Copenhagen: WHO Regional Office for Europe. Available at:

http://www.euro.who.int/__data/assets/pdf_file/0004/235966/e96956.pdf

Mullner R. (ed.) (2009). Encyclopedia of health services research. Thousand of Oaks, California: SAGE Publications.

Murray C, Frenk J. (1999). A WHO framework for health system performance assessment. Global Programme on Evidence for Health Policy Discussion Paper No.6. Geneva, Switzerland: World Health Organization.

NHS Constitution. (2013). Guide to the healthcare system in England: Including the Statement of NHS Accountability. Available at: https://www.gov.uk/government/uploads/system/uploads/attachment_data/file/194002/9421-2900878-TSO-NHS_Guide_to_Healthcare_WEB.PDF

Public Health Agency of Canada. (2007). Core competencies for public health in Canada: Release 1.0. Ottawa: Public Health Agency of Canada. Available at: http://www.phac-aspc.gc.ca/php-psp/ccph-cesp/pdfs/cc-manual-eng090407.pdf

Public Health Functions Steering Committee, US Department of Health and Human Services. (1994). Public health in America. Washington DC: US Department of Health and Human Services.

Riley W, Bender K, Lownik E. (2012). Public health department accreditation implementation: Transforming public health department performance. American Journal of Public Health 102(2):237-42.

Robertson T, Fernandez C, Porter J. (2007). Leadership for public health. In L. Novick, C. Morrow, G. Mays. (eds.). Public health administration: Principles for population-based management. 2nd edition. Boston: Jones and Bartlett Publishers. pp.281-295.

Roemer MI. (1991). National health systems of the world. Vol. 1: The countries. Oxford: Oxford University Press.

Sassi F, Belloni A, Capobianco C, Alemanno A. (2014). Taxation and economic incentives on health-related commodities: Alcohol, tobacco and food. In Alberto Alemanno and Amandine Garde. (eds.). Regulating lifestyle risks: The EU, alcohol, tobacco and unhealthy diets. Cambridge: Cambridge University Press.

Turnock B. (2012). Public health: What it is and how it works. 5th edition. Burlington,

MA: Jones & Bartlett.

U.S. Public Health Service. (1994). For a healthy nation: Return on investments in public health. Washington DC: Department of Health and Human Services, Public Health Service. Available at: https://archive.org/details/forhealthynation00unse

Walley J, Gerein N. (2010). Maternal, neonatal, and child care. In J. Walley, J. Wright. (eds.). (2010). Public health: An action guide to improving health. 2nd edition. New York: Oxford University Press.

WHO study group on Integration of Health Care Delivery. (1996). Integration of health care delivery: Report of a WHO study group. Geneva: World Health Organization.

Winslow C.E.A. (1920). The Untilled Field of Public Health. Science 51(1306):23-33.

World Health Organization. (2000). The world health report 2000: Health systems: Improving performance. Geneva: WHO.

World Health Organization. (2007). Everybody's business: Strengthening health systems to improve health outcomes - WHO's framework for action. Geneva: WHO.

제8장

인구집단의 건강관리와 건강문제 확인

1. 인구집단 건강 접근
2. 지역사회 건강향상 과정 모형
3. 지역사회 프로파일의 작성
4. 정리

제8장

인구집단의 건강관리와 건강문제 확인

학습목표

- 지역사회 수준의 건강수준 향상을 위한 기본 틀을 이해한다.
- 지역사회 건강향상을 위한 과정을 설계하고 실행할 수 있다.
- 지역사회 건강향상에 필요한 자료를 수집하고 활용할 수 있다.
- 지역사회의 건강문제 발견을 위해 참여적 방법을 사용할 수 있다.

학습내용

- 인구집단 건강 접근(population health approach)
- 지역사회 건강향상 과정(community health promotion process) 모형
- 지역사회 프로파일(community profiles)

신공중보건은 개인에 대한 건강관리가 아니라 인구집단에 대한 건강관리를 중시한다. 인구집단 건강(population health) 접근은 개인이 아닌 전체 인구집단의 건강향상을 꾀하는 접근방법이다. 따라서 신공중보건은 인구집단 건강 접근과 관련을 지니고 있다.

신공중보건의 핵심 기능 중 하나는 지역사회의 건강수준 평가(assessment)로 이는 정책 개발이나 서비스 보장과 같은 다른 핵심 기능의 수행을 위해 필요한 조건이다. 인구집단에 대한 건강관리 역시 지역사회에 대한 올바른 이해 없이는 불가능하다.

이 장에서는 지역사회 스스로의 노력을 통해 전체 인구집단의 건강수준과 분포를 개선하려는 접근방법과 과정을 소개하고자 한다. 인구집단의 건강향상을 위한 틀로 1990년대 이

후 캐나다에서 개발된 '인구집단 건강 접근(population health approach)'에 대해 설명하고, 인구집단의 건강수준 향상을 위해 거쳐야 할 과정을 미국의 Institute of Medicine이 개발한 '지역사회 건강향상 과정(Community Health Improvement Process: CHIP)' 모델을 통해 설명하겠다. 마지막으로 문제의 발생원이자 해결 주체인 지역사회를 구체적으로 점검하기 위한 방법으로 지역사회의 일반적 특성, 지역사회의 필요, 변화를 위한 준비를 파악하는 지역사회 프로파일의 작성에 대해서도 설명하겠다.

인구집단의 건강수준 향상은 지역사회의 자료 분석만으로 가능한 것은 아니다. 이는 사회적 변혁의 과정이자 결과이다. 따라서 이 책의 8장부터 14장에 걸쳐 소개하는 내용이 지역사회 발전을 위해 서로 연관되어 있음을 이해하고 학습하여야 할 것이다.

1 인구집단 건강 접근

1) 인구집단 건강의 정의

인구집단 건강(population health)이란 인구집단의 건강결과[16]와 집단 내에서의 건강결과의 분포를 뜻하는 용어이다(Kindig and Stoddart, 2003. 381쪽).

> "왜 어떤 인구집단은 다른 집단보다 더 건강한 가에 대해 생각하는 개념 틀과 이로부터 출발하는 정책개발, 연구과제, 자원배분." (Young, 2004. 4쪽)

인구집단 건강은 ① 모든 건강결정요인을 고려하며, ② 전체 인구집단의 건강에 관심을 가진다는 점에서 과거의 공중보건과 차이가 있다. 개인이 아니라 인구집단의 건강을 중시한다는 것은 전체 인구의 건강결과를 향상시키는 것 뿐 아니라 인구집단의 건강불균형도 동시에 감소시키고자 한다는 것을 의미한다. 인구집단 건강관리는 이 두 가지 목적을 달성하기 위해 건강결과와 그 분포의 측정, 건강결정요인들이 시간 및 생애주기에 따라 영향을 미치는 방식(pattern), 정책이나 사회적 개입이 건강결정요인의 작동 방식과 인구집단의 건강결

16) 인구집단 건강관리에서는 '건강수준(health status)'이라는 용어 대신 '건강결과(health outcome)'라는 용어를 사용한다. 건강수준은 일정 시점에서의 건강상태를 의미하는 용어이며, 건강결과는 일정 기간 동안의 건강수준을 말한다(Kindig and Stoddart, 2003. 381쪽).

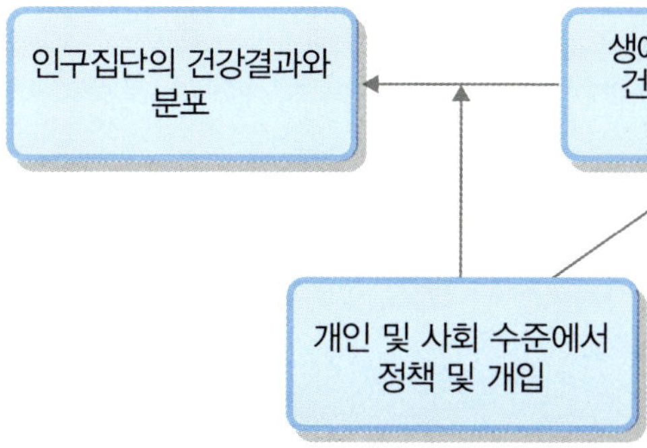

그림 8-1 인구집단 건강의 관심 영역

자료 : Kindig and Stoddart, 2003, 382쪽.

과와 분포에 미치는 영향을 파악하고자 노력한다(Kindig and Stoddart, 2003. 382쪽)(그림 8-1).

2) 인구집단 건강 접근의 역사

인구집단 건강 개념은 1989년 캐나다 Institute for Advanced Research(CIAR)가 건강결정요인들은 복잡한 상호작용을 통해 건강에 영향을 미치며, 우리가 건강결정요인의 상호작용에 대해 잘 알수록 상이한 정책과 접근방법이 인구집단의 건강에 왜, 어떻게 영향을 미치는지를, 그리고 어떤 인구집단은 다른 집단에 비해 건강한가를 더 잘 이해할 수 있다는 믿음 속에서 처음으로 제시하였다(Public Health Agency of Canada, 2013). 1990년 Robert Evans와 Greg Stoddart는 CIAR에서의 연구를 기반으로 건강을 결정하는 것은 사회적 결정요인이며, 의료체계는 적은 영향밖에 미치지 못한다는 믿음을 반영한 건강결정요인 틀을 제시하였다(Evans and Stoddart, 1990)(3장 그림 3-9). Evans와 Stoddart의 건강결정요인 틀은 이후 캐나다를 비롯한 여러 나라에서 인구집단 건강의 개념과 틀, 접근방법, 모형 등을 개발하는데 큰 영향을 미쳤다(Coburn 등, 2003. 392쪽).

1994년 "인구집단 건강을 위한 전략 - 캐나다의 건강을 위한 투자(Strategies for Population Health: Investing in the Health of Canadians)"라는 보고서를 보건부 장관이 승인함으로써 인구집단 건강은 캐나다 중앙정부 및 주정부의 국민건강 향상을 위한 정책 및 전략으로 공식적으로 인정되었다(Federal/Provincial/Territorial Advisory Committee on Population Health, 1994).

이후 인구집단 건강 개념은 캐나다를 중심으로 여러 나라에서 건강결정요인을 확인하고, 분석하며, 상대적 중요성을 평가하기 위한 연구 틀 뿐만이 아니라 인구집단의 건강문제를 해결하기 위한 정책, 프로그램, 서비스 등의 개발 틀과 제공 모형으로 활용되어 왔다.

표 8-1 인구집단 건강 관련 용어의 정리

용어	정 의
인구집단 (Population)	개인 자체가 아닌 다양한 분석단위로 구성된 개인의 집단. 많은 개입은 개인에 초점을 맞추지만 인구집단 건강은 지리적 단위나 다른 특성을 기준으로 한 인구집단을 중시(Kindig, 2007, 142쪽)
인구집단 건강 (Population Health)	집단 내에서의 건강결과의 분포를 포함한 집단의 건강결과(Kindig and Stoddart, 2003)
인구집단 건강 틀 (Population Health Framework)	왜 어떤 인구집단은 다른 집단보다 더 건강한 가에 대한 개념적 틀로 이를 기반으로 정책개발, 연구, 자원배분이 이루어짐(Young, 2004, 4쪽)
인구집단 건강 접근 (Population Health Approach)	인구집단 건강의 원칙이나 틀을 기반으로 한 서비스의 설계나 제공(Kindig, 2007)
인구집단 건강 모형 (Population Health Model)	인구집단 건강 틀과 접근에 따른 서비스 제공모형. 다양한 건강결정요인 사이의 상호관계를 고려하여 자원의 할당과 다양한 주체(입법가, 관리자, 제공자, 개인)의 행동변화를 위해 노력함(Kindig and Stoddart, 2003)

자료 : Gregg, 2015, 118~119쪽.

3) 인구집단 건강을 위한 접근방법

인구집단 건강 접근은 집단의 건강에 영향을 미치는 상황이나 요인의 상호관계와 그 변화를 확인하며, 이렇게 얻은 지식을 집단의 건강과 웰빙의 향상을 위한 정책과 행동을 개발하고 실행하는데 활용한다(Health Canada, 2001, 2쪽).

인구집단 건강 접근을 위한 핵심 요소는 다음과 같다(Health Canada, 2001).

(1) 인구집단의 건강을 중시

인구집단의 생애 주기에 따른 건강결과와 건강불평등을 평가한다.

① 건강결과 측정 지표의 결정

② 건강 이슈를 확인하기 위해 집단의 건강결과와 건강불평등을 측정하고 분석

③ 사회 상황과 특성, 경향을 평가

(2) 건강결정요인과 상호작용을 개선

건강에 영향을 미친다고 알려진 모든 건강결정요인과 그들의 상관관계를 측정하고 분석한다.

① 건강결정요인 측정 지표의 결정

② 건강 이슈와 건강결정요인을 연관시킬 수 있도록 건강결정요인과 그들 간의 상호작용을 측정하고 분석

(3) 근거에 기반을 둔 최선의 결정

건강결과, 건강결정요인, 개입의 효과에 대한 근거를 우선순위의 확인, 건강향상을 위한 전략의 개발에 활용한다.

① 정책과 프로그램 개발의 모든 단계에서 활용 가능한 최선의 근거를 사용

② 근거를 포함하고 배제하는 기준을 설명

③ 다양한 자료에 기반을 둠

④ 여러 가지 연구방법을 혼합하여 자료를 생산

⑤ 개입의 효과를 확인하고 평가

⑥ 연구결과의 확산과 정책 채택을 조장

(4) 근본적 원인의 해결을 위한 투자(upstream investment)[17)]

건강문제의 근본적 원인을 해결하려는 노력과 투자를 강화할 때 인구집단 건강결과의 향상 가능성은 높아진다.

① 투자의 우선순위를 결정하기 위한 기준의 적용

② 장, 단기 투자의 균형을 유지

③ 다른 부문의 투자에도 영향을 미침

---

17) 근본적 원인의 해결을 위한 투자(upstream investment)는 13장 건강형평성을 참조하기 바란다.

(5) 복합적 전략의 적용

의료서비스로부터 예방, 보호, 건강증진, 그리고 건강결정요인의 개선과 같은 광범위한 개입 활동을 통합한다.

① 개입 범위를 확인
② 건강결정요인과 상호작용에 바탕을 둔 활동의 채택
③ 인구집단 간 건강불평등을 감소하기 위한 전략의 실행
④ 포괄적인 전략과 개입의 적용
⑤ 통합적인 방법으로 건강문제를 시정
⑥ 생애 전 주기를 통해 활동
⑦ 다양한 삶의 터를 통한 활동
⑧ 조정 기전을 수립

(6) 부문 및 단계별 협력의 강화

건강과 건강결정요인에 직·간접적으로 영향을 미치는 부문(sector)과 단계(level)에 대해 건강결과의 책임을 공유하도록 요구한다.

① 공유된 가치와 목적을 확립
② 구체적인 목표를 수립
③ 전략적 우위에 있는 집단이나 조직을 확인하고 지원
④ 정치적 지지의 도출
⑤ 리더십, 책임, 보상을 공유

(7) 대중 참여를 위한 기전의 활성화

건강 우선순위의 개발과 건강관련 결과의 검토에 기여할 수 있도록 시민에게 기회를 제공한다.

① 대중의 관심을 포착
② 건강문해력의 향상에 기여
③ 총괄 목적과 연결되는 대중 참여 전략을 채택

(8) 건강결과에 대한 책임의 입증

건강결과에 초점을 두고, 개입에 의해 초래된 변화의 정도를 측정한다.

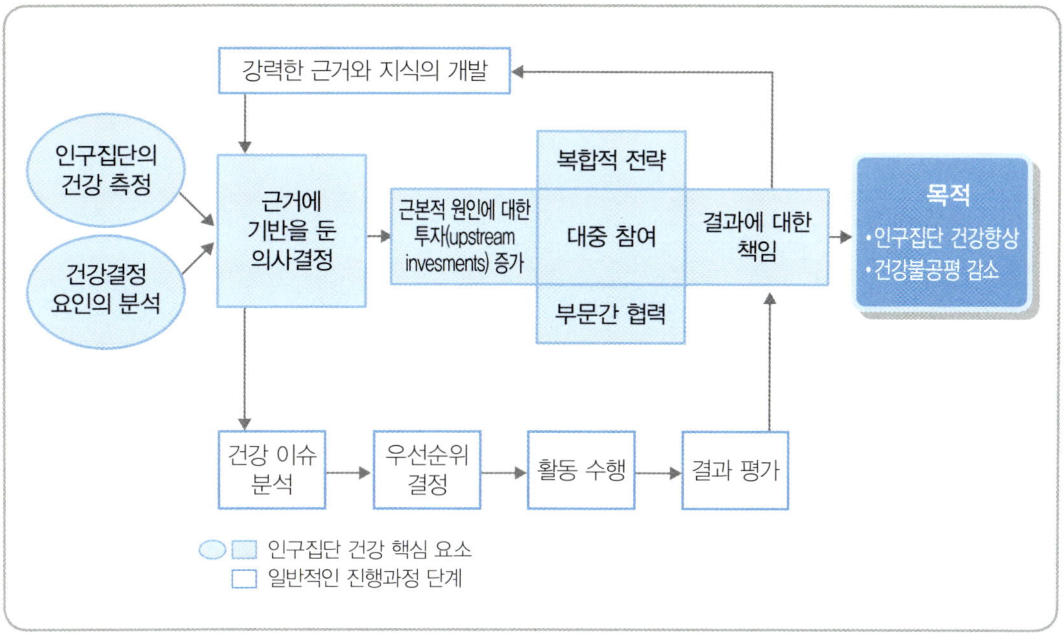

그림 8-2 인구집단 건강 접근의 핵심 요소

자료 : Health Canada, 2001. 6쪽.

① 결과에 대해 책임을 질 수 있는 틀을 설계

② 기준치를 명확히 하고 건강결과 향상을 위한 타깃을 결정

③ 효과적인 평가 체계를 제도화

④ 건강친화성평가 도구의 활용을 촉진

⑤ 결과를 대중에 공포하고 지식 향상을 촉진

인구집단 건강 개념과 틀, 접근방법을 건강향상을 위해 활용하고자 할 때는 다음과 같은 일들을 실행하여야 한다(Health Canada, 1998. 16쪽).

① 문제의 원인이 되는 건강결정요인의 관점에서 건강문제를 분석

② 전체 인구집단의 건강과 웰빙을 향상시킴과 동시에 소집단 사이의 건강불균등을 감소시킴

③ 전략 개발을 위한 시발점으로 이슈나 인구집단의 핵심 건강결정요인을 활용

④ 개인 수준의 개입에 대한 대안으로 지역사회, 광역, 전국 수준에서의 부문, 체계, 삶의 터를 대상으로 하는 정책, 프로그램, 실행 전략을 모색

⑤ 보건 분야 밖의 핵심 결정요인 관리를 위해 이들 요인의 관리에 대한 직접적 책임이 있는 기관과의 협력 방안을 결정

⑥ 복잡하고 다양한 결정요인을 지닌 이슈나 활동에 대해 다 부문 협력이나 공동 활동의 개발, 촉진, 지지

표 8-2 인구집단 건강 접근을 활용한 건강관리 활동 단계

단계	인구집단 건강을 위한 활동
1. 문제와 기회의 확인 - "변화와 대처가 필요한 것은 무엇인가?"	• 인구집단의 건강에 대한 자료를 수집 • 즉각적으로 드러나는 요인 이외에 광범위한 결정요인과 상황을 고려한 자료를 분석
2. 인구집단의 건강 이슈를 결정 - "이슈는 무엇인가?"	• 건강 이슈가 인구집단에 어떻게 분포하고 있는지 기술(시간, 장소, 사람) • 건강결정요인, 이슈의 원인, 인구집단의 위험요인이나 상황, 건강향상 방법, 건강문제의 예방가능성, 건강문제를 가진 사람/가족의 필요 등을 확인 • 변화 능력을 확인 • 행동의 필요성을 확인
3. 중요성을 평가 - "이슈가 추가적인 검토가 필요할 정도로 중요한가?"	• 이해관계자와 공동으로 작업 • 인구집단 건강 자료의 분석
4. 기존의 개입전략을 분석하고 추가 또는 새로운 전략 대안을 확인 - "기존의 전략으로 이슈가 충분하고 적절하게 해결되었는가?" 그리고 "어떤 대안이나 추가 전략이 적합하겠는가?"	• 이해관계자와 공동으로 작업하고 자문을 구함 • 지역사회의 상황과 강점에 대한 정보를 수집하고 평가 • 개입에 대한 근거를 검토 • 건강증진, 건강보호, 의료서비스, 다른 분야의 가능한 전략을 확인 • 개인/가족/지역사회/체계/부문/사회를 대상으로 한 전략을 고려 • 인구집단의 건강에 가장 영향이 큰 전략을 선택 • 선택된 전략의 평가 틀을 개발
5. 개입/전략의 실행 - "그것들을 어떻게 실행하겠는가?"	• 이해관계자와 공동으로 작업하고 필요하다면 새로운 협력자를 모음 • 필요에 따라 자원 배분을 검토하고 변경 • 파트너/이해관계자와 지속적인 의사소통을 유지 • 활동에 대해 평가하고 필요하면 전략을 수정
6. 진전을 모니터링하고 평가 - "개입이 이슈를 적합하게 해결하고 있는가?"	• 이해관계자와 공동으로 작업하고 자문을 구함 • 결과 목표의 달성 정도를 측정 • 근거를 확대하기 위해 결과를 배포 • 필요하다면 목적, 목표, 전략을 수정하고 새로운 협력자를 모음

자료 : Health Canada, 1998. 17쪽.

4) 인구집단 건강 접근의 평가

인구집단 건강 접근은 건강한 국민이 역동적인 경제의 가장 큰 공헌자라는 것을 고려할 때 국가와 사회의 번영에 기여할 수 있고, 근본적인 문제를 효과적으로 해결할 수 있는 정책과 프로그램에 대한 투자를 통하여 보건과 사회문제에 의한 비용을 줄일 수 있으며, 사회 안전성과 국민의 웰빙을 향상시킬 것으로 기대되었다(Federal/Provincial/Territorial Advisory Committee on Population Health, 1994. 10쪽).

실제 인구집단보건모형이 캐나다의 보건정책이나 다른 나라의 보건정책에 미친 영향은 적지 않다. 특히 사회적 건강결정요인, 건강형평성, 'Upstream Approach' 등에 대한 관심을 높이는데 크게 기여하였다.

그러나 인구집단 건강 틀은 건강결정요인 분석에 치중되어 있어 사람들의 건강이 실제로 만들어지는 지역사회 상황을 배제하고 있으며, 그 결과 변화의 가능성을 제대로 포착하지 못하고 있다는 단점이 있다(Kindig and Stoddart, 2003. 381-382쪽). Raphael과 Bryant(2002)는 인구집단보건모형이 역학적 사고에 기반을 두고 있고, 명확한 가치체계가 부족하여 사회변화를 위한 사회적, 경제적 추진동력이나 맥락의 중요성을 간과하거나 무시하는 경향이 있으며, 변화가 아닌 연구 모형으로 주로 활용되고, 전문가 지식을 기반으로 상의하달식 접근을 강조한다고 비판하였다. Cohen(2006) 역시 캐나다에서 조차도 인구집단 건강 모형은 건강결정요인을 밝히기 위한 역학적 모형으로 인식되며, 건강결정요인의 개선을 위한 보건당국의 역할을 규명하고, 건강결정요인의 기여도에 따라 우선순위를 결정하는 보건정책의 수립 지침으로 인식되지는 않는다고 주장하였다. 만일 인구집단 건강 모형이 역학적 도구로서만 간주되고, 형평성의 가치를 전파하고, 사회적 변화의 수단으로 활용되지 못한다면 모형의 가치는 크게 감소할 것이고 신공중보건학과의 관련도 약해질 수밖에 없다.

2 지역사회 건강향상 과정 모형

건강은 사람들이 스스로 삶의 조건을 결정 및 통제하고, 사회가 모든 구성원들이 건강을 성취할 수 있는 여건을 구축할 수 있을 때 가능하다. 따라서 지역사회는 건강수준 향상을 위해 우선순위의 선정, 의사 결정, 전략의 기획과 실행을 위한 역량을 갖추어야만 한다. 미국의 Institute of Medicine(IOM)은 인구집단 건강 틀과 접근이 건강이 만들어지는 지역사회를 소홀히 다루고, 변화의 주체를 제대로 부각하지 못하는 문제점을 개선하기 위해서는 모든 사람의 책임을 명확히 하고, 정기적인 모니터링을 통해 책임이 달성되었는지를 확실히 하여야 한다고 생각하였다. 이런 맥락에서 IOM은 건강한 지역사회를 만들기 위한 '지역사회 건강향상 과정(CHIP: Community Health Improvement Process)' 모형을 제안하였다 (Durch 등, 1997).

1) 지역사회 건강향상 과정(CHIP) 모형의 내용

CHIP은 지역사회 건강을 향상시키기 위한 과정에 대한 틀이다. 지역사회의 건강 노력을 활성화하는 과정을 구체화한 모형으로 해결해야 할 이슈나 해결방법에 대해서는 지역사회에 결정권을 맡긴다. '지역사회 건강향상'은 ① 지역사회를 구성하는 개인의 건강향상과 ② 지역사회 자체의 건강향상으로 구분이 가능하다. IOM은 이 중 첫 번째에 더 관심을 두었으나 'Community Tool Box'(Work Group for Community Health and Development, University of Kansas, n.d.)에서는 후자를 중심으로 CHIP을 해석하였다. 신공중보건학이 지역사회 수준의 건강향상을 꾀한다는 점에서 'Community Tool Box'에서 정리한 내용을 중심으로 CHIP을 설명하고자 한다.

CHIP 모형은 2 단계의 순환 주기(cycle)로 구성되어 있다(그림 8-3).

(1) 문제의 확인과 우선순위 결정 주기

첫 번째 주기는 관심 영역-IOM의 원래 개념은 건강이지만 지역사회의 삶의 질로 확대할 수 있다-으로부터 출발하여 상황의 평가, 지역사회가 노력하여야 할 영역을 확인하는 주기이다.

첫 번째 주기에서 해야 할 일은 다음과 같다.

① 지역사회의 건강이나 삶의 질을 개선하기 위해 지역사회 연합(community coalition)[18]을 결성함으로써 지역사회의 광범위한 참여를 유도한다.

② 지역사회 프로파일을 준비하고 분석한다. 이 단계는 지역사회의 건강과 웰빙에 영향을 미칠 수 있는 다양한 요인을 검토하는 과정이다. 분석결과를 통해 우선적으로 해결해야 할 영역을 찾을 수 있게 된다. IOM이 권고한 검토해야 할 5가지 영역은 다음과 같다.

㉠ **사회경제적 요인** : 연령구조, 지리적 분포, 인종, 소득, 취업, 주택 등

㉡ **이슈의 상태** : 이슈의 빈도와 심각성, 영향을 받는 집단, 관련된 이슈와 그것들의 영

18) 지역사회 연합에 대해서는 9장 지역사회 개발과 역량강화를 참조하기 바란다.

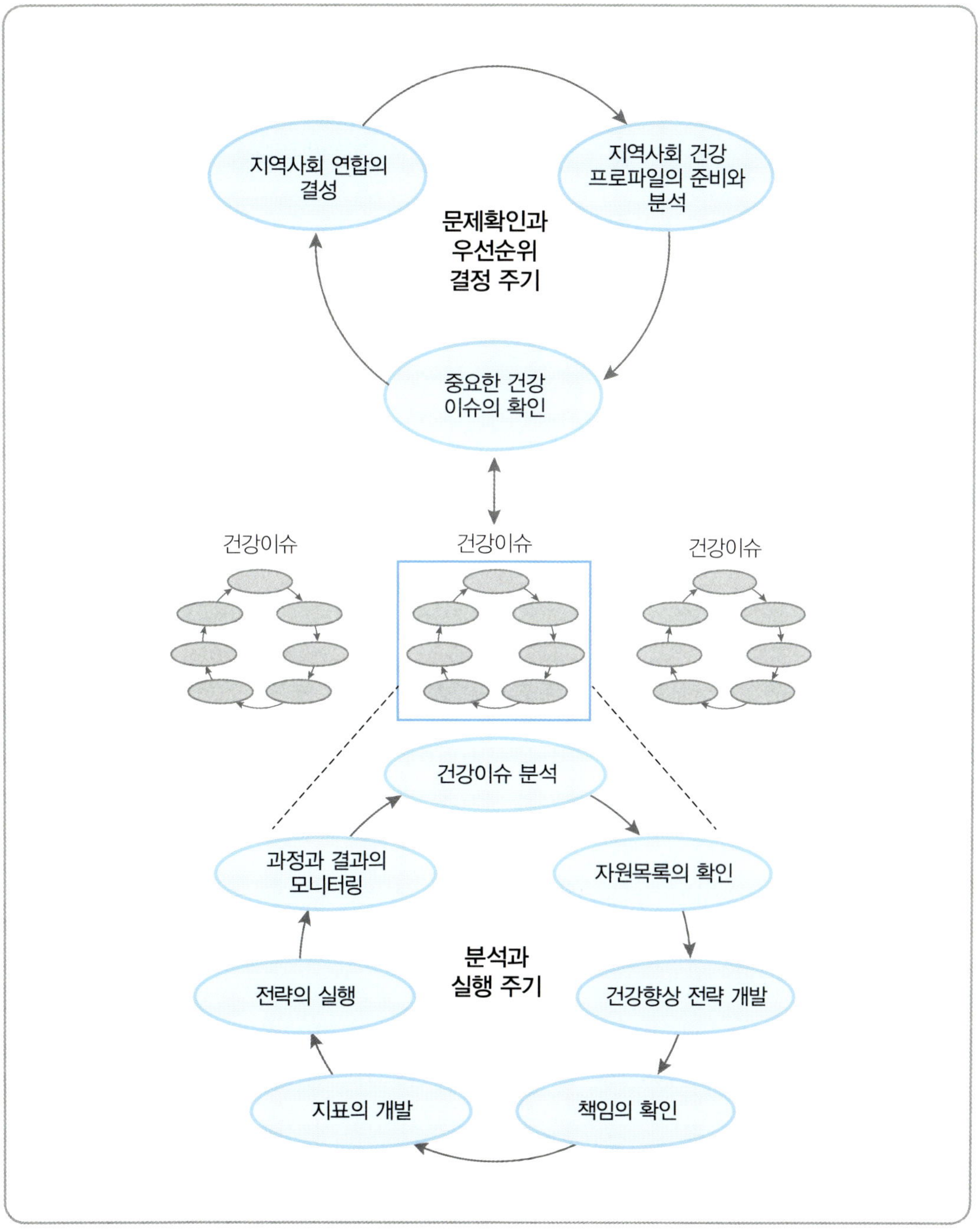

그림 8-3 지역사회 건강향상 과정(CHIP)

자료 : Durch 등, 1997, 31쪽.

향과 빈도

㉢ **위험과 보호요인** : 사람들을 이슈로부터 영향을 더 받게 하거나 덜 받게 하는 지역사회에 존재하고 있는 요인

㉣ **이슈에 대한 자원 사용** : 특정 이슈 때문에 이미 사용되고 있는 지역사회의 자원(재원이나 서비스 등)

㉤ **이슈에 대한 사람들의 생각** : 사람들이 이슈에 얼마나 영향을 받고 있다고 보고하는가? 사람들이 영향을 받고 있지 않다거나 중요하지 않다고 생각하는 이슈에 대해서는 지역사회가 행동하기가 어려움

③ 중요한 이슈(문제)를 확인한다. 이슈(문제)는 건강이나 삶의 질 같은 광범위한 관심사일 수도 있으며, 십대 임신, 결핵, 폭력 같은 구체적인 문제일 수도 있다. 이슈의 중요성을 확인하기 위한 질문은 다음과 같다. 지역사회에서 가장 해결이 필요한 이슈는 무엇인가? 어떤 이슈가 해결을 위해 시민이 동기부여가 되어 있거나 그럴 가능성이 있는가? 지역사회는 실행을 위해 어떤 자원을 가지고 있는가? 어떤 이슈에 대해 실제적인 변화를 야기할 수 있겠는가?

중요한 이슈가 확인되면 다음 주기로 넘어가게 된다. 그리고 여러 가지 이슈를 발견한 경우 이슈별로 첫 번째 주기를 다시 시행할 수 있다.

(2) 분석과 실행 주기

이 주기에서는 당면 이슈를 효과적으로 해결하고, 계획의 요소별로 책임을 할당하며, 모든 것이 제대로 실행되는지를 알기 위한 모니터링을 계획하고, 모든 파트너가 책임을 완수하고 있는지를 판단하기 위한 장기 전략과 행동계획에 대해 고민하게 된다.

① 이슈를 분석한다. 수집한 정보, 지역사회에 대한 지식, 최적의 실행방법에 대한 자료, 가능한 연구를 활용하여 연합은 이슈를 분석한다. 신공중보건의 개념을 고려할 때 개인적 및 사회적 수준의 건강요인을 두루 고려하여야 한다. 이 단계의 목적은 관심 이슈의 원인이거나 영향을 미치는 특정 요인을 이해하고, 이 요인이 지역사회에서 어떻게 영향을 미치는지와 그것을 가장 잘 관리할 수 있는 방법을 찾는 것이다.

② 자원 목록을 만든다. 연합과 지역사회는 이슈를 해결하기 위해 어떤 자원을 가지고 있는가?[19)]

---

19) 지역사회가 활용 가능한 자원/자산에 대해서는 9장 지역사회 개발과 역량강화를 참조하기 바란다.

③ 전략을 개발한다. 이슈와 활용 가능한 자원이 명확해지면 현재 부딪히고 있는 특별한 이슈를 해결하기 위한 단기계획 뿐만이 아니라 장기적 관점에서 지역사회의 건강과 웰빙을 유지하고 향상시키기 위한 장기계획의 수립도 가능해진다. 전략은 지역사회에 적합하도록 고안되어야 하고 참여적이고 포섭적인 과정을 거쳐야 한다.

④ 책임을 확인한다. 연합과 파트너들은 계획의 요소별로 누가 책임을 질 것인지를 결정한다. 구체적으로는 누가 진행 과정을 감독할 것인지, 개입방법은 누가 실행할 것인지, 평가와 피드백은 누가 담당할 것인지 등이 검토되어야 한다. 책임을 부여하기 위해서는 다음 사항을 고려해야 한다.

㉠ 책임자는 자원, 능력, 지원을 갖추고 있어 책임을 실제적으로 감당할 수 있어야 한다.

㉡ 자발적으로 책임을 받아들여야 한다. 그들이 하는 일에 대해 심사숙고하고, 그들의 활동에도 불구하고 상황이 안 바뀌거나, 지역사회가 변화를 요구하면 기꺼이 변화를 수용하여야 한다. 건설적인 비판을 받아들이고, 자신을 전체 지역사회 활동의 한 부분으로 인식할 수 있어야 한다. 만일 책임자가 강압에 의해 책임을 받아들인다면 변화나 건설적 비판을 수용하지 못할 것이다.

㉢ 책임은 명백하고 관찰 가능하여야 한다. 책임을 지는 개인, 조직, 연합은 무엇을 그들이 합의했는지, 책임이 달성되었는지, 그 원인은 무엇인지에 대해 정확하게 이해할 수 있어야만 한다. 명료하여야 수행과 모니터링이 용이해지고, 계획에 맞추어 일하는지 알 수 있다.

⑤ 과정, 결과, 성과가 모니터링 가능하도록 성과지표를 개발한다. 성과지표를 개발하는 이유는 목적을 달성하지 못한 사람이나 조직을 찾아내어 벌주려는 것이 아니라 다음과 같은 이유에서이다.

㉠ 성과를 향상하는데 어려움을 가지고 있는 개인이나 조직을 지지의 강화, 목적의 변경, 방법이나 기술의 변화, 인력의 교류, 표적 집단 변경, 일정의 현실화 등을 통해 돕기 위해서이다.

㉡ 실패를 불러일으킨 체계 내의 문제를 확인하기 위해서이다.

㉢ 모든 사람에게 행동 계획과 전략을 이해시키고 개선을 위한 도움을 받기 위해서이다.

⑥ 전략을 실행한다.

⑦ 과정과 결과를 모니터링한다.[20)]

만일 과정이 제대로 수행되거나 결과가 만족스럽지 못하다면 성과지표를 활용하여 무

20) 과정과 결과의 모니터링에 대해서는 배상수, 보건사업기획, 제3판을 참조하기 바란다.

엇이 왜 잘못되었는지를 밝혀내어야 한다. 그리고 아래의 방법을 통하여 활동을 개선하여야 한다.

㉠ 전략과 활동계획을 바꾼다.
㉡ 책임을 다른 곳으로 전환한다.
㉢ 책임을 지고 있는 개인이나 조직에 대해 지지를 강화하거나 자원을 추가한다.
㉣ 특정 활동이나 전략의 일부분을 제외한다.
㉤ 다른 이슈를 가지고 주기를 새로 진행한다.

2) 지역사회 건강향상 과정(CHIP) 모형의 사용 이유

CHIP 모형을 사용하는 이유는 다음과 같다(Work Group for Community Health and Development, n.d.).

① 모형이 지역사회 시각을 중시한다. 모형은 이슈를 해결할 때 전체 지역사회를 고려하도록 요청한다. 폭넓은 시각은 진정한 원인과 최선의 해결책을 도출해 낼 수 있는 길이다.
② 모두를 포함하기 위해 참여를 조장한다. 모형은 전략을 고안하고 실행하는데 전체 지역사회를 단순히 고려할 뿐만이 아니라 포함시킨다. 다양한 의견, 견해, 아이디어를 받아들이고, 지역사회와 결과를 공유한다. 지역사회 주권은 지역사회의 지지로 이어지고, 공동으로 일할 의지를 불러일으킨다.
③ 건강에 대한 포괄적인 시각을 요구한다. 이는 지역사회의 건강향상을 위해 모든 이슈를 고려하도록 한다.
④ 형평을 중요하게 생각한다. 형평의 강화는 건강한 지역사회를 만드는데 중요하며, 사회정의의 실현에도 기여할 것이다.
⑤ 유연한 모형이다. 지역사회가 자체의 분석과 필요에 대한 스스로의 판단에 의거하여 전략과 실행계획의 구조와 내용을 결정하도록 한다.
⑥ 책임을 강화한다. 활동 구조와 노력을 명확히 해 준다.
⑦ 성과 모니터링을 가능하게 해 준다. 성과 모니터링은 책임을 실체화할 뿐만 아니라 전략이나 실행의 문제점을 정확하게 지적해준다.
⑧ 다른 모형과 함께 사용하기 용이하다. 모형의 유연함은 다양한 상황에서 적응이 가능하도록 해준다.

⑨ 진행 중인 과정과 장기결과를 모두 이해할 수 있다. 주기 모형으로서 장기간에 걸쳐 변화를 계속 검토할 수 있다.

CHIP 모형이 모든 사람을 참여시키는 기획을 선호하지만 본질적으로는 상의하달(top-down) 방식이라는 문제점도 지니고 있다(Work Group for Community Health and Development, n.d.). 모형은 최초 단계의 기획과 노력의 선봉은 공중보건관료, 의료행정가, 입법가 등 전문가들이 수행하는 것으로 가정한다. 다른 참여자들을 참여하도록 초청하지만 초청을 받는 집단은 이미 정해져 있고 전문가들은 문제를 어떻게 풀겠다는 자신들만의 생각을 가지고 있다. 이는 처음부터 지역사회 주민들이 주체적으로 어디서부터 시작하여 어떻게 진행하겠다는 것을 결정하게 하는 9장에서 다룰 지역사회 개발 방식과는 차이가 있다.

3 지역사회 프로파일의 작성

1) 지역사회 프로파일의 정의와 가치

CHIP 모형에서는 지역사회의 문제를 확인하고, 우선순위를 결정하기 위해 지역사회 프로파일(community profile)을 준비하고 분석하도록 하고 있다. 지역사회가 건강문제를 발견하고 전략과 실행방법에 대한 의사결정을 내리기 위해서는 문제에 대한 분석과 함께 문제의 발생원이자 해결 주체인 지역사회 자체를 이해하여야만 한다. 지역사회 프로파일은 지역사회의 필요를 직접적으로 평가하는데 필요한 정보와 함께 지역사회의 상황에 대한 광범위한 정보를 포함하고 있는데, 지역사회의 건강과 웰빙 수준, 이에 영향을 미치는 요인, 지역사회의 특징, 자원, 지역사회의 건강에 대한 관심, 해결 역량 등의 자료가 망라되어 있다.

> "지역사회 프로파일은 지역사회 또는 조사 지역의 기초 상황과 경향을 종합한 자료이다. 이것은 잠재적 영향을 평가하고 프로젝트에 관한 의사결정을 내리기 위한 배경을 제공한다."(Center for Urban Transportation Research, 2000, 4-1쪽)

"지역사회 프로파일은 행동계획이나 지역사회의 삶의 질을 향상시키기 위한 수단을 개발하기 위한 목적으로 지역사회의 적극적인 참여에 의해 수행되는 지역사회 인구의 필요와 지역사회에 존재하는 자원에 대한 포괄적인 기술을 말한다."(Hawtin and Percy-Smith, 2007. 10쪽)

"양적 자료인 건강과 질병통계, 그리고 인구지표를 정치적, 사회문화적 요인에 대한 질적 정보와 혼합시킨 것. 프로파일은 지역사회의 스스로에 대한 이미지와 목적, 과거의 역사, 최근의 시민 변화, 현재의 자원, 건강증진활동에 대한 준비와 능력을 포함한다."(Haglund 등, 1990. 59쪽)

지역사회 프로파일은 우선순위를 결정하고 계획을 수립하는 기초자료가 된다. 지역사회의 잠재적 또는 현실적 문제의 확인과 함께 지역사회의 강점과 약점도 역시 판단할 수 있게 해줌으로써 지역사회의 특징과 제안된 전략이 잘 맞는지를 검토하는데 도움을 준다(Green and Tones, 2010. 229쪽).

지역사회 프로파일의 작성은 지역사회 주민을 참여시키고, 해당 지역에서 서비스를 기획하고 제공하는 조직이나 개인과 협력하여 관심 지역사회의 구체적인 모습을 그리는 과정이다(Chirico 등, 1998. Curtis, 2010에서 재인용). 따라서 그 자체가 지역사회 참여의 수단이자 과정으로서 지역사회의 건강문제에 대한 관심을 불러일으키고 주민의 역량을 향상시키는데 기여한다.

지역사회 프로파일 작성이 가지는 가치를 정리해보면 다음과 같다.

(1) 우리가 일상적으로는 알지 못하던 지역사회의 다양한 측면과 잠재적 이해관계자에 대한 정보를 수집할 수 있는 효과적인 방법이다.
(2) 전문가들과 이해관계자들이 생각하는 지역사회 사이에 존재하는 차이를 부각시켜 향후 활동 방향 결정에 도움을 준다.
(3) 지역사회 관점에서 폭넓은 사고를 가능하게 해준다.
(4) 지역사회의 특성을 명확히 하여 실행가능하고 효과적인 계획수립이 가능해진다.
(5) 취약계층이나 변화에 가장 큰 영향을 받을 집단을 확인해 줌으로써 형평성 향상에 기여한다.
(6) 지역사회 집단과 조직사이의 관계를 강화하는 수단이 된다.
(7) 프로파일 작성 과정 자체가 주민의 지역사회에 대한 관심과 흥미를 불러일으키고, 지역사회 역량을 개발하는 수단이 되어 주체적인 문제해결이 가능해진다.

지역사회 개발은 지역사회가 그들의 생활에 영향을 미치는 이슈를 집단적으로 정의하고 행동을 취할 수 있는 능력을 개발하기 위해 지속적으로 진행하는 과정이다(Chirico 등, 1998. Curtis, 2010에서 재인용).[21] 따라서 지역사회 프로파일의 작성은 지역사회 개발 도구의 하나로 과거부터 사용되어 왔다. 특히 1980년대 이후 지역사회 프로파일 작성, 필요 평가(need assessment), 지역사회 자문(community consultations)과 같은 관련성이 있는 일련의 방법들과 함께 사용이 증가하였다(Hawtin and Percy-Smith, 2007. 1쪽).

쉼터 **지역사회 프로파일, 필요 평가, 지역사회 자문의 비교**

지역사회 프로파일(community profile), 필요 평가(need assessment), 지역사회 자문(community consultations)은 비슷한 의미를 가지고 사용되지만 중요한 차이도 있다. 실행 목적, 실행 주체, 지역사회 참여의 정도, 범위를 중심으로 이들 용어의 차이를 살펴보면 다음과 같다(Hawtin and Percy-Smith, 2007. 2~5쪽).

① 필요 평가

- 정책 기획을 위해 실시됨
- 보통 법적 기관에 의해 처음 추진되거나 시행됨
- 지역사회 참여가 반드시 필요한 것은 아님
- 일반적으로 이미 가지고 있는 (양적) 자료를 사용하나 지역사회의 필요에 대한 인식이나 태도에 대한 자료를 포함하기도 함
- 관심 지역이 광범위하여 일차 자료의 수집 기회가 제한될 수도 있지만 조사 지역 내의 소구역별로 필요 평가가 이루어지기도 함

② 지역사회 자문

- 다양한 정책 영역의 공공기관에 대해 지역사회 자문이 의무화되어 있거나 강력하게 권고되고 있음
- 이미 추진 기관에 의해 개발된 제안서, 대안, 우선순위를 대상으로 하거나, 기존 서비스의 만족도를 평가하기 위해 실시됨
- 형식적이고 실질적 변화를 꾀하지 않는 경우가 많으나 지역사회 주민의 시각을 이해하려는 시도도 많음
- 조사(survey), 포커스 그룹, 온라인 조사, 시민 패널이나 배심원 등 다양한 기법을 활용
- 광범위한 지역사회 프로파일 작성, 필요 평가의 한 부분으로 사용될 수 있음

③ 지역사회 프로파일

- 지역사회나 법적 기관, 자문 조직 등 광범위한 기관과 조직에 의해 수행됨
- 지역사회의 필요, 자원, 영향을 미치는 모든 이슈 등을 포괄함
- 필요 평가가 반드시 지역참여를 요구하지 않는 것과는 달리 지역사회의 적극적인 참여를 필요로 함

21) 지역사회 개발에 대해서는 9장 지역사회 개발과 역량강화를 참조하기 바란다.

2) 지역사회 프로파일 작성 방법

지역사회 프로파일의 작성은 지역사회의 일반적 특성, 필요, 변화를 위한 준비를 파악하는 단계를 포함한다(Ferris 등, 2011; Center for Urban Transportation Research, 2000)(그림 8-4).

(1) 일반적 특성

지역의 일반적 특성은 지리적 특성, 거주 인구의 인구학적 특성, 경제적 특성, 문화적 특

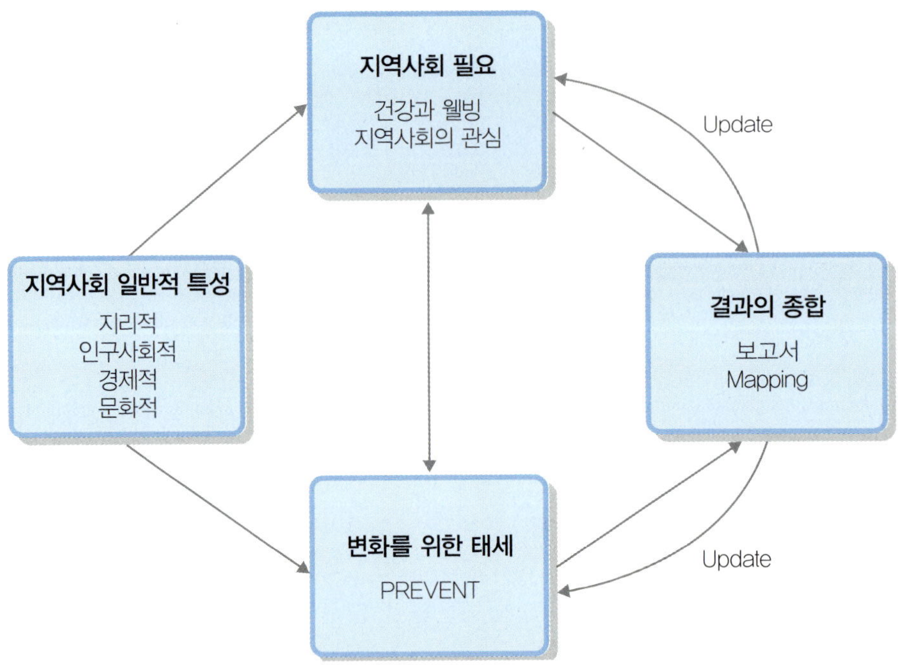

* PREVENT : Problem definition/agreement(문제의 확인과 합의), Recognition of problem by the community(지역사회에 의한 문제의 인지), Existence of and access to resources(자원의 존재와 접근), Vision and plan(비전과 계획), Energy to mobilize and sustain activities(활동의 시작과 지속에 필요한 에너지), Networking with and support of stakeholders(이해관계자들의 네트워크와 지지), Talent, leadership structure, sense of community(재능, 리더십 구조, 지역사회 의식)

그림 8-4 지역사회 프로파일 작성 과정

자료 : Center for Urban Transportation Research, 2000. Figure 4-1을 건강 및 웰빙 관련 프로파일 작성에 맞게 수정하였음.

성 등과 그 변화를 기술한 자료로 지역사회의 배경을 이해하는데 도움이 된다.

① 지리적 특성

㉠ 위치

㉡ 면적

㉢ 기후

㉣ 생태 등

② 인구사회학적 특성

㉠ 인구 규모와 성장 추세, 인구밀도

㉡ 연령 분포 등 인구구조와 변화

㉢ 가구 형태와 평균 가구원 수

㉣ 인구 이동과 평균 거주기간

㉤ 인종 분포

㉥ 교육 수준

㉦ 가구 소득

㉧ 특수집단 및 취약집단(소수 인종, 저소득층, 노인, 종교집단, 장애인 등)의 밀집 지역

③ 경제적 특성

㉠ 지역 총생산과 재정자립도

㉡ 경제성장률

㉢ 노동 인구의 특성과 변화 추세

㉣ 실업률

㉤ 주요 산업과 기업

④ 문화적 특성

㉠ 지역사회의 가치관

㉡ 건강, 질병, 치료 관련 인식과 반응

㉢ 건강 및 웰빙 관련 규범과 타부

㉣ 특히 소수 인종이나 취약계층의 건강문해력

지역사회의 일반적 특성에 관한 자료는 기존의 센서스나 사회조사, 행정 자료를 비롯한 2차 자료를 통해 수집한다. 수집된 자료는 지역사회의 특수한 상황을 발견하기 위해 비슷한 유형의 지역사회나 전국 자료와 비교한다. 건강과 웰빙 향상을 위해 특히 고려하여야 할 인구집단이나 향후 변화의 영향을 가장 크게 받게 될 인구집단에 대한 자료는 세밀하게 검토되어야 한다.

(2) 지역사회의 필요

지역사회의 필요(need)는 지역사회의 건강 및 웰빙 현황과 변화, 건강 및 웰빙 문제가 지역사회에 미치는 영향, 지역사회의 관심 등을 기술한 자료다. 지역사회에서 우선적으로 해결하여야 할 문제를 확인하는데 도움을 준다.

① 건강과 웰빙

㉠ 건강과 웰빙 수준과 분포, 변화

㉡ 건강결정요인 수준과 분포, 변화

㉢ 건강과 웰빙 문제가 지역사회에 미치는 영향

② 지역사회의 관심

㉠ 주민과 이해관계자의 건강과 웰빙 문제에 대한 인식과 태도

㉡ 주민과 이해관계자의 문제해결의 필요성에 대한 인식

㉢ 건강이나 웰빙 관련 지역사회의 특별한 관심사항이나 의제

㉣ 기타 지역사회의 특별한 관심사항이나 의제

미국의 National Association of County and City Health Officials(NACCHO, n.d.)는 지역사회의 관심을 확인하기 위한 설문을 다음과 같이 제시하였다.

① 선생님이 생각하는 건강한 지역사회의 가장 중요한 특징은 무엇인가요? (2~3개)

② 선생님이 이 지역사회에 대해 가장 자부심을 느끼는 것은 무엇인가요?

③ 이 지역사회에서 건강수준이나 삶의 질을 높이기 위해 노력하는 개인이나 조직을 알고 있습니까?

④ 이 지역사회의 건강수준과 삶의 질을 높이기 위해 해결하여야만 할 가장 중요한 문제는 무엇입니까? (2~3개)

⑤ 선생님이 생각하시기에 건강수준과 삶의 질 향상을 위한 지역사회의 노력에 방해가 되

는 것은 무엇입니까?

⑥ 건강한 지역사회를 만들기 위해서는 어떤 활동이나 정책이 필요하고, 예산의 우선순위는 어떻게 되어야 한다고 생각하십니까?

⑦ 이 지역사회의 개선을 위하여 선생님이 적극적으로 참여하고 싶은 활동은 무엇입니까?

지역사회의 관심사나 인식, 태도 등은 지역사회에 대해 지식이 풍부한 지도자나 이해관계자 대표와의 토의나 인터뷰, 전화, 우편, 온라인을 통한 주민에 대한 설문조사와 같은 1차 자료 이외에도 지역사회 계획, 유사한 프로젝트나 사업 자료, 언론 보도 자료를 비롯한 2차 자료의 검토를 통해 밝혀내어야 한다(표 8-3).

표 8-3 지역사회의 관심과 태도 조사방법

방법	정보원
전화조사	지역사회 구성원
우편 설문조사	지역사회 구성원
발간 또는 미발간 역사 자료(예: 구술 자료)	지역사회 공문서, 사학자
지역사회 워크숍, 포럼, 미팅	지역사회 구성원
이해관계자와의 인터뷰	보건기관과 조직 환경기관과 조직 산업 및 상업 기관 시민/공공 단체 풀뿌리/지역사회 조직 선출직 공무원이나 기관 대표 주택단지 대표나 관리자 노동조합 (지방)의회 의원 종교단체 지도자 학교 관계자 법조인 시민 인권 조직 노인회나 경로당, 노인대학 대표
신문 기사나 미디어 자료	지역사회 언론기관
청문회의 공식 기록	공식 기관의 기록물

자료 : Center for Urban Transportation Research, 2000. 4~5쪽.

(3) 지역사회의 변화를 위한 준비

지역사회의 변화 준비(community readiness)란 변화를 실행할 수 있는 지역사회의 능력을 말한다(Ferris 등, 2011. 1쪽). 지역사회의 문제에 대한 인식, 가용 자원, 현재의 제공 서비스나 프로그램, 지역사회의 문제해결에 대한 관심 등을 포함한다. 지역사회의 변화 준비에 대한 정보는 지역사회의 변화 전략을 확인하고 구체화하는데 도움을 준다.

지역사회의 변화를 위한 준비 정도는 변화에 필요한 핵심요소들로 구성된 'PREVENT' 모델을 사용하여 분석할 수 있다(Ferris 등, 2011. 21쪽).

① Problem definition/agreement(문제의 확인과 합의)

문제의 확인과 합의는 지역사회의 필요 확인 단계에서 이미 자료가 수집되었다. 지역사회의 변화 준비를 확인하기 전에 지역사회에 어떤 문제가 있는지와 그 문제의 성격을 이해하는 것이 중요하다.

- P Problem definition/agreement(문제의 확인과 합의)
- R Recognition of problem by the community(지역사회의 문제 인지)
- E Existence of and access to resources(자원의 존재와 접근)
- V Vision and plan(비전과 계획)
- E Energy to mobilize and sustain activities(활동 시작과 지속 에너지)
- N Networking with and support of stakeholders(이해관계자 네트워크와 지지)
- T Talent, leadership structure, sense of community(재능, 리더십, 지역사회 의식)

그림 8-5 지역사회의 변화를 위한 준비 : 'PREVENT' 모델

자료 : Ferris 등, 2011. 21쪽.

② Recognition of problem by the community(지역사회에 의한 문제의 인지)

주민과 당국자, 전문가들이 지역사회의 문제를 인식하고 있는지가 중요하다. 지역사회에서 광범위하게 인식되고 있는 문제일수록 해결이 성공할 가능성이 높다. 지역사회의 필요 중 ② 지역사회의 관심 확인 단계에서 이미 자료가 수집되었다.

③ Existence of and access to resources(자원의 존재와 접근)

지역사회 활동을 위해서는 지역사회에 존재하는 자산, 시행되고 있는 서비스나 프로그램의 현황과 참여 정도, 서비스, 프로그램, 자산의 협동, 연계 가능성, 확대해야 할 서비스, 프로그램, 자산 등에 대한 이해가 필요하다.

많은 보건 분야 전문가들은 건강문제의 조사와 분석에는 능숙하나 지역 스스로가 문제를 해결하는데 기본이 되는 지역사회 자산(asset)을 조사하는 데는 관심이 없거나 미숙하다. 지역사회 자산이란 지역사회 삶의 질을 향상시켜주는 모든 것들을 말한다. 다음과 같은 것들이 포함된다(Collaborative for Neighborhood Transformation, 2~3쪽; Kretzmann and Mcknight, 2005. 1~2쪽).

㉠ **개인의 재능과 기술** : 모든 사람은 자질과 재능을 지니고 있다. 개인의 재능과 열정, 지식, 기술, 경험은 지역사회 발전을 위해 필요한 중요한 자산이다. 개인 자산의 조사 방법은 [표 8-4]를 참조하기 바란다.

㉡ **지역사회의 자발적 단체**(associations) : 체육, 문화, 사교, 종교 등의 동아리나 네트워크 같이 자원자들이 공통의 이익을 위해 일하는 단체 역시 지역사회 활성화에 반드시 필요하다.

㉢ **지역사회의 기관**(institutions) : 보건, 복지, 경찰, 소방, 공원, 도서관과 같은 공공서비스를 제공하는 정부 기관, 일자리를 제공하고 지역 경제를 뒷받침하는 민간 기업, 학교나 종교기관 같은 민간 비영리 기관 역시 중요한 자산이다.

㉣ **물리적 자산** : 토지, 건물, 공간, 강이나 숲, 교통 등의 물리적 자산 역시 지역사회 개발에 활용된다.

㉤ **경제적 자산** : 사람들이 생산, 소비, 거래하는 것을 말한다.

㉥ **네트워크**(networks)**와 관계**(connections) : 개인과 개인, 개인과 조직, 조직과 조직의 관계는 지역사회 역량을 향상시키는데 매우 중요하다.

쉼터 개인 자산의 조사

주민 개인이 가지고 있는 지식, 기술, 재능이나 경험은 아래 표를 이용하여 조사한다.

표 8-4 개인 자산 조사표

영역	항목
Part Ⅰ. 보유기술 정보	• Priority Skills(개인이 보유한 가장 자신 있는 기술) : 남보다 잘할 수 있는 기술로 지역사회를 위해 자신 있게 활용하고 싶은 기술 – 건강관리 : 노인, 정신장애나 치매, 환자, 지체장애자나 발달장애자의 관리 – 수발 : 목욕, 식사, 조리, 운동/신체활동지도, 길 안내, 몸단장, 옷 입히기 등 – 사무기술 – 건축이나 수리 – 보수, 청소, 유지 – 요리나 식사 제공 – 어린이 돌보기 – 교통 – 기기의 작동과 수리 – 감독 – 판매 – 음악 – 보안 – 기타
Part Ⅰ. 보유기술 정보	• 우선순위가 높은 기술 찾기 1) 당신이 지니고 있는 기술 중에서 자신이 가장 잘한다고 생각하는 기술 3가지는 무엇인가요? ① ② ③ 2) 당신이 지니고 있는 기술 중에서 그 기술을 이용하기 위하여 다른 사람들이 당신을 고용할 것이라고 생각하는 기술은 무엇인가요? ① ② ③ 3) 당신이 지니고 있는 기술 중에서 다른 사람들에게 가르치고 싶은 기술은 무엇인가요? ① ② ③ 4) 당신이 가장 배우고 싶은 기술은 무엇입니까? ① ② ③

표 8-4 개인 자산 조사표(계속)

영역	항목
Part II. 지역사회 참여 기술	참여한 적이 있는 지역사회 활동의 종류를 파악하고, 앞으로 하고 싶은 일을 조사 응답자가 앞으로 하고 싶은 일이 지역사회 활성화의 원자재가 됨. 응답자가 가진 기술과 희망에 따라 적합한 지역사회 조직을 연결시켜야 함
Part III. 기업 활동에 대한 관심과 경험	응답자들이 사업(돈을 벌 수 있는 모든 일)을 준비하고 있는지, 현재 사업이나 이와 유사한 활동을 하고 있는지를 조사 자산개발 지도자나 그룹을 확인 사업(시작)에 장애가 되는 요인을 확인하여 제거해 줌 현재의 사업에 대해 도와 줄 수 있는 요인을 확인 응답자들이 민감한 개인 문제에 대해 질문한다고 생각할 수 있으므로 주의
Part IV. 개인 정보	

자료 : Kretzmann과 Mcknight, 1993, 20~24쪽.

④ Vision and plan(비전과 계획)

비전은 지역사회가 달성하고자 하는 미래의 모습이다. 비전은 지역사회 활동의 목적,

쉼터 비전(vision) 만들기

비전은 주민의 참여 속에서 다음과 같은 단계를 통해 만들어진다.

① 만들고 있거나 이미 만들어진 다른 비전이 있는지 확인
- 비전의 연결을 도모

② 비전 만들기 과정을 설계
- 참가자 선정과 소집단 구성
- 비전 만들기 과정을 견인할 리더 선출 : 중립적이고 공정한 사람

③ 소집단 회의를 통해 비전을 도출: 주민들이 바라는 지역사회의 모습과 특징을 기술
- 당신이 생각하는 건강한 마을은 어떤 마을인가?
- 모든 주민이 건강한 마을의 특징은 무엇인가?
- (5년 뒤에) 더 이상 건강문제가 없이 모든 주민들이 행복하고 건강하다고 느끼는 마을에서 살고 있다고 상상해 보십시오. 이러한 건강한 마을에서 산다면 당신이 볼 수 있는 두드러진 특징이나 상태는 무엇인지 말씀해 주십시오.

자세한 방법은 NACCHO의 'Visioning At-A-Glance' 매뉴얼을 참조 바란다(NACCHO, n.d.).

방향, 과정을 결정하고, 집중해야 할 과제를 선정하는데 도움을 준다. 또 주민 참여를 활성화하는데도 도움을 준다. 따라서 지역사회의 변화 태세는 지역사회가 비전을 공유하고 있을 때 강화된다.

비전 이외에도 지역사회의 발전을 위한 다른 계획이 있는지 살펴보고, 만일 존재한다면 비전이나 계획에 건강과 웰빙 향상을 위한 내용이 포함되어 있는지, 이들이 지역사회에서 널리 받아들여지고 있는지, 포함된 문제해결 방법이나 전략이 효과적인지, 취약계층과 같은 표적 집단의 문제해결에 적합한지 등도 검토하여야 한다.

⑤ Energy to mobilize and sustain activities(활동의 시작과 지속에 필요한 에너지)

지역사회의 건강과 웰빙 향상을 위한 활동을 시작하고, 유지할 수 있도록 지역사회가 구성원들을 참여시킬 수 있는가를 평가한다.

지역사회가 문제해결을 위해 동기 부여가 되어 있고 전념하려 하는가? 주요 이해관계자가 참여하고 있는가? 지역사회를 활성화시키는 계기나 이벤트는 무엇인가? 지도자와 주민은 열정, 시간, 재능을 가지고 있는가? 주민이 참여를 통해 기대하는 이득은 무엇이고 실제 이득은 무엇인가? 참여의 장애요인은 무엇인가? 지역사회 활동 노력이 초기의 흥분 상태가 가라앉더라도 지속될 것인가? 외부의 재원지원이 종료되더라도 계속 자원조달이 가능할 것인가? 등에 대해 평가하게 된다.

⑥ Networking with and support of stakeholders(이해관계자들의 네트워크와 지지)

변화의 준비는 문제해결과 개선이 가능하다는 믿음과 이를 위해 행동하고자 하는 의지와 관련되어 있다, 지역사회 주민을 동기화시키기 전에 지역사회에 직접적인 이익을 가지고 있는 지도자를 먼저 동기화시켜야 한다.

같이 활동하려는 이웃 네트워크가 존재하고 있는가? 지역사회의 어떤 조직이 동참하여야 하고, 할 수 있는가? 주요 지도자나 조직의 지지를 받고 있는가? 지도자들이 지역사회 활동의 가치를 받아들이고, 지역사회의 개선이 가능하다고 생각하는가? 이해관계들이 지역사회 활동에 대해 믿음을 가지고 있는가? 어떤 활동이 효과가 있고, 어떤 활동이 효과가 없다고 생각하는가? 전문가나 서비스 제공자, 프로그램 운영자들의 철학이나 사고와 지역사회 활동이 조화를 이루는가? 이들이 지지하는 접근법은 무엇인가? 등에 대해 평가하게 된다.

⑦ Talent, leadership structure, sense of community(재능, 리더십 구조, 지역사회 의식)

주민들이 지역사회에 소속되어 있다고 느낄 때, 지역사회와 비슷한 가치를 지니고 있을 때, 그들이 지역사회에 영향을 미칠 수 있다고 생각할 때, 다른 사람과 관계를 공유하고 있을 때 지역사회 활동에 참여할 가능성이 높다. 따라서 지역사회 의식은 지역사회 변화 준비태세를 예측할 수 있는 좋은 지표이다. 또한 지도자가 지역사회 활동을 견인할 능력을 갖추고 있고, 리더십이 어떤 구조를 가지고 있는가도 중요하다.

지역사회 구성원들은 주인의식을 가지고 있는가? 주요지도자의 행동 의지는 어떠한가? 지도자들은 필요한 권력과 조직 능력을 갖추고 있는가? 지도자들은 지역 활동 프로그램을 만들고 유지할 수 있는가? 지역사회는 얼마나 동질적인가? 지역사회 구성원은 얼마나 동일한 가치를 공유하는가? 강력한 지역사회 소속 의식을 지니고 있는가? 지역사회는 함께 문제를 해결한 역사가 있는가? 지역사회가 안정적인가? 어떤 리더십이 존재하는가? 등에 대해 평가하게 된다.

지역사회의 필요 조사와 변화 준비 태세 조사는 서로 보완성을 지니고 있다. 지역사회 필요 조사가 지역사회 문제에 대한 밑그림을 그리는 것이라면 지역사회의 변화 준비는 구체적 변화 모습을 그리는데 도움을 준다. 지역사회 필요 조사를 통해 우선해야 할 문제가 정리되고, 지역사회의 변화 준비를 통해 문제의 해결방법을 결정할 수 있게 된다.

조사된 내용들은 건강이나 웰빙 향상 활동과 관련된 이슈를 중심으로 정리하여 보고서를 작성하고, 필요하다면 지도에 주요 사항을 표시하여 지역별 접근이 가능하도록 한다.

지역사회 프로파일은 반복적으로 작성되어야 한다. 시간의 경과에 따라 지역사회의 상황은 변화한다. 따라서 새로운 정보를 지속적으로 수집하여 프로파일을 갱신하여야만 한다.

4 정 리

신공중보건은 인구집단의 건강수준 향상을 목표로 한다. 이 장에서는 인구집단의 건강향상을 위한 틀의 하나인 인구집단 건강 접근(population health approach)에 대해 소개하였다. 인구집단 건강 접근은 1990년대 이후 캐나다에서 개발되어 세계 각국으로 전파된 모형이다. 사회정책을 통해 건강에 바람직하지 못한 영향을 미치는 건강결정요인들을 개선함으로써 전체 인구집단의 건강수준과 분포를 개선, 즉 형평성을 향상시키려는 노력이다. 인구집단 건강 접근의 핵심 요소는 ① 인구집단의 건강을 중시, ② 건강결정요인과 상호작용을 개선, ③ 근거에 기반을 둔 최선의 결정, ④ 근본적 원인의 해결을 위한 투자(upstream investment), ⑤ 복합적 전략의 적용, ⑥ 부문 및 단계별 협력의 강화, ⑦ 대중 참여를 위한 기전의 활성화, ⑧ 건강 결과에 대한 책임의 입증 등이다.

인구집단의 건강수준 향상을 위해서는 어떤 과정을 거쳐야 할까? 미국의 Institute of Medicine은 지역사회의 건강수준을 향상시키는 틀이자 건강한 지역사회 구축의 모델로서 '지역사회 건강향상 과정(Community Health Improvement Process: CHIP)' 모델을 개발하였다. 모형의 첫 번째 주기(cycle)에서는 ① 지역사회 연합을 결성하고, ② 지역사회 프로파일을 작성하여 지역사회를 조사하고 분석하며, ③ 지역사회 전체의 건강에 영향을 주는 중요한 이슈를 발견한다. 두 번째 주기에서는 ① 발견된 이슈를 분석하고, ② 이슈 해결을 위해 활용가능한 자원의 목록을 작성하며, ③ 장·단기 전략을 개발하고, ④ 전략계획을 실행할 책임자를 확인하고, ⑤ 계획의 전반적인 성공정도와 책임기관의 업적을 측정할 지표를 개발하며, ⑥ 전략을 실행하고, ⑦ 과정과 성과를 모니터링한다. CHIP 모델은 건강에 대한 포괄적이고 지역사회 중심의 시각을 기반으로 주민 참여와 지역사회 연합 활동을 중시하며, 형평을 강조하고, 책임을 명확히 하고, 성과 모니터링을 가능하게 해 주며, 주기 모형으로서 장기간에 걸쳐 변화를 계속 검토할 수 있다는 장점이 있다.

건강문제를 발견하고 문제의 발생원이자 해결 주체인 지역사회 자체를 이해하기 위해서는 지역사회 프로파일을 작성한다. 지역사회 프로파일은 지역사회의 잠재적 또는 현실적 문제의 확인과 함께 지역사회의 강점과 약점도 역시 판단할 수 있게 해줌으로써 우선순위를 결정하고 계획을 수립하는 기초자료가 되며, 제안된 전략이 지역사회에 잘 맞는지를 검토하는데 도움을 준다. 지역사회 프로파일의 작성은 지역사회의 일반적 특성, 지역사회의 필요, 변화를 위한 준비를 파악하는 내용을 포함한다.

참고문헌

Center for Urban Transportation Research. (2000). Community impact assessment: A handbook for transportation professionals. Tampa, FL: CUTR, University of South

Florida. Available at: https://ntl.bts.gov/lib/26000/26500/26541/

Chirico S. Findlay G, Haywood L. et al. (1998). SCDG Sustainable Community Development Guidelines. Bedford: Bedfordshire Health Promotion Agency.

Coburn D, Denny K, Mykhalovskiy E, McDonough P, Robertson A, Love R. (2003). Population health in Canada: A brief critique. American Journal of Public Health 93(3):392-396.

Cohen BE. (2006). Population health as a framework for public health practice: a Canadian perspective. Am J Public Health 96(9):1574-76.

Collaborative for Neighborhood Transformation. What is asset based community development(ABCD). Phoenix, AZ: Collaborative for Neighborhood Transformation. Available at: https://www.neighborhoodtransformation.net/pdfs/What_%20is_Asset_Based_Community_Development.pdf

Curtis T. (2010). Community profiling 1. Available at: https://www.slideshare.net/curtistim/community-profiling-1

Durch JS, Bailey AL, Stoto AM. (eds.) (1997). Improving health in the community: A role for performance monitoring. Washington, DC: National Academy Press.

Dunn JR, Hayes MV. (1999). Toward a lexicon of population health. Canadian Journal of Public Health Supplement(November/December):S7-10.

Evans RG, Stoddart GL. (1990). Producing health, consuming health care. Soc Sci Med 31(12):1347-63.

Federal/Provincial/Territorial Advisory Committee on Population Health. (1994). Strategies for population health: Investing in the health of Canadians. Ottawa, Ontario: Health Canada. Available at: http://publications.gc.ca/collections/Collection/H88-3-30-2001/pdfs/other/strat_e.pdf

Ferris M, Kelly LM, Holm-Hansen C. (2011). Assessing community needs and readiness: A toolkit for working with communities on ATOD prevention. Saint Paul, Minnesota: Wilder Research. Available at: http://docs.sumn.org/CommunityNeedsAssessmentToolkit.pdf

Green J, Tones K. (2010). Health promotion: Planning and strategies. 2nd edition, London: SAGE Publications Ltd.

Gregg S. (2015). A population health approach for community health improvement. Doctor of Nursing Practice(DNP) Projects. Paper 59.Available at: http://repository.usfca.edu/cgi/viewcontent.cgi?article=1069&context=dnp

Hawtin M, Percy-Smith J. (2007). Community profiling: A practical guide. 2nd edition. Berkshire: Open University Press.

Haglund B, Weisbrod R, Bracht N. (1990). Assessing the community: Its services needs leadership and readiness. In N. Bracht (ed.). Health promotion at the community level: New advances. Thousand Oaks, CA: SAGE Publications. pp.59-71.

Health Canada. (1998). Taking action on population health. Ottawa, Ontario: Health Canada. Available at: http://publications.gc.ca/collections/Collection/H88-3-30-2001/pdfs/other/taph_e.pdf

Health Canada. (2001). The population health template: Key elements and actions that define a population health approach. July 2001 draft. Ottawa, Ontario: Health Canada. Available at: http://www.phac-aspc.gc.ca/ph-sp/pdf/discussion-eng.pdf

Kickbusch I. (2003). The contribution of the World Health Organization to a new public health and health promotion. American Journal of Public Health 93(3):383-388.

Kindig D, Stoddart G. (2003). What is population health? American Journal of Public Health 93(3):380-383.

Kindig D. (2007). Understanding population health terminology. The Milbank Quarterly 85(1):139-161.

Kretzmann JP, Mcknight JL. (1993) Building communities from the inside out: A path toward finding and mobilizing a community's assets. ACTA Publications.

Kretzmann JP, Mcknight JL. (2005) Discovering community power: A Guide to mobilizing local assets and your organization's capacity. Evanston, IL: Asset-Based Community Development Institute, Northwestern University. Available at: http://www.sesp.northwestern.edu/images/kelloggabcd.pdf

National Association of County and City Health Officials(NACCHO). (n.d.). The community themes and strengths assessment at-a-glance. Washington, DC: NACCHO. Available at: http://www.naccho.org/topics/infrastructure/mapp/upload/ctsa.pdf

National Association of County and City Health Officials(NACCHO). (n.d.). Visioning at-a-glance. Washington, DC: NACCHO. Available at: http://archived.naccho.org/topics/infrastructure/mapp/upload/visioning_full.pdf

Public Health Agency of Canada. (2013). What is the population health approach? Available at: http://www.phac-aspc.gc.ca/ph-sp/approach-approche/index-eng.php

Raphael D, Bryant T. (2002). The limitations of population health as a model for a new public health. Health Promotion International 17(2): 189-199.

Work Group for Community Health and Development, University of Kansas. (n.d.). Community tool box. Available at: http://ctb.ku.edu/en

Young TK. (2004). Population health concepts and methods. 2nd edition. Oxford University Press.

제9장

지역사회 개발과 역량강화

제9장

지역사회 개발과 역량강화

학습목표

- 지역사회 개발의 핵심 개념을 이해한다.
- 건강, 공중보건과 지역사회 개발의 관계를 이해한다.
- 지역사회 개발 과정을 공중보건사업에 적용할 수 있다.

학습내용

- 지역사회 개발의 정의
- 지역사회 개발과 신공중보건
- 지역사회 개발의 원칙
- 지역사회 개발의 활동
- 지역사회 개발의 장·단점

건강결정요인의 다차원성을 고려할 때 불건강과 빈곤은 떼려야 뗄 수 없을 정도로 밀접한 관계를 맺고 있다. 따라서 불건강을 해결하기 위해서는 의학적 개입만으로는 불가능하며, 공중보건학적 조치와 사회경제적 변화가 동반되어야 한다. 공평하고, 안정적인 소득, 안전한 식품의 공급, 범죄 예방, 정신건강 문제에 대한 대응, 주거와 환경문제의 해결, 사회자본의 강화 등은 지역사회 건강에 장기적인 영향을 미치는 이슈들이다(Dalziel, 2008, 108쪽).

환경이 건강에 미치는 영향은 일찍이 산업혁명 초기와 위생개혁시대에 이미 공중보건의 선각자들에 의해 인식되었다. 그러나 의학과 생명과학의 발전에 의해 공중보건이 개인적 접근을 중시하게 되면서부터 건강수준의 향상은 의학적 치료와 개인의 건강행태 개선에 의해 가능한 것으로 잘못 인식되기 시작하였다. 건강수준의 격차는 사회적으로 결정되며, 사람들이 생활하고 작업하는 환경으로부터 기인한다. 이에 대해 의학적 치료방식으로 접근하는 것은 건강불공평을 심화시키고, 건강의 의료 의존을 심화시킬 뿐이다. 따라서 신공중보건은 집단적, 사회적 차원에서의 건강관리와 건강형평성을 강조하였다.

지역사회 문제를 해결하기 위해 전문가들이 설계한 서비스를 제공하기 보다는 이웃이나 지역사회가 스스로의 기술과 자원을 활용하고자 하는 지역사회 개발의 이념과 방법은 보건문제 해결과 건강형평성 향상을 위한 새로운 지평을 제공하였다. 지역사회 개발이 강조하고 있는 개인 및 지역사회의 역량강화를 통한 건강문제의 해결은 신공중보건으로의 전환점을 이룬 알마아타 선언, 오타와 헌장 등에 녹아 있다. 오타와 헌장에서 제시한 '지역사회 활동(community action for health)'의 강화는 건강결정요인에 대한 지역사회의 통제력을 높여 건강수준을 향상하고자 하는 지역사회의 집단적 노력을 말한다. 지역사회의 높은 역량(capacity)은 건강을 위한 사회적 관심과 지지를 향상시키고, 활용 자원을 증대시키며, 건강문제와 관련된 갈등을 해소시키고, 보건사업의 안정성을 향상시켜 건강결정요인에 대한 지역사회의 통제력을 증가시키고 궁극적으로는 건강수준을 향상시킨다.

이 장에서는 지역사회 개발의 이념과 원칙, 역사 등에 대해 고찰하고, 지역사회 개발이 건강한 지역사회를 만드는데 어떻게 기여하는 가에 대해 살펴보고자 한다.

1 지역사회 개발의 정의

1) 지역사회의 개념

지역사회(community)란 용어는 다양한 의미로 사용되는데 크게 지리적 지역사회(geographic community)와 기능적 지역사회(functional community)의 두 유형으로 구분이 가능하다(Ross, 1967. 41~42쪽).

(1) 지리적 지역사회

지역사회를 지리적 단위로 규정하는 것으로 지역사회에 대한 전통적인 정의가 이에 해당된다. 가까운 지리적 거리(지리적 공동) 내에 살고 있는 주민들은 동일한 생활권 내에서 공동생활(생활의 공동)을 하므로 공통의 이해관계와 습관, 전통, 문화(문화의 공동)를 가지게 된다. 이러한 지역기반의 집단을 지역사회라고 호칭한다.

지역사회를 단순히 지리적 단위로만 규정하는 것은 지역사회를 좁은 지역이나 이웃에 한정하는 어리석음을 범한다. 또, 지역사회는 동질적이며, 동일 지역사회 내에 거주하는 모든 사람들은 공통된 소속감을 가지고 있다는 잘못된 인상을 준다. 나아가 지역사회 변화의 주체인 주민들 사이의 역동적 관계는 심각하게 고려하지 않은 채 객체인 지리적 장소를 변화의 주체이자 대상으로 규정하는 오류를 야기한다(Green and Tones, 2010. 399~400쪽).

(2) 기능적 지역사회

De Leeuw(2000, 289쪽)는 지역사회를 결정하는 것은 생활환경(거주라는 관점에서 공간적으로 규정된 장소)이 아니라 사람들이 서로 관계를 맺는 방식과 의사소통이 핵심 요소라고 주장하였다. 현대사회에서는 인구이동이 심해지면서 지리적 기반의 지역사회는 점차 해체되고 있다. 최근 의사소통 수단의 발달에 의해 동일한 취미를 가지거나 이해를 가진 사람들은 지리적인 거리에 상관없이 하나의 커뮤니티를 형성하고 있다. 이와 같이 특정주제에 관한 관심에 의해서 형성된 지역사회를 기능적 지역사회라고 한다. 기능적 지역사회는 흔히 "공동체"라고 불리는데, 이는 지역사회를 반드시 지리적 공간이 동일하지 않더라도 공동의 관심을 가진 개인이나 기관들의 결합체로 보기 때문이다.

공동체로서의 지역사회에서는 합의, 일체감, 공동 생활양식 및 가치, 그리고 공동노력이 강조된다.

지리적 측면과 기능적 측면의 지역사회를 통괄하여 Rubin과 Rubin(2007)은 지역사회를 "지리적 공간을 공유하고, 지위, 관심 또는 특정 이슈에 대한 시각과 관련하여 공통적인 사회적 유대를 지니고 있으며, 지역사회 내에서 활용 가능한 사회자본의 깊이와 힘에 따라 다르지만 집단적으로 다른 사람을 돕기 위해 참여할 의무와 책임감을 느끼는 인간 집단"이라고 정의하였다.

MacQueen 등(2001)은 공중보건의 관점에서 지역사회를 정의하기 위해 1990년대 후반 시민들을 대상으로 그들이 생각하는 지역사회의 개념을 조사하였는데 그 결과는 다음과 같다.

> "지역사회는 다양한 특성을 가진 인구들의 집단으로 사회적 연대를 지니고, 공통적인 인식을 공유하며, 동일한 지리적 단위나 삶의 터 내에서 공동 활동에 종사한다."(MacQueen 등, 2001. 1936쪽)

MacQueen 등(2001)에 의하면 지역사회의 핵심 요소는 ① 지리적인 장소나 삶의 터와 같은 공간적 장소에 대한 인식을 뜻하는 위치(locus), ② 지역사회의 소속감을 야기하는 공통의 이해와 시각을 뜻하는 공유(sharing), ③ 응집력과 정체성을 불러일으켜 지역사회를 만드는데 기여하는 공동 활동(joint action), ④ 지역사회의 기반을 이루는 개인적 관계를 의미하는 사회적 연대(ties), ⑤ 지역사회 내의 계층이나 다양한 집단을 의미하는 다양성(diversity) 등이다.

또 McMillan과 Chavis(1986, 9쪽)는 지역사회 의식(sense of community)을 "구성원들의 소속감에 대한 느낌, 구성원들이 상호, 또는 집단에 중요하다는 느낌, 구성원들의 필요가 서로 헌신함으로써 충족될 수 있다는 느낌"이라고 정의하고, 지역사회 의식이 ① 소속감을 뜻하는 멤버십, ② 개인이 집단에 변화를 주거나 집단이 개인에 변화를 주는 영향력, ③ 집단 구성원들에게 주어지는 자원에 의해 구성원의 필요를 충족할 수 있다는 필요의 통합과 충족, ④ 구성원들이 역사와 공통의 장소, 시간의 공유, 유사한 경험 등을 할 것이라는 믿음과 같은 4가지 요소로 구성된다고 설명하였다.

정리하면 과거에는 지역사회를 지리적 단위로 인식하였지만 최근에는 지역사회를 공통의 이해를 바탕으로 사회적 연대를 지니고, 공동 활동을 하는 기능적 단위로 규정하고 있다.

2) 지역사회의 중요성

지역사회는 왜 건강을 비롯한 사람들의 웰빙에 중요한 역할을 하는 것일까? 지금부터 이 문제에 대해 살펴보도록 하겠다.

(1) 지역사회 구성원은 동일한 환경에 노출되어 있다.

건강결정요인으로서 물리적 및 사회적 환경이 중요하다는 것은 잘 알려져 있다. 지역사회 구성원은 동일한 물리적·사회적 환경에 노출될 확률이 높다.

(2) 지역사회는 경제적 공동체로서 생산, 분배, 소비에 영향을 미친다.

지역사회를 통해 구성원들은 일상생활에 필요한 물자와 서비스를 생산, 분배하고 소비한다. 생산과 소비, 공정한 분배는 지역사회 구성원들의 갈등을 예방하고, 역량을 결집하는데 도움을 줄 뿐만 아니라 구성원들의 건강과 웰빙에 큰 영향을 미친다.

(3) 지역사회는 가치와 문화를 공유한다.

지역사회는 사회화(socialization) 기능을 통해 사회가 향유하고 있는 규범, 관습, 사회적 가치, 그리고 행동양태를 구성원들에게 내면화시킨다. 또, 지역사회는 구성원들에게 사회규범에 순응하도록 사회통제(social control) 기능도 수행한다. 지역사회의 이와 같은 특성은 지역사회 구성원의 행태나 규범에 영향을 미칠 뿐 아니라 문제해결을 위한 상부상조, 지지와 연대의 전통에도 영향을 미친다.

(4) 지역사회는 정치적 의사결정 기구이다.

지역사회는 정치적으로는 주민자치의 단위이다. 문제의 해결을 위해서는 사회제도적 접근이 중요하고, 이는 지역사회의 정치적 결단에 의해 가능하다.

(5) 지역사회는 문제해결을 위한 능력과 자원을 가지고 있다.

지역사회는 외부환경의 변화에 대처하고, 구성원들의 변화하는 요구에 대응하기 위한 자원을 가지고 있으며, 이러한 자원을 활용하여 문제를 해결할 수 있는 역량을 가지고 있다.

3) 지역사회 개발의 정의

지역사회 개발(community development)은 주민들이 그들의 공통 관심사를 해결하기 위해 함께 일할 수 있는 능력을 포함한 지역사회의 역량을 강화하여 지역사회 스스로가 문제를 해결할 수 있도록 하는 과정이다.

> “지역사회 개발은 사회정의와 상호 존중에 바탕을 두고 활동적이고 지속 가능한 지역사회를 구축하고자 하는 것이다. 지역사회 개발은 사람이 자신의 삶에 영향을 미치는 주제에 대해 참여하는 것을 방해하는 장벽을 제거하기 위해 권력구조를 변화시킨다.” (Standing Conference for Community Development, 2001. 6쪽)

> “시급하고 절박한 문제를 해결할 뿐만 아니라 장기간에 걸쳐 그들의 능력과 자신감을 배양할 수 있도록 주민과 지역사회를 참여시키는 일련의 전략이다.” (Baum, 1989. 2쪽)

지역사회를 대상으로 활동한다고 해서 모두 지역사회 개발이라고 하지는 않는다. 지역사회 수준의 접근법은 관점이 '지역사회에서 활동(working in communities)'하는 것인지, 아니면 '지역사회와 함께 활동(working with communities)'하는 것인가에 따라 구분되어야만 한다(Green과 Tones, 2010. 401쪽). '지역사회에서 활동'은 외부적으로 결정된 의제를 해결하기 위해 활동의 장소나 표적으로 지역사회를 이용하는 방식이다. 주로 상의하달 방식을 채택하고, '지역사회 기반 접근(community-based approach)'이라고도 불린다. 이에 비해 '지역사회와 함께 활동'하는 방식은 지역사회 의제 개발에 지역사회를 참여시키고, 지역사회 발전을 위해 집단적으로 활동하겠다는 의지를 담고 있다. 일반적으로 이를 지역사회 개발이라고 부른다(표 9-1).

표 9-1 지역사회 기반 접근 대 지역사회 개발 방식의 차이

이슈	지역사회 기반 접근 (Community-based approach)	지역사회 개발 (Community development)
지역사회조직화 모델	사회 기획	지역개발, 사회행동
원인에 대한 생각	개인의 책임	환경
접근 방향	취약성, 결핍 : 문제해결	강점, 역량 : 역량강화
문제의 정의	기관, 정부, 외부 조직에 의해	지역사회에 의해
건강증진과 변화의 일차적 전달 수단	교육, 서비스의 향상, 생활습관 변화, 식품 공급, 매체	지역사회 활성화와 통제, 지역사회 자원과 역량 증가, 경제적·정치적 변화
전문가의 역할	의사결정의 중심이자 핵심	자원의 하나
지역사회 주민과 조직의 참여 역할	좋은 서비스 제공, 소비와 지지 증가	지역사회 통제력 증가, 사회구조의 개선
공식적 기관과 도우미	서비스 전달체계의 핵심 기전	필요 충족을 위한 여러 기전의 하나
주요 의사결정권자	기관 대표, 산업계 리더, 정부 대표, 임명된 지역사회 지도자	자생적인 리더
지역사회에 대한 시각	다양한 문제의 진원지, 기술적, 외부적 관점에서 정의됨, 소비자	구체적이고 명확한 문제해결의 원천지, 내부적, 주관적으로 정의됨, 삶의 터
지역사회의 자원	적음	많음
구성원의 주인의식	낮음	높음

자료 : Boutilier 등, 2000. 256쪽.

쉼터 지역사회 개발과 관련된 용어

지역사회 개발(community development)과 유사한 뜻으로 많이 사용되는 용어는 지역사회 조직화(community organizing)와 지역사회 건설(community building), 지역사회 역량강화(community empowerment), 지역사회 행동(community action) 등이다.

- 지역사회 조직화는 지역사회 집단이 공통의 문제와 목적을 확인하고, 자원을 동원하며, 그들이 집단적으로 설정한 목적 달성을 위한 전략을 개발하고 실행할 수 있도록 하는 과정을 말한다(Minkler and Wallenstein, 2004). 지역사회가 자신의 요구와 목적을 결정하고 우선순위를 정하며, 이를 달성하고자 하는 신뢰와 의지를 확고히 하고, 문제의 해결을 위한 내적, 외적 자원을 확보하고 필요한 조치를 취하며, 이러한 사업을 통해 지역사회 내에서 협동적 태도와 실행을 개발해 가는 과정이다(Ross, 1967. 40쪽).
- 지역사회 건설은 지역사회를 실행의 중심(center of practice)에 두고자 하는, 즉 자신의 위치를 지역사회 내에 정립하고자 하는 접근방법이다(Walter, 2004). 지역사회 건설은 지역사회 개발, 계획, 활동과 지역사회의 역사, 정체성, 자율이 조화를 이루도록 노력한다. 따라서 전통적인 전문가 위주의 지역사회 기반 접근과는 구분되어야 한다.
- 지역사회 역량강화는 개인이나 지역사회가 그들의 관심사를 다루는데 필요한 자신감, 자긍심, 이해력, 그리고 권력을 획득하며, 지역사회의 행동이 그들의 관심사를 해결할 수 있도록 하는, 넓게 보면 자신의 삶에 대해 통제력을 획득하는 지속적인 과정이다(Schuftan, 1996). 구체적으로는 사회자본, 사회 응집력, 그리고 시민사회의 발전과 강화 과정을 말한다(Smith 등, 2005. 54쪽).
- 지역사회 개발은 지역사회 조직화와 지역사회 건설의 결과로서 지역사회의 역량이 강화되는 것을 의미한다(Smith 등, 2005. 54쪽).
- 지역사회 행동은 오타와 헌장(World Health Organization, 1986)에서 사용되기 시작한 용어이다. 일반적으로 변화를 초래하기 위해 지역사회가 행하는 모든 활동을 의미한다(WHO Regional Office for Europe, 2002. 10쪽).

이러한 용어들은 어감과 내용에 있어 미묘한 차이가 있지만 실제로는 구별 없이 사용되고 있다(Green과 Tones, 2010. 401쪽).

2 지역사회 개발과 신공중보건

지역사회 개발이라는 용어는 1940년대부터 농촌사회학, 사회복지, 지역사회 심리학, 보건교육, 인류학, 농업 등의 분야에서 교육되거나 사용되기 시작하였다. 1950년대부터 UN 등에서 낙후 지역(식민지 농촌 등)에 대한 기술지원과 개발을 위해 자조와 지역사회 개발을 중시하였고(Butterfoss and Kegler, 2009. 239쪽), 1960년대에는 미국 등에서 빈곤퇴치

사업을 위해 지역사회 개발을 중시하기 시작하였다. 1960년대와 70년대의 여성운동, 시민권, 흑인권력운동, 자조 운동(self-help movement) 등과 같은 정의, 자유, 민주주의, 차별 철폐 등을 요구한 사회 운동은 지역사회 개발 노력에 추동력을 제공하였다(Dalziel, 2008. 109쪽).

공중보건 분야에서 지역사회 개발에 대한 관심이 높아진 것은 불합리한 보건체계를 고려할 때 '희생자 비난(victim blaming)'의 부당함이 명확하게 드러난 제3세계 보건 분야 일꾼들의 경험 때문이었다(Baum, 1989. 1쪽). 1960년대 후반, 특히 1980년대에 들어서자 선진국의 보건 분야 일꾼들도 지역사회 개발로 관심을 전환하기 시작하였다. 공중보건 분야에서도 지배적 위치를 차지한 의학적 모형은 가난한 지역사회에 대한 이해와 그들의 건강수준 향상, 이웃이나 지역사회의 사회자본 구축을 위해 노력해야 하는 공중보건 일꾼들에게 더 이상 매력적이지 못하였다. 빈곤은 기회의 부족, 권력의 부족 때문에 발생하고, 가난한 사람에게 보건 및 사회서비스를 제공하는 것은 가난한 사람의 실제 필요와 맞지 않는다는 사실은 지역사회 개발 접근의 당위성을 부각하였다(Dalziel, 2008. 110쪽).

1970년대 후반부터 국제기구의 지역사회 개발의 가치에 대한 공식적인 인정이 시작되었다. 1977년 세계보건기구는 'Health for All by the Year 2000(World Health Organization, 1978)'에서 "사람들은 개인 및 집단적으로 그들의 돌봄(care)을 계획하고 실행하는데 참여할 권리와 의무를 지니고 있다"고 명시하였으며, '오타와 헌장(World Health Organization, 1986)'에서 사람들의 건강결정요인에 대한 통제 증가, 높은 수준의 대중 참여, 부문 간 협력 등을 강조하였다. 이는 지역사회 활동 강화를 신공중보건의 기본 강령의 하나로 채택한 것을 의미하였다(Baum, 1989. 1쪽; Minkler 등, 2008. 289쪽). 세계보건기구는 1980년대 건강도시 운동을 시작하였다. 건강도시 운동은 건강에 유리한 공공정책의 형성, 지역사회가 중심이 되는 프로젝트의 시행과 높은 참여, 그리고 궁극적으로는 건강격차의 해소를 목적으로 정부와 민간의 공고한 협력관계를 구축하고자 하였는데 이 역시 지역사회 개발 접근 방법을 반영한 결과이다(Minkler 등, 2008. 289쪽).

지역사회를 변화의 주체로 인식하는 지역사회 개발은 각국의 공중보건사업에 많은 영향을 미쳐 단순한 건강목표의 달성여부가 아니라 지역사회의 정체성, 지역사회 주도의 사업기획과 평가, 주민 참여와 자원의 개발 등을 중시하도록 시각이 전환되었다.

지역사회 개발 접근법을 사용하여 건강문제를 해결하고자 하는 좋은 사례는 영국이다. 1990년대 말까지 국민 건강수준 향상을 위해 NHS를 중심으로 개인 의료서비스의 접근성과 질 향상을 주요 과제로 추진해 왔던 영국은 노동당 정권 하에서 새로운 접근법을 모색하였다. 1999년 보건부는 'Saving Lives: Our Healthier Nation'이라는 백서를 통해 과거 정부의 산탄총을 쏘듯 하는 산만한 보건 목표 수립을 지양하고 주요 보건문제를 중심으로 정부 차원의 포괄적인 관리방안을 처음으로 발표하였다(UK Department of Health, 1999).

백서에서 영국정부는 건강수준 향상을 위한 사회적, 경제적, 환경적 요인의 중요성을 엄중하게 인식하고 건강수준 향상을 위해 개인, 지역사회, 정부의 협력을 공고히 할 것을 천명하였다. 사회계층 사이의 격차를 좁혀 건강수준을 향상하고, 건강형평성을 향상하기 위해 영국 정부는 지역사회가 빈곤, 저임금, 실업, 부실한 교육, 기준이하의 주택, 범죄, 환경오염 등에 대해 적극적으로 대처하도록 권장하였다(UK Department of Health, 1999). 그리고 구체적인 방안으로 정부의 예산 지원을 통해 'Sure Start', 'Healthy Living Centres', 'New Deal for Communities'와 'Health Action Zone(HAZ)'과 같은 일련의 지역사회 개발 사업을 실시하였다(Houston, 2008. 130쪽). 이들 사업은 이웃을 기반으로 지역 주민을 위한 정보제공과 안내, 공동의 문제해결, 필요한 서비스의 확보와 자격 취득, 격려, 심리적 지지 등을 지속적으로 제공하고자 하였다. 모든 프로그램의 공통 목표는 물리적, 경제적, 사회적 상황을 개선함으로써 개인, 가족, 취약한 이웃이 살고 있는 지역사회 환경을 긍정적인 방향으로 변화시키는 것이었다(Houston, 2008. 129쪽).

HAZ는 지역사회 중심의 건강형평성 향상 사업 중 대표적인 사업으로 1998년 15개 지역, 1999년 11개 지역에서 시작되었다. HAZ의 3대 전략적 목표의 하나는 주민의 건강과 관련 서비스의 향상을 위해 정부(보건기관과 다른 부서), 공공기관(학교 등), 지역사회, 소비자, 기업 사이에 진정한 파트너십을 구축하는 것이었다. HAZ는 짧은 사업기간 동안 파트너십 구축과 건강형평성에 대한 인식을 높이는 데 가치 있는 공헌을 한 것으로 평가받고 있다(Barnes 등, 2005 ; Bauld 등, 2005 ; Judge and Bauld, 2006).

미국은 2003년부터 Department of Health and Human Services(HHS)와 Centers for Disease Control and Prevention(CDC)이 협력하여 지역사회 기반의 만성질환 예방과 건강증진활동 강화를 위해 'Steps to a HealthierUS'라는 프로그램을 5년간 운영하였다. 이 프로그램에서는 지역사회 파트너들이 사업의 기획, 실행, 평가에 적극적으로 참여할 수 있도록 지역사회 연합을 권장하였다(MacDonald 등, 2006). 이후 2008년부터 2012년까지 'Healthy Communities Program'이 실시되었는데 이 프로그램은 지역사회가 중심이 되어 효과적인 인구집단 중심의 전략을 개발, 시행, 유지함으로써 만성질환의 부담을 경감하고, 건강형평성을 달성하는 것이 목적이었다. 지역사회에서 이루어진 활동은 ① 주민을 그들이 생활하고, 배우고, 일하며, 즐기는 지역사회 현장에서 이루어지는 건강 활동에 참여시키기,

② 효과적인 활동을 위한 지역사회 보건문제의 분석, ③ 건강과 삶의 질을 향상하고 유지하기 위한 정책과 지속적인 환경 만들기, ④ 만성질환과 관련 위험요인의 근본적 원인(root causes)을 개선하기 위한 지역사회 기반의 지속적인 개선, ⑤ 과거 경험으로부터 학습하고, 미래의 과제에 전향적으로 대처하기 등이다(Centers for Disease Control and Prevention, National Center for Chronic Disease Prevention and Health Promotion, 2012, 5쪽).

3 지역사회 개발의 원칙

1) 지역사회 개발의 성공 요인

지역사회 개발에 성공한 지역사회는 어떤 특성을 가지고 있을까? Mattessich와 Monsey(1997, 13쪽)는 이를 지역사회의 특성, 지역사회 개발 과정의 특성, 지역사회 개발자의 특성으로 구분하여 정리하였다.

- **지역사회의 특성** : 지역사회 개발 노력의 성공에 기여하는 지역사회와 그 구성원의 사회적, 심리적, 지리적 속성이다.
- **지역사회 개발 과정의 특성** : 상징화, 의사소통, 기술적 지원과 같은 지역사회를 개발하고자 하는 사람들이 그 과정에서 사용하는 요인들을 말한다.
- **지역사회 개발자의 특성** : 헌신, 신뢰, 이해, 경험과 같은 지역사회 개발을 조직하고 견인하는 사람들의 자질을 말한다.

(1) 지역사회의 특성

① **이슈에 대한 지역사회의 인식** : 주민들이 새로운 조치의 필요성을 인식하는 지역사회가 지역사회 개발이 성공할 확률이 높다. 지역사회 개발 노력은 주의를 받을 가치가 있고, 많은 주민들로 하여금 스스로 참여하고자 하는 동기를 유발하는 중요한 이슈를 해결하여야만 한다.

② **지역사회 내부로 부터의 동기화** : 지역사회 개발 과정이 외부로부터의 권장이 아니라 자진해서 이루어진 경우가 성공할 확률이 높다.

③ **지리적 규모가 작은 지역** : 기획과 실행 활동의 관리가 보다 용이한 작은 지역에서

성공할 확률이 높다.

④ **유연성과 적응력** : 조직화된 집단과 개인이 문제해결과 과업 실현에서 유연성과 적응력을 보일 때 성공할 확률이 높다.

⑤ **기존의 사회적 응집력** : 다른 조건이 같다면 기존의 사회 응집력 수준(예: 주민사이의 관계의 정도)이 높을수록 성공할 확률이 높다.

⑥ **토론하고 합의에 이르며, 협력할 수 있는 능력** : 협동의 정신을 지니고 있고, 문제와 필요에 대해 공개적으로 토론할 능력이 있는 지역사회에서 성공적인 노력이 나타나기 쉽다.

⑦ **확인할 수 있는 기존 리더십** : 대부분의 지역사회 구성원들이 따르고, 경청하며, 동기를 불러일으키고, 대변인으로 활동하며, 지역사회 개발 활동 과정에서 리더십을 발휘할 수 있는 주민이 존재할 때 지역사회 개발 노력이 성공할 확률이 높다.

⑧ **지역사회 개발의 과거 성공경험** : 이전에 지역사회 개발 노력이 긍정적인 결과를 거둔 지역사회가 새로운 노력과 관련해서도 성공할 가능성이 높다.

(2) 지역사회 개발 과정의 특성

① **광범위한 참여** : 광범위한 참여를 촉진하는 지역사회에서 노력이 성공할 가능성이 높다.

② **훌륭한 의사소통 체계** : 성공적인 지역사회 개발 노력은 잘 짜인 의사소통 체계를 가지고 있다.

③ **목적 추구에 있어 최소한의 경쟁** : 기존의 지역사회 조직이 다른 조직이나 지역사회 개발 지도자를 경쟁자로 인식하지 않는 지역사회에서 성공할 가능성이 높다.

④ **자기 이해력의 개발** : 개발 과정이 집단의 동질성 강조, 우선순위의 명확화, 목적 달성 방법에 대한 합의 등을 포함할 때 성공할 가능성이 높다.

⑤ **많은 주민에 대한 혜택** : 지역사회의 목적, 과업, 활동이 명확하고, 많은 주민들에게 가시적인 혜택을 줄 때 성공할 확률이 높다.

⑥ **산출과 과정을 동시에 집중** : 관계를 구축하려는 노력(과정 중심)이 가시적인 행사와 성취(산출 중심)를 포함할 때 성공할 확률이 높다.

⑦ **지역사회 외부 조직과의 연계** : 구성원들이 지역사회 외부 조직과 연결될 때 성공할 확률이 높다.

⑧ **단순한 활동으로부터 복잡한 활동으로 진행** : 지역사회 구성원들로 하여금 쉬운 활동

으로부터 복잡한 활동으로 단계적으로 나아가게 하는 과정이 성공할 확률이 높다.

⑨ **체계적인 정보의 수집과 지역사회 이슈의 분석** : 개발 과정이 지역사회의 필요와 문제를 주의 깊게 측정하고 분석하는 단계를 포함할 때 성공할 확률이 높다.

⑩ **지역사회 개발 기술 획득을 위한 훈련** : 지역사회 개발은 참여자들이 지역사회 개발 기술을 증가할 수 있도록 훈련을 받을 때 성공할 가능성이 높다.

⑪ **기존 토착 조직의 조기 참여와 지지** : 지역사회 개발은 오랜 역사와 확고한 평판을 지닌 지역사회 조직이 초기부터 참여할 때 성공할 가능성이 가장 높다.

⑫ **기술적 지원의 활용** : 지역사회 주민들이 특정 영역에서 자신감을 얻을 수 있도록 기술적 지원(전문가들에 의한 자문 제공이나 지식 획득을 위한 체험 학습 등)을 활용할 수 있을 때 지역사회 개발은 성공할 가능성이 높다.

⑬ **필요한 지도자의 지속적인 출현** : 새로운 지도자를 배출할 수 있는 과정이 포함되어 있을 때 지역사회 개발은 성공할 가능성이 높다.

⑭ **의사결정에 대한 지역사회의 통제** : 주민이 의사결정, 특히 재원의 사용에 대해 통제할 수 있을 때 지역사회 개발은 성공할 가능성이 높다.

⑮ **자원의 적절한 결합** : 성공적인 지역사회 개발은 압도적으로 자원이 많거나 질식할 정도로 자원이 적지 않을 때, 그리고 내부와 외부 자원이 균형을 이룰 때 이루어진다.

(3) 지역사회 개발자의 특성

① **지역사회에 대한 이해** : 성공적인 지역사회 개발을 견인한 개발자들은 지역사회의 문화, 사회구조, 인구학적 특성, 정치 구조, 그리고 이슈에 대해 완전하게 이해하고 있다.

② **성실한 헌신** : 지역사회 웰빙에 대해 성실하게 헌신하는 개발자가 지역사회 개발을 이끌 때 성공하기 쉽다.

③ **신뢰에 바탕을 둔 관계** : 개발자가 지역사회 주민과 신뢰할 수 있는 관계를 만들었을 때 성공의 가능성이 높다.

④ **조직화 경험의 수준** : 개발자가 지역사회와 일하는 많은 경험을 가졌을 때 성공의 가능성이 높다.

⑤ **유연함과 융통성** : 계속 변화하는 상황과 환경에 적응하기 위해 개발자가 유연하고 융통성이 있을 때 성공의 가능성이 높다.

2) 지역사회 개발의 원칙

지역사회 개발은 인간의 가치와 존엄, 기회의 평등에 대해 관심을 가진다(Calouste Gulbenkian Foundation, 1984, 5쪽). 따라서 의사결정에서 배제된 소외된 주변 사람들을 포함시키려 한다. 지역사회 개발을 뒷받침하는 가장 중요한 원칙은 건강수준 향상을 비롯한 지역사회 발전은 지역사회가 주도하여야 하고, 사회 정의에 부합되게 이루어져야 한다는 것이다. 이를 위해 권력의 공유, 의사결정에 있어서의 참여가 강화되어야 하며, 자원에 대한 균등한 접근이 이루어져야 한다.

이런 관점과 성공한 지역사회의 특성을 고려하면 지역사회 개발의 원칙은 형평성, 지역사회 주도, 역량강화, 참여, 파트너십과 연합, 집단적 행동 등이라 할 수 있다(Dalziel, 2008, 111쪽; Naidoo and Wills, 2009, 159쪽).

(1) 사회 정의와 형평성

지역사회 개발은 사회에는 불평등이 존재하며 특정 지역사회는 다른 지역사회 보다 특혜를 받고 있으며 더 많은 자원을 가지고 있어 그 결과로 더 건강하다고 생각한다. 지역사회 개발은 이런 불공평은 사회가 만들었기 때문에 사회 변화를 통해 해결하여야 한다고 생각한다(Naidoo and Wills, 2009, 161쪽).

지역사회 개발은 혜택을 받지 못하거나 억압받는 지역사회에 발언권을 줌으로써 민주적이고 참여적인 방법으로 시민사회를 강화하고자 한다. 개인의 질환이나 생활습관 보다는 건강의 결정요인에 대해 더 많은 관심을 보인다. 그 결과 지역사회 개발은 다음과 같은 특성을 지니게 된다(Naidoo and Wills, 2009, 161쪽).

① 혜택을 받지 못한 집단의 건강을 향상시키기 위해 활동
② 서비스에 대한 접근성의 향상
③ 서비스 책무에 대한 영향력
④ 혜택을 받지 못한 집단의 이익을 옹호하고 대변하는 활동
⑤ 건강결과를 조명한 지역사회 프로파일의 작성

(2) 지역사회 주도

전문가에 의해 우선순위가 결정되는 기존의 보건사업과 달리 지역사회 개발은 지역사회가 찾은, 지역사회에 흔히 존재하는 우선과제로부터 시작한다. 지역사회 주도란 용어는 우

리로 하여금 지역사회로부터 학습하고, 지역사회에 책임을 지며, 지역사회와 파트너로 활동하는 것에 전념할 것을 요구한다. 이러한 과정은 지역사회가 확인한 필요와 우선순위가 공식 기관과 예산지원 기관이 확인한 것과 일치하지 않는 경우가 많기 때문에 긴장관계가 없이 이루어지지는 않는다. 지역사회 개발의 중요한 측면은 건강과 질병에 대한 지역 주민의 지식을 인정하고, 그들에게 발언권을 주는 것이다. 지역사회 주도적 접근을 확고히 하기 위해서는 지역성을 반영한(locality-based) 적극적인 참여가 이루어져야 한다(Naidoo and Wills, 2009. 161쪽).

(3) 지역사회 역량강화

지역사회 역량(community capacity)은 사회적 문제의 확인, 자원의 준비, 해결과 관련된 지역사회의 능력에 영향을 미치는 지역사회의 특성을 말한다(Goodman 등, 1998). 간단히 말하면 지역사회가 안고 있는 문제를 효과적으로 해결할 수 있는 지역사회의 특성을 말한다. 지역사회 역량은 적극적인 참여, 리더십, 풍부한 지원 네트워크, 기술과 자원, 비판적 성찰, 지역사회 소속감, 역사에 대한 이해, 가치의 교류, 권력에 대한 접근 등의 다양한 특성으로 구성된다(Goodman 등, 1998). 유사한 용어로 'community competence'도 사용된다. 이 용어는 Leonard Cottrell이 훌륭하게 기능하는 지역사회의 모습을 기술하기 위하여 개발하였으며, 지역사회의 다양한 구성요소가 지역의 문제와 필요를 확인하기 위해 효과적으로 협력할 수 있는 능력, 목적과 우선순위에 대해 합의를 이룰 수 있는 능력, 요구되는 활동을 위해 효과적으로 협력할 수 있는 능력 등을 의미한다(Cottrell, 1983). Community capacity가 지역사회의 잠재적 능력 수준(potential state)을 뜻한다면 Community competence는 실제적 능력 수준(active state)을 뜻한다(Goodman 등, 1998).

지역사회 역량강화(empowerment)란 주민들이 자신의 삶과 지역사회 생활에 대한 통제력을 확보하고자 하는 과정이다(Rappaport, 1984. 3쪽). 좀 더 구체적으로 말하면 지역사회가 건강결정요인을 포함하여 그들의 생활에 영향을 미치는 의사결정이나 자원에 대해 더 많은 통제력을 획득하는 과정이다(Laverack, 2007. 29쪽).

지역사회 주도 개발이 이루어지기 위해서는 지역사회의 역량강화가 전제가 되어야 한다. 지역사회 역량강화 과정은 그들이 처해 있는 상황이 정의로운가에 대해 개인이나 지역사회가 질문하고 도전하기 시작하는 비판적 의식화의 과정을 통해 시작된다. 그리고 주민 개인과 집단의 지식과 경험을 존중하고, 그들을 의사결정 과정에 한 축을 담당하도록 지지함으로써 자신감과 자긍심을 높이는 과정으로 이어진다. Laverack은 지역사회 역량강화에 영향을 미치는 영역을 다음과 같이 확인하였다(Laverack, 2007. 35~40쪽).

① 참여의 활성화
② 조직 구조의 역량강화
③ 지역 리더십의 개발
④ 자원 동원의 개선
⑤ "왜(why)"라고 질문하는 지역사회의 능력 증가
⑥ 문제 평가능력의 향상
⑦ 다른 조직 및 주민들과의 연계 강화
⑧ 외부 기관들과 공평한 관계의 조성

(4) 참여

참여(participation)란 의사결정에 의해 영향을 받는 사람들이 그 과정과 결과에 대해 영향력을 미칠 수 있도록 지지하는 과정이다(Dalziel, 2008. 112쪽).

"지역사회 참여는 개인이나 집단이 그들의 의견이나 필요를 확인하여 표현하며, 그들의 의견을 반영하고, 필요를 충족시키기 위해 집단적으로 행동하는 계획된 과정이다."(Norwegian refugee council, 2008. 79쪽).

"지역사회 참여는 지역사회 구성원들이 그들의 관심 사안을 확인하고, 삶에 영향을 미치는 요인들에 대한 의사결정을 하며, 정책을 형성하고 실행하고, 서비스를 기획, 개발, 제공하며, 변화를 유발하기 위한 행동에 적극적이고 성실하게 개입할 수 있게 되는 과정이다"(WHO Regional Office for Europe, 2002. 10쪽).

Participation 이외에 involvement, engagement 등의 용어도 흔히 사용된다. 이 용어들은 약간의 의미 차이가 있으나 엄격하게 구분하지 않고 사용된다. 하지만 Laverack(2007. 24쪽)은 참여를 주민이나 지역사회의 권한과 영향력 정도를 기준으로 가장 낮은 단계의 readiness로부터 participation, engagement, organization, development, capacity-building, collective action, 그리고 community empowerment 단계로 발전한다고 설명하였다.

세계보건기구(1978. 3쪽)는 알마아타 선언을 통해 사람들은 보건서비스의 기획과 실행에 개인적 및 집합적으로 참여할 권리와 의무를 지니고 있다고 천명하였다. 하지만 모든 사람이 참여의 권리를 향유하고, 의무를 다하고 있는 것은 아니다. 참여는 권력에 의해 영향을 받는다. 사회의 주변에 머무르는 사람들은 무기력함을 느끼고 수동적이고 의존적으로 변한다. 그들은 자신의 삶에 영향을 미치는 사건이나 의사결정에 본인들이 영향을 미칠 수 없다고 생각하고, 스스로 의사결정 과정의 일부분이 될 수 있는 기회로부터 자신들을 의식적으로 배제한다. 그들은 참여를 통해 스스로 변화할 수 있음을 믿지 않는다(Dalziel, 2008. 112쪽). 전문가들도 소외된 주민의 시각이 아니라 자신의 시각으로 문제와 해결방법을 재단하려 한다.

> "우리들은 현재의 상황을 그대로 전달해서는 안 된다. 주민들에게 그들이 걱정하고 있는 일, 의심, 희망과 관련이 없는 프로그램, 억압된 의식을 더 강화시키는 프로그램을 단순히 제공해서는 안 된다. 사람들에게 우리들의 세계관을 설명하거나 그것을 강요하는 것은 우리들의 역할이 아니다. 사람들과 그들의 시각과 우리들의 시각에 대해 대화하는 것이 우리들의 역할이다."
> (Freire, 2000).

지역사회 참여 과정은 지역사회의 문제를 찾고, 문제를 해결하기 위한 프로그램의 계획, 실행, 평가 활동에 적극적으로 개입할 지역사회 주민의 권리와 의무를 존중한다(Hauser, 2002. 2쪽). 참여를 통해 사람들은 자립심과 자긍심을 향상시키고, 통제력을 회복하며, 성취감을 느낌으로써 인간으로서의 위엄을 회복할 수 있다. 참여는 다음과 같은 이유로 중요하다(WHO Regional Office for Europe, 2002. 12-13쪽; Norwegian refugee council, 2008. 79쪽; Hauser, 2002. 2쪽).

① **민주주의의 발전** : 주민이 수동적 존재에서 능동적 주체로 인식이 전환되어 새로운 거버넌스를 요구함

② **소외와 배제를 극복** : 힘없고, 혜택을 받지 못하는 집단에 대해 높은 관심을 보임

③ **주민의 역량을 강화** : 존엄성과 자긍심을 향상시키는 등 지역사회와 주민의 능력을 강화시키고, 지역사회와 주민에게 자신의 생활에 대한 통제력을 회복시켜 의존을 감소시킴

④ **자원과 에너지의 동원과 활성화**

⑤ **전체를 조망하고 통합적인 접근방법의 개발** : 전문가와 달리 일반인은 문제를 세분화하여 접근하지 않음

⑥ **올바른 의사결정과 보다 효과적인 서비스를 제공** : 주민의 필요에 적극적으로 부응하고 문화적으로 적합한 전략을 채택함으로써 보건사업(중재)의 적합성과 효과를 향상

⑦ **프로그램의 주권(ownership)과 지속가능성 확립** : 지역사회 문제해결에 대한 지속적인 관심과 협력이 가능

모든 참여가 바람직한 결과를 낳는 것은 아니다. 현실에서는 허울 좋은 참여가 빈번하게 이루어지기 때문이다. Sherry R. Arnstein(1969)은 "시민 참여는 시민 권력이다"라는 전제하에 참여를 권력의 이동여부에 따라 다음의 8가지 단계로 구분하였다(그림 9-1).

① **조작(Manipulation)** : 권력층이나 전문가가 지역사회를 그들의 의도대로 이용함. 주민은 자신들을 교육하거나 그들에 대한 지원을 설계할 자문위원회나 이사회에 참여하여 무비판적적으로 안건을 찬성함. 의사결정 과정에서도 아무런 실질적 역할이 없음

② **치료(Therapy)** : 시민참여라는 가면 아래 집단치료를 하는 것처럼 시민참여를 진행함. 권력층이나 전문가(정신보건 전문가나 사회사업가 등)는 무기력을 정신질환으로 간주하고, 시민을 집단치료에 포함시킴. 시민은 광범위한 활동에 참여하지만 그들을 무기력하게 만든 원인을 변화시키기 보다는 그들의 "병리 현상(pathology)"을 치료하는데 급급함

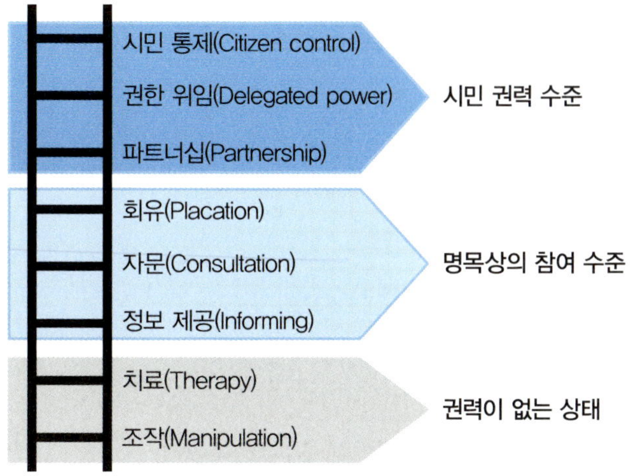

그림 9-1 참여의 단계 사다리

자료 : Arnstein, 1969. 217쪽.

③ 정보 제공(Informing) : 시민들에게 그들의 권리, 책임, 선택권에 대한 정보를 제공하는 것은 합법적인 시민참여를 향한 가장 중요한 첫걸음임. 하지만 매우 빈번하게 정보 제공은 공식기관으로부터 시민에게로 일방적으로 이루어지고, 시민의 의견제시나 협상을 위한 권력은 주어지지 않음. 가장 흔한 정보 제공 방식은 뉴스매체, 팸플릿, 포스터 등을 이용한 일방적인 의사소통임. 이러한 상황 아래에서, 특히 정보 제공이 기획의 후기단계에서 주어진다면 시민은 프로그램을 자신들에게 맞도록 설계할 기회를 가질 수 없음

④ 자문(Consultation) : 정보제공처럼 시민의 의견을 구하는 것은 완전한 참여를 위한 합법적인 단계임. 하지만 자문을 구하는 것이 다른 참여 수단과 결합되지 않는다면 시민의 관심과 생각이 고려된다는 것을 보장할 수 없음. 자문을 받기 위해 가장 많이 사용되는 수단은 조사, 이웃 회합, 공청회 등임. 권력자들이 시민 의견의 반영을 이 단계에 제한한다면 참여는 진열된 장식품처럼 겉치레에 그침. 시민들은 단순히 몇 명이 회합에 나왔고 안내책자를 받아갔다는 것같이 통계적 숫자로 인식될 뿐인데 권력자는 시민참여의 과정을 거쳤다는 만족감을 얻게 됨

⑤ 회유(Placation) : 여전히 명목뿐이긴 하지만 이 단계부터 시민들은 영향력을 행사하기 시작함. 전략의 예는 신중하게 고른 소수의 가치 있는 시민을 지역사회 활동 기구나 교육위원회 등의 이사로 선정하는 것임. 만일 권력층이 이사회의 다수를 차지한다면 시민들은 투표에서 패하기 마련임. 주요 기획과정에서 시민의 자문을 받으나 권력층이 자문의견의 합법성이나 가능성을 판단할 권한을 지니고 있는 경우도 마찬가지임. 시민의견이 반영될 가능성은 시민들이 우선순위를 정하는 과정에서 받을 수 있는 기술적 지원과 시민이 결정한 우선순위를 밀어 붙일 수 있는 지역사회의 조직력에 의해 달라짐

⑥ 파트너십(Partnership) : 이 단계에서는 권력은 시민과 권력층의 협상에 의해 재분배됨. 양자는 공동 정책이사회, 기획 위원회, 장애를 돌파하기 위한 기전 등에서 의사결정 책임을 공유하기로 합의함. 협상에 의해 기본적인 규칙을 정하고 나면 일방적인 변화는 나타나지 않음. 파트너십은 시민 지도자들이 책임을 맡고 있는 조직화된 권력기반이 지역사회에 존재하거나, 시민집단이 지도자들에게 그들의 시간적 공헌에 대해 보상할 재원을 가지고 있거나, 시민집단이 자체적으로 전문가, 법률가, 지역사회 조직가를 고용할 자원을 가지고 있을 때 가장 효과적으로 작동함

⑦ 권한 위임(Delegated Power) : 시민과 공무원사이의 협상은 특정 계획이나 프로그램에 대해 시민이 지배적인 의사결정 권한을 획득하는 결과-시민이 다수를 차지하고 있거나 진정한 권력을 가진 기구에 의사결정을 위임-에 도달할 수 있음. 이 단계에서는 시

민들이 프로그램이 자신들에게 책임을 지도록 결정할 수 있는 카드를 확보함. 차이점을 해소하기 위해서 권력층은 시민들에게 압력을 가하기보다는 협상과정을 시작하여야 함

⑧ **시민 통제(Citizen Control)** : 주민이 프로그램이나 기관 운영을 보장받을 뿐 아니라 정책이나 관리 측면에서 완전한 책임을 지고, 변화를 요구하는 "외부인(outsiders)"과 협상을 진행함

①, ② 단계는 권력자가 자신이 생각하는 목적을 위해 시민을 교육하거나 의도에 맞춰 치료하는 비참여(non-participation) 수준에 해당한다. ③, ④, ⑤ 단계는 정보 제공, 형식상의 발언 기회가 제공되나 시민의 의견이 반영되지는 않는 명목상, 형식상의 참여 단계(tokenism)로 변화보다는 현상유지에 더 기여한다. ⑥, ⑦, ⑧ 단계에 도달해야 지역사회 주민이 의사결정과 권한 사용에 파트너로 동참하고 협상권, 결정권을 발휘하는 본질적인 시민권력 수준(citizen power)에 도달하게 된다.

진정한 참여, 본질적인 시민 권력의 획득을 위해서는 보다 긍정적인 자아개념 또는 자기능력에 대한 인식의 개발, 주변의 사회적, 정치적 환경에 대한 보다 비판적이고 분석적인 이해, 사회적, 정치적 활동을 위한 개인적 및 집단적 자원의 확충이 이루어져야 한다(Kieffer, 1984).

지역사회 개발은 사회 변화와 진보를 위한 수단이며, 사회 정책의 형성, 실행, 유지, 그리고 수정 단계에서 조직, 집단, 기관을 통해 사람들의 참여를 촉진하기 위한 전략이다. 지역사회 개발의 핵심은 사람들이 정책을 만들고 집행하는 과정에 참여해야 할 뿐만이 아니라 이러한 과정에서 중심적 위치를 차지해야 한다는 것이다(Calouste Gulbenkian Foundation, 1984, 7쪽). 따라서 빈곤, 실업, 장애, 부적합한 주택이나 교육에 의해 가장 고통을 받는 사람들, 계급, 소득, 인종이나 성 등으로 인해 다른 사람보다 지역사회 활동에 참여를 제약 받거나 제약을 받는다고 느끼는 사람들이 주체적으로, 주도적으로 지역사회 개발 과정에 참여할 수 있어야 한다.

(5) 파트너십과 연합

지역사회 개발 과정의 핵심 요소 중의 하나는 파트너십과 동맹의 결성이다.

파트너십은 둘 이상의 사람, 집단, 조직이 상호이익을 위해 서로 협력하기로 합의한 상태를 말한다. 지역사회 개발은 지역사회 전체의 의식과 행동변화를 요구하므로 어느 개인이나

조직, 기관 혼자의 힘으로 가능한 것이 아니다. 따라서 주체적인 지역사회 변화라는 공동목적을 달성하기 위해 지역사회 내·외부의 다양한 개인, 조직, 기관이 파트너로서 함께 활동할 필요가 있다. 파트너십은 파트너 사이의 협력 관계 정도에 따라 연결(networking), 조정(coordinating), 협력(cooperating), 합작(collaborating) 단계로 구분될 수 있다(Himmelman, 2002. 2~3쪽; VicHealth, 2008. 3쪽)(표 9-2).

① **연결(networking)** : 파트너들은 상호이익을 위해 정보의 교환에 관심을 가짐. 시간과 신뢰가 별로 요구되지 않음. 비공식적 관계

② **조정(coordinating)** : 정보의 교환과 공동 목적을 위해 활동을 변화시킴. 공식적 관계

③ **협동(cooperating)** : 정보의 교환, 활동의 변화이외에 자원을 공유함. 많은 시간 투자와 파트너 사이에 높은 신뢰가 필요함. 공식적 관계

④ **합작(collaborating)** : 협동단계의 활동에 더하여 다른 파트너의 능력을 향상시키는 활동을 함. 자원을 공유하고, 자기의 일부 영역을 포기하기도 함. 공식적 관계

표 9-2 파트너십의 발전 단계

	정의	신뢰 정도	필요한 시간	영역 공유	예	키워드
networking	정보 교환	낮음	낮음	낮음	보건소와 복지부서가 건강한 아동발달을 위해 담당 업무에 대해 정보를 교환	연결, 공유
coordinating	정보 교환 활동 변화	중간	중간	낮음	정보 교환이후에 양자가 이용자 편의를 높이는 방향으로 서비스 제공 일정을 변경	사용자 편의, 장벽 제거
cooperating	정보 교환 활동 변화 자원 공유	중간/ 높음	중간/ 높음	중간/ 높음	정보교환, 서비스 일정 변경 이외에 업무 효율을 위해 지역사회 자원을 공유할 것에 합의	조직 헌신, 협약 문서
collaborating	정보 교환 활동 변화 자원 공유 파트너의 능력 향상	높음	높음	높음	정보교환, 서비스 일정 변경, 자원 공유이외에 양쪽 직원의 능력 향상을 위해 업무 능력 향상 훈련을 공동으로 제공	"모든 조직은 파트너가 최상이 될 수 있도록 도움" "위험 공유, 책임, 보상"

자료 : Himmelman, 2002.

동맹(alliances)은 행동을 위한 파트너십, 즉 파트너 기관들과 부문 사이에 상호활동을 위해 구성한 실제적인 조직이다(Duffy, 1996. Dalziel, 2008. 113쪽에서 재인용). 상호 협력하며 지역사회 주민과 함께 일하는 기관의 목적은 지역사회의 이슈와 정책에 대해 공통의 우선순위를 정하고 전략을 개발하기 위해서이다. Funnell 등(1995)에 의하면 동맹의 결성은 다음과 같은 6가지의 중요한 특성을 지니고 있다.

① 동맹의 공동 목적에 대한 헌신
② 모든 동맹 활동에 지역사회의 참여. 지역사회 대표는 평등하게 참여하기 위해 필요한 훈련을 받고, 기술을 지니고 있어야 함
③ 파트너들이 필요한 정보를 공유할 수 있는 명료하고, 공개적이며, 정직한 의사소통
④ 균등한 소유권과 모든 파트너들이 적절한 투입을 하는 공동 활동
⑤ 책임감
⑥ 공동 활동에 대한 평가와 평가결과의 건설적 활용

조직이나 기관사이의 협력과 동맹을 위해 최근 지역사회 연합 활동 이론(Community Coalition Action Theory)이 주목을 받고 있다(Butterfoss and Kegler, 2009). 지역사회 연합은 "지역사회의 다양한 조직, 부분, 구성기관을 대표하는 일군의 개인들이 공동의 목적을 달성하기 위하여 형성한 연합(Feighery and Rogers, 1990)"이다. 지역사회 연합은 내규나 정관, 협약서 등을 지닌 공식적 구조이며, 여러 목적을 지닌, 장기간에 걸친 동맹으로서 대개 유급 직원을 고용한다. 구성원 중 전문가 조직이나 풀뿌리 조직, 일반 시민회원의 비율도 연합마다 다르다.

연합의 형성 단계는 주도 기관이나 주최 집단이 관심 문제 해결을 위한 핵심 집단을 모집하는 단계이다. 주도 기관이나 주최 집단에 다양한 이익집단, 기관, 조직이 핵심 집단으로 포함될 때 연합의 성공가능성이 높아진다. 지역사회의 문지기(gate keeper) 역할을 하는 개인이나 집단이 포함되어 있어야 하며, 건강 형평성 향상을 위해 필요한 구성원의 확보에도 관심을 두어야 한다. 주도 기관이나 주최 집단은 지역사회의 다른 기관에 믿음, 기술이나 자원을 제공할 수 있어야 하고, 네트워크를 형성할 수 있어야 한다. 형성 단계에서는 주요 지도자를 확인하고 직원을 채용하여 이들이 연합의 미션, 목적과 목표, 구조, 규정이나 정관, 지침, 역할 분담과 협력 과정, 교육 및 훈련 과정을 개발하여야 한다. 또 구성원 간의 우호적인 조직 분위기를 조성하도록 노력하여야 한다. 이를 위해 구성원 간에 공개적이고 빈번한 대화를 가지도록 하고, 갈등관리에 주의하여야 한다.

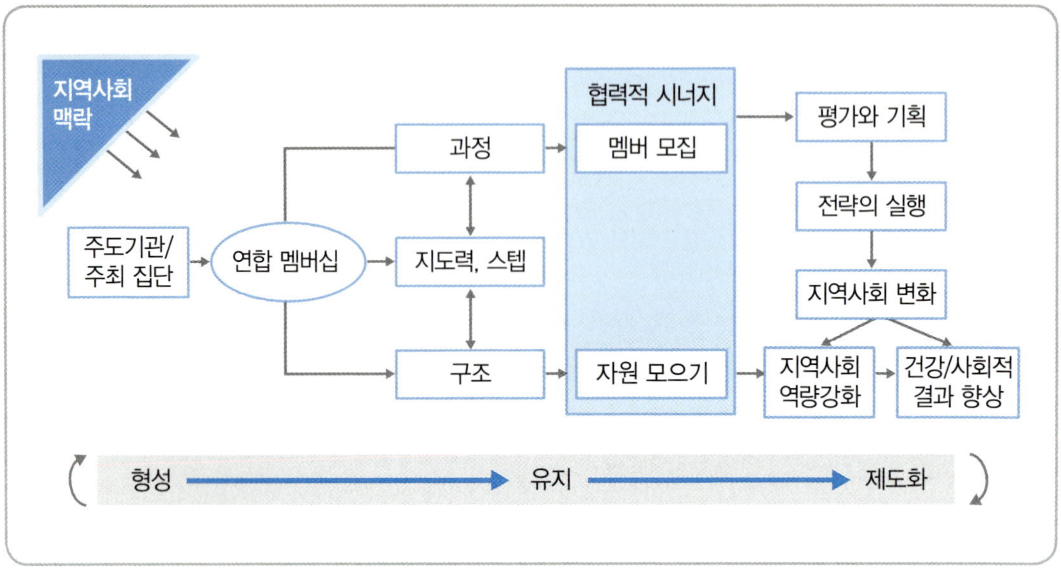

그림 9-2 지역사회 연합 활동(Community Coalition Action)

자료 : Butterfoss and Kegler, 2009, 248쪽.

유지 단계는 구성원들의 참여를 유지시키면서, 연합의 목적을 달성하기 위한 구체적인 활동을 취하는 단계이다. 이 단계에서는 지역 건강문제에 대한 포괄적인 평가(assessment)와 기획이 이루어져야 연합의 성공가능성이 높아진다. 또 연합 구성원과 외부자원과의 통합 및 활성화가 성공의 관건이 되므로 자원을 시너지 효과가 있게 통합해야 한다. 유지 단계에서는 중, 단기 결과인 개인의 지식, 태도, 행동, 자기효능감이 향상되고 지역사회 제도, 정책, 관행, 환경에 변화가 나타난다.

마지막 단계인 제도화 단계는 성공적인 연합 활동을 통해 실행 전략이 제도화되고, 지역사회의 다른 조직에 의해 채택되는 단계이다. 이 단계를 거치면서 지역사회의 역량이 발전되고, 다른 건강 및 사회문제 해결에도 활용되게 된다. 제도화 단계의 결과는 지역사회 변화, 건강수준 변화 및 지역 역량 변화로 측정한다. 지역사회 변화는 프로그램이나 정책의 변화, 지역사회 기관, 기업 및 정부조직의 관행의 변화를 통해 파악한다. 이외에 개인의 건강관리 기술과 지역사회 공동체 의식의 향상이 나타나며, 지역사회 문제에 대한 새로운 시각의 등장, 시민 참여의 기회나 기전의 변화, 조직 간의 연계방식과 수준의 변화, 지역사회의 물리적 및 환경적 변화가 야기된다(그림 9-2, 표 9-3).

표 9-3 지역사회 연합 활동 이론의 구성요소

구성요소	전 제
발전 단계	1. 연합은 특정 단계를 따라 발전한다. 새로운 구성원이 들어오거나 계획을 수정하거나 새로운 문제가 발생하면 이 단계를 다시 순환한다.
	2. 각 단계마다 특정요인이 연합의 기능과 다음 단계로의 진행을 촉진한다.
지역사회 맥락	3. 연합은 모든 단계에 걸쳐 지역사회의 맥락에 크게 영향을 받는다.
주도 기관/주최 집단	4. 연합은 주도 기관이나 주최 집단이 기회, 위협, 의무에 반응할 때 형성된다.
	5. 연합은 주도 기관이나 주최 집단이 기술이나 자원을 지원하거나, 신뢰를 주거나, 가치 있는 접촉이나 네트워크를 제공할 때 형성될 가능성이 높다.
	6. 연합은 지역사회 구성원들의 신뢰와 믿음에 도움을 줄 수 있도록 주도 기관이나 주최 집단에 지역사회 문지기가 포함될 때 보다 성공적으로 될 수 있다.
연합 구성원의 자격	7. 연합 형성은 보통 건강이나 사회문제 해결에 전념하는 핵심인물들을 모음으로써 시작된다.
	8. 보다 효과적인 연합은 핵심집단이 다양한 이익집단, 기관, 조직을 대표하는 광범위한 구성원으로 확대될 때 가능하다.
과정	9. 직원과 구성원 간의 공개적이고 빈번한 대화는 구성원을 모집하고 자원을 모으는데 기여함으로써 협력에 의한 시너지 효과를 높인다.
	10. 의사결정의 공유와 공식화는 구성원을 모집하고 자원을 모으는데 기여함으로써 협력에 의한 시너지 효과를 높인다.
	11. 갈등관리는 구성원을 모집하고 자원을 모으는데 기여함으로써 협력에 의한 시너지 효과를 높인다.
리더십과 직원채용	12. 직원 팀이나 구성원으로부터의 강력한 리더십은 연합의 기능을 향상하고, 구성원을 모집하고 자원을 모으는데 기여함으로써 협력에 의한 시너지 효과를 높인다.
	13. 유급 직원은 구성원을 모집하고 자원을 모으는데 기여함으로써 협력에 의한 시너지 효과를 높인다.
구조	14. 공식적인 규정, 역할, 구조, 절차는 연합의 기능을 향상하고, 구성원을 모집하고 자원을 모으는데 기여함으로써 협력에 의한 시너지 효과를 높인다.
멤버 참여	15. 만족하고 헌신적인 구성원은 연합 활동에 보다 더 전적으로 참여할 것이다.
구성원과 외부자원의 통합	16. 구성원과 지역사회 자원을 시너지 효과가 있게 통합함으로써 포괄적인 평가, 기획, 전략의 실행에 도움을 받을 수 있다.
평가와 기획	17. 포괄적인 평가와 기획이 이루어졌을 때 전략의 성공적인 실행이 보다 가능할 것이다.

표 9-3 지역사회 연합 활동 이론의 구성요소(계속)

구성요소	전 제
전략의 실행	18. 연합을 통해 다양한 수준에 대한 개입이 실행될 때 지역사회 정책, 관행, 환경의 변화를 더 잘 초래할 수 있을 것이다.
지역사회 변화 결과	19. 지역사회 정책, 관행, 환경을 변화시킬 수 있는 연합이 역량을 증가시키고, 건강과 사회적 결과를 향상시킬 수 있을 것이다.
건강 및 사회적 결과	20. 연합의 효과에 대한 궁극적인 지표는 건강과 사회적 결과의 향상이다.
지역사회 역량	21. 성공적인 연합에 참여한 결과로써 지역사회 구성원들과 조직은 능력을 개발하고, 다른 건강 또는 사회적 문제에 적용 가능한 사회적 자본을 구축한다.

자료 : Butterfoss and Kegler, 2009. 246~247쪽.

(6) 집단적 행동

집단적 행동(collective action)은 주민들이 변화가 필요하다고 확인한 환경의 변화를 불러일으키기 위해 함께 행동하는 것이다. 1960년대와 70년대의 여성 건강 운동이나 급진 그룹은 집단적 행동의 예이다. 현재도 다양한 이슈에 대한 자조그룹이나 장애인 연합이나 환경운동 집단 같은 압력집단은 정치적, 구조적 변화를 위해 집단적 행동 전략을 활용한다(Dalziel, 2008. 115쪽).

지역사회 개발과정은 주민의 의존성과 수동성을 벗어나 개인이나 지역사회가 자신감과 자긍심을 가지도록 노력한다. 그 결과 지역사회 개발이 제대로 이루진다면 우리는 집단적 행동을 목격할 수 있게 된다(Dalziel, 2008. 115쪽).

4 지역사회 개발을 위한 활동

지역사회 개발의 원칙을 중시하는 다음과 같은 활동이 지역사회 개발 과정에 포함된다.

1) 지역사회의 현황 파악

지역사회 개발은 지역사회의 역량을 강화하여 지역사회 스스로가 문제를 해결할 수 있도록 하는 과정이다. 따라서 대부분의 지역사회 개발 노력은 무엇이 지역사회에서 일어나고 있는지 주민들이 이해하고, 그들이 원하는 지역사회를 만들기 위해 필요한 선택이 가능하도록 지역사회 현황을 분석하는 노력이 첫 단계가 된다.

현황분석은 전문가의 시각에서 단순히 지역의 건강문제를 나열하는 것이 아니다. 전문가에 의해 우선순위가 결정되는 기존의 보건사업과 달리 지역사회 개발은 주민이 주도하여 문제를 찾고, 해결함으로써 주민의 자립심과 자긍심을 향상시키고, 통제력을 회복하는 것을 원칙으로 한다. 따라서 지역사회 개발에 참여하는 일꾼들은 주민의 입장에서 지역사회 현황을 파악하기 위해 지역사회의 공식적, 비공식적 지도자, 조직과 기관, 그리고 취약계층을 대변할 주민과 지속적인 네트워크를 구축해야 한다.

지역사회 현황분석의 주요 내용은 지역사회의 필요와 관심사, 지역사회의 자산, 변화의 촉진 요인과 장애 요인을 확인하는 것이다. 구체적 내용에 대해서는 8장 인구집단의 건강관리와 건강문제 확인을 참조하기 바란다.

지역사회 개발은 지역사회에 존재하는 인적, 물리적 자원과 역량을 동원하여 문제를 해결하려 한다. 따라서 지역사회가 가지고 있는 기술과 자원, 능력 등을 발견하는 것으로부터 시작하며, 이러한 자원의 역량과 연계를 강화하고자 한다. 지역사회 자산 지도그리기(community asset mapping)는 지역사회의 발전과 쇄신을 위해 간과되거나 인식하지 못했던 자원을 지역사회 내부로부터 발견하고 이를 활용하기 위한 방법이다. 즉 건강한 지역사회의 건설을 위해 유용하고 가용한 자원들을 발견하고, 자원의 능력과 가능성, 기술, 재능, 잠재력 등을 평가하여 자원들이 서로 연계될 수 있도록 시스템을 구축하는 방법이라 할 수 있다.[22)]

Mcknight와 Kretzmamn(1990)은 지역사회의 자산을 접근성과 운영주체에 따라 다음과 같이 분류했다.

(1) **일차적 자산군(Primary Building Blocks)** : 지역 안에 위치해 있고 법적으로 주민들이 운영하는 자원으로 ① 개인적 재능, 소득, 지역기업, 가내공업 등의 개인 역량과 ② 시민단체, 상공인 협회, 금융기관, 문화 조직, 언론기관, 종교단체 등을 포함하는 기관 및 조직 역량으로 구분된다.

(2) **이차적 자산군(Secondary Building Blocks)** : 지역 안에 위치해 있지만 주민이 아닌 다른 주체를 통해 운영되는 자원으로 ① 고등교육기관, 병원, 사회서비스 기관과 같은

---

22) 자산 지도 그리기의 구체적인 내용은 배상수, 건강증진의 이론과 접근방법, 5장 지역사회 수준의 변화에 대한 이해와 Advancement Project, 2012, Participatory Asset Mapping: A Community Research Lab Toolkit 등을 참조하기 바란다.

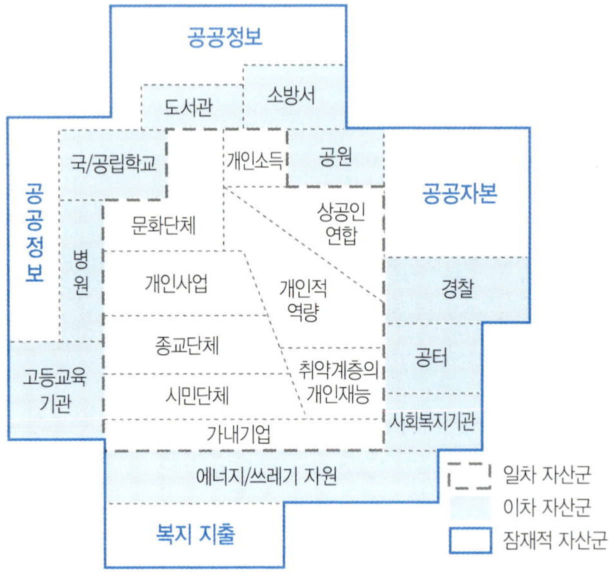

그림 9-3 지역사회 자산의 분류

자료 : McKnight and Kretzmann, 1990, 18쪽.

민간 비영리 기관, ② 공립학교, 소방서, 경찰, 도서관, 공원 등의 공공기관, ③ 유휴지, 주택, 상업 및 공업 단지, 에너지나 쓰레기 자원과 같은 물리적 자원으로 구분된다.

(3) **잠재적 자산군(Potential Building Blocks)** : 지역사회 외부에 있으며 지역 밖의 제3자에 의해 운영되는 자원으로 가장 접근이 힘들다. 복지비나 공공자본, 공공정보 등이 여기에 해당한다.

일차적 자산군은 지역사회 내에 존재하고, 주민들이 소유하는 자산으로 이웃의 활성화를 위해 가장 손쉽게 활용 가능하다. 이차적 자산군은 물리적으로는 지역사회 내에 존재하지만 외부의 지시를 받고 운영되므로 지역사회 개발 과정에서 이 자산을 활용하려면 단순히 자산 목록을 조사하는데 그쳐서는 안 되고, 특별한 전략을 마련하여야 한다. 잠재적 자산군은 지역사회 외부에 존재하고 외부에 의해 통제되지만 공적 투자는 이웃의 생활을 유지하고 발전을 위한 투자비용이므로 지역사회 개발을 위해서는 활용될 필요가 있다.

표 9-4 지역사회 자산의 분류

<table>
<tr><th>자산의 분류</th><th></th><th>자산 목록</th></tr>
<tr><td rowspan="2">일차적 자산군</td><td>개인 자원</td><td>기술, 재능, 주민들의 경험
개인 사업
가정에서 하는 사업
개인 소득
소외된 사람들(labeled people)의 기여</td></tr>
<tr><td>조직 자원</td><td>사업체 협회
시민 단체
문화 조직
의사소통 조직
종교 조직</td></tr>
<tr><td rowspan="3">이차적 자산군</td><td>민간 비영리 조직</td><td>고등 교육 기관(사립 대학교)
병원
사회 서비스 기관</td></tr>
<tr><td>공공 기관 및 서비스</td><td>학교(공립학교)
도서관
경찰서, 소방서
공원</td></tr>
<tr><td>물리적 자원</td><td>유휴지, 상업/산업 구조물, 주택
에너지와 폐기물 자원</td></tr>
<tr><td>잠재적 자산군</td><td></td><td>복지를 위한 비용
공공자본 증가를 위한 비용
공공 정보</td></tr>
</table>

자료 : McKnight and Kretzmann, 1990.

쉼터 참여적 자산지도 그리기의 장점

- 기존의 지역사회 장점을 기반으로 하며, 이를 강화할 수 있다.
- 지역사회 참여를 촉진할 수 있다.
- 지역사회 자산에 대한 공통의 인지와 이해를 불러올 수 있다.
- 외부 기관과의 의사소통을 원활하게 할 수 있다.
- 자원관리, 지역사회 개발, 기획에 활용될 수 있다.
- 지역사회 내부의 자원을 확인하고 증대시킬 수 있다.

자료 : Advancement Project, 2012, 7쪽.

지역사회 현황분석을 위해 공식적인 조사를 수행하는 것은 자원 부족이나 전문 인력 부족으로 인해 항상 가능한 것은 아니다. 실제로 지역사회 현황분석을 위해 자주 사용되는 방법은 [표 9-5]와 같다.

지역사회 현황 파악은 지역사회의 과제와 강점과 약점에 대한 이해를 높일 뿐만 아니라 지역사회 구성원의 역량을 개발하는데도 도움을 준다. 지역사회 주민, 특히 취약계층의 현황분석 참여는 다음과 같은 점에서 도움이 된다(Dalziel, 2008. 120쪽).

(1) 주민의 실생활 경험으로부터 입수된 생생한 정보는 지역사회 행동을 위한 동력을 제공한다.

(2) 과업의 분배를 위한 새로운 구조의 개발을 가능하게 해준다. 업무를 분담한 주민 집단은 새로운 활동을 위한 기회를 만들어 낸다.

표 9-5 현황 분석을 위해 사용되는 방법의 장단점

방법	정의	장점	단점
관찰	특별한 현장이나 경험에 대한 단서를 모아 결론에 도달할 수 있도록 주변의 현상들을 활용하는 자료수집 방법. 번잡한 도로의 모퉁이에 서서 통행자가 길을 건너는 것이 쉬운지, 어려운지 관찰하는 것이 예임. 차 안에서 이웃이나 지역사회를 관찰하는 차창 밖 조사(windshield survey) 역시 직접관찰의 유형임	• 비용이 비교적 저렴함 • 효율적 • 발품을 팔면 가능	• 지역사회에 대한 개관만 제공함 • 이전에 알지 못하던 자산이나 문제를 확인하려면 밀착된 관찰이 필요
포토 보이스 (Photo voice)	사진과 풀뿌리 지역사회 활동을 결합한 조사방법. 참여자들은 자신이 촬영한 사진을 통해 지역사회나 건강문제에 대한 자신의 시각이나 생각을 표현함. 정책 개발 과정에 지배적인 시각과 다른 시각을 투영하기 위한 노력임	• 지배계층과 다른 시각을 가진 사람들의 관점에서 지역사회를 기술하는 방법임 • 사람들로 하여금 지역사회의 장점과 관심을 기록할 수 있게 해 줌 • 사진을 놓고 대규모 및 소규모 집단 토의를 통해 지역사회의 문제에 대한 비판적인 대화와 지식을 향상시킴	• 정보의 양 때문에 사진을 분석하는 것이 복잡함 • 특히 인물이 사진에 포함된 경우 사진배포와 관련된 규정이 필요함 • 사진 현상에 소요되는 비용

표 9-5 현황 분석을 위해 사용되는 방법의 장단점(계속)

방법	정의	장점	단점
포커스 그룹	소집단(집단별 8~10명)으로부터 정보와 의견을 수집하는 방법. 인터뷰를 통해 파악하지 못했던 통찰력을 제공해 줌	• 신체언어도 평가 가능 • 참여자들을 산만하게 하지 않고 관찰이 가능 • 비디오 촬영을 통해 현장에 없었던 사람들도 결과의 공유가 가능 • 참여자들의 일관된 관심 유도	• 응답자의 익명성 보장이 안 됨 • 여러 지역이 포함될 경우 높은 교통비 • 농촌이나 소도시에서는 시설이나 장비의 문제가 있음
우편 조사	조사대상 집단에 대한 자기기입식 우편 설문 조사	• 비교적 저렴함 • 조사자가 원하는 응답을 피조사자가 할 가능성이 적음 • 인터뷰 훈련이 필요하지 않음	• 간단하고 직설적인 조사에 적합 • 자료 수집에 오랜 시간이 걸림 • 비교적 낮은 응답률 • 어느 정도의 문자해독 능력이 요구됨
전화 조사	전화를 통한 표준화된 설문을 이용한 표본 집단으로부터의 자료 수집	• 누락 자료의 최소화 • 개방형 설문과 비교적 복잡한 인터뷰 일정의 사용이 가능 • 응답거부자의 이유와 특성의 기록이 가능 • 빠르고 저렴함 • 높은 문자해독능력을 요구하지 않음	• 다른 사람과의 상의나 개입을 막기 어려움 • 질문은 수를 적게 하고, 짧게 해야 함 • 시각적 자료가 필요한 질문을 할 수 없음 • 사회적으로 바람직한 응답을 할 가능성이 있음
대면 조사	조사자가 응답자가 있는 곳으로 가서 하는 개별 인터뷰	• 질문의 수나 형식에 유연성이 있음 • 누락 자료의 최소화 • 신체 계측이나 직접 관찰이 가능 • 문자해독능력이 문제가 안됨	• 사회적으로 바람직한 응답을 할 가능성이 높음 • 다른 사람과의 상의나 개입을 막기 어려움 • 매우 비쌈 • 시간이 많이 소요됨
웹 기반 조사	잠재적인 응답자들을 웹을 통한 조사에 응하도록 초대하고, 응답 자료는 인터넷을 통해 제출	• 비교적 저렴함 • 자료를 신속하게 모을 수 있음 • 사회적으로 바람직한 응답을 할 가능성을 최소화	• 비싼 시스템 구축비용 • 비교적 대규모의 조사에만 유용함 • 높은 수준의 문자해독능력과 컴퓨터 활용 기술이 요구됨 • 좋은 하드웨어, 프로그램 및 지원 서비스가 가능해야 함 • 응답 거부자에 대한 정보가 없음 • 사전 코딩된 설문지에 적합함

자료 : Centers for Disease Control and Prevention, 2010, 14~15쪽.

(3) 지역사회에 대한 주민의 지식을 향상시킨다. 이웃과 다른 주민에 대한 질문 과정은 이웃과 지역사회에 대한 폭넓은 관심과 이해를 촉진한다.
(4) 개인의 발달과 새로운 기술의 습득을 촉진한다. 현황분석을 위한 질문, 분석, 정보의 배포를 담당하는 사람들은 훈련을 받게 된다.
(5) 현황분석 자료의 환원을 통해 보다 효과적인 서비스 제공이 가능해진다. 보건당국의 서비스도 지역사회 필요에 보다 잘 부응하게 된다.
(6) 모든 수준에서 주민이 참여함으로써 보다 민주적인 서비스 제공이 가능해진다.

2) 역량 향상

지역사회 역량은 지역사회가 안고 있는 문제를 효과적으로 해결할 수 있는 지역사회의 특성을 말한다. 따라서 지역사회의 역량 향상은 지역사회 개인과 집단이 그들이 가지고 있는 기술과 자원을 인식하고 개발함으로써 가능하다. 다음과 같은 두 가지 사항에 대해 관심을 기울여야 한다(Charity Commission, 2000. 2쪽).

(1) 주민들에게 경험을 통해 학습할 수 있는 기회를 제공한다.
(2) 집단적 노력에 주민을 동참시켜 그들이 자신의 능력과 의사결정에 영향력을 미칠 수 있다는 자신감을 가지도록 한다.

구체적으로는 다음과 같은 활동이 필요하다(Charity Commission, 2000. 7쪽).

(1) 공식적 훈련(컴퓨터 사용이나 회계 등)을 포함하여 필요한 훈련이나 교육 제공
(2) 필요와 우선순위의 확인 방법, 계획의 수립과 실행 방법에 대한 지원이나 조력
(3) 팀 활동이나 문제해결 같은 지식의 개발
(4) 조직을 만들고, 조직 내에서 활동할 수 있는 주민의 능력 개발(회의 기술, 프로젝트나 사람의 관리 방법과 기술 등)
(5) 다른 집단이나 조직과 공동으로 일할 수 있도록 협상, 자기주장, 옹호 등의 능력을 개발

3) 지역사회 조직화

지역사회 개발과 관련하여 중요한 활동 중 하나는 지역사회가 효과적으로 함께 일할 수 있도록 조직하는 것이다(Naidoo and Wills, 2009. 163쪽). 이 과정에는 작은 자조집단을

결성하거나 건강축제 같은 지역사회 이벤트를 조직하는 것 등이 포함된다.

4) 네트워크의 강화

네트워크는 주민들을 지역사회 내에서 함께 묶어주는 끈이다. Gilchrist(2007, 136쪽)는 네트워크를 약한 네트워크와 강한 네트워크의 두 가지 종류로 구분하였다. 강한 끈으로 묶여 있는 네트워크는 친구사이나 가족관계 같은 강력한 결합에 기반을 두고 있으며, 우리가 일상적으로 지지를 얻는 네트워크이다. 이에 비해 약한 끈으로 묶여 있는 네트워크는 다른 네트워크 무리 사이를 연결하는 교량 역할을 한다. 양자는 모두 사회자본의 한 형태로서 지역사회의 중요한 자산이다. 네트워크는 지역사회 내에서 공유되어야 할 기술, 정보의 획득과 학습의 기회를 만들어내고, 시너지를 조장하며, 지역사회 활동을 보다 효과적으로 이끈다. 따라서 개인과 집단, 지역사회 조직 사이를 연결하는 네트워크를 만드는 것은 지역사회 개발의 중요한 활동이다(Naidoo and Wills, 2009, 163쪽).

5) 협상

지역사회는 동질적인 존재가 아니라 다양성, 위계, 권력의 불균형을 가진 이질적 존재들의 집합이다. 지역사회의 우선적인 해결 과제를 정하는 등 전략적으로 문제를 해결하기 위해서는 주민사이의 합의가 중요한데, 이는 지역사회의 다양하고 이질적인 개인과 집단 사이의 협상을 통해서만 가능하다(Naidoo and Wills, 2009, 163쪽).

5 지역사회 개발의 장·단점

지역사회 개발 접근방법이 가지는 장점은 이미 충분히 설명되었다. 그러나 다음과 같은 단점도 있으므로 주의하여야 한다(Naidoo and Wills, 2009, 164~166쪽)(표 9-6).

1) 재원 확보의 불안정성

대체로 지역사회 개발은 급진적이거나 진보적인 접근방법이라고 간주된다. 따라서 지역

표 9-6 지역사회 개발 접근의 장·단점

장점	단점
주민의 관심을 중시, 지지 획득이 용이	시간이 많이 걸림
건강하지 못한 근본 원인에 대한 관심	비가시적이고 측정 불가능한 결과
건강의 사회적 원인에 대한 인식을 높임	평가가 쉽지 않아 재원확보가 곤란
참여를 통한 능력개발과 신뢰감 형성	전문가의 모순된 역할
획득된 능력을 다양한 분야에서 활용 가능	소규모 집단이나 사람들을 대상으로 함
민주적 원칙과 책임의 확대	거시적 이슈가 아닌 이웃 문제에 집중

자료 : Naidoo and Wills, 2009, 162쪽.

사회 개발을 위한 외부 재정지원은 정치적인 영향을 받는 경우가 많다. 또, 지역사회 개발에 대해서는 객관적 평가가 어렵고, 특히 단기적인 사업으로 끝날 경우 가시적 결과가 부족하여 재원의 안정적인 확보가 어렵다.

2) 책임

지역사회 개발 일꾼과 재원지원자, 지역사회는 항상 이해관계나 의견이 일치하는 것은 아니다. 지역사회와 재원기관의 우선순위가 일치하지 않는 경우가 흔하다. 지역사회 개발 일꾼과 주민들 사이에도 갈등이 빚어질 가능성이 있다. 이들 삼자가 공동 목적을 명확히 하고, 책임을 적절하게 분배하지 못한다면 지역사회 개발 접근은 혼란에 빠질 것이다.

3) 수용가능성

지역사회나 외부의 책임 있는 당국자는 지역사회 개발의 대상인 소수 계층 보다 다수를 대상으로 한 사업을 중시하는 경향이 있다. 또, 지역사회 개발 전략의 핵심 목표는 기득계층에게 받아들여지기 어렵다.

4) 전문가의 역할

지역사회 개발 접근방법에 있어서 전문가는 행동의 촉진자(facilitator of action) 역할을 수행하게 된다. 그러나 대부분의 전문가는 지역사회가 아닌 자신이 주도하는 사업 방식에 익숙하다. 지역사회 개발 방식에 익숙한 전문가의 부족은 이러한 방식의 활동을 어렵게 하는 이유의 하나다.

5) 평가

지역사회 개발 방식은 그 목적과 활동방식을 고려할 때 실험방법이나 보건지표를 이용한 소위 객관화된 평가 방법을 적용하기 어렵다. 또 사업이 단기간에 끝나는 경우가 많아 결과를 측정하는 것 자체가 불가능한 경우도 많다.

6 정 리

지역사회 개발은 지역사회의 역량을 강화하여 지역사회 스스로가 문제를 해결할 수 있도록 하는 과정이다. 이는 '지역사회와 함께 활동(working with communities)'하는 방법으로 외부적으로 결정된 의제를 해결하기 위해 활동의 장소나 대상으로 지역사회를 이용하는 '지역사회에서 활동(working in communities)' 방법과는 구분되어야 한다. 지역사회 개발은 각국의 공중보건사업에 많은 영향을 미쳐 지역사회의 정체성, 지역사회 주도의 사업기획과 평가, 주민 참여와 자원의 개발 등을 중시하는 계기가 되었다.

지역사회 개발은 형평성, 지역사회 주도, 역량강화, 참여, 파트너십과 연합, 집단적 행동 등의 원칙을 존중하면서 다음과 같은 활동을 통해 수행된다.

(1) 지역사회의 현황 파악

(2) 역량 향상

(3) 지역사회 조직화

(4) 네트워크의 강화

(5) 협상

주민주도의 건강문제 관리의 필요성과 당위성에 대해서 공감대가 확산되고 있으나 지역사회와 외부의 지원기관은 다수의 사업대상자에게 즉각적인 효과가 나타나는 사업을 선호하는 경우가 많고, 지역사회, 지역사회개발 일꾼과 외부 지원기관 사이의 이해관계가 항상 일치하지 않아 갈등이 빚어지는 경우도 많다. 또, 지역사회 개발은 급진적이거나 진보적이라 간주되어 외부 재정지원이 정치적인 영향을 받아 불안정하기 쉽다. 그러므로 지역사회 개발 방식이 성공하기 위해서는 강력한 지역사회의 지지가 가능하도록 참여와 네트워크 강화, 역량개발에 더욱 노력하여야한다.

참고문헌

배상수. (2012). 건강증진의 이론과 접근방법. 서울: 계축문화사.

Advancement Project. (2012). Participatory asset mapping: A community research lab toolkit. Available at: http://communityscience.com/knowledge4equity/AssetMappingToolkit.pdf

Arnstein SR. (1969). A ladder of citizen participation. Journal of the American Institute of Planners 35(4):216-224.

Barnes M, Bauld L, Benzeval M, Judge K, Mackenzie M, Sullivan H. (2005). Health action zones: Partnerships for health equity. Oxfordshire: Routledge.

Bauld L, Judge K, Barnes M, Benzeval M, Mackenzie M. Sullivan H. (2005). Promoting social change: The experience of health action zones in England. Journal of Social Policy 34(3):427-445.

Baum F. (1989). Editorial: Community development and the new public health in Australia and New Zealand. Community Health Studies 13:1-4.

Boutilier M, Cleverly S, Labonte R. (2000). Community as a setting for health promotion. In B. Poland, L. Green, I. Rootman. (eds.) Settings for health promotion: Linking theory and practice. Thousand Oaks, CA: Sage Publications, Inc. pp.250-279.

Butterfoss F, Kegler M. (2009). The community coalition action theory. In R. DiClemente, R. Crosby, M. Kegler. (eds.). Emerging theories in health promotion practice and research. 2nd edition. San Francisco, CA: Jossey-Bass. pp.237-276.

Calouste Gulbenkian Foundation. (1984). A national centre for community development: The report of a working party to the Calouste Gulbenkian Foundation. London: Calouste Gulbenkian Foundation. Available at: https://gulbenkian.pt/uk-branch/wp-content/uploads/sites/18/1984/01/A_national_centre.pdf

Centers for Disease Control and Prevention. (2010). Community Health Assessment and Group Evaluation (CHANGE) action guide: Building a foundation of knowledge to prioritize community needs. Atlanta: U.S. Department of Health and Human Services.

Centers for Disease Control and Prevention, National Center for Chronic Disease Prevention and Health Promotion. (2012). A sustainability planning guide for healthy communities.

Charity Commission. (2000). The promotion of community capacity building. London: The Charity Commission. Available at: https://www.gov.uk/government/uploads/system/uploads/attachment_data/file/358882/rr5text.pdf

Cottrell LS. (1983). The competent community. In R. Warren and L. Lyon. (eds.). New perspectives on the american community. Homewood, Ill.: Dorsey Press.

Dalziel Y. (2008). Community development as a public health function. In S. Cowley, A. Mawle, C. Adams. (eds.). Community public health in policy and practice: A source book. 2nd edition. Edinburgh; Elsevier. pp.108-128.

De Leeuw E. (2000). Commentary to Beyond community action: Communication arrangements and policy networks. In: B. Poland, I. Rootman, L. Green. (eds.). Settings for health promotion: Linking theory and practice. Thousand Oaks, CA: Sage Publications, Inc. pp.287-300.

Duffy S. (1996). Partnerships in action. Working towards a smoke-free Scotland. Edinburgh: Health Education Board for Scotland.

Feighery E, Rogers T. (1990). Building and maintaining effective coalitions. Palo Alto, CA: Health Promotion Resource Center, Stanford Center for Research in Disease Prevention.

Freire P. (2000). Pedagogy of the oppressed: 30th anniversary edition. NY: Bloomsbury Academic.

Funnel R, Oldfield K, Speller V. (1995). Towards healthier alliances. London: Health Education Authority.

Gilchrist A. (2007). Community development and networking for health. In J. Orme, J.

Powell, P. Taylor, M. Grey. (eds.). Public health for the 21st century: New perspectives on policy, participation and practice. 2nd edition. Berkshire: Open University Press. pp.135-152.

Goodman RM, Speers MA, McLeroy K, Fawcett S, Kegler M, Parker E, Smith SR, Sterling TD, Wallerstein N. (1998). Identifying and defining the dimensions of community capacity to provide a basis for measurement. Health Education and Behavior 25(3):258-278.

Green J, Tones K. (2010). Health Promotion: Planning and strategies. 2nd edition. London: SAGE Publications Ltd.

Hauser D. (2002). Community participation partnering with youth: A rights, respect, responsibility. Transitions: Community Participation 14(3):1-6.

Himmelman A. (2002). Collaboration for a change: Definitions, decision-making models, roles, and collaboration process guide. Minneapolis, MN: HIMMELMAN Consulting. Available at: http://depts.washington.edu/ccph/pdf_files/4achange.pdf

Houston A. (2008). Complex community-based initiatives. In S. Cowley, A. Mawle, C. Adams. (eds.). Community public health in policy and practice: A source Book. 2nd Edition. Edinburgh; Elsevier. pp.129-160.

Judge K, Bauld L. (2006). Learning from policy failure? Health action zones in England. European Journal of Public Health 16(4):341-44.

Kieffer CH. (1984). Citizen empowerment: A developmental perspective. Prevention in Human Services 3(2-3):9-36.

Kretzmann J, McKnight J. (1993). Building communities from the inside out: A path towards finding and mobilising a community's assets. Evanston, IL: The Asset-Based Community Development Institute.

Laverack G. (2007). Health promotion practice: Building empowered communities. NY: Open University Press.

MacDonald G, Garcia D, Zaza S, Schooley M, Compton D, Bryant T, et al. (2006). Steps to a healthierus cooperative agreement program: Foundational elements for program evaluation planning, implementation, and use of findings. Prev Chronic Dis 3(1):1-11.

MacQueen KM, McLellan E, Metzger DS, Kegeles S, Strauss RP, Scotti R, Blanchard L, Trotter RT. (2001). What is community? An evidence-based definition for participatory public health. Am J Pub Health 91(12):1929-1938.

Mattessich P, Monsey B. (1997). Community building: What makes it work: Review of factors influencing successful community building. Saint Paul, Minnesota: Amherst H. Wilder foundation.

McMillan DW, Chavis DM. (1986). Sense of community: A definition and theory. American Journal of Community Psychology 14(1):6-23.

McKnight JL, Kretzmann J. (1990). Mapping community capacity. Center for Urban Affairs and Policy Research, Northwestern University. Available at: https://mn.gov/mnddc/parallels2/pdf/90s/90/90-MCC-McKnight_Kretzmann.pdf

Minkler M, Wallerstein N. (2004). Improving health through community organization and community building. In M. Minkler (ed.). Community organizing and community building for health. 2nd edition. New Brunswick, N.J.: Rutgers University Press. pp.30-52.

Minkler M, Wallerstein N, Wilson N. (2008). Improving health through community organization and community building. In K. Glanz, B. Rimer, K. Viswanath. (eds.). Health behavior and health education: Theory, research, and practice. 4th edition. San Francisco, CA: Jossey-Bass. pp.287-312.

Naidoo J, Wills J. (2009). Foundations for health promotion. 3rd edition. Edinburgh: Bailièrre Tindall.

Norwegian Refugee Council, The Camp Management Project. (2008). The camp management toolkit. Oslo: Norwegian Refugee Council. Available at: https://cms.emergency.unhcr.org/documents/11982/47942/Norwegian+Refugee+Council%2C+The+Camp+Management+Toolkit/a718d47b-5906-4adb-9735-dc8009e9b2a0

Rappaport J. (1984). Studies in empowerment: Introduction to the issue. In J. Rappaport, C. Swift, R. Hess. (eds.). Studies in empowerment: Steps toward understanding and action. NY: Routledge. pp.1-7.

Ross MG. (1967). Community organization: Theory, principles, and practice. Second Edition. New York: Harper & Row.

Rubin HJ, Rubin IS. (2007). Community organizing and development. 4th edition. Boston: Pearson/Allyn and Bacon.

Schuftan C. (1996). The community development dilemma: What is really empowering? Community Dev J 31(3):260-264.

Smith MB, Graham Y, Guttmacher S. (2005). Community-based health organizations: Advocating for improved health. San Francisco: Jossey-Bass.

Standing Conference for Community Development. (2001). A strategic framework for community development. Sheffield: SCCD.

UK Department of Health. (1999). Saving lives: Our healthier nation. London: Stationery Office.

VicHealth. (2008). The partnerships analysis tool. Carlton South: Victorian Health Promotion Foundation.

Walter C. (2004). Community building practice. In M. Minkler (ed.). Community organizing and community building for health. 2nd edition. New Brunswick, N.J.: Rutgers University Press. pp.68-83.

World Health Organization. (1978). Primary health care: Report of the International Conference on Primary Health Care, Alma-Alta, USSR, 6-12 September 1978. Geneva: WHO. Available at: http://apps.who.int/iris/bitstream/10665/39228/1/9241800011.pdf

World Health Organization. (1986). Ottawa charter for health promotion: First International Conference on Health Promotion. Available at: http://www.who.int/healthpromotion/milestones.pdf

World Health Organization Regional Office for Europe. (2002). Community participation in local health and sustainable development: Approaches and techniques. Copenhagen, Denmark: Center for Urban Health, WHO Regional Office for Europe.

제10장

건강문해력

1. 건강문해력의 정의와 구성요소
2. 건강문해력에 영향을 미치는 요인
3. 건강문해력이 건강에 미치는 영향
4. 건강문해력 향상방안
5. 정리

제10장

건강문해력

학습목표

- 건강문해력의 개념에 대해 이해한다.
- 건강문해력이 건강에 미치는 영향을 설명할 수 있다.
- 건강문해력의 향상방안에 대해 이해한다.

학습내용

- 건강문해력의 정의와 구성요소
- 건강문해력에 영향을 미치는 요인
- 건강문해력이 건강에 미치는 영향
- 건강문해력 향상 방안

올바른 건강관련 의사결정을 하는데 필요한 기본적인 건강 정보와 서비스를 획득하고 이해하며 활용하는 개인의 능력 정도를 건강문해력(health literacy)이라고 한다. 건강문해력이라는 용어는 1970년대부터 사용되기 시작하여 공중보건 및 의료분야에서 그 중요성이 점차 증대하고 있다(Sørensen 등, 2012).

오타와 헌장에서는 건강증진을 "사람들로 하여금 그들의 건강에 대한 통제력을 증가시키고 건강수준을 개선시킬 수 있는 능력을 배양시키는 과정"이라고 정의하였다(WHO, 1986). 신공중보건학의 특징 중에 하나는 공중보건의 모든 활동에 참여와 협력을 강조하는 것이다. 일반인들이 스스로 건강수준을 개선할 수 있는 능력을 배양하고, 공중보건활동에 적극적으로 참여가 가능하도록 하기 위해서는 건강문해력이 전제되어야 한다. 건강문해력이 좋다는 것은 사람들이 자신의 건강, 나아가 가족과 지역사회의 건강을 제대로 평가하고, 건강에 영향을 미치는 요인을 이해하며, 이를 어떻게 해결할 것인가를 알고 있다는 것을 의미한다. 따라서 적절한 건강문해력을 가지고 있는 사람은 자신의 건강뿐만 아니라 가족과 지역사회의 건강에 책임을 질 수 있는 능력이 있다고 판단할 수 있다. 사람들이 자신의 건강에 대한 통제력을 높이려면 건강문해력의 향상이 반드시 선행되어야 한다.

건강문해력을 향상시키기 위해서는 개인의 노력도 필요하지만 사회의 적극적인 노력이 병행될 때 그 가능성이 배가된다. 이런 맥락에서 미국은 'Healthy People 2020'에서 건강문해력과 관련된 국가목표를 제시하고 있다.

이 장에서는 건강문해력이 무엇인지, 왜 공중보건사업에서 중요한지를 살펴보고, 건강문해력을 향상시키기 위한 방법을 소개하고자 한다.

1 건강문해력의 정의와 구성요소

1) 건강문해력의 정의

사전적으로 '문해력(literacy)'은 교육을 받은(educated), 문학에 지식이 있는(having or showing knowledge of literature, writing, etc.) 이란 뜻으로 사용된다. 한 마디로 학식과 교양이 있다는 뜻이다. 19세기부터 후반부터는 읽고 쓸 수 있는 능력이 있다는(able to read and write) 뜻으로 사용되기 시작하였다. 한편으로는 '컴퓨터 문해력', '문화적 문해력', '과학적 문해력', '건강문해력'처럼 특정 분야에 지식이나 기술을 가지고 있는(having knowledge or skill in a specified field) 뜻으로도 사용된다(Sørensen 등, 2012; Peerson and Saunders, 2009).

문해력은 학교나 다른 삶의 터에서의 학습과 적용 과정에 의해 획득되고 개발된다. 문해력은 개인의 발전뿐만 아니라 경제 성장이나 사회, 문화, 정치 변화와 같은 상황(context) 변화와도 관련이 있다. 문해력은 고용, 지역사회에 대한 참여, 건강수준, 나아가 국가의 성공을 예측할 수 있는 중요한 지표가 된다. 따라서 가난한 나라에서나 부유한 나라에서나 문해력은 자유를 추구하기 위한 도구의 하나로, 그 자체가 성장을 위한 핵심 요소로 간주되었다(UNESCO, 2003. 209쪽).

건강문해력이라는 용어는 1970년대부터 사용되기 시작하였다(Peerson and Saunders,

2009). 초기에는 아래의 미국의학협회의 정의처럼 건강문해력을 의료인으로부터 제대로 진료를 받고, 처방을 준수하기 위해서 필요한, 소위 보건의료 현장(health care settings)에서 필요한 지식과 기술을 뜻한다고 생각하였다(Peerson and Saunders, 2009). 이는 의학적 문해력(medical literacy)이라고 불리는데, 처방, 의약품 표시, 진료 약속, 보건의료제공자의 지시(팸플릿, 브로슈어, 비디오, 시디, 동의서 등)를 이해하고, 환자의 정보 탐색과 보건의료제공자와의 공동 의사결정에 필요한 능력 등이 이에 해당한다.

- **미국 의학협회의 정의** : "보건의료 환경 속에서 역할 수행에 필요한 기본적인 독해와 계산 능력을 포함한 일군의 기술"(Ad Hoc Committee on Health Literacy for the Council on Scientific Affairs AMA, 1999)

의학적 문해력은 질환의 관리를 위해서가 아니라 일상생활 속에서 건강하게 살기 위해 사람들이 내리는 많은 건강관련 의사결정과는 무관하다. 오타와 헌장에서는 건강은 사람들이 살고, 사랑하며, 일하고, 즐기는 삶의 현장에서 만들어진다고 하였다(WHO, 1986). 따라서 우리는 환자로서 뿐만이 아니라 아래와 같이 소비자와 시민으로서도 능력을 갖추어야 한다(Kickbusch 등, 2005, 12쪽).

(1) 기본적인 건강능력(basic health competencies)과 건강증진, 건강보호, 질병예방 행태 및 자가 관리를 위한 적용

(2) 보건의료체계를 탐색하고 전문가의 적극적인 동반자로서 활동하기 위한 환자 능력(patient competencies)

(3) 건강관련 상품과 서비스를 선택하고 사용하는데 필요한 의사결정을 내리고, 필요하다면 소비자 권리를 행사하기 위한 소비자 능력(consumer competencies)

(4) 정보에 기반을 둔 투표, 건강권에 대한 지식, 건강문제에 대한 옹호, 환자나 보건단체의 가입 등을 통한 시민 능력(citizen competencies)

건강문해력을 건강관리를 위한 자산으로 생각하려면 건강문해력의 의미를 의학적 문해력보다 확대하여 일상생활 속의 건강관리를 위한 지식과 기술로 확대할 필요가 있다. 최근에는 건강문해력에 대한 개념이 어떤 환경에 놓여 있든 개인뿐만이 아니라 인구집단의 건강수준 향상을 위하여 건강정보를 획득하고, 이해하며, 보건전문가나 다른 사람들과 의사소통을 가능하게 하고, 올바른 건강관련 의사결정을 내리고, 참여하는 복잡하고, 상호 연결된 능력이라는 관점, 즉 공중보건 문해력(public health literacy)으로 확장되었다

(Peerson and Saunders, 2009). 자주 인용되는 공중보건 문해력에 대한 정의는 다음과 같다.

(1) **미국 Institute of Medicine의 정의** : "건강과 관련하여 적절한 의사결정을 내리는데 필요한 기본적인 보건정보와 서비스를 획득하고, 처리하며, 이해하는 개인의 능력"(IOM, 2004)

(2) **Kickbusch 등의 정의** : "가정, 지역사회, 직장, 보건의료시설, 시장, 정치 영역과 같은 일상생활의 맥락 속에서 건전한 의사결정을 내릴 수 있는 능력"(Kickbusch 등, 2005)

(3) **Zarcadoolas 등의 정의** : "사전 동의(informed consent), 건강위험의 감소, 삶의 질 향상 등을 위해 건강정보와 개념을 찾고, 이해하고, 평가하며, 활용하기 위해 사람들이 일생동안 개발한 광범위한 기술과 능력"(Zarcadoolas 등, 2006, 55쪽).

(4) **Sørensen 등의 정의** : "문해력과 관련이 있으며, 살아가는 과정에서 삶의 질을 유지하거나 향상할 수 있도록 보건의료, 질병예방, 건강증진과 관련된 일상적인 판단과 의사결정이 가능하도록 건강정보에 접근하고, 이해하며, 평가하고, 적용할 수 있도록 해 주는 개인의 지식, 동기, 능력"(Sørensen 등, 2012).

쉼터 의학적 문해력(medical literacy)과 공중보건 문해력(public health literacy)

의학적 문해력은 환자로서 보건의료서비스를 이용하는 단계와 관련이 있으며, 공중보건 문해력은 질환의 위험에 놓여 있는 개인의 질병예방 단계 및 지역사회나 삶의 터에서 시민에 의한 건강증진 단계와 밀접한 관련이 있다.

의학적 문해력과 공중보건 문해력의 차이를 예를 들어 살펴보면 다음과 같다.

- 의학적 문해력 : 콜레스테롤 저하 약에 복용설명서를 읽고, 이해하고, 이에 따라 복용할 수 있는 능력
- 공중보건 문해력 : 콜레스테롤과 건강에 대한 정보에 접근 가능하고, 이를 이해하고, 자신의 생활 및 가족과 이웃, 지역사회를 위해 적용할 수 있는 능력

건강문해력에 대한 개념이 확대된 최근에는 일반적으로 공중보건 문해력을 건강문해력이라 부른다.

건강과 질병의 연속성을 고려할 때 공중보건과 관련된 건강문해력은 질병경험자 또는 환자로서 보건의료서비스를 이용하는 단계, 질환의 위험에 놓여 있는 개인의 질병예방 단계, 지역사회나 삶의 터에서 시민에 의한 건강증진 단계와 같은 3가지 건강관리 단계 모두에 영향을 미친다. 이 모든 단계에서 건강문해력은 건강관리에 필요한 정보를 획득하고, 획득한

정보를 이해하며, 비판적으로 정보를 분석하고 평가하며, 건강을 저해하는 개인적, 구조적, 사회적 장애요인을 해결하기 위해 정보를 활용하는데 관여한다.

건강관리 단계별로 건강문해력을 구체적으로 정의하면 [표 10-1]과 같다.

표 10-1 건강관리 단계별 건강문해력

	건강관련 정보의 접근과 획득	건강관련 정보의 이해	건강관련 정보의 처리와 평가	건강관련 정보의 적용과 활용
보건의료 서비스 이용	의학적(진료 포함) 정보에 대한 접근능력	의학적 정보를 이해하고 의미를 도출하는 능력	의학적 정보를 해석하고 평가하는 능력	의학적 문제에 대해 정보에 입각하여 결정을 할 수 있는 능력
질병 예방	건강위험요인 정보에 대한 접근능력	건강위험요인 정보를 이해하고 의미를 도출하는 능력	건강위험요인 정보를 해석하고 평가하는 능력	건강위험요인에 대한 정보에 입각하여 결정을 할 수 있는 능력
건강 증진	물리적·사회적 건강 결정요인에 대한 최신 정보를 얻을 수 있는 능력	물리적·사회적 건강 결정요인 정보를 이해하고 의미를 도출하는 능력	물리적·사회적 건강 결정요인 정보를 해석하고 평가하는 능력	물리적·사회적 건강 결정요인 정보에 입각하여 결정을 할 수 있는 능력

자료 : Sørensen 등, 2012.

2) 건강문해력의 구성 요소

지금까지 설명한 정의를 통해 유추할 수 있듯이 건강문해력은 다차원적인 속성을 지니고 있다. 전문가들은 각자 건강문해력의 정의에 따라 서로 일맥상통하면서도 조금씩 차이가 있는 구성요소를 제시하였는데 Zarcadoolas 등, Freedman 등과 Nutbeam이 제시한 건강문해력의 구성요소에 대해 소개하면 다음과 같다.

Zarcadoolas 등(2006)에 의하면 건강문해력은 기본적 문해력, 과학적 문해력, 시민 문해력과 문화적 문해력의 4가지 영역으로 구성되어 있다.

(1) 기본적 문해력(fundamental literacy)

읽고, 쓰고, 말하고, 계산하는 능력을 말한다. 읽기, 쓰기, 말하기, 계산 능력은 사람들이 기술을 습득·발전시키고, 정보를 획득하며, 일상생활을 영위하는데 가장 기본적으로 필요한 능력이며, 거의 대부분의 보건정보는 사용자의 읽고, 쓰고, 말하고, 계산하는 능력에 맞추어 제공되지 않기 때문에 문제가 된다.

(2) 과학적 문해력(scientific literacy)

과학과 기술을 이해하고 활용하는 기술과 능력을 말한다. 구체적으로는 다음과 같은 것들이 포함된다.

① 과학적 개념에 대한 기본적인 지식

② 기술에 대한 이해

③ 과학의 불확실성과 인정된 과학도 급격한 변화가 가능하다는 것에 대한 이해

(3) 시민 문해력(civic literacy)

시민들이 공공 이슈를 이해하고, 비판적 대화와 의사결정 과정에 참여할 수 있도록 하는 기술과 능력을 말한다.

① 미디어 이해 능력

② 시민 사회 및 정부 체계와 과정에 대한 이해

③ 권력, 불균형, 기타 위계 관계에 대한 지식

④ 지역사회와 사회 내의 다른 사람에게 영향을 미치는 개인 행태와 선택에 대한 지식

(4) 문화적 문해력(cultural literacy)

정보를 해석하고, 정보를 기반으로 한 활동이 가능하도록 다양한 개인의 집단적 믿음, 관습, 세계관, 사회적 정체성에 대해 인지하고, 이해하며, 활용할 수 있는 능력을 말한다.

Freedman 등(2009)에 의하면 공중보건 문해력은 개념적 토대, 비판적 기술, 시민 지향성의 3가지 구성요소를 가지고 있다.

(1) 개념적 토대(conceptual literacy)

공중보건 문제를 이해하고 행동을 취하는데 필요한 기본적인 지식과 정보를 말한다. 개인과 집단은 핵심적인 공중보건 개념과 공중보건의 구성요소, 생태학적 시각에 대해 토의를 할 수 있어야만 한다.

(2) 비판 기술(critical skills)

지역사회에 도움을 줄 수 있는 공중보건 결정을 하는데 필요한 정보를 획득하고, 처리하며, 평가하고, 정보에 근거를 두고 행동하는데 필요한 기술을 말한다. 개인과 집단은 공중보건정보를 획득하고, 평가하고, 활용할 수 있어야만 하며, 개인 및 지역사회 관심사의 공중보건 측면을 인식하여야 하고, 공중보건 문제와 해결책을 제안하고, 결정하는 사람에 대해 접근할 수 있어야 한다.

(3) 시민 지향성(civic orientation)

시민 참여를 통해 건강에 대한 관심을 해결하는데 필요한 기술과 자원을 말한다. 개인과 집단은 사회적 부담과 편익이 부당하게 배분되는지를 분명히 설명하고, 공중보건 활동으로 인해 누가 이득을 보고, 누가 손해를 보는지를 평가할 수 있어야 하며, 현재의 공중보건문제를 시민 활동을 통해 해결하고, 대화가 가능하여야만 한다.

Nutbeam(1999. Peerson and Saunders, 2009에서 재인용)은 건강문해력이 다음과 같은 3개의 층으로 구성되어 있다고 주장하였다.

(1) 기능적 건강문해력(functional health literacy)

간단한 건강메시지를 이해하고 따를 수 있는 기본적인 읽고 쓰는 기술

(2) 상호소통을 위한 건강문해력(interactive health literacy)

전문가와 파트너십을 가지고 건강을 관리하기 위한 보다 고급스러운 기술

(3) 비판적 건강문해력(critical health literacy)

비판적으로 정보를 분석하고, 인식을 높이며, 장애를 개선하기 위한 활동에 참여하는 능력. 건강을 유지, 향상시킬 수 있도록 정보에 접근하고, 이해하며, 활용하고자 하는 개인의 동기와 기술이 해당된다.

Nutbeam은 우리가 건강문해력에 관심을 두는 것은 단순히 읽고 쓰기 능력을 측정하자는 것이 아니라 문해력이 우리에게 무엇을 가능하게 하느냐는 것을 알고 싶어서라는 점을 감안하면 기능적 개념의 건강문해력은 문해력의 심오한 의미와 관심사를 결여하고 있다고 주장

하면서 비판적 건강문해력이야말로 질병을 예방하고, 건강을 관리하기 위한 중요한 능력이라고 평가하였다.

2 건강문해력에 영향을 미치는 요인

건강문해력은 인구학적, 사회·심리적, 문화적 요인뿐만 아니라 일반적인 문해력 수준, 질병이나 보건의료체계에 대한 이전의 경험, 보건체계의 노력 등에 의해 영향을 받는다. Sørensen 등(2012)은 기존 연구를 분석한 결과 건강문해력에 영향을 미치는 요인을 다음과 같이 정리하였다.

(1) 개인적 특성

① 연령, 인종, 성, 문화적 배경

② 시력, 청력, 언어구사 능력, 기억과 추론, 신체적 능력과 사회적 기술(social skills)

③ 읽기, 이해, 계산과 관련된 초인지(meta-cognitive) 기술(일반적 문해력)

(2) 사회적 요인

① 사회경제적 수준, 직업과 취업상태, 소득

② 경제적 및 정치적 동력

③ 사회적 지지, 동료 및 부모의 영향력

④ 문화와 사용 언어

⑤ 미디어 사용

(3) 보건체계의 노력

교육, 자원 활성화, 옹호 등과 같은 건강증진 노력

3 건강문해력이 건강에 미치는 영향

건강문해력은 개인 및 지역사회의 건강수준에 모두 영향을 미친다(U.S. Department of

Health and Human Services, Office of Disease Prevention and Health Promotion, 2010; Sørensen 등, 2012; Zarcadoolas 등, 2006; Kickbusch 등, 2013). 개인적 차원에서 보면 건강문해력이 낮으면 건강관련 정보에 대한 접근성이 떨어지며, 획득한 정보에 대한 이해도 낮아진다. 그 결과 건강관련 정보를 활용한 의사결정이 제대로 이루어지지 못하게 된다. 복잡한 의료체계를 탐색하여 적합한 보건의료제공자를 만나는 것이 힘들어지고 보건의료제공자가 제시한 정보를 이해하지 못하여 보건의료서비스 이용의 실수, 낮은 질, 환자의 안전에 대한 위협 등의 부작용이 발생하게 되고 치료나 중재의 효과나 효율성이 저하되게 된다. 질병예방이나 건강증진을 위한 정보의 획득과 처리뿐만이 아니라 지역사회나 삶의 터를 통한 보건의료 활동에의 참여도 뒤떨어진다. 심지어 보건의료관련 취업기회도 제한을 받게 된다(IOM, 2014. 6쪽). 건강문해력을 높이면 독립적인 의사결정 능력이 높아지고 역량강화도 잘 이루어진다. 그 결과 건강과 관련된 높은 지식, 주관적 건강상태에 대한 양호한 평가, 자기능력에 대한 높은 신뢰, 건강문제 해결을 위한 동기 강화가 나타나고, 보건의료서비스 이용이나 입원이 감소한다. 개인의 잠재력 능력의 향상은 삶의 질을 높이는데도 기여한다.

인구집단이나 지역사회 수준에서 보면 낮은 건강문해력은 지역사회의 건강문제와 사회적 건강결정요인에 대한 낮은 관심을 유지시켜 집단적 차원에서의 건강관리를 어렵게 만든다. 공중보건 변화의 지속도 어렵게 만든다. 그 결과 비효율적이고 비효과적인 개인 차원의 건강문제 관리가 지속되게 된다.

사회경제적으로 낮은 사회계층에 속한 사람들, 인종적으로 소수자이거나 이민자, 노인층, 만성적인 건강문제를 지닌 사람, 지적·신체적·정신적 장애자가 건강문해력도 낮다(Public Health England, 2015. 7~8쪽). 건강문해력이 떨어진 사람은 건강수준도 낮다. 사회적 불평등은 건강문해력의 차이를 낳고, 건강불평등의 원인이 된다. 반대의 관계도 사실이다. 사회적 불평등을 줄이면 건강문해력의 차이가 줄어들고 기대수명, 치료의 결과, 사망률 등의 측면에서의 격차도 줄어든다(Kickbusch 등, 2005. 12쪽).

건강문해력은 이렇게 건강행태와 보건의료서비스 이용과 의사결정 전반에 영향을 미쳐 궁극적으로는 건강수준이나 보건의료비, 건강형평성 등에 영향을 미치게 된다(그림 10-1, 표 10-2).

지금까지 배운 건강문해력에 영향을 미치는 요인, 건강문해력의 작동 기전, 건강문해력의 결과를 통합하여 하나의 그림으로 정리하면 [그림 10-2]와 같다.

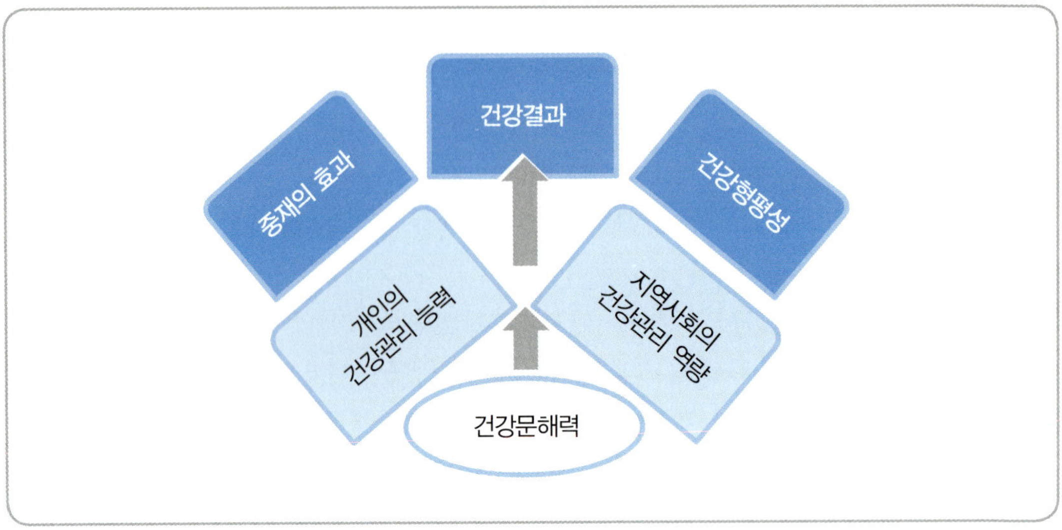

그림 10-1 건강문해력이 건강에 미치는 영향

표 10-2 낮은 건강문해력에 의해 발생하는 문제

• 처방의 부적절한 이용 • 보건서비스의 적합하지 않은 이용이나 이용 안함 • 만성문제에 대한 부실한 자가 관리 • 응급상황에 대한 부적절한 대처 • 나쁜 건강결과 • 자기능력에 대한 믿음(self-efficacy)이나 자기존중감의 결여 • 개인이나 사회의 재정 누수 • 사회적 불평등

자료 : Zarcadoolas 등, 2006, 1~2쪽.

4 건강문해력 향상방안

2003년 미국의 전국 성인 문해력 평가 조사 결과에 의하면 88%의 성인이 현재 보건의료 체계가 요구하는 모든 것을 들어주기 위한 건강문해력을 갖추지 못하고 있는 것으로 나타났으며, 36%는 문해력에 제한을 가지고 있는 것으로 밝혀졌다(Kutner 등, 2006). 2005년 영국에서 성인 2,000명을 대상으로 이루어진 건강문해력에 대한 조사에서도 5명 중 1명이 간

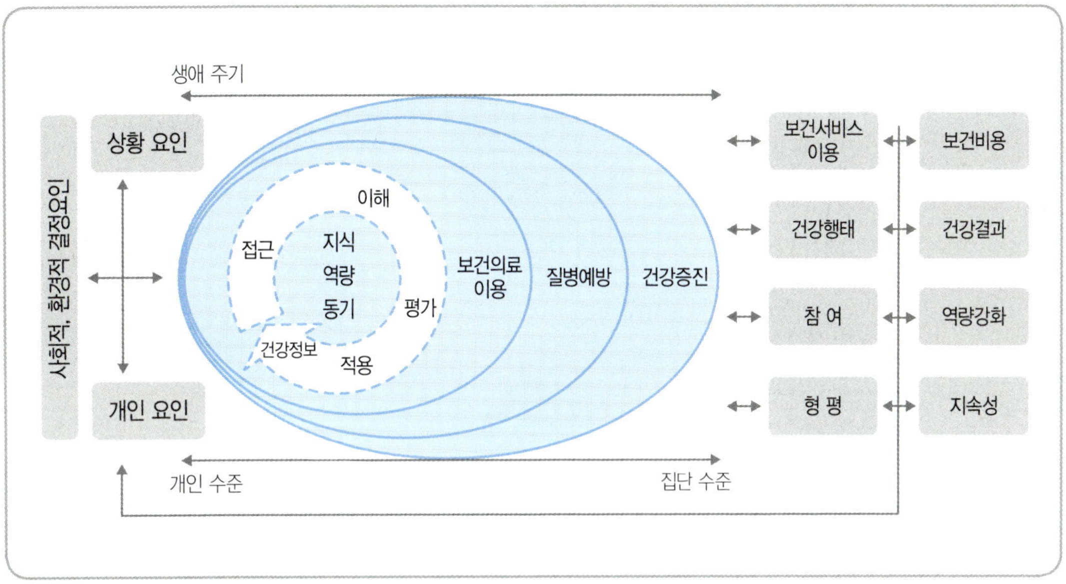

그림 10-2 건강문해력에 대한 통합 모델

자료 : Peerson and Saunders, 2009.

단한 정보를 이해하는데 필요한 기본적인 기술에 있어 문제를 가지고 있는 것으로 나타났다(Kickbusch 등, 2005. 10쪽).

특정 인종이나 낮은 사회계층, 노인에게서 건강문해력의 문제가 많은 것은 사실이나 건강문해력의 문제는 보편적이다. 사회가 변화할수록 제대로 기능을 수행하는데 필요한 문해력도 변화한다. 사람들은 올바른 건강관련 의사결정을 위해서는 계속해서 새로운 지식을 습득하고, 오래된 지식은 버려야 한다. 이런 점에서 건강문해력은 진보해야 하는(active) 능력이다. 또 건강문해력은 역동적인(dynamic) 능력이다. 건강문해력을 갖춘 개인은 그를 둘러싼 환경과 끊임없이 정보를 교환하고 대화한다. 개인은 보건의료전문가, 환자단체, 지역사회의 모든 서비스와 자율과 의존 사이에서 균형을 이룰 수 있어야 한다(Kickbusch 등, 2005. 9쪽). 건강문해력이 진보하는 역동적인 능력이라면 건강문해력의 부족은 특수계층에게서만 나타는 문제가 아니라 보편적인 문제가 될 수밖에 없다.

보편적인 문제인 건강문해력은 단순히 시민 개인 차원의 노력으로 향상시키기 어렵다. 건강문해력을 향상시키기 위해서는 사회의 조직적이고 집단적인 노력이 필요하다. 건강문해력이 낮은 취약계층의 건강문해력을 향상시키기 위한 구체적인 활동은 사람들이 태어나고 성장하며 생활하고 일하는 환경을 개선하기 위한, 그리고 보건의료체계가 건강문해력에 높

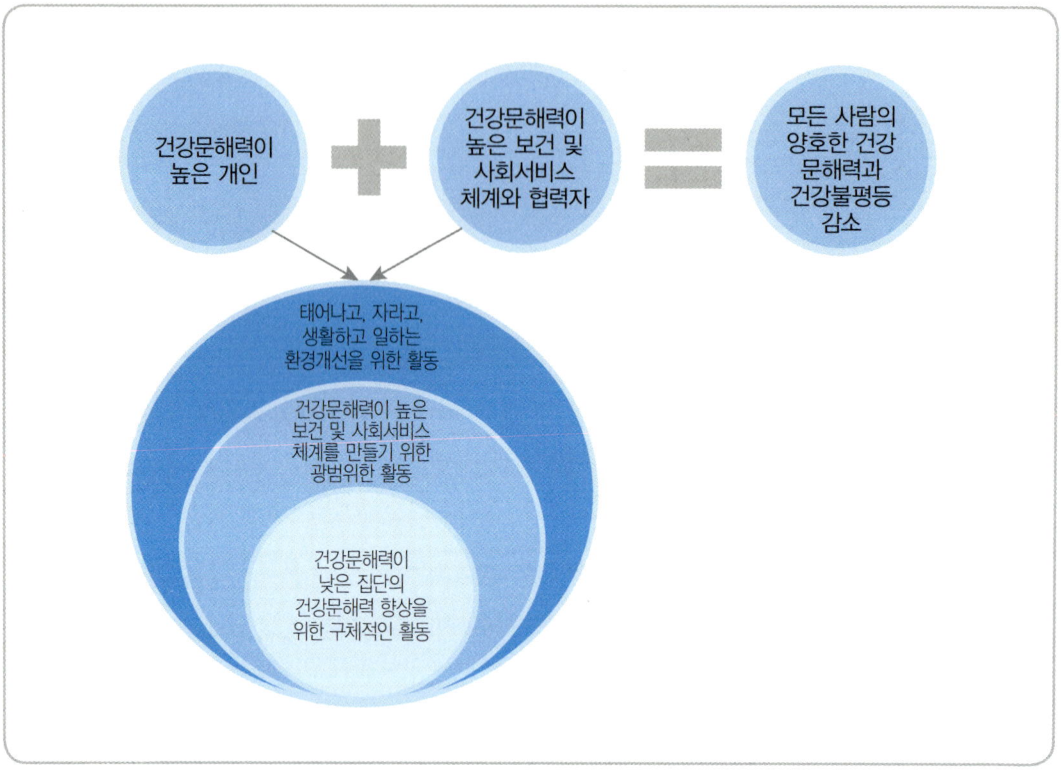

그림 10-3 건강문해력을 높이기 위한 활동

자료 : Public Health England, 2015. 8쪽.

은 관심을 보이도록 하는 광범위한 활동과 병행될 때 비로소 효과를 높일 수 있다(Public Health England, 2015. 8쪽)(그림 10-3).

건강문해력이 높은 사회(health literate society)가 되기 위해서는 시민은 다른 사람이 자신을 위해 내려주는 결정에 단순히 반응하지 말고 자신의 건강문제에 대해 스스로 결정을 내릴 수 있어야 하고, 환자는 역량이 강화되어 보건의료서비스 이용과 관련된 의사결정에 참여할 수 있어야 하며, 보건의료전문가들은 환자의 필요를 충족시킬 수 있도록 그들의 의사소통을 환자 개인에 맞추어야 하며, 환자의 건강문해력을 향상시키는 것을 그들의 의무로 받아들여야 한다. 또, 정치가들은 정책을 고안하거나 연구과제를 만들 때, 그리고 국민건강의 목표에 건강문해력 향상을 포함시켜야 한다. 다시 말해 건강문해력이 높은 사회가 되기 위해서는 건강문해력이 높은 대중, 건강문해력이 높은 보건의료전문가, 건강문해력이 높은 정치가와 정책결정자가 필요하다(Kickbusch 등, 2005. 16쪽).

이러한 시각아래 건강문해력을 향상시키기 위한 방안은 다음과 같다.

1) 국가 리더십의 확보

건강문해력을 향상시키기 위해서는 국가적 차원에서 건강문해력에 대해 관심을 가지고 이의 향상을 정책적으로 뒷받침하여야 한다.

미국은 건강문해력에 오래전부터 관심을 보였다. 건강문해력 관련 목표가 국가보건목표인 'Healthy People'에 포함된 것은 1999년 발표된 'Healthy People 2010'부터였다. 'Healthy People 2020'에는 환자들이 쉽게 이해할 수 있는 지시나 설명을 제공하는 제공자의 비율, 학습자(환자) 주도 재교육(teach back)을 실시하는 제공자의 비율, 환자와 공동으로 의사결정을 하는 제공자의 비율과 같은 목적과 목표가 포함되어 있다(National Academies of Sciences, Engineering, and Medicine, 2015b. 7쪽). Department of Health and Human Services(2010)에서는 '건강문해력 향상을 위한 전국 행동계획(National Action Plan to Improve Health Literacy)'을 2010년 발표하였다. 미국 질병관리본부(CDC)는 건강문해력 홈페이지를 운영하면서 현황, 도구, 연구, 평가 등과 관련된 정보나 링크를 제공하고 있다(http://www.cdc.gov/healthliteracy/planact/national.html). Institute of Medicine도 건강문해력과 관련된 세마나나 워크숍을 매년 수차례 개최하고 그 결과를 발표하고 있다.

영국은 양질의 지속적인 보건인력을 개발하기 위해 비영리조직인 '건강을 위한 기술(Skills for Health)' 조직을 2002년부터 운영하고 있다(http://www.skillsforhealth.org.uk/). 이 조직에서는 보건의료 기관과 인력에게 필요한 건강문해력 관련 자료를 개발, 제공하고 있다. 또 정부 부서, 보건의료제공자 조직과 자원봉사 분야의 대표들로 구성된 '건강문해력 협력단(National Health Literacy Collaborative)'을 조직, 건강문해력에 대한 국가전략을 개발하고, 관련 정보를 축적하였으며, 건강문해력 향상이 건강관리 능력을 향상시키는지를 알기 위한 시범사업을 지원하고 있다(Berry, 2016).

2) 건강문해력의 파악과 연구

건강문해력 향상을 위한 정책과 프로그램을 개발하기 위해서는 먼저 건강문해력 관련 실상이 파악되어야 한다. 미국, 영국, 유럽연합, 캐나다 등에서 건강문해력을 측정하기 위한 전국 차원의 조사가 기본적인 문해력 조사와 함께 또는 별개로 이루어지고 있다. 하지만 건강문해력을 측정하기 위한 황금률은 없다(Peerson and Saunders, 2009).

유럽연합은 건강문해력을 포괄적으로 측정하기 위해 '유럽 건강측정도구(European Health Measurement Instrument)'를 사용한 설문조사를 실시하고 있다(Kickbusch 등, 2013. 4~6쪽). '유럽 건강측정도구'는 [그림 10-2]에 제시된 건강문해력에 대한 개념 틀을 기반으로 개발되었으며, 다음과 같은 건강관련 과제를 수행하는데 느끼는 어려움을 47개의 문항을 통해 측정하고 있다.[23)]

(1) 의사가 한 말을 이해하기
(2) 매스미디어에 난 질환에 대한 정보가 신뢰할 수 있는 가를 평가
(3) 스트레스나 우울 같은 정신건강문제를 어떻게 관리해야 하는가에 대한 정보를 발견하기
(4) 식품포장에 대한 정보를 이해하기
(5) 지역사회에서 건강과 웰빙을 향상시키기 위한 활동에 참여하기

47개의 문항에 대한 측정 점수는 건강문해력 지수로 환산되어 조사대상자를 부적절한(inadequate), 문제가 있는(problematic), 충분한(sufficient), 그리고 뛰어난(excellent) 건강문해력 군으로 분류하고, 앞의 두 군을 건강문해력에 문제가 있는 군으로 간주한다.

건강문해력을 향상시키기 위해서는 현황파악과 함께 문제의 해결과 평가를 위한 연구도 등한시되어서는 안 된다. 건강문해력에 대한 연구는 맥락에 맞는 건강문해력의 개념 파악, 특수한 문제와 관련된 개인 및 조직 차원의 건강문해력의 파악, 건강문해력 취약계층의 확인, 건강문해력이 건강결과에 미치는 영향, 개인적, 조직적, 사회적 차원의 건강문해력의 향상방안과 확산, 정보기술의 활용 등으로 구분될 수 있을 것인데, 특히 건강문해력과 보건체계의 속성과의 관련성, 정보기술의 활용에 대한 연구를 강화할 필요가 있다.

3) 건강정보의 개발과 제공

우리는 오늘날 정보의 홍수 속에 살고 있다. 많은 사람들이 자신의 건강과 안전, 삶의 질을 향상하기 위한 정보를 찾고 있으나 얻을 수 있는 정보는 너무 어렵거나, 복잡하거나 불명

---

23) '유럽 건강측정도구(European Health Measurement Instrument)'의 설문은 Doyle 등(2012)의 부록 1에서, 그리고 8개국에 대한 조사결과는 HLS-EU Consortium(2012)에서 확인할 수 있다.

확하다. 보건체계는 사람들에게 접근 가능한, 정확한, 그리고 행동을 뒷받침하는 정보를 제공하지 못하고 있다(표 10-3). 사람들의 건강문해력 수준에 맞는 활용 가능한 건강정보는 많지 않은 것이 현실이다.

표 10-3 보건의료기관이 제공하는 건강정보의 문제점

- 일반인과의 의사소통에서도 남발되는 전문적, 의학적 용어
- 혼란을 야기하고 불필요한 통계
- 미묘한 차이가 있고, 불명확한 권고나 위험에 대한 설명
- 인쇄 자료에 대한 과도한 의존
- 행동이나 실천보다 인식이나 정보에 집중
- 맞춤식 정보나 개입을 위한 문화적 선호나 관행의 제한된 활용

자료 : U.S. Department of Health and Human Services, Office of Disease Prevention and Health Promotion, 2010. 18쪽.

공중보건당국자와 관계자는 명확하고, 구체적인 정보와 조언을 대중과 언론에 제공하여야 하며, 대중의 이해를 돕는 의사소통 채널과 양식을 활용하여야 한다(U.S. Department of Health and Human Services, Office of Disease Prevention and Health Promotion, 2010. 18쪽).

건강행태 변화를 유도하기 위한 많은 정보가 이를 가장 필요로 하는 사람들에게는 전달되지 못하거나 전달되더라도 반응을 불러일으키지 못하고 있다. 개인이나 개인의 상황에 맞지 않는 정보는 무시되기 쉽다. 건강문해력을 높이기 위해서는 정보가 문화, 개인의 태도, 경쟁하는 다른 우선순위를 충분히 고려하여야 한다.

건강관련 의사결정을 내리고자 하는 개인은 고립된 개인이 아니다. 그는 가족, 친지, 사회집단, 지역사회에 속한 사회적 인간이다. 따라서 대상자가 속한 맥락을 무시해서는 안 되나 정보의 생산과 전달 과정에서 이를 무시하는 경우도 너무 많다.

특정 대상 집단을 표적(target)으로 하여 개발된 정보는 모든 집단을 대상으로 하는 정보보다 대상자의 이해를 높이고, 그 결과 건강수준을 향상시키는데 도움이 된다. 개인의 특성을 감안한 맞춤식(tailored) 정보와 의사소통이 모든 대상자를 지향한 정보나 의사소통보다 효과적이다(U.S. Department of Health and Human Services, Office of Disease Prevention and Health Promotion, 2010. 11쪽). 정확하고, 쉽게 접근 가능하며, 대상자의 특성과 맥락을 충분히 고려하고, 이를 기반으로 행동을 취할 수 있는 정보를 개발하고 배포하는 것은 건강문해력을 높이기 위한 중요한 방안이다. 이용자를 중시하는 건강정보 개발을

위해서는 정보의 고안과 검증 단계에 대상자를 참여시킬 필요가 있다. 보건의료전문가들도 입증된 건강문해력 고안 원칙과 기준을 따라야만 한다(U.S. Department of Health and Human Services, Office of Disease Prevention and Health Promotion, 2010. 10쪽).

지금도 이미 변화가 나타나고 있지만 앞으로 건강문해력의 향상을 위한 정보기술의 역할은 더욱 중요해질 것이다. 보다 진보된 모바일 기기나 인터넷, 멀티미디어, 소셜 미디어와 같은 기술로 인해 더 많은 환자와 의료제공자들이 건강문해력을 자신들이 가지고 놀며, 테스트할 수 있는 새롭고 흥미로운 것으로 인식하게 되어 기술이 게임의 변화 동력(game changer)이 될 것이다(National Academies of Sciences, Engineering, and Medicine, 2015b. 68쪽). 온라인을 통해 환자가 보건의료제공자와 접촉하고 대화하는 Patient portal 이나 'PatientsLikeMe'(https://www.patientslikeme.com/)와 같은 실시간 리서치 플랫폼을 갖추고 환자들이 동일 질환이나 증상을 가진 환자와 접촉하여 경험을 공유하는 환자 네트워크의 발전은 환자들의 정보 제공과 적극적 참여를 강화할 것이다. 이러한 현상은 디지털 시대가 진행될수록 더욱 두드러질 것이다(National Academies of Sciences, Engineering, and Medicine, 2015a). eHealth의 발전 역시 보건의료제공자의 행태와 정보사용 능력, 환자와의 의사소통 능력을 변화시켜 건강문해력에 심대한 영향을 미칠 것이다(Institute of Medicine, 2009).

4) 보건의료제공자와 체계의 변화

공급자 중심의 보건의료체계는 건강정보, 의사소통, 사전 동의에 입각한 의사결정, 보건의료서비스에 대한 접근성 강화를 위해 변화되어야 한다. 정부, 보건의료관련 교육기관, 보수교육 프로그램은 모든 보건의료전문가들이 건강문해력에 대한 능력을 개발할 수 있도록 지원하여야 한다.

미국의 Agency for Health Research and Quality(AHRQ)는 일차의료 현장에서 서비스 제공의 문제점을 파악하여 환자의 건강정보에 대한 이해를 향상시키고, 건강문해력 수준을 올리기 위해 2010년 'Universal Precautions Toolkit'를 개발하였으며, 2015년 제2판을 배포하였다(Brega 등, 2015).

'Universal Precautions Toolkit'는 모든 환자가 건강정보를 이해하고, 보건의료서비스에 접근하는데 어려움을 가지고 있다는 가정 하에서 의사소통을 간단히 하고, 모든 환자가 이해하는지를 확인함으로써 잘못된 의사소통의 위험을 최소화하며, 진료환경과 보건의료체계를 탐색하기 용이하도록 만들고, 환자의 자신의 건강을 향상하고자 하는 노력을 지원하기 위해 의료제공자가 취해야 할 단계를 기술하고 있다. 'Universal Precautions Toolkit'는 언어를 통한 의사소통, 인쇄물을 통한 의사소통, 자가 관리와 역량강화, 지지적인 체계를 개선하기 위한 21개의 도구와 보조자료, 사용설명 등으로 구성되어 있다.

건강문해력은 이미 학습한 바와 같이 적절한 의사결정을 내리는데 필요한 기본적인 정보나 서비스를 획득하고, 처리하며, 이해하는 단순한 개인의 특성이 아니다. 건강문해력은 개인의 능력과 건강문해력에 대한 사회의 요구, 그리고 보건의료체계와의 상호관계 속에서 규정되는 복잡한 능력이다. 보건의료에 대한 요구와 개인의 기술과 능력이 조화를 이룰 수 있으려면 보건의료기관의 변화가 필요하다(Brach 등, 2012. 1쪽).

건강문해력에 미치는 보건의료기관의 영향력에 대한 사회적 인식이 확산되면서 보건의료기관의 건강문해력과 관련된 강점과 약점을 측정하기 위한 노력이 시작되었다. 보건의료기관의 건강문해력 능력은 자가 평가 및 외부 평가로 나뉘어 발전하고 있다(U.S. Department of Health and Human Services, Office of Disease Prevention and Health Promotion, 2010. 11쪽).

건강문해력을 향상시키기 위해서는 보건의료기관의 규범에 이를 포함시켜야 하며, 시스템 차원에서 문제를 접근하여야만 한다. 보건의료기관이 건강문해력을 높이려면 다음의 10가지 속성을 갖추어야만 한다(Brach 등, 2012).

(1) 건강문해력을 조직의 미션, 구조, 운영에 반영하는 리더십
(2) 건강문해력을 기획, 평가, 환자 안전, 질 향상에 통합
(3) 근무 인력이 건강문해력에 대응하도록 하고, 진행 상황을 모니터링
(4) 조직이 봉사하는 인구집단을 보건정보와 서비스의 고안, 실행, 평가에 포함시킴
(5) 낙인찍기를 피하면서 다양한 건강문해력 수준을 가진 인구집단의 필요를 충족시킴
(6) 개인사이의 의사소통에 건강문해력 전략을 활용하고 환자와의 모든 만남에서 이해 정도를 확인
(7) 건강정보나 서비스에 대한 용이한 접근과 탐색을 위한 도움을 제공
(8) 이해와 실행이 용이한 인쇄물, 시청각 자료, 소셜 미디어 자료를 만들고 배포
(9) 서비스 변경이나 약물에 대한 의사소통을 포함하여 높은 위험 상황에서의 건강문해력에 대해 고심
(10) 적용되는 보험과 비용 지불자에 대한 명확한 의사소통

의료기관이나 공중보건기관의 건강문해력 수준을 기관 인증평가제도에 반영함으로써 보건의료기관의 건강문해력에 대한 관심을 높이고자 하는 시도도 효과적이다(Institute of Medicine, 2014. 100쪽).

5) 사회 및 교육체계의 변화

개인의 건강문해력은 위에서 설명한 보건의료체계에 의해서만 영향을 받는 것은 아니다. 건강문해력은 교육체계와 사회적·문화적 요인에 의해서도 영향을 받는다(Nielsen-Bohlman 등, 2004. 34쪽)(그림 10-4). 따라서 건강문해력 향상을 위해서는 보건의료체계, 교육체계, 사회 및 문화체계 등의 3가지 지점에서 개입이 가능하다.

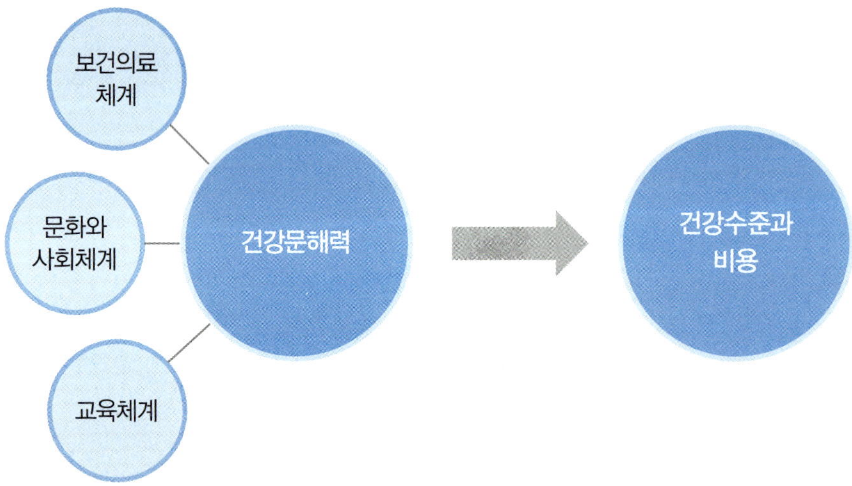

그림 10-4 건강문해력 향상을 위한 개입 지점

자료 : Nielsen-Bohlman 등, 2004. 34쪽.

(1) 문화적 문해력(cultural literacy)의 향상

개인의 태도와 능력을 형성하는데 문화적, 사회적, 가족적 영향은 매우 크다. 건강문해력의 경우도 마찬가지다. 문화에 따라 의사소통의 방식, 단어나 제스처의 의미 등이 달라진다. 건강문해력은 환자/주민과 보건의료제공자 사이의 의사소통과 상호이해를 기반으로 하고 있다. 따라서 문화와 건강문해력은 서로 영향을 미친다. 문화는 정보로부터 의미를 추출하는 맥락을 제공하고, 사람들에게 건강관련 의사결정의 의미와 의도를 제공한다(Nielsen-Bohlman 등, 2004, 109쪽). 문화적 영향을 무시한 건강문해력에 대한 접근은 건강문해력의 본질을 제대로 이해하지 못한 접근으로 효과가 떨어질 수밖에 없다. 따라서 사회는 문화적 문해력을 높이기 위해 노력하여야만 한다.

특히 보건의료인은 환자나 주민의 문화적 차이에 대해 인식(culturally aware)하고, 문화적 차이에 대해 민감하게 생각하며(culturally sensitive), 문화적 차이에 대응하는 능력을 갖춤으로써(culturally competent) 문화적으로 안전한(culturally safe) 방식으로 환자나 주민을 대할 수 있어야 한다(Association of Faculties of Medicine of Canada, n.d.).

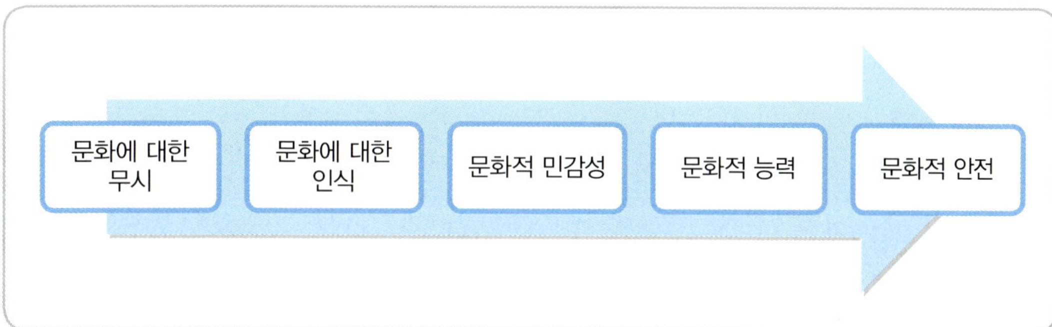

그림 10-5 문화적으로 안전한 사회

쉼터 문화적 능력과 안전

- 문화에 대한 인식(cultural awareness) : 문화적으로 차이가 있는 집단에 대해 동질성과 차이를 관찰하고, 이해하며, 문화가 사람들의 건강, 질병, 치료에 미치는 상이한 영향에 대해 이해
- 문화적 민감성(cultural sensitivity) : 보건의료제공자의 문화가 가진 독특한 가치와 인식에 대해 깨우치고 이해하며, 자신의 문화적 특성이 다른 문화로부터 온 환자나 주민에 대한 접근방식에 미치는 영향에 대해 이해
- 문화적 능력(cultural competence) : 다양한 배경을 지닌 환자나 주민을 효과적으로 대응하는 보건의료제공자가 되기 위한 제공자의 태도, 지식, 기술
- 문화적 안전(cultural safety) : 문화적 민감성을 넘어서서 서로 상이한 배경을 지닌 사람들에 대해 근본적인 권력의 불균형과 제도적인 차별이 있다는 것을 이해하고, 환자나 주민을 존중받을 가치가 있는 개인으로 대접함으로써 그들이 문화적으로 안전하다고(차별받지 않는다고) 느끼게 함

자료 : Association of Faculties of Medicine of Canada, n.d.

(2) 사회적 건강결정요인의 변화

사회는 개인이나 가족, 지역사회, 전문가 집단의 지식, 태도, 가치, 행동에 모두 영향을 미친다. 다양한 사회적 요인이 올바른 정보나 잘못된 정보의 생산과 유포, 편견의 형성, 건강 친화적이거나 건강을 위협하는 환경의 조성, 규범적 압력 등에 영향을 미친다. 건강문해력도 예외가 아니다. 사회경제적 수준, 정치체계, 성, 인종, 배제와 참여, 사회적 지지, 매스미디어 활용 등과 같은 사회적 건강결정요인이 건강문해력에 영향을 미친다. 사회적 건강결정요인의 개선은 건강문해력의 향상과 격차해소에도 기여하게 된다.

(3) 교육체계의 개선

문해력이 그러하듯이 건강문해력도 교육과정의 산물이다. 청소년의 학교 교육과정, 성인의 평생 교육과정 모두 건강문해력 향상에 기여한다. 청소년 교육과정에 정확하고, 성장의 단계에 맞는 보건 및 과학 지식과 정보가 포함되도록 하여야 한다. 건강문해력이 낮은 성인의 교육도 도움이 된다. 건강문해력 향상을 위한 대상자의 특성에 맞는 보건교육은 당연히 도움이 된다. 보건교육 이외에 언어나 계산 능력 향상 학습, 전자정보 기기의 활용 학습, 자기존중감이나 자기능력에 대한 믿음(self-efficacy)을 향상시키는 역량강화 교육도 건강문해력을 높이고, 건강격차를 해소하는데 도움이 되므로 평생교육 제도를 통해 지역에서 제공되어야 한다(Public Health England, 2015, 10쪽).

6) 건강문해력 향상을 위한 협력체계의 구축

건강문해력 향상을 위해 필요한 활동을 실행하기 위해서는 충분한 예산과 물적 자원, 인적 자원, 조직이 뒷받침되어야 한다. 이는 정부, 보건의료 분야, 교육 분야, 산업 분야, 지역사회 조직과 같은 사회 각 수준의 다양한 이해관계자들의 공동 노력을 통해서만 가능하다(Mitic and Rootman, 2012, 26~27쪽).

5 정 리

올바른 건강관련 의사결정을 하는데 필요한 기본적인 건강 정보와 서비스를 획득하고 이해하며 활용하는 개인의 능력 정도를 건강문해력이라고 한다. 1970년대부터 사용되기 시작하여 공중보건 및 의료분야에서 그 중요성이 점차 증대하고 있다. 초기에는 적절한 진료에 필요한 의학적 문해력을 건강문해력이라고 생각하였으나 최근에는 개인과 지역사회가 건강에 관한 올바른 의사결정을 내리는데 필요한 개인적 특성 및 사회적 자원을 뜻하는 공중보건 문해력으로 개념이 확장되었다. 건강문해력은 기능적 건강문해력, 상호소통을 위한 건강문해력, 비판적 건강문해력으로 구성된다. 따라서 단순히 건강정보를 탐색하는 능력만이 아니라 정보에 기반을 두고 올바른 의사결정을 내리고 행동하는 능력까지 포함한다. 이런 의미에서 건강문해력은 역량강화와 깊은 관계가 있다.

건강문해력은 인구학적, 사회·심리적, 문화적 요인뿐만 아니라 일반적인 문해력 수준, 질병이나 보건의료체계에 대한 이전의 경험, 보건체계의 노력 등에 의해 영향을 받으며, 건강관리와 관련된 자기능력에 대한 믿음, 건강행태, 보건의료서비스 이용, 의사-환자관계, 건강문제에 대한 자가 관리 등에 영향을 미쳐 궁극적으로는 건강수준이나 보건의료비, 건강형평성 등에 영향을 미치게 된다.

낮은 사회계층에 속한 사람들, 인종적으로 소수자이거나 이민자, 노인층, 만성적인 건강문제를 지닌 사람, 지적·신체적·정신적 장애자가 건강문해력이 낮다. 사회가 변화할수록 건강문해력도 변화하여야 하므로 이들 이외에도 모든 사람들이 건강문해력에 문제를 지니고 있다.

건강문해력을 향상시키기 위해서는 사회의 조직적이고 집단적인 노력이 필요하다. 건강문해력이 높은 사회가 되기 위해서는 건강문해력이 높은 대중, 건강문해력이 높은 보건의료 전문가, 건강문해력이 높은 정치가와 정책결정자가 필요하다. 구체적으로는 국가 리더십의 확보, 건강문해력의 파악과 연구, 사람들이 접근 가능하고, 정확하며, 행동을 뒷받침하는 건강정보의 개발과 제공, 건강문해력 능력이 높은 보건의료제공자와 체계 구축, 사회 및 교육체계의 변화, 건강문해력 향상을 위한 협력체계의 구축이 필요하다.

참고문헌

Ad Hoc Committee on Health Literacy for the Council on Scientific Affairs AMA. (1999). Health literacy: Report of the council on scientific affairs. J Am Med Assoc 281(6):552-557.

Association of Faculties of Medicine of Canada(AFMC). (n.d.). AFMC Primer on population health. AFMC. Available at: https://www.afmc.ca/pdf/AFMC-Primer-on-Population-Health-2013-08-14.pdf

Berry J. (2016). Does health literacy matter? Available at: https://www.england.nhs.uk/2016/10/jonathan-berry/

Brach C, Keller D, Hernandez LM, Baur C, Parker R, Dreyer B, Schyve P, Lemerise AJ, Schillinger D. (2012). Ten attributes of health literate health care organizations. Washington, DC: Institute of Medicine. Available at: http://www.ahealthyunderstanding.org/Portals/0/Documents1/IOM_Ten_Attributes_HL_Paper.pdf

Brega AG, Barnard J, Mabachi NM, Weiss BD, DeWalt DA, Brach C, Cifuentes M, Albright K, West DR. (2015). AHRQ Health Literacy Universal Precautions Toolkit. 2nd edition. (Prepared by Colorado Health Outcomes Program, University of Colorado Anschutz Medical Campus under Contract No. HHSA290200710008, TO#10.) AHRQ Publication No. 15-0023-EF. Rockville, MD: Agency for Healthcare Research and Quality.

Doyle G, Cafferkey K, Fullam J. (2012). The european health literacy survey: Results from Ireland. HLS·EU. Available at: http://healthliteracy.trinityseven.biz/wp-content/uploads/2010/11/EU-Health-Literacy-Survey-Full-Report.pdf

Freedman DA, Bess KD, Tucker HA, Boyd DL, Tuchman AM, Wallston KA. (2009). Public health literacy defined. Am J Prev Med 36(5):446-51.

HLS-EU Consortium. (2012). Comparative report of health literacy in eight EU member states. The European Health Literacy Survey HLS-EU. Available at: http://ec.europa.eu/chafea/documents/news/Comparative_report_on_health_literacy_in_eight_EU_member_states.pdf

Institute of Medicine. (2009). Health literacy, eHealth, and communication: Putting the consumer first: Workshop Summary. Washington, DC: The National Academies Press.

Institute of Medicine. (2014). Implications of health literacy for public health: Workshop summary. Washington, DC: The National Academies Press.

Kickbusch I, Wait S, Maag D. (2005). Navigating health: The role of health literacy. London: Alliance for Health and the Future, International Longevity Centre-UK.

Available at: http://eurohealth.ie/wp-content/uploads/2012/02/Navigating-Health.pdf

Kickbusch I, Pelikan J, Apfel F, Tsouros A. (2013). Health literacy: The solid facts. Copenhagen: WHO Regional Office for Europe. Available at: http://www.euro.who.int/__data/assets/pdf_file/0008/190655/e96854.pdf

Kutner M, Greenberg E, Jin Y, Paulsen C. (2006). The health literacy of America's adults: Results from the 2003 national assessment of adult literacy (NCES 2006-483). U.S. Department of Education. Washington, DC: National Center for Education Statistics.

Mitic W, Rootman I. (ed.) (2012). An inter-sectoral approach to improving health literacy for Canadians. Victoria BC: Public Health Association of BC. Available at: http://www.cpha.ca/uploads/portals/h-l/intersectoral_e.pdf

National Academies of Sciences, Engineering, and Medicine. (2015a). Health literacy and consumer-facing technology: Workshop summary. Washington, DC: The National Academies Press. Available at: http://www.allianz-gesundheitskompetenz.ch/logicio/client/allianz/file/Literatur/Health_Literacy_and_ConsumerFacing_Technology.pdf

National Academies of Sciences, Engineering, and Medicine. (2015b). Health literacy: Past, present, and future: Workshop summary. Washington, DC: National Academies Press. Available at: https://www.nap.edu/read/21714/chapter/1

Nielsen-Bohlman L, Panzer A, Kindig David. (eds.). (2004). Health literacy: A prescription to end confusion. Washington, D.C.: The National Academies Press.

Nutbeam D. (1999). Literacies across the lifespan: Health literacy. Literacy and Numeracy Studies, 9.

Nutbeam D. (2000). Health literacy as a public goal: A challenge for contemporary health education and communication strategies into the 21st century. Health Promot Int 15(3):259-267.

Peerson A, Saunders M. (2009). Health literacy revisited: What do we mean and why does it matter? Health Promot Int 24 (3):285-296. Available at: http://heapro.oxfordjournals.org/content/24/3/285.full.pdf+html

Public Health England. (2015). Improving health literacy to reduce health inequalities.

Local action on health inequalities: Practice resources. London: Public Health England. Available at: https://www.gov.uk/government/uploads/system/uploads/attachment_data/file/460709/4a_Health_Literacy-Full.pdf

Sørensen K, Van den Broucke S, Fullam J, Doyle G, Pelikan J, Slonska Z, Brand H. (2012). Health literacy and public health: A systematic review and integration of definitions and models. BMC Public Health 2012 Jan 25;12:80.

UNESCO. (2003). Literacy as freedom. Paris: UNESCO Publishing.

U.S. Department of Health and Human Services, Office of Disease Prevention and Health Promotion. (2010). National action plan to improve health literacy. Washington, DC: U.S. Department of Health and Human Services.

World Health Organization. (1986). Ottawa charter for health promotion: First International Conference on Health Promotion. Available at: http://www.who.int/healthpromotion/milestones.pdf

Zarcadoolas C, Pleasant A, Greer D. (2006). Advancing health literacy: A framework for understanding and action. San Francisco: Jossey-Bass.

제11장

삶의 터 접근

제11장

삶의 터 접근

학습목표
- 삶의 터(setting)의 개념에 대해 이해한다.
- 삶의 터가 사람들의 건강에 미치는 영향에 대해 이해한다.
- 신공중보건과 삶의 터 접근의 관련성에 대해 이해한다.

학습내용
- 삶의 터의 정의와 종류
- 삶의 터 접근의 역사
- 삶의 터 접근의 원칙

우리는 최근 건강마을, 건강도시, 건강학교, 건강직장과 같은 용어를 쉽게 접할 수 있다. 마을, 도시, 학교, 직장 등을 삶의 터(setting)[24]라고 한다. 왜 삶의 터를 통한 건강만들기가 이슈가 되고 있는 것일까? 그리고 삶의 터를 통한 건강만들기는 신공중보건과 어떤 관계가 있는 것일까?

신공중보건은 건강관리는 의학적 모형을 탈피하여 사회적 모형에 입각할 때 가능하다고 생각한다. 개인적 차원에서의 건강관리는 한계가 있다고 생각하고 개인을 둘러싼 환경의 영향을 중시한다. 신공중보건의 발전에 큰 영향을 미친 사회생태학은 인간과 환경 사이의 동적이고 적극적인 상호작용을 중시한다. 사회생태학 모형에 의하면 삶의 터는 전체 사회를

24) "setting"은 우리나라 말로 생활의 장, 생활의 공간, 생활의 터, 삶의 터 등으로 번역되고 있다.

구성하는 요소일 뿐만 아니라 개인과 사회 환경을 연결하는 공간이자 기전이다. 개인은 그들이 속해 있는 삶의 터의 환경으로부터 영향을 받을 뿐만 아니라 삶의 터를 통해 보다 더 큰 사회와 조우한다. 개인은 삶의 터를 통해 사회 규범을 받아들이고, 사람들 사이의 영향과 지지도 삶의 터를 통해 나타난다. 사람들은 삶의 터에서의 참여를 통해 자신의 의지를 사회에 표시한다. 따라서 삶의 터를 통한 건강관리는 환경이 개인에게 미치는 영향과 개인이 환경에 미치는 영향을 모두 고려할 수 있어 보건사업의 성지라고 할 수 있다.

이 장에서는 삶의 터가 공중보건사업에서 중요한 이유를 살펴보고, 삶의 터를 통한 공중보건사업의 원칙을 소개하고자 한다.

1 삶의 터의 정의와 종류

삶의 터(setting)란 “사람들이 일상 활동을 수행하는 장소나 사회적 맥락으로서 환경 요인, 조직 요인, 그리고 개인적 요인들이 상호작용하면서 건강과 웰빙에 영향을 미치는 곳이다”(WHO, 1998. 19쪽). 일반적으로 삶의 터는 물리적 경계를 가지고, 특정한 역할을 지닌 구성원들이 있으며, 조직 구조를 지니고 있다. 사람들은 삶의 터가 지닌 환경을 적극적으로

표 11-1 건강증진운동에서 활용되는 삶의 터(setting)

유형	삶의 터의 예
공식적 조직 (Formal organizational environments)	학교, 대학교 직장 병원(의료기관) 감옥
사회적 연대를 지닌 지리적 단위 (Geographic areas with social ties)	마을 섬 시 권역(동북아시아, EU, 남아메리카)
비공식적 삶의 터 (Informal settings)	가정 거리 식당 주점 시장

활용하고, 변화시키면서 건강과 관련된 문제를 발생시키기도, 해결하기도 한다.

세상에는 매우 다양한 형태의 삶의 터가 있다. Poland(2007)는 삶의 터를 공식적 조직인지 여부와 지리적 단위인지 여부를 이용하여 구분하였다. Poland의 구분을 기준으로 건강증진에서 활용되는 삶의 터를 분류하면 [표 11-1]과 같다. 과거에는 공식적 조직, 사회적 연대를 지닌 지리적 단위인 삶의 터를 중시하였으나 최근에는 비공식적인 삶의 터의 중요성도 강조되고 있다.

2 삶의 터 접근의 역사

세계보건기구는 1978년 "모든 사람에게 건강을(Health for All)" 보장하겠다는 알마아타 선언(Alma-Ata Declaration)을 통해 신공중보건을 향한 기반을 다졌다. 알마아타 선언에서는 높은 수준의 건강을 달성하는 것은 보건 분야뿐만이 아니라 다른 사회 및 경제 분야의 노력을 필요로 한다고 밝힘으로써 물리적, 사회적, 경제적, 정치적 환경이 건강과 웰빙에 미치는 영향을 강조하였다(World Health Organization, 1978. 2쪽).

이러한 맥락 아래에 세계보건기구는 오타와 헌장을 통해 삶의 터를 건강증진의 기반으로 선언하였다.

> "건강은 사람들이 배우고, 일하고, 놀고, 사랑하는 일상생활의 터(setting) 속에서 만들어진다. 건강은 자신과 다른 이들을 사랑함으로써, 스스로 삶의 조건을 결정 및 통제할 수 있음으로써, 그리고 개인이 살고 있는 사회가 모든 구성원들이 건강을 성취할 수 있는 여건을 구축할 수 있을 때 만들어지는 것이다." (World Health Organization, 2009. 5쪽)

세계보건기구는 이후의 국제건강증진회의에서도 삶의 터의 중요성을 지속적으로 강조하였는데 1991년 순스발 선언(Sundsvall Statement)과 1997년 자카르타 선언(Jakarta Declaration)이 대표적이다.

순스발 선언에서는 지원적인 환경(supportive environments)은 건강을 위한 매우 중요한 요소이며, 이 두 가지는 상호의존적이며 불가분의 관계에 있다고 밝히고 있다. 그리고 지원적 환경의 구축은 삶의 터에 초점을 두어야 하고, 삶의 터야말로 지역사회의 광범위한 참여가 가능한 공간이므로 지원적 환경을 구축하는 것은 지역 수준에서의 공중보건활동을 위한 실천적 방안이라고 주장하였다.

> "지원적인 환경이란 용어는 환경의 물리적 측면과 사회적 측면 모두를 가리킨다. … 따라서 지원적인 환경을 구축하기 위한 행동은 신체적, 사회적, 정신적, 경제적, 정치적인 다양한 차원을 가진다. 이러한 차원들은 동적인 상호작용을 통해 상호 불가분하게 연결되어 있다.
>
> - 사회적 차원에는 규범, 관습, 그리고 사회적 과정 등이 건강에 영향을 미치는 방식이 포함된다. 많은 사회에서 전통적 사회관계가 변화하여 사회적 고립이 확대되고, 의미 있는 결속 및 삶의 목적이 상실되며, 전통적 가치 및 문화적 유산에 대한 도전이 나타나는 등 건강이 위협받고 있다.
> - 정치적 차원은 의사결정에 대한 민주적 참여 및 책임, 자원의 분산을 정부가 보장하도록 요구한다. 또한, 인권, 평화에 대한 전념과 군비 축소를 요구한다.
> - 경제적 차원은 안전하고 신뢰할 수 있는 기술의 이전을 포함하여 '모든 인류에게 건강을' 및 지속 가능한 발전의 달성을 위해 자원의 재배치를 요구한다." (World Health Organization, 2009, 13~14쪽)

1997년 자카르타 선언에서는 건강수준 향상을 위해서는 포괄적인 접근이 가장 중요한데 메가시티, 도시, 지역사회, 섬, 시장, 학교, 직장, 보건의료기관 등과 같은 삶의 터가 포괄적인 전략을 실행할 수 있는 실제적인 기회를 제공한다고 밝히면서 삶의 터가 건강증진을 위한 조직 기반이라고 천명하였다(World Health Organization, 2009, 19~20쪽).

세계보건기구 유럽지구는 Health 21: The Health for All Policy Framework for the WHO European Region이라는 보고서를 통해 2015년까지 유럽권역에 사는 모든 사람들에게 건강을 보장하기 위해서는 가정, 학교, 직장, 지역사회와 같은 일상생활을 영위하는 삶의 터에서 건강 활동이 이루어져야 한다고 주장하였다. 세계보건기구 유럽지구는 삶의 터를 통한 건강 활동의 장점을 다음과 같이 소개하고 있다(World Health Organization, Regional Office for Europe, 1999, 97쪽).

(1) 건강을 향상시키고 유지시키는 곳(사람들이 살고, 일하고, 배우고, 즐기며, 보건서비스를 제공 받는 곳)에 주의를 집중

(2) 행동을 위한 경계를 쉽게 파악

(3) 잠재적인 협력자를 쉽게 확인

(4) 개입에 따르는 건강수준 향상을 관찰하고 측정할 수 있는 기회를 제공

(5) 시범 사업과 지속적인 사회 변화를 위한 기전(vehicle)으로서 높은 가능성

세계보건기구의 삶의 터의 중요성에 대한 잇따른 언급과 더불어 실제적으로도 1980년대 이후 다양한 삶의 터를 통한 건강증진사업과 보건사업이 나타나기 시작하였다.

삶의 터 중 가장 먼저 주목을 받은 것은 도시이다. 1980년대 초반 캐나다의 토론토 시는 북아메리카에서 가장 건강한 도시가 될 것을 결정하였다. 1984년 개최된 "Healthy Toronto 2000"이라는 워크숍이 건강도시 운동의 효시가 되었다(Kenzer, 1999). 1986년 세계보건기구 유럽사무국은 "모든 인류에게 건강"을 보장하기 위한 일차보건의료의 원칙과 전략을 도시에서 적용할 수 있는 방안을 개발하고, 지방정부의 의제로 만들기 위해 건강도시 프로젝트를 제안하였다. 이 후 건강도시 프로젝트가 본격적으로 추진되기 시작하여 유럽을 필두로 오스트레일리아, 캐나다, 미국, 서태평양지역 등지에 지역 및 국가 네트워크가 결성되었다.

세계보건기구의 "모든 사람에게 직장에서의 건강을 보장하기 위한 세계적 전략(Global Strategy on Occupational Health for All)"은 근로자의 건강향상을 위한 포괄적인 전략의 채택 필요성과 삶의 터로서 직장의 중요성을 구체적으로 명시함으로써 건강증진직장 운동의 토대가 되었다(World Health Organization, 1995). 이를 토대로 1996년 세계보건기구 유럽지구의 유럽지역 직장건강증진 네트워크(European Network for WHP)가 결성되었다. 유럽지역 이외에도 서태평양지역에서도 1997년 건강증진직장 네트워크를 구성하였으며, 나머지 권역에서도 이를 뒤따랐다.

1986년 세계보건기구 유럽지구의 협력센터였던 Scottish Health Education Group이 주관한 "건강증진학교(The Health Promoting School)" 국제 심포지엄이 개최되었는데, 이 심포지엄에서 건강증진학교의 개념이 최초로 제시되고, 정리되었다(Young, 2005). 1980년대 유럽지역서 나타난 건강증진학교에 대한 관심은 1991년 세계보건기구 유럽지구, 유럽위원회(European Commission) 및 유럽회의(Council of Europe)가 협력하여 교육과 건강증진이 지니고 있는 잠재력을 극대화하기 위해 양자를 결합하자는 프로젝트를 실시함으로써 더욱 확산되었다. 1992년 유럽 건강증진학교 네트워크(The European Network of Health Promoting School)가 결성되었으며(Stewart-Brown, 2006), Schools for Health in Europe Network로 발전하였다. 이후 건강증진학교 운동은 유럽을 넘어 세계 각국으로 확산되었다(Young, 2005; Clift and Jensen, 2005; Stewart-Brown, 2006). 2006년에는 건강증진학교에 관심을 가진 각국의 학교보건이나 공중보건기구, 정부당국자, 연구자, 국제기구 등이 국제 학교보건 네트워크(International School Health Network)를 조직하

였다(McCall 등, 2005).

병원과 건강증진이 처음으로 관련을 맺게 된 것은 1970년대 말부터이다. 미국 병원협회는 병원에서의 건강증진서비스 개발을 권장하는 성명서를 발표하였는데 이때부터 미국 병원에서는 건강증진과 질병예방서비스를 부가적인 전문서비스로서 제공하기 시작하였다(Pelikan 등, 1998; Pelikan 등, 2001). 오타와 헌장에 기반을 둔 건강증진병원은 1980년대 후반부터 추진되었는데 1988년 세계보건기구 유럽지역은 병원에서의 건강증진이 가능한 가에 대한 최초의 국제적 자문을 시행하였다. 이 결과를 바탕으로 "건강과 병원(Health and Hospital)"이라고 명명된 최초의 건강증진병원 시범사업이 비엔나의 Rudolfstiftung병원에서 1989년부터 시작되었다(Pelikan 등, 1998; Pelikan 등, 2001). 시범사업의 경험을 바탕으로 주로 유럽 병원이 참여한 "국제 건강증진병원 네트워크(International Network of Health Promoting Hospitals)"가 1990년에 창립되었다. 유럽에서의 건강증진병원의 대두와 병행하여 1987년부터 캐나다에서, 그리고 1991년부터 호주에서도 건강증진병원 사업이 시작되었다(Pelikan 등, 2001). 1997년 건강증진병원 운동의 확산을 촉진하고, 국가 및 권역 네트워크의 발전을 도모하기 위해 "비엔나 헌장(Vienna Recommendations on Health Promoting Hospitals)"이 발표되었다(International Network of Health Promoting Hospitals, 1997). 같은 해에 세계보건기구 본부와 협력하여 유럽 이외의 지역(호주, 캐나다, 극동, 남아메리카 등)에 건강증진병원을 확산하고자 하는 제안이 이루어졌다.

지금까지 소개한 도시, 직장, 학교, 병원과 같은 대표적인 삶의 터 이외에도 시장, 감옥, 섬 등 다양한 삶의 터를 대상으로 한 보건사업이 지역, 국가, 국제적 차원에서 이루어지고 있다.

3 삶의 터 접근의 원칙과 방법

삶의 터 접근은 기본적으로 사회생태학적 접근과 밀접한 관련이 있다. 의학적 모형은 개인이 어떤 환경-삶의 터-에 속해 있던 전문가의 지시에 순응하면 건강해질 것이라고 생각한다. 반면 사회생태학적 모형은 개인은 개인을 둘러싸고 있는 다양한 수준의 환경과 상호 역동적으로 영향을 주고받는다고 가정한다.

건강은 개인의 생활습관이나 보건서비스 이용에 의해서 전적으로 결정되는 것이 아니라 물리적, 사회적, 경제적, 조직적, 문화적, 정치적 환경 요인의 영향을 받는다. 따라서 삶의 터 접근은 삶의 터에 속해 있는 사람들뿐만이 아니라 사람들에게 영향을 미치는 외부와 내부 환경도 건강관리를 위한 탐구와 개입의 대상으로 고려한다.

의학적 모형에서 삶의 터는 이동검진이나 진료처럼 이용자의 편의를 고려한 공중보건서비스의 제공 장소로만 간주된다. 그러나 삶의 터는 단순한 서비스의 제공 장소일 뿐만이 아니라 사회적 규범, 가치, 자원 동원과 배분, 권력관계, 상호 지지 등을 통해 직, 간접적으로 구성원들의 건강과 웰빙에 영향을 미치는 공간이다. 따라서 삶의 터 접근에서는 삶의 터에 존재하는 각종 기전을 활용하여 삶의 터가 구성원의 건강과 웰빙에 미치는 영향을 개선하고자 한다(Dooris, 2012. 19쪽).

건강은 삶의 터를 효과적으로 작동하게 하는 자원이자 삶의 터의 작동의 결과이다. 건강관리를 위한 개입은 삶의 터 안에서 이루어져야 하며, 삶의 터의 특성을 고려하여 최적화되어야 하고, 구성원의 행동에 가장 큰 영향을 미치는 주요한 조직 요인들이 개입의 대상에 포함되어야 하며, 삶의 터 자체를 건강 친화적으로 바꾸어야 한다(Poland 등, 2009. 506쪽).

1) 건강한 삶의 터의 정의

삶의 터란 사람들이 일상 활동을 수행하는 장소나 사회적 맥락으로서 환경 요인, 조직 요인, 그리고 개인적 요인들이 상호작용하면서 건강과 웰빙에 영향을 미치는 곳이다. 삶의 터에서 사람들은 적극적으로 환경을 개발하고 활용한다. 그리고 이런 활동을 통해 건강문제를 발생시키거나 해결한다. 이런 맥락에서 본다면 건강한 삶의 터란 구성원들이 건강을 위해 삶의 터의 환경이 건강에 유리하도록 노력하는 곳이다.

쉼터 삶의 터(조직)의 환경

학교, 직장 같은 삶의 터는 하나의 조직이라 간주할 수 있다. 조직에는 내부적 환경과 외부적 환경이 존재한다. 조직이 효과적인 생존을 위하여 내·외부 환경에 대해 잘 이해하고, 이를 관리하여야 하는 것처럼 건강한 삶의 터가 되기 위해서도 아래의 환경이 건강에 도움이 될 수 있도록 잘 관리하여야 한다(Mishra, n.d.: Haylemariam, n.d.).

① 내부 환경

조직의 내부에 존재하는 요인들로 조직의 선택과 활동에 영향을 미친다. 조직의 비전과 미션, 경영자의 리더십 유형과 관리 방식, 직원과 노동조합의 행태, 조직문화 등이 해당된다(Mishra, n.d.).

② 외부 환경

조직의 외부에 있는 요인이나 조직(삶의 터)을 말한다. 외부 환경은 조직의 선택과 활동에 영향을 미치며 조직에게 기회와 위협으로 작용한다. 외부 환경은 일반 환경과 과업 환경의 두 층으로 구분할 수 있다(Mishra, n.d.).

- 일반 환경(General environment) : 조직에 간접적으로 영향을 미치는 조직 외부의 비 특이적인 (non-specific) 요인들을 말한다.
  - 정치적 요인 : 정부의 법, 규제 활동 등으로 조직의 활동범위를 규정하고, 활동에 간접적으로 영향을 미친다.
  - 경제적 요인 : 경제성장, 재정정책, 조세, 인플레이션, 이율, 임금 등의 요인으로 조직의 상품과 서비스 생산에 영향을 미친다.
  - 기술적 요인 : 기술변화와 관련된 요인으로 조직의 운영 및 제공서비스에 영향을 미친다.
  - 사회문화적 요인 : 인구의 연령, 성별 구조, 인구밀도, 지리적 분포, 교육수준, 문화, 가치나 규범, 생활습관 등이 이에 해당한다. 사회가 중시하는 제품이나 서비스, 기준 등을 결정함으로써 조직에 영향을 미친다.
- 과업 환경(Task environment) : 해당 조직과 직접적인 관계를 가지고 있는 외부 요인들을 말한다. 소유주, 소비자, (원료) 공급자, 노동력, 경쟁, 압력집단 등이 속한다.

일반적으로 조직은 외부환경 요인을 직접 통제할 수는 없다고 전제한다. 그러나 사회생태학에서 학습하였듯이 사회생태학의 각 수준은 상호 영향을 주고받는다. 따라서 학교나 직장 같은 삶의 터는 외부 환경이 되는 마을이나 도시의 제반 요인을 삶의 터의 생존과 구성원의 건강과 웰빙에 유리하도록 변화시키기 위해 노력하여야 한다.

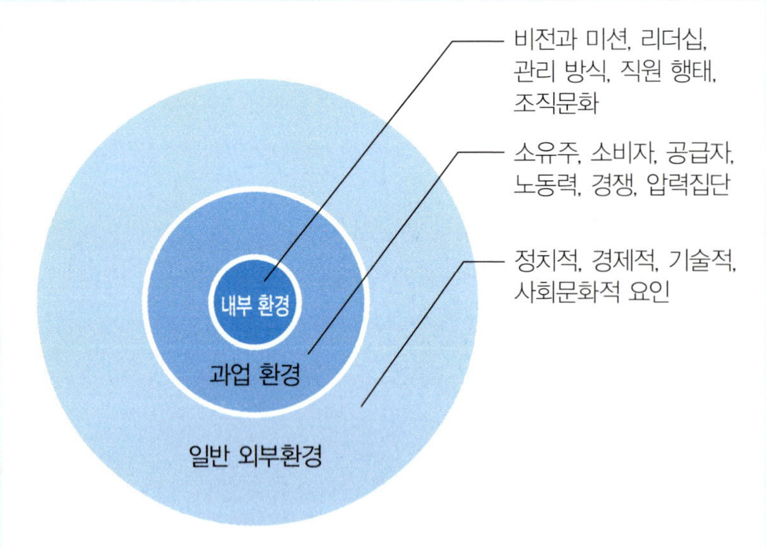

그림 11-1 삶의 터(조직)의 환경

단순히 건강서비스를 제공한다고 해서 건강한 삶의 터라고 하지는 않는다. 소음이 심하고, 유해 화학물질에 노출되어 있는, 그리고 직무 스트레스가 심각한 직장에서 금연이나 절주, 스트레칭과 같은 건강증진서비스가 잘 제공되고, 조기 검진율이 높고, 직업병 환자에 대한 치료를 잘한다고 해서 이를 건강한 직장이라고 할 수는 없다. 왜냐하면 건강한 삶의 터는 개인을 대상으로 한 공중보건서비스를 삶의 터를 통해 얼마나 잘 제공되느냐에 따라 결정되는 것이 아니라 삶의 터가 가지고 있는 물리적, 사회적, 정치적 환경이 구성원의 건강을 향상시킬 수 있도록 변화되느냐에 의해 결정되기 때문이다. Barić은 이런 관점에서 '삶의 터 안에서의 건강증진(health promotion within a setting)'과 '건강증진적인 삶의 터(health promoting setting)'를 구분하였다(Barić, 1993: Green and Tones, 2010, 435쪽). 전자는 전통적인 개인을 대상으로 하는 보건사업을 삶의 터에서 제공하는 방식을 말하며 주로 하나의 삶의 터를 대상으로 시행된다. 후자는 사회생태학적 시각에 입각하여 구성원의 건강에 영향을 미치는 모든 수준을 대상으로 하는 포괄적인 사업을 시행하며, 가정과 학교, 직장, 마을의 관계와 같은 삶의 터 사이의 관계를 중시한다(그림 11-2).

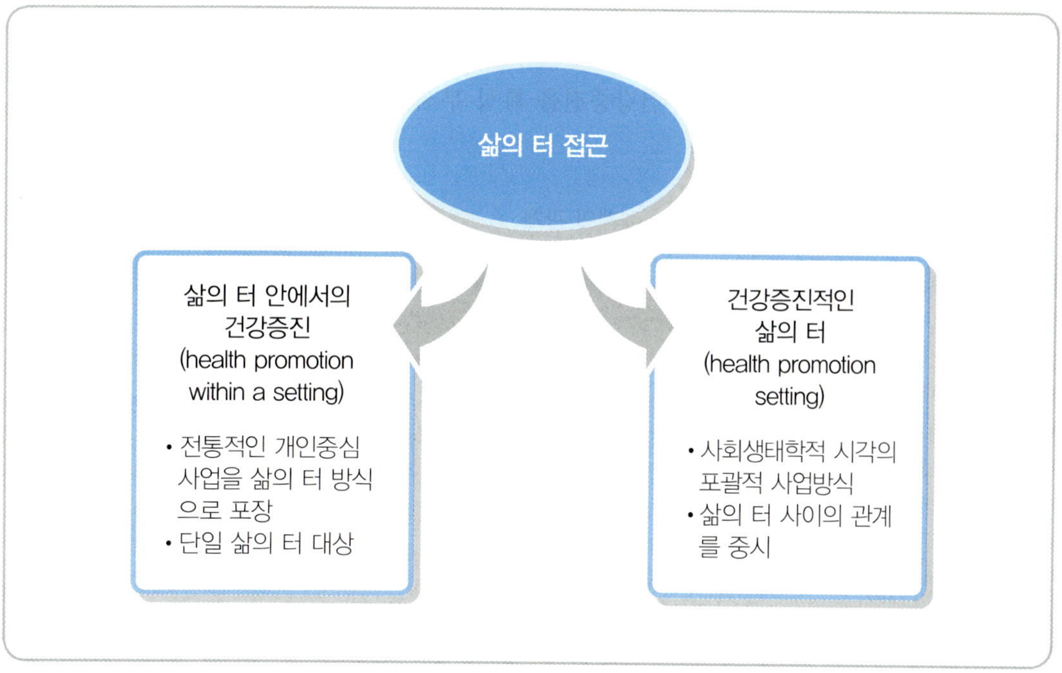

그림 11-2 삶의 터 안에서의 건강증진과 건강증진적인 삶의 터

2) 삶의 터에 대한 인식

삶의 터에 기반을 둔 보건사업의 일차적 관건은 삶의 터를 어떻게 인식하느냐이다. 아쉽게도 모든 사람이 삶의 터의 역동성에 대하여 동일한 생각을 가지고 있는 것은 아니다. 앞서 소개한 '삶의 터 안에서의 건강증진'처럼 삶의 터를 단순히 서비스 전달 공간으로 생각하는 사람들도 있다. 이들은 삶의 터를 여전히 권위주의적 문화와 위계질서에 의해 통제되는 공간으로 인식한다. 보건사업에 있어서 기술의 중요성을 강조하고, 전통적인 전문가와 기존의 지위에 따른 권위에 의존하려 한다. 단기적이고 제공 가능한 가시적인 활동을 우선시한다. 반면에 '건강증진적인 삶의 터'를 중시하는 사람들은 삶의 터가 유연하고 개방된 구조와 분권화된 문화를 지니고 있다고 생각한다. 구성원의 건강은 삶의 터의 중요한 자원이라고 생각하여 보건사업을 삶의 터 개발의 중요한 요소로 인식한다. 전문가의 역할은 삶의 터 개발을 위한 촉진자로 인식되고, 조직개발을 위한 포괄적이고 일반적인 기술의 중요성을 강조한다. 야심적이고 장기적이며, 삶의 터의 광범위한 목적에 기여할 수 있는 활동을 우선시한다(표 11-2).

삶의 터에 대한 인식에 따라 실제 삶의 터를 통한 보건사업이 다양한 형태로 나타나게 된다. Johnsen과 Baum(2001)은 건강증진병원을 ① 건강증진프로젝트를 실행하는 병원(Do a health promotion project), ② 건강증진을 특정 부서나 직원에게 위임한 병원(Delegate

표 11-2 삶의 터에 대한 관점과 보건사업 설계의 관계

	현실적(수동적) 관점	진취적 관점
삶의 터의 특성	전통적인 위계질서 구조 ; 중앙집권적인 문화 ; 지위에 기반을 둔 권위를 선호	유연하고 개방된 구조, 분권화된 문화 ; 지식과 지혜에 기반을 둔 권위의 존중
삶의 터 내에서 건강과 건강증진의 위치	건강은 삶의 터에 중요하다고 명백하게 인식되지 않음 ; 건강증진은 삶의 터의 다양한 구성요소의 하나일 뿐임	건강은 삶의 터에 중요하다고 명백하게 인식됨 ; 건강증진은 삶의 터 개발의 중요한 요소
필요한 지지의 성격과 활동의 유형	전통적인 전문가 자원에 의존 ; 기존의 건강증진사업을 위한 기술에 대한 강조 ; 기존의 지위에 따른 권위에 의거한 활동	새로운 유연한 전문가의 역할 ; 삶의 터 개발을 위한 실행가 ; 포괄적이고 일반적인 기술에 대한 강조
활동의 범위	실용적 ; 단기적 ; 제공가능하고 가시적인 활동	야심적 ; 장기적 ; 삶의 터의 광범위한 목적에 대한 기여

자료 : Whitelaw 등, 2001. 347쪽.

health promotion to a specific department or staff), ③ 건강증진적인 삶의 터(Being a health promotion setting)를 지향하는 병원, ④ 건강증진적인 삶의 터이면서 지역사회의 건강을 향상시키고자 하는 병원(Being a health promotion setting and improving the health of the community)으로 구분하였다(표 11-3). 각 유형은 삶의 터에 대한 인식의 차이에 의해 서로 다른 접근을 하게 된 것이라 할 수 있는데 건강증진프로젝트를 실행하는 병원이 삶의 터에 대해 가장 수동적인 인식을, 건강증진적인 삶의 터이면서 지역사회의 건강

표 11-3 건강증진병원의 4가지 유형

	건강증진프로젝트 실행 병원	특정부서나 직원에게 위임한 병원	건강증진적인 삶의 터	지역사회 건강을 향상시키려는 병원
특징	건강증진프로젝트의 실행	건강증진을 특정 부서나 직원에게 위임	건강증진적인 삶의 터가 됨	건강증진적인 삶의 터이면서 지역사회 건강을 향상시킴
주체		건강증진 활동은 특정 부서나 직원의 책임. 전체 조직의 역할에 통합되지 못함	병원차원의 건강증진 프로그램	병원차원의 건강증진 프로그램
활동 대상	형편에 따라(ad hoc) 다음을 대상으로 한 활동을 수행 • 환자와 가족 • 직원 • 조직 • 물리적 환경 • 지역사회	다음을 대상으로 활동할 수 있음 • 환자와 가족 • 직원 • 조직 • 물리적 환경 • 지역사회	활동은 삶의 터에 집중함 • 환자와 가족 • 직원 • 조직 • 물리적 환경	활동은 삶의 터와 지역사회를 포괄함 • 환자와 가족 • 직원 • 조직 • 물리적 환경 • 지역사회 직원은 원내 또는 다른 분야의 사람들과 협력함
설명	병원전체 조직이나 직원의 역할에 대한 방향 재설정이 없음. 최고관리계층의 지지가 없을 때 건강증진병원의 시작단계가 될 수 있음	특정부서가 건강증진을 담당하며, 병원의 전체적 기능과 역할에 통합되지 못함. 건강증진병원의 발전단계(developmental phase)에 해당됨	건강증진은 병원 의사결정의 전 과정에서 고려됨. 지역사회에 영향을 주기 위해 자원을 사용하지는 않으나 병원은 건강지향적인 삶의 터로 변함	병원은 건강지향적인 삶의 터이며, 지역사회의 건강에 책임을 지고, 향상시키려고 노력함

자료 : Johnsen and Baum, 2001.
Groene and Garcia-Barbero, 2005. 11쪽.

을 향상시키고자 하는 병원이 가장 진취적인 인식을 지니고 있다.

건강증진적인 병원이면서 지역사회의 건강을 향상시키고자 하는 병원이 되는 것은 매우 어려운 일이다. 모든 삶의 터 기반 사업이 처음부터 건강증진적인 삶의 터이면서 지역사회의 건강을 향상시키고자 하는 삶의 터가 되기는 어렵다. 그러나 삶의 터 접근이 궁극적으로 지향하고자 하는 것은 바로 이런 유형의 삶의 터다. 따라서 삶의 터 기반의 보건사업을 고려하는 경우에는 가능한 처음부터 삶의 터에 대한 진취적인 인식을 가지고 접근하는 것이 바람직하다.

쉼터 삶의 터의 유형

[표 11-2]를 통해 삶의 터에 대한 인식의 범위를, 그리고 [표 11-3]을 통해 실제 삶의 터에 대한 인식의 차이에 따른 건강증진병원의 유형을 살펴보았다. 삶의 터에 대한 인식이 보건사업에 미치는 영향을 좀 더 자세하게 알고자 한다면 Whitelaw 등(2001, 346쪽)이 제시한 건강증진사업에서 삶의 터 활용 유형이 도움이 될 것이다.

첫 번째 관점은 삶의 터를 중립적이고 수동적인 도구로 간주하는 수동적 모형(passive model)이다. 핵심적인 문제와 대부분의 해결책은 개인의 자발적 영역 내에 놓여 있으며, 삶의 터는 개인에 초점을 맞춘 건강증진활동(예를 들어 매스미디어, 건강 상담, 개인적 건강관리 기술의 개발 등)을 위한 접근수단일 뿐이라고 생각한다. Baric(1993)이 "삶의 터를 통한 건강증진활동의 제공(health promotion within a setting)"이라고 불렀던 모형이다. 수동적 관점에서 보면 삶의 터는 전통적인 교육활동의 보조적인 역할만 수행한다.

두 번째 관점은 적극적 모형(active model)이다. 특별한 개별 문제를 해결하기 위해 조직이나 삶의 터 내부의 다양한 자원을 보완적으로 활용하고, 활성화하고자 한다. 해결이 필요한 중요한 문제는 여전히 개인의 행동 때문에 발생한다고 생각하나 문제의 해결을 위해서는 개인이 존재하는 체계의 특성을 고려하여야 한다고 생각한다. 삶의 터를 기반으로 한 활동을 통해 억압되어 있는 개인의 변화 잠재력을 표출시킬 수 있기 때문이다. 오타와 헌장의 다양한 건강증진활동(정책개발, 환경개선, 지역사회활동, 개인기술 개발, 보건체계의 재정립)이 특정한 문제해결을 위해 활용된다.

세 번째 관점은 매개수단 모형(vehicle model)이다. 건강증진활동은 특정문제를 해결하는 것이지만 문제의 해결방안을 단순히 문제를 야기하는 개인행동의 변화에만 두지 않고, 삶의 터가 가진 광범위한 특성을 변화시키고자 한다. 적극적 모형에서는 특정한 건강문제 해결을 위한 개인의 변화를 일차적인 목적으로 보고, 삶의 터의 자원 변화를 이차적이라고 간주하였다. 이에 반해 매개수단 모형에서는 특별한 문제해결을 위한 건강증진 프로젝트는 삶의 터 내에서의 광범위한 변화라는 일차적 목적을 달성하기 위한 도구로 간주된다.[25] 문제는 주로 체계의 특성 때문에 발생한다고 간주된다. 하지만 실용적인 이유나, 변화나 구체적인 학습은 가시적이고 특정한 건강관련 활동에 의해 가능하다는 믿음 때문에 건강증진활동은 제한된 특정문제의 해결을 위한 프로젝트를 통해 실행된다.

25) 이 모형을 매개수단 모형이라고 부르는 이유는 바로 특별한 문제에 초점을 맞춘 프로젝트를 삶의 터의 변화를 위한 수단으로 생각하기 때문이다.

네 번째 관점은 조직 모형(organic model)으로서 위에서 언급한 모형들이 특정 과제를 중심으로 한 건강증진활동을 중시하는데 비해 조직화를 통한 개인과 소집단의 발전을 강조한다. 체계는 개인행동의 산물이라는 가정 하에 문제는 주로 체계의 특성에 따라 발생하지만 해결방안은 전체를 구성하는 개별 요소들의 활동에 달려있다 생각한다. 건강에 대한 사회 심리적 요인들의 영향을 중시하고, 의사소통과 풀뿌리 참여를 건강증진활동으로 강조한다. 이러한 활동의 결과로 행태나 환경의 변화와 같은 가시적 성취뿐만 아니라 기풍이나 문화와 같은 무형의 변화를 중시한다. 집단적 참여와 행동을 강조하는 조직모형의 특징은 넓은 의미에서는 지역사회 개발, 좁은 의미에서는 하의상달에 따른 의사결정이라는 전통과 이어져 있다.

마지막 관점은 포괄적 모형(comprehensive model)인데 체계가 이를 구성하는 개인보다 우위에 있는 존재라고 간주한다. 개인은 무기력한 존재여서 의미 있는 변화에 참여하기 어렵기 때문에 삶의 터의 구조와 문화에 대한 직접적이고 의미 있는 변화를 불러일으키고자 한다. 체계의 변화는 강력한 수단(powerful lever)에 달려 있다는 결정론적 관점(deterministic view)을 취하므로 삶의 터의 정책이나 환경을 변화시킴으로써 근본적이고 지속적인 변화를 추구하고자 한다.

이상의 5가지 모형 중에서 "이상적인" 삶의 터 접근은 마지막 두 가지 모형에 근접한다 할 수 있다. 하지만 어떤 접근 모형이 이상적인가는 삶의 터 접근을 채택할 삶의 터의 성격(크기, 복잡성 등), 활동가들의 능력, 삶의 터 구성원과 활동가들이 선호하고 지지하는 활동방법 등에 의해 정해지게 된다.

표 11-4 삶의 터의 5가지 유형

유형	핵심적 시각/문제와 해결책의 분석	건강증진과 삶의 터의 관계	중점 활동	기여 학문 분야	지표
수동적 (passive) 모형	문제와 해결책은 개인의 행동과 활동에 달려 있음	삶의 터는 수동적 ; 단지 개인과 매체에 대해 접근경로를 제공할 뿐. 건강증진은 삶의 터 내에서 이루어지나 삶의 터의 특성과는 무관함	매스미디어, 의사소통, 개인 교육	교육학/전통적 심리학	전통적인 개인지표 (지식, 태도, 행동)
적극적 (active) 모형	문제는 개인의 행동에 달려 있으나 일부 해결책은 삶의 터에 달려 있음	삶의 터는 건강증진 목적을 달성할 수 있는 적극적이고 포괄적인 자원을 제공해 줌 ; 건강증진은 삶의 터 자원을 활용함	매스미디어, 의사소통, 개인교육에 더하여 특정영역에 대해서는 보완적으로 정책개발이나 환경변화	기본적으로는 교육학/전통적 심리학 ; 보완적으로 정치학, 조직학, 정책연구	전통적인 개인지표 (지식, 태도, 행동)를 중시하되 더하여 삶의 터가 기여하는 것에 대한 광범위한 평가
매개수단 (vehicle) 모형	문제는 삶의 터에 놓여있으나 개인 기반의 프로젝트를 이용한 학습을 통해 해결책을 모색	건강증진활동은 광범위한 삶의 터 개발을 위한 적절한 수단을 제공; 건강증진은 삶의 터 변화를 위한 수단으로 간주됨	매스미디어, 의사소통, 개인교육을 통하여 나타나는 정책개발, 구조변화에 초점을 맞춘 활동	기본적으로는 정치학, 조직학, 정책연구 ; 보완적으로 교육학/전통적 심리학	프로젝트와 환경변수를 복합적으로 이용(개별 프로젝트와 광범위한 개발사이의 상호관계와 연결에 대한 높은 관심)

표 11-4 삶의 터의 5가지 유형(계속)

유형	핵심적 시각/문제와 해결책의 분석	건강증진과 삶의 터의 관계	중점 활동	기여 학문 분야	지표
조직(organic) 모형	문제는 삶의 터에 놓여있고, 해결책은 개인의 행동에 달려 있음	의사소통과 참여를 포함한 조직의 환경이 건강과 건강증진에 본연적으로 결부되어 있음	집단적/지역사회 활동의 촉진과 강화	사회학, 인류학, 지역사회 개발	조직환경지표(예 의사소통과 참여의 수준 ; 인력개발의 정도 등)
포괄적(comprehensive)/구조적(structural) 모형	문제와 해결책 모두 삶의 터에 달려있음	광범위한 삶의 터 구조와 문화가 건강과 건강증진에 본질적으로 결부되어 있음 ; 건강증진은 포괄적인 삶의 터 개발의 구성요소임	정책개발과 구조변화	정치학과 조직학, 정책연구	삶의 터 개발과 관련된 총괄지표(예 정책과 환경의 파급효과)

자료 : Whitelaw 등, 2001, 306쪽.

3) 삶의 터에 대한 접근 원칙

단순한 '삶의 터 안에서의 건강증진사업'이 아닌 '건강증진적인 삶의 터'를 만들기 위해서는 다음 원칙을 고려하여야 한다.

(1) 삶의 터 전체를 고려

삶의 터 접근은 개인, 조직, 환경의 복합적인 상호작용에 의해 건강이 결정된다고 생각한다. 따라서 성공을 위해서는 구성원 개인의 능력이나 물리적 환경과 같은 삶의 터를 구성하는 하나의 요소만 중시하여서는 안 된다. 개인, 환경, 조직 구조의 상호작용, 연관성, 의존성을 잘 이해하여야 한다. 삶의 터 접근은 건강을 특정 삶의 터의 문화, 일상생활, 주된 사업이나 활동과 통합하고, 생활과 작업환경이 건강과 생산성에 유리하도록 만들 수 있어야 한다.

따라서 삶의 터 접근은 모든 활동이 서로를 지원하고, 잘 연결되어서 시너지 효과를 나타낼 것을 강조한다. 개인적 차원의 활동과 조직차원의 활동이 별개로 실행되어서는 안 된다. 건강에 영향을 미치는 다양한 요인들은 서로 영향을 주고받는다. 흡연은 개인의 기호이지만 조직이나 사회 환경, 정책에 의해 영향을 받는다. 단순히 흡연에 대한 폐해만을 강조하거나, 금연 환경만을 조성한다고 해서 금연하는 사람의 비율이 올라가기는 힘들다. 개인적 차원의 변화를 위한 미시적 전략과 조직이나 사회 환경의 변화를 위한 거시적 전략이 병행될 때 목적을 달성할 수 있다. 개인 지식이나 기술의 개발을 위한 활동 이외에 건강한 조직 정책의 개발, 환경의 개선, 삶의 터를 통한 파트너십의 형성과 참여의 활성화, 조직/지역차원의 역량개발, 권력구조의 변화 등을 위한 노력이 통합적으로 추진될 필요가 있다(Whitelaw 등, 2001).

삶의 터 전체를 변화시키려는 접근법이 성공하기 위해서는 다음의 세 가지 사항을 중시하여야 한다(Dooris, 2012, 24쪽).

① 건강을 일상생활의 중요한 의제로 만들면서 장기적으로는 건강에 대한 관심이 삶의 터의 풍토, 문화, 규범, 정책과 기획과정 속에 녹아들게 하여야 한다. 즉, 건강과 건강 활동이 삶의 터를 구성하는 모든 사람의 관심의 대상이 되어야 하고, 규범이 되어야 한다. 삶의 터를 통한 사업은 일시적인 프로젝트가 아니라 삶의 터의 문화로 뿌리내려야 한다.
② 우선순위 결정, 기획 및 서비스 제공 활동에 다양한 이해관계자들이 참여할 수 있도록 하고, 건강, 웰빙, 지속적 발전을 위한 옹호, 전념, 조직의 책임을 확실하게 하여야 한다.
③ 공중보건과제에 반응하고, 삶의 터가 구성원들에게 중요한 이슈를 개선하기 위해 선두에 서는 것과 동시에 특정 삶의 터의 핵심사업 추진 동력과 건강문제를 연결시키고, 삶의 터 접근이 가져다 줄 이득을 입증하여야 한다.

(2) 삶의 터의 일반성과 특수성을 고려

모든 삶의 터는 서로 다른 역사적, 문화적, 사회적, 조직적 특성을 지니고 있다. 완전히 동일한 삶의 터는 없다. 삶의 터에 대한 접근은 삶의 터가 가지고 있는 특성을 중시해야만 하므로 모든 삶의 터에 적용 가능한 하나의 방법을 도출하는 것은 어렵다. 키 하나로 모든 문을 열수는 없는 것이다. 삶의 터에 대한 세밀한 분석(구성원은 누구이며, 어떤 생각을 가지고 있고, 사회적 규범은 무엇이고, 권력구조와 책임 기전은 어떻게 되어 있으며, 도덕, 정치와 조직 문화는 어떠하고, 사회정치적, 경제적 상황은 어떠한지)을 통해 활동가들은 보이지 않는 장애물이 떠다니는 혼탁한 물 사이를 슬기롭게 헤쳐 나갈 수 있다(Poland 등, 2009, 506쪽).

삶의 터를 구체적으로 이해하기 위해서는 다음 측면들에 대한 조사와 분석이 선행되어야 한다.

① 삶의 터의 유형별 동질성과 차별성

변화시키고자 하는 삶의 터가 어떤 유형(학교, 직장, 병원 등)에 속하는 지를 파악하고, 이런 유형의 삶의 터가 가지는 공통적인 특성을 이해하여야 한다. 예를 들어 병원이나 다른 삶의 터와 비교할 때 학교가 공통적으로 가지고 있는 특성은 무엇인가? 학교는 조직의 표준화 정도, 업무 체계, 사회 내에서의 위치나 역할, 법적 지위 등에서 다른 유형의 삶의 터와 상이한 특성을 지니고 있다. 삶의 터의 유형으로서 공통적으로 가지고 있는 특성을 이해하게 되면 우리는 삶의 터를 통한 사업을 기획할 때 다른 삶의 터에서와 다르게 고려해야 할 요인들에 대해 이해할 수 있다.

다른 유형의 삶의 터와 비교하면 학교끼리는 유사한 특성을 가지고 있지만 모든 학교가 동일한 것은 아니다. 학교가 지니고 있는 공통점에 대한 이해를 바탕으로 공중보건사업가들은 표면적인 동질성 뒤에 가려져 있는 학교별 차이를 밝혀내어야 한다. 학교는 설립주체(공립과 사립), 규모와 소재지(대도시, 중소도시, 농어촌)에 따라 각기 독특한 특성을 지니게 된다. 학교별로 학생과 교사의 인종별, 사회경제적 수준별 구성에도 차이가 있게 마련이다. 학교의 역사도 다르며 학부모의 참여 정도도 상이하다. 교장의 리더십 스타일, 교사의 기술수준과 감수성에도 차이가 있다. 시설이나 소재지에도 차이가 있다. 이런 각 학교가 지니고 있는 특성이 보건사업에 미칠 영향에 대해 사전에 이해하여야 한다. 개별 삶의 터가 가지고 있는 특수성에 대한 이해는 삶의 터를 통한 사업을 구체화하는데 도움이 될 것이다.

② 삶의 터가 지니고 있는 건강결정요인의 이해

삶의 터가 지니고 있는 물리적, 인공적, 사회·심리적 환경(성, 연령, 인종별 구성, 스트레스, 의사결정 범위, 업무에 대한 통제 정도, 업무량, 지위계층, 일과 휴식의 균형, 행동규범과 기대, 인간관계의 질, 책임과 보고체계, 조직문화와 변화에 대한 준비, 내부 정책과 최근 변화 및 갈등 경험 등)은 구성원들의 건강에 큰 영향을 미친다.

삶의 터가 지니고 있는 건강결정요인을 구체적으로 이해하는 것은 사업 대상을 명확히 하고, 가능하거나 하지 못한 개입방법을 구분하고, 변화를 위해 외부환경의 도움을 받아야 할 요인들을 확인하는데 도움이 된다.

③ 이해관계자와 권력관계의 파악

삶의 터를 통한 사업을 누가 지지하며, 누가 비판적이며, 누가 중립적인가? 이해관계자와 그들의 관심에 대한 구체적인 분석과 함께 지지자와 반대자의 권력관계에 대한 분석(누가 삶의 터에 대한 접근권한을 가지고 있고, 의제를 만드는 사람은 누구이며, 목소리를 내는 사람은 누구이며, 의사결정에 참여하는 사람은 누구이고, 변화를 시도하거나 막는 사람은 누구인가)을 병행하면 사업에 대한 전략적 결정이 가능해져 사업의 동력을 높이는 데 큰 도움이 된다.

(3) 삶의 터가 지닌 잠재력을 중시

삶의 터에 기반을 둔 활동은 개인적 차원의 건강문제나 위험요인 관리를 위한 전문가의 능력보다는 삶의 터가 가지고 있는 잠재력을 중시한다. Kickbush(1996, 5쪽)는 삶의 터 접근은 "질병이라고 하는 결함으로부터 관심을 일상생활이 이루어지는 사회적, 제도적 삶의 터에 내재되어 있는 건강잠재력으로 전환시켰다"고 설명하였다. 즉, 삶의 터에 기반을 둔 사업은 개인, 질병, 건강위험요인을 강조하는 의학적 사고에서 벗어나 체계나 조직이 가지고 있는 건강문제 해결을 위한 능력을 강조한다. 따라서 삶의 터에 기반을 둔 사업에서는 조직의 역량강화가 중시된다. 그렇다고 해서 삶의 터 접근이 개인의 건강관리 능력 향상에 관심을 두지 않는다는 것은 아니다. 개인의 능력 역시 개인이 속한 삶의 터와의 관계에 의해 영향을 받으므로 삶의 터 자체가 가지는 역량을 더 중시하는 것이다.

이런 맥락에서 삶의 터 활동가들은 전통적으로 수행해 오던 보호자 역할을 벗어나 새로운 파트너들과 협력하는 변화의 촉진자(change facilitator)가 되어야 한다. 삶의 터 활동가들은 리더십, 조직구성 및 관리역량, 프로젝트 관리 능력 등을 갖춤으로써 조직개발, 부문간 협력, 필요한 하부구조의 구축 등에 전념하여야 한다(Whitelaw 등, 2001).

(4) 삶의 터와 외부환경의 연결

삶의 터와 외부환경과의 관계가 구성원 건강에 큰 영향을 미친다. 하나의 삶의 터에서 발견되는 문제가 다른 삶의 터에 뿌리를 두고 있을 수도 있다. 예를 들어 학교에서의 집단따돌림은 가족이나 지역사회에 원인이 있을 수 있다. 이와 같이 학생의 성장과 행동은 가족, 이웃, 지역사회와 밀접한 관련을 가지고 있다는 점을 고려하면 학교를 통한 사업의 경우 이러한 외부환경을 무시할 수 없다.

사람들은 하루를 직장, 학습 공간, 여가 장소, 가정 등을 이동하면서 보낸다. 따라서 성공적인 삶의 터 접근은 이들 삶의 터 중 하나를 관리한다고 되는 것이 아니다. 삶의 터 사이의 관련성을 고려한 총체적인 접근이 필요하다.

삶의 터도 다양한 수준을 지니고 있다. 하나의 삶의 터가 다른 삶의 터의 구성요소가 되거나 외부환경이 되기도 한다. 학교는 마을과 도시라는 삶의 터 안에 존재하는 삶의 터이다. 학교는 마을이라는 더 큰 삶의 터를 구성하는 요소의 하나로서 상호 영향을 주고받는다. Galea 등(2000, 170쪽)은 이를 "구성요소로서의 삶의 터(elemental setting)"와 "배경으로서의 삶의 터(contextual setting)"로 구분하였다. 구성요소인 삶의 터에서의 보건사업은 배경이 되는 삶의 터의 보건사업으로 나아갈 수 있을 때 그 가치가 배가된다. 건강하지 않은 마을에 건강한 학교가 있을 수 없기 때문이다.

(5) 건강형평성 향상에 대한 관심

삶의 터를 통한 보건사업이 건강형평성 향상에 도움이 되지 못하거나 건강격차를 확대할 수도 있다(Dooris, 2012. 25~26쪽). 첫째, 공식적인 조직으로서의 삶의 터에 집중하는 것은 불가피하게 노숙자, 실업자, 학교 밖 청소년 같은 사회의 변두리에 있는 힘없는 개인이나 집단을 배제시킨다. 둘째, 삶의 터 접근은 외부환경에 대한 관심을 중시하기는 하지만 실제적으로는 삶의 터 내부의 문제에 집중하도록 한다. 건강형평성은 근본적인 원인의 개선 없이는 해결이 불가능한데 삶의 터의 통제밖에 있는 근본적인 원인을 등한시하는 결과가 나타난다. 셋째, 삶의 터 활동이 실제로는 삶의 터 내부, 그리고 삶의 터 사이의 기존 권력관계에 따라 이루어짐으로써 가장 권력이 약한 집단을 소외시킬 가능성이 있다.

이러한 위험을 피하기 위해 삶의 터를 통한 활동은 다음 사항을 주의하여야 한다.

① 삶의 터 사업을 비공식적인 삶의 터로 확대한다.

② 다양한 이해관계자의 역량을 강화하고, 참여를 촉진하며, 다양한 목소리를 들을 수 있도록 삶의 터 내, 삶의 터 사이의 권력관계를 확인하고 고려한다.

③ 건강한 지지적 환경을 만드는데 도움이 되는 구조, 정책, 실행에 관심을 높이도록 하고, 동시에 사회적, 경제적, 정치적 맥락의 개선에 대해서도 노력하도록 한다.

④ 다양한 삶의 터 접근을 건강형평성 관점에서 평가하여 과학적 근거를 확보하도록 한다.

(6) 복잡한 효과에 대한 인식

삶의 터 접근의 원칙을 감안할 때 삶의 터를 통한 보건사업의 효과는 단순한 구성원의 건강수준 향상만은 아닐 것이다. Whitelaw 등(2001, 341쪽)은 문헌고찰을 통해 삶의 터를 통한 보건사업의 효과를 다음과 같이 정리하였다.

① 구성원들의 건강문제에 대한 인식의 증가
② 공중보건(건강증진) 정책의 개발과 사업예산의 확보
③ 삶의 터와 관련된 구조적 및 사회·심리적 환경의 개선
④ 파트너십의 증가와 질적 향상
⑤ 구체적인 건강증진/보건교육 프로젝트의 개발
⑥ 구성원 개인의 기질, 행동, 기능의 변화
⑦ 경제적 편익 : 투입 비용에 비교한 사업의 경제적 효과

따라서 삶의 터를 통한 활동의 평가는 문제나 질병 중심의 보건사업 효과를 평가하는 것보다 훨씬 더 복잡하다. 위에서 제시된 다양한 결과를 체계적으로 고려하여야만 한다.

4 정 리

삶의 터(setting)란 사람들이 일상 활동을 수행하는 장소나 사회적 맥락으로서 환경 요인, 조직 요인, 그리고 개인적 요인들이 상호작용하면서 건강과 웰빙에 영향을 미치는 곳으로 공식적 삶의 터와 비공식적인 삶의 터가 있다. 지원적인 환경은 건강을 위한 매우 중요한 요소이다. 따라서 세계보건기구는 오타와 헌장을 통해 삶의 터를 건강증진의 기반으로 선언하였다. 1980년대 이후 다양한 삶의 터를 통한 건강증진사업과 보건사업이 나타나기 시작하였는데 건강도시, 건강직장, 건강학교, 건강병원, 건강시장 등이 그 예이다.

건강한 삶의 터란 구성원들의 건강을 위해 삶의 터의 환경이 건강에 유리하도록 노력하는 곳이다. 건강한 삶의 터를 만들기 위해서는 ① 삶의 터 전체를 대상으로 하여야 하며, ② 삶의 터의 일반성과 특수성을 고려해야 하고, ③ 삶의 터가 지닌 잠재력을 중시하며, ④ 삶의 터와 외부환경을 연결해야 하고, ⑤ 건강형평성 향상을 중시해야 하며, ⑥ 삶의 터를 통한 보건사업의 복잡한 효과를 인식하여야 한다.

건강은 삶의 터를 효과적으로 작동하게 하는 자원이자 삶의 터의 작동의 결과이다. 건강관리를 위한 개입은 삶의 터 안에서 이루어져야 한다. 삶의 터의 특성을 고려하여 최적화되어야 하고, 구성원의 행동에 가장 큰 영향을 미치는 주요한 조직 요인들이 개입의 대상에 포함되어야 한다. 그 결과 삶의 터 자체를 건강 친화적으로 바꾸어야 한다.

➔ 참고문헌

Barić L. (1993). The settings approach-Implications for policy and strategy. Journal of the Institute of Health Education 31:17-24.

Clift S, Jensen B. (2005). The health promoting school: International advances in theory, evaluation and practice. Copenhagen: Danish University of Education Press.

Dooris M. (2012). The settings approach: Looking back, looking forward. In A. Scriven, M. Hodgins. (eds.) Helath promotion settings: Principles and practice. Los Angeles: SAGE. pp.17-34.

Galea G, Powis B, Tamplin S. (2000). Healthy islands in the Western Pacific-International settings development. Health Promotion International 15:169-178.

Green J, Tones K. (2010). Health promotion: Planning and strategies. 2nd edition. London: SAGE Publications Ltd.

Groene O, Garcia-Barbero M. (eds.). (2005). Health promotion in hospitals: Evidence and quality management. World Health Organization, Regional Office for Europe. Available at: http://www.euro.who.int/__data/assets/pdf_file/0008/99827/E86220.pdf

Haylemariam H. (n.d.). Definition of organizational environment. Available at: http://www.academia.edu/19686422/Definition_of_Organizational_Environment

International Network of Health Promoting Hospitals. (1997). The Vienna Recommendations on Health Promoting Hospitals. Copenhagen: WHO. Available at: http://www.hphnet.org/attachments/article/43/vienna_recom.pdf

Johnson A, Baum F. (2001). Health promoting hospitals: A typology of different organizational approaches to health promotion. Health Promot. Int 16(3):281-287.

Kenzer M. (1999). Healthy cities: A guide to the literature. Environment and Urbanization 11(1):201-220.

Kickbusch I. (1996). Tribute to Aaron Antonovsky-'What creates health'. Health Promotion International 11:5-6.

McCall D, Rootman I, Bayley D. (2005). The International School Health Network: An informal network for advocacy and knowledge exchange. Promotion & Education 12(3-4):173-177.

Mishra M. (n.d.). Organizational environment. Available at: https://www.slideshare.net/manasimishra31/organizational-environment-me

Pelikan J, Garcia-Barbero M, Lobnig H, Krajic K. (1998). Pathways to a health promoting hospital: Experiences from the European Pilot Hospital Project 1993-1997. Werbach-Gamburg: G. Conrad Health Promotion Publications. Available at: http://lemon.at/tl_files/lemon/publikationen/buecher/Pelikan_et_al_1998_Pathways_Hospital.pdf

Pelikan J, Krajic K, Dietscher C. (2001). The health promoting hospital(HPH): Concept and development. Patient Education and Counselling 45(4):239-243.

Poland B. (2007). Settings for health promotion: Promising directions in unpacking & addressing how place matters. Presented at Canadian/International Symposium on Settings for Health and Learning, June 2-4, 2007.

Poland B, Krupa G, McCall D. (2009). Settings for health promotion: An analytic framework to guide intervention design and implementation. Health Promotion Practice 10(4):505-16.

Stewart-Brown S. (2006). What is the evidence on school health promotion in improving health or preventing disease and, specifically, what is the effectiveness of the health promoting schools approach? Health Evidence Network report. Copenhagen: WHO Regional Office for Europe. Available at: http://www.euro.who.int/document/e88185.pdf

Whitelaw S, Baxendale A, Bryce C, Machardy L, Young I, Witney E. (2001). 'Settings' based health promotion: A review. Health Promotion International 16(4):339-353.

World Health Organization. (1978). Primary health care: Report of the International Conference on Primary Health Care, Alma-Alta, USSR, 6-12 September 1978. Geneva: WHO. Available at: http://apps.who.int/iris/bitstream/10665/39228/1/9241800011.pdf

World Health Organization. (1995). Global strategy on occupational health for all. Available at: http://www.who.int/occupational_health/globstrategy/en/

World Health Organization. (1998). Health promotion glossary. WHO/HPR/HEP/98.1.

Available at: http://www.who.int/healthpromotion/about/HPR%20Glossary%201998.pdf

World Health Organization. (2009). Milestones in health promotion: Statements from global conference. Copenhagen. Available at: http://www.who.int/healthpromotion/milestones.pdf

World Health Organization, Regional Office for Europe. (1999). Health 21: The health for all policy framework for the WHO European region. European Health for All Series No. 6. Copenhagen: WHO. Available at: http://www.euro.who.int/__data/assets/pdf_file/0010/98398/wa540ga199heeng.pdf

Young I. (2005). Health promotion in schools-a historical perspective. Promotion & Education 12(3-4):112-117.

제12장

모든 정책에서 건강을 고려

1. 건강에 이로운 공공정책과 HiAP의 개념
2. 건강에 이로운 공공정책과 HiAP의 역사
3. HiAP의 실행 방법
4. HiAP의 핵심 요소와 추진 환경
5. 정리

제12장

모든 정책에서 건강을 고려

학습목표

- 건강에 이로운 공공정책(healthy public policy)과 모든 정책에서 건강을 고려(HiAP: Health in All Policies)를 정의할 수 있다.
- 건강에 이로운 공공정책과 HiAP의 필요성을 이해한다.
- 건강 렌즈, 건강친화성 평가 등 건강에 이로운 공공정책과 HiAP에서 사용되는 개념과 방법을 이해한다.

학습내용

- 건강에 이로운 공공정책과 HiAP의 개념
- 건강에 이로운 공공정책과 HiAP의 역사
- 건강친화성 평가와 건강렌즈 접근
- HiAP의 핵심요소와 추진 환경

신공중보건은 개인의 건강행태도 무시하지 않지만 환경이 건강에 미치는 영향을 더욱 중시한다. 따라서 사람들로 하여금 건강한 생활의 영위가 가능하도록 하는 지지적인 환경을 만드는 수단으로 건강에 이로운 공공정책이 강조되어 왔다. 물론 공공정책을 건강향상이나 보호 수단으로 사용하는 것은 공중보건의 역사에서 새로운 사건이 아니다. 이미 5장에서 학습한 바와 같이 고대 국가도 환경보호 정책을 시행하였으며, 이러한 시도는 19세기 중반 위생개혁의 시대에 더욱 강조되었다. 신공중보건 시대의 특징은 물리적 환경뿐만이 아니라 사회적, 경제적 환경이 건강에 미치는 영향을 중시하고 사회적 건강결정요인을 건강에 유리하도록 만들기 위한 공공정책의 역할을 적극적으로 검토하기 시작한 것이다.

건강의 향상과 건강결정요인의 개선을 위해 부문간 협력이 중요하다는 생각은 1978년 세계보건기구의 알마아타 선언에서 처음으로 공식적으로 언급되었다. 1986년 오타와 헌장에서는 건강에 이로운 공공정책 수립이 건강증진의 주요 활동 영역의 하나로 소개되었다. 건강에 이로운 공공정책 개념은 2000년대에 들어 HiAP 개념으로 발전되었다(Kickbusch 등, 2008).

HiAP는 사회생활과 경제에 건강이 미치는 중요한 역할을 반영하기 위한 혁신적인 전략이다. HiAP를 통해 정부의 모든 영역이 합심하여 공공정책의 개발 과정에서 정책이 건강에 미칠 영향을 고려한다면 주요한 건강결정요인에 대해 정부의 체계적인 대응이 가능해질 것이고 인구집단의 건강수준을 향상시키고 건강격차를 완화시킬 수 있을 것으로 기대되고 있다.

이 장에서는 건강에 이로운 공공정책, HiAP 등의 개념과 역사적 변화를 소개하고, HiAP의 방법으로 사용되는 건강렌즈(health lens) 접근, 건강친화성 평가(health impact assessments) 등에 대해 소개할 것이다. 그리고 HiAP의 가치와 이를 촉진하기 위한 환경에 대해서도 생각해보고자 한다.

1 건강에 이로운 공공정책과 HiAP의 개념

건강에 이로운 공공정책(healthy public policy)과 HiAP(Health in All Policies)란 모든 부문(sectors)과 수준(levels)의 정책당국자들로 하여금 건강을 정책의제로 삼고, 그들의 결정이 건강에 미치는 영향을 자각하고, 책임을 지게 함으로써 건강과 웰빙 향상이라는 공통 목표를 달성하고자 하는 것을 특징으로 한다.

> "건강에 이로운 공공정책은 정책의 모든 영역에서 건강과 형평성에 대한 명백한 관심을 표명하고 건강에 대한 영향에 대해 책임을 지는 것을 특징으로 한다." (WHO, 1998. 13쪽)

> "HiAP는 모든 부문과 정책 영역의 의사결정에 건강에 대한 고려를 포함시킴으로써 모든 사람의 건강을 향상시키려고 하는 협력적 접근방법이다." (Rudolph 등, 2013. 6쪽)

"HiAP는 건강에 이로운 공공정책을 조장하고자 한다. HiAP는 정부의 모든 부문으로 하여금 그들의 정책과 관행이 건강에 미치는 영향에 대해 고려하도록 격려하고, 동시에 건강한 인구가 다른 부문의 목적을 달성하는데 대한 기여를 검증하는 방법이다." (Department of Health, Government of South Australia, 2011, 4쪽)

"HiAP는 집단의 건강과 건강형평성을 향상하기 위하여 체계적으로 의사결정의 건강 함축성을 고려하고, 시너지 효과를 추구하며, 건강에 유해한 영향을 피하고자 하는 여러 부문에 걸친 공공정책에 대한 접근방법이다. HiAP는 모든 수준의 정책 결정에서 정책결정권자의 건강영향(health impact)에 대한 책임성을 증가시킨다. 그리고 보건체계와 건강 및 웰빙 결정요인에 대한 공공정책의 결과에 대한 강조를 포함한다." (World Health Organization, 2013)

"HiAP는 제안된 모든 법규가 건강에 미치는 잠재적 영향을 고려하고, 건강에 긍정적 또는 중립적 영향을 미치는 규제만 채택하도록 권장하는 정책형성 방법이다." (Eaterhay 등, 2014, 514쪽)

쉼터 공중보건정책과 건강에 이로운 공공정책

공중보건정책(public health policy)은 질병관리와 같은 보건의료에 초점을 두고 있는 정책을 말한다. 반면에 건강에 이로운 공공정책(healthy public policy)은 건강을 지지하는 환경을 구축하는데 초점을 두고 있으며, 정부와 공공부문의 역할에 대해 관심을 가지고 있다(Green and Tones, 2010, 253쪽).

표 12-1 공중보건정책과 건강한 공공정책

공중보건정책(public health policy)	건강에 이로운 공공정책(healthy public policy)
보건의료체계에 주로 관심을 가짐	건강한 사회 만들기에 주로 관심을 가짐
건강을 위한 도식적 관점에 집착	건강을 위한 유연한 관점을 중시
부문 중심/분석적	통합적
현재 중심적	미래지향적
주어진 상황을 수용	주어진 상황에 대한 의문 제기

자료 : Hancock, 1985, 10쪽.

건강은 보건부문의 직접적인 영향 밖에 있는 교육, 소득, 사람들이 살고 일하고 휴식하는 환경 등과 같은 다양한 요인의 영향을 받는다. 그리고 건강에 영향을 미치는 사회적 건강결정요인들은 공공정책의 영향을 받는다. 건강에 이로운 공공정책과 HiAP를 추구하는 중요한 목적은 모든 분야의 공공정책 결정권자들이 자신들의 결정이 건강에 미치는 결과를 고려함으로써 사람들이 건강하게 살 수 있는 지지적인 환경을 조성하는데 기여할 수 있도록 하기 위해서이다. 건강한 정책에 의해 사회적, 물리적 환경이 건강에 유리하게 바뀐다면 사람들의 건강한 선택이 용이해질 것이기 때문이다(WHO, 1988).

건강에 이로운 공공정책이나 HiAP를 추구하기 위해서는 농업, 무역, 교육, 산업, 그리고 통신정보 등에 관여하는 정부의 모든 부문들이 각자의 정책을 수립할 때 국민의 건강을 필수 요인으로 고려할 필요가 있다. 각 부문은 자신의 정책 결정으로 인하여 발생하는 건강 결과에 대하여 응분의 책임을 져야만 하며, 경제적 고려 못지않게 건강에 대해서도 동일한 주의를 기울여야만 한다.

HiAP 영역에서 세계를 선도하고 있는 South Australia 주에서 제시한 HiAP의 핵심 원칙은 다음과 같다(Department of Health, Government of South Australia, 2011. 13~14쪽).

(1) South Australia 주의 모든 시민의 웰빙과 전반적인 사회적 경제적 발전을 위한 건강이 가지는 가치를 인정한다. 건강은 인간의 권리이고, 일상생활을 위한 필수적인 자원이며, 지속가능성을 위한 중요한 요인임을 인정한다.

(2) 건강이란 자연적 환경, 인공적 환경, 사회적 환경, 그리고 작업환경 등의 변화와 같은 광범위한 요인들에 의해 생성되는 결과물이며, 이들 요인의 대부분은 건강부문의 영역 밖에 있어서 범정부적 공동책임을 필요로 하고, 통합적이고 지속적인 정책 대응이 요구된다.

(3) 정부의 모든 정책들은 건강결정요인들에 대하여 긍정적 혹은 부정적 영향을 끼칠 수 있고, 이러한 영향은 현재의 South Australia 주 인구의 건강상태나 미래 세대의 건강 전망에 모두 반영된다.

(4) 이 같은 영향은 South Australia 주의 인구집단 내에 동등하게 분포하지 않고 있어 건강격차의 축소, 특히 원주민의 격차를 축소시키는 것을 목표로 한다.

(5) 건강이 South Australia 주의 전략 계획(South Australian Strategic Plan: SASP)의 달성에 핵심부분임을 인식하며, 또한 SASP의 목표 달성을 위해서는 잠재적인 건강영향의 파악과 좋은 건강상태가 필요하다.

(6) South Australia 주의 모든 시민의 건강을 개선하려는 노력은 현재와 미래의 정책 과제에 대한 통합된 해결책을 개발하기 위해 협력하는 정부기관들을 지원하기 위한 지속가능한 기전이 필요함을 인식한다.

(7) 인구집단의 건강을 가장 심하게 압박하는 건강문제의 대부분은 혁신적인 예산과 함께 장기적인 정책과 공약이 필요함을 인식한다.

(8) 성공 지표는 오랜 시일이 지나야 확인할 수 있어서, 진전 상태를 정기적으로 모니터링하고, 중간 점검방법을 수립하며, 그 결과를 시민들에게 보고하여야 함을 인식한다.

(9) 정책의 변화를 건강과 웰빙에 관련된 광범위한 사회적, 문화적 변화와 연계시키기 위하여 시민들의 의견을 정기적으로 청취할 필요가 있음을 인식한다.

(10) 지속적인 변화를 불러일으키기 위해 모든 수준의 정부와 학계, 기업, 전문조직, 비정부조직들을 정책 시행을 위한 잠재력인 동반자로서 인식한다.

South Australia 주에서 제시한 HiAP의 핵심 원칙을 근거로 판단한 HiAP의 특징은 다음과 같다(Kickbusch, 2010).

(1) 인구집단의 건강수준 향상을 웰빙의 핵심적인 차원이라 생각하고, 건강수준 격차의 해소를 정부 모든 부문의 공통 목적으로 결정한다.

(2) 건강에 대한 복잡한 도전에 대해 통합적이고 역동적인 정책 반응을 통해 대처한다. 모든 영역과 기관의 정책개발과정에 건강영향에 대한 관심을 포함시킴으로써 건강문제의 중요성을 부각시킨다.

(3) 정부로 하여금 건강의 주요결정요인을 보다 체계적인 방법으로 개선하도록 할 뿐만 아니라 향상된 인구집단의 건강수준이 가져올 이득을 다른 부문의 목적으로 고려하도록 한다.

지금까지 건강에 이로운 공공정책과 HiAP의 개념과 특징에 대해 살펴보았다. 이 2가지 용어는 부문간 활동이라는 용어와 함께 1970년대 이후부터 공중보건 관계자들의 대화나 학술문헌에서 서로 의미에 큰 차이를 두지 않고 사용되고 있다(Kickbusch, 2010). 그러나 Kickbusch에 의하면 이들 용어는 동일한 것은 아니다. 아래의 설명과 같이 세 용어는 건강에 핵심적 가치를 두는 사고로부터 다차원적이고 동적인 웰빙 모델을 강조하는 방향으로 관점이 점진적으로 이동하고 있음을 반영한다(Kickbusch, 2010).

부문간 활동은 보건부문이 주도하며, 합리적 정책결정 모형을 기초로 목적-수단 사이의 합리성을 강조한다. 따라서 보건부문은 교육과 같은 다른 부문의 활동이 건강을 향상시킨다는 근거를 제시하여야 하고, 이는 다시 경제적, 사회적 발전에 기여한다는 것을 보여주고자 한다.

건강에 이로운 공공정책은 합리적인 정책결정모형보다 점증주의 모형에 더 가깝다. 정책결정은 이해관계, 가치, 기존의 지위, 개인적 야망 등을 고려해야 하는 복잡한 과정이라고 생각한다. 심각한 권력의 불균형 때문에 건강에 이로운 공공정책을 위해서는 기회의 창을 잘 이용하고, 전략과 전술의 채택과 같은 정책 과정에 주의를 기울인다. 또 보건부문의 많은 구성요소들은 부서간의 협력에 대해 큰 관심을 가지고 있지 않다고 생각한다. 건강문제의 '사악한(wicked)' 성격, 보건부문 내외의 반대 때문에 정책과정은 '진흙탕을 기어가는(muddling through)' 것과 같아진다. 결과적으로 정책의 성공을 위해서는 의제의 공동 설정, 정책결정 과정의 토의, 건강을 향한 작은 진전 등이 필요하다. 건강에 이로운 공공정책을 주장하는 사람들에게 있어 정책변화는 시간이 필요한 학습과정이다.

HiAP는 보건과 다른 영역 사이의 상호 기여를 포함하는 광범위한 의제로부터 추진력을 얻는 역동적인 파트너십에 기반을 둔 정책과정을 중시한다. 다른 영역의 건강과 웰빙에 대한 기여는 명백한 정책 목적과 간접적인 파급효과로 구분된다. 정책 네트워크는 정부 내에서 뿐만이 아니라 다른 사회영역도 포함한다.

2 건강에 이로운 공공정책과 HiAP의 역사

고대 도시의 위생관리나 중세의 전염병 관리는 환경보호라고 하는 공공정책을 통해 시행되었다. 국가의 정책에 의한 국민건강관리는 19세기 중반 위생개혁의 시대에 강화되었다. 신공중보건 시대에 들어오면서 공공정책의 중요성은 더욱 강조되었다. 국가는 물리적 환경뿐만이 아니라 사회적, 경제적 환경이 건강에 미치는 영향에도 큰 관심을 가지고, 사회적 건강결정요인을 건강에 유리하도록 개선하기 위한 공공정책의 역할을 적극적으로 검토하기 시작하였다.

Kickbusch(2010)는 HiAP의 역사는 1970년대 후반의 알마아타 선언과 일차보건의료에서 나타난 건강을 위한 부문간 활동(intersectoral action for health), 1986년 오타와 헌장에서 제시된 건강에 이로운 공공정책, 그리고 HiAP라는 3단계의 진화과정을 거쳐 진행되어 왔다고 주장하였다. 그리고 세계보건기구의 자카르타 선언(1997)과 방콕 헌장(2005)에서는 정책관계자를 정부 차원을 넘어서서 시민 사회와 민간 영역까지 포함하는 개념으로 발전하고 있는데 이를 4단계의 진화과정으로 볼 수 있다고 하였다.

1978년 세계보건기구는 알마아타 선언을 통해 건강은 보건 분야 이외의 사회 및 경제 분야의 활동을 통해 성취될 수 있다고 천명하였다(World Health Organization, 1978). 1986년의 오타와 헌장에서는 건강에 이로운 공공정책 만들기(building healthy public policy)와 지지적인 환경 구축(creation of supportive environments)을 건강증진의 5가지 우선 활동 분야 중 2가지로 제시하였다(WHO, 1986).

> "건강증진은 보건의료서비스를 넘어선다. 건강증진은 모든 부문과 수준에 있어서 정책결정자의 의제에 건강을 포함시키고, 그들의 결정이 건강에 미치는 영향을 인식하도록 하여, 건강에 대한 책임을 수용하도록 유도하는 것이다." (WHO, 1986)

건강에 이로운 공공정책은 건강증진에 관한 두 번째 국제회의였던 애들레이드 회의에서 구체적으로 검토되었다(WHO, 1988). 애들레이드 회의에서는 정부 및 다른 모든 자원 통제 기관은 정책을 실행하거나 혹은 정책을 수립 또는 수립하지 않음으로써 사람들의 건강에 미치는 영향에 대해 궁극적인 책임이 있다고 지적하고 정부는 건강에 이로운 공공정책에 투자해야 한다고 주장하였다.

> "정부는 모든 시민의 건강상태를 향상시키기 위하여 건강에 이로운 공공정책 및 건강증진에 자원을 투자해야 한다. 사회정의의 기본 원리에는 건강하고 만족한 삶을 위하여 사람들에게 필수적인 요구 조건에 대한 접근을 보장하는 것이 포함된다. 동시에 이는 사회적·경제적 측면에서 전반적인 사회 생산성을 제고한다. 건강에 이로운 공공정책은 장기적인 경제적 이익으로 연결되며 … 경제정책, 사회정책 및 건강정책을 통합된 행동으로 연결하기 위한 새로운 시도들이 이루어져야만 한다." (WHO, 1988)

애들레이드 회의에서는 건강에 대한 투자 확대를 위해 그들의 결정이 야기하는 건강영향(health impact)에 대한 정부 각 부문의 책임성 강조, 사회적 형평성과 격차 해소를 정책의 우선순위에 둘 것, 정부 각 수준과 비정부기관, 지역사회 활동을 중시할 것 등을 제시하였다. 또 4가지 우선적인 활동으로 여성의 건강에 대한 지원, 안전과 영양의 개선, 담배와 알코올 사용의 감소, 건강을 지원하는 환경의 구축을 제안하였다.

건강과 사회발전을 위한 정부의 책임은 제5차 국제 건강증진 회의였던 멕시코 회의에서도 강조되었다(WHO, 2000a). 회의에서는 형평성과 건강향상을 추구하는 모든 국가에서 건강증진은 공공정책과 프로그램의 기본적 구성 요소가 되어야 한다는 결론을 내렸다. 멕시코

회의로부터 도출된 강력한 주제는 건강에 이로운 공공정책, 건강에 대한 적절한 투자, 건강증진 하부구조의 활성화를 확보하기 위해서는 다음과 같은 활동을 통하여 기존의 정치체계 및 구조가 함께 노력할 필요가 있다는 것이었다(WHO, 2000b).

(1) 민주적 과정
(2) 사회적, 정치적으로 적극적 행동주의(activism)
(3) 형평성을 지향하는 건강친화성 평가 체계
(4) 보건서비스의 재정립
(5) 정치가, 정책담당자, 연구자 및 실행담당자 사이의 관계 향상
(6) 건강증진 정책의 실현 및 국제, 국가, 지방과 같은 다양한 수준 사이의 상승효과를 위한 능력의 강화

건강에 이로운 공공정책의 필요성과 중요성은 2005년 방콕 회의에서 다시 한 번 강조되었다. 방콕 회의에서는 지역사회의 역량을 강화하고, 건강과 건강형평성을 향상하기 위한 정책과 파트너십이 국가 및 세계발전을 위한 중심이 되어야 한다고 주장하였다(WHO, 2005). 세계화 시대를 맞아 모든 사람에게 건강과 웰빙을 보장하기 위해서는 건강위험으로부터 사람들을 보호하고, 동등한 기회를 제공하기 위한 규제와 입법이 필요하다. 무역, 제품, 서비스, 판매 전략이 건강에 미치는 해로운 영향을 시정하기 위해 정부와 국제기구는 효과적인 기전을 갖추어야 한다. 이를 위해 모든 수준의 모든 정부는 건강향상을 핵심적인 책임으로 받아들여야 하며, 형평성을 중시하는 건강친화성 평가와 같은 도구를 이용하여 정책과 입법의 건강결과를 명확히 할 것을 요청받았다.

건강과 관련된 공공정책의 중요성을 강조하는 3번째 단계인 HiAP는 유럽에서 최초로 시작되었다. 1972년 핀란드 정부의 경제위원회는 건강을 고려사항에 포함시키고, 국민의 최적의 건강수준과 건강형평성을 국가 공공정책의 우선순위에 포함시켰다. 핀란드는 건강을 국가 웰빙의 근본적인 기여요인으로 간주하고, 이러한 방향으로 많은 정책을 개발하였고, HiAP 영역에서 앞서나가기 시작하였다(Kickbusch, 2010). 핀란드는 2000년대에 들어 유럽연합에서 행해진 각 부문에 대한 건강친화성 평가(health impact assessments)를 선도하였다. 핀란드가 유럽연합 이사회 의장국을 맡았던 2006년 HiAP가 유럽연합의 주요 관심사로 부각되었다(Kickbusch, 2010).

2007년 이후 South Australia 주는 Kickbusch 등의 주도하에 1988년 애들레이드 회의 결과를 바탕으로 정부의 모든 기관들이 HiAP를 이해하고 이에 전념할 수 있도록 하기 위한

주 전략 계획과 각종 프로그램을 실시하기 시작하였다(Kickbusch, 2010; Kickbusch 등, 2008). 2010년 South Australia 주는 애들레이드에서 세계보건기구와 함께 HiAP를 위한 국제회의를 개최하여 모든 부서가 건강과 웰빙을 정책 개발의 핵심 요소로 포함시킬 때 정부의 목표가 가장 잘 달성될 수 있음을 강조하였다(Kickbusch and Buckettm, 2010).

2011년 리오 데 자네이로에서 개최된 사회적 건강결정요인에 대한 국제회의에서는 '리오 정치선언'을 통해 부문간 협력 및 활동과 함께 HiAP는 다른 부문의 건강에 대한 책임성 향상과 함께 건강형평성을 증대시키고 보다 포용적이고 생산적인 사회를 만들 수 있는 유망한 접근방법의 하나라고 밝혔다(WHO, 2011).

표 12-2 HiAP의 역사

	HiAP 개념의 발달	사회적·경제적 맥락
19세기	산업화의 영향에 대해 주목한 진보적인 사회개혁가 영국의 위생개혁 운동 시민사회와 노동조합의 활동으로 인해 영양과 생활환경이 크게 개선되고 세기말에는 기대수명이 증가	산업혁명 19세기 초 중반의 자유방임주의 정부 유럽에서의 작업 및 생활환경 개선을 위한 사회적, 정치적 운동 노동조합의 성장
20세기	1948년 세계보건기구 창설 남아메리카의 사회의학 운동 1950~60년대: 기본적 필요에 대한 대응 – 저소득, 높은 건강수준 국가 등장 1978년 WHO Alma-Ata 선언 1986년 WHO Ottawa 헌장 건강도시 프로젝트 1988년 Adelaide 권고	1차 세계대전 – 국민건강에 대한 강조 국가 개조, 우생학 열풍 대공황 미국의 뉴딜정책 복지국가 태동 신자유주의 성장과 국가 역할 축소 세계무역기구(WTO) 태동 선택적 일차보건의료 세계은행의 건강투자 보고서
21세기	Millennium Development Goals (MDGs) 2000년 People's Charter for Health 유럽연합 Health in All Policies 2008년 사회적 건강결정요인 위원회 2010년 HiAP 국제회의(애들레이드) 2011년 UN 만성질환 예방 및 관리 회의 2011년 건강의 사회적 결정요인에 대한 Rio 정치선언 2013년 WHO의 8차 국제 건강증진회의	세계 금융위기 생태학적 위기에 대한 인식 증대

자료 : Leppo 등, 2013, 26쪽, 33쪽.

3 HiAP의 실행 방법

1) 건강친화성 평가(Health Impact Analysis: HIA)

건강친화성 평가는 정책이나 프로젝트의 도입이 야기할 건강위험인자나 건강촉진인자를 체계적으로 검토하고, 의사결정권자 등이 정보에 입각하여 올바른 결정을 할 수 있도록 과학적 근거에 입각한 권고를 하는 방법이다. Quigley 등은 건강친화성 평가를 다음과 같이 정의하였다.

> "건강친화성 평가는 정책, 계획, 프로그램 또는 프로젝트가 인구집단의 건강수준 및 그 분포에 미치는 잠재적인 그리고 때로는 의도하지 않은 효과를 체계적으로 판단하는 과정, 방법, 도구의 결합이다." (Quigley 등, 2006)[26]

건강친화성 평가의 목적은 정의에서 알 수 있듯이 다음과 같다(Scott-Samuel 등, 2013. 50쪽).

① 프로젝트, 프로그램, 정책의 긍정적인 또는 부정적인 잠재적 건강영향을 체계적으로 평가

② 긍정적인 건강영향을 최대화하고, 부정적인 영향은 최소화할 수 있게 도와주는 권고를 통해 공공정책을 위한 의사결정의 질을 향상시킴

건강친화성 평가는 1980년대에 시작되어 공공정책의 의사결정 과정에서 사용이 빠르게 증가하고 있다. 네덜란드는 1995년 건강친화성 평가를 정부 정책에 포함시켜 새로운 정책과 법규를 도입할 때 스크리닝 목적으로 사용하였다. 스웨덴은 1998년부터 지방정부 수준에서 지역보건목표를 달성하기 위한 수단으로 채택하였다. 세계보건기구의 유럽 보건정책센터는 1999년 건강친화성 평가에 대한 경험을 공유하고, 활용성을 높이기 위한 프로젝트를 시작하였다. 2004년에는 유럽연합의 '유럽 정책의 건강친화성 평가(European Policy Health Impact Assessment) 지침'이 발간되었다. 북미대륙에서는 캐나다의 British

26) Quigley 등의 건강친화성 평가에 대한 정의는 세계보건기구의 1999년 정의에 "그리고 때로는 의도하지 않은" 부분을 첨가한 것이다.

Columbia 주가 1993년 환경영향평가와 분리된 독자적인 건강친화성 평가를 처음으로 시작하였으며, Nova Scotia 주와 Quebec 주 등으로 확산되었다. 미국은 1990년대 후반 캘리포니아와 미네소타 주에서 시범프로젝트가 시작되었으며 2008년 오바마 대통령의 집권 이후 건강친화성 평가를 위한 재원 지원이 시작되었다(Scott-Samuel 등, 2013. 51~52쪽).

건강친화성 평가의 과정은 ① 선택(Screening), ② 범위 결정(Scoping), ③ 건강효과 평가(Assessment of Health Effects), ④ 권고(Recommending Mitigations and Alternatives), ⑤ 보고와 의사소통(Reporting and Communication), ⑥ 모니터링(Monitoring)의 6단계로 나누어진다(Bhatia, 2011. 9쪽).

(1) 건강친화성 평가의 선택(Screening)

선택의 목적은 특정 의사결정 상황에서 건강친화성 평가를 실시하는 것이 가치가 있고, 용이할 것인가를 결정하는 것이다. 선택 단계는 특정한 의사결정이나 제안을 확인하는 것으로 시작된다. 의사결정에는 제안된 법규, 예산이나 재정 전략, 토지 이용, 경제나 자원개발계획, 대규모 기간시설 공사 등이 포함된다. 건강친화성 평가가 의사결정을 지원하기 위해 시행되므로 선택 단계는 의사결정이 이루어지기 전에 가능한 빨리 진행하는 것이 바람직하다.

건강친화성 평가는 건강에 영향을 미칠 잠재적 영향력이 큰 의사결정에 초점을 두어야 한다. 건강에 미치는 영향이 불명확하거나 상충되는 효과가 있는 경우에도 건강친화성 평가의 실행이 가치가 있을 수 있다. 건강친화성 평가를 시행할 것인가는 다음과 같은 요인을 고려하여 결정된다(Bhatia, 2011. 11쪽).

① 의사결정이 인구집단의 건강에 피할 수 있고, 불공평하게 분포하며, 비자발적이고, 비가역적이며, 재앙 수준의 영향을 미칠 수 있는 잠재력을 지니고 있는지 여부

② 이해관계자나 의사결정자, 지역사회에 의사결정이 건강에 미치는 영향에 대해 관심이나 의견 충돌이 있는지 여부

③ 건강친화성 평가 없이도 의사결정이 건강에 미치는 영향을 이해하고 관리할 수 있는 정도

④ 건강친화성 평가가 건강에 대한 영향을 분석하여야 한다는 정책 또는 법적 요구조건을 만족시키는지 여부

⑤ 건강친화성 평가의 결과에 따른 정책 안, 정책 또는 프로그램의 변경 가능성

⑥ 건강친화성 평가를 수행할 예산이나 기술적 전문성의 존재 여부

(2) 범위 결정(Scoping)

범위 결정 단계는 건강친화성 평가의 구체적인 실행 틀을 짜는 단계이다. 건강친화성 평가의 대상이 될 건강영향, 자료원과 분석방법, 일정 등을 결정하고 여러 참여자들의 역할과 책임도 정해진다. 다음과 같은 질문을 통해 건강친화성 평가의 범위가 결정된다(Bhatia, 2011, 14쪽).

① 누가 분석을 담당할 것인가? 감독은?
② 평가일정은?
③ 건강친화성 평가에서 건강에 대한 영향을 어떻게 규정할 것인가?
④ 분석대상인 건강에 대한 잠재적인 영향은 어떤 것들인가?
⑤ 어떤 집단이 가장 큰 영향을 받는가?
⑥ 평가대상이 될 의사결정의 대안은 무엇인가?
⑦ 건강친화성 평가를 위한 지리적, 시기적 경계는?
⑧ 어떤 자료, 방법, 분석도구를 사용할 것인가?
⑨ 어느 전문가와 주요 정보제공자를 포함시킬 것인가?
⑩ 이해관계자 참여와 주민 의견수렴 계획은?
⑪ 건강친화성 평가 결과의 의사소통과 보고는 누구에게 어떻게 할 것인가?

범위 결정을 위해서는 가용 자료나 연구방법, 건강문제의 원인과 발생기전 등을 잘 이해하여야 한다. 따라서 공중보건전문가의 도움이외에도 이해관계자와 지역사회의 광범위하고 적극적인 참여를 통해 중요한 건강관심과 건강결정요인을 비롯한 의사결정에 필요한 의문사항을 확인하고, 분석에 필요한 자료나 전략 마련을 위한 통찰력을 제공받아야 한다. 특히 건강문제의 발생 경로, 즉 논리적 모형을 준비하는 것은 전문가, 이해관계자, 의사결정권자 사이에 건강친화성 평가의 대상인 의사결정이 건강에 미칠 잠재적 영향력과 상대적 중요성, 문제의 해결을 위해 우선적으로 다루어야 할 과제 등에 대한 의견을 통일시키는데 매우 중요하다. [그림 12-1]은 공공주택의 임대료에 대한 정부 지원을 중지하는 정책이 입주민의 건강에 미칠 영향을 인과관계에 따라 표시하고 있다. 직접적인 영향은 임대료 상승이다. 임대료 상승에 따른 간접적인 효과는 주거 불안정, 기준이하 주택에서의 거

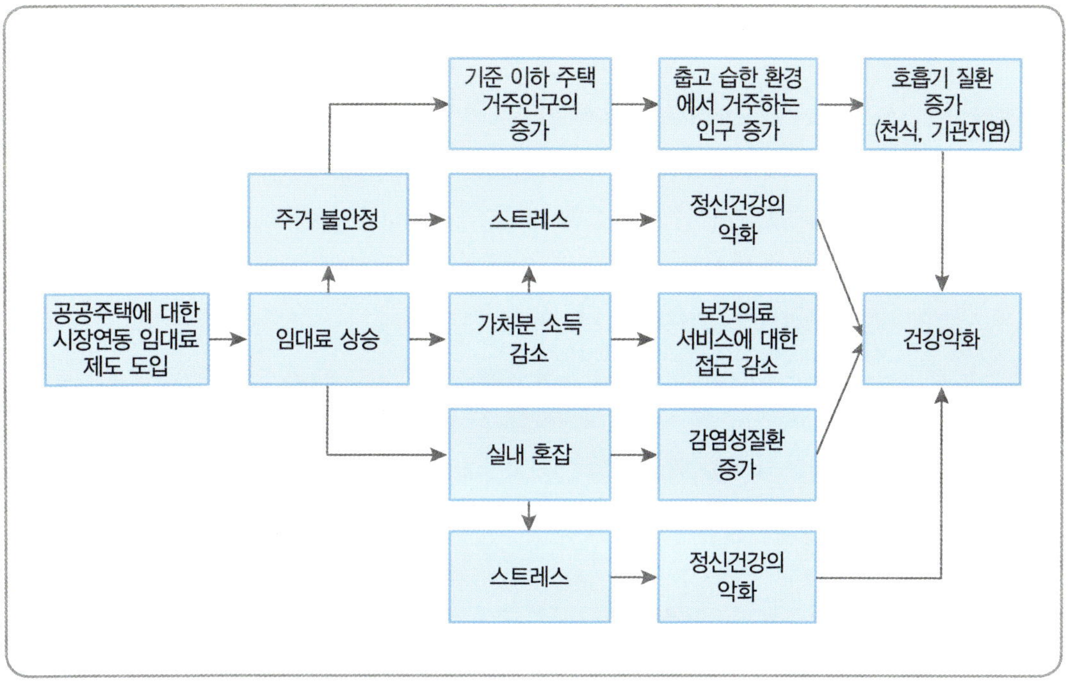

그림 12-1 임대료 상승이 건강에 미치는 영향에 대한 논리적 모형

자료 : Public Health Advisory Committee. A Guide to Health Impact Assessment : A Policy Tool for New Zealand, Wellington, NZ: National Health Committee, 2005. Bhatia, 2011. 17쪽에서 재인용.

주, 주택 내 혼잡, 필수 서비스에 대한 접근 저하, 그리고 이에 따른 건강악화이다. 건강친화성 평가의 범위 확정단계는 이렇게 정책이나 프로젝트, 프로그램이 어떤 건강결정요인에 영향을 미쳐 특정 지역이나 인구집단에 어떤 결과를 초래할 것인가에 대한 논리적 틀을 준비하고, 이를 누가, 어떤 자료를 가지고, 어떤 방법으로, 언제까지 입증할 것인가를 설계하는 단계이다.

건강친화성 평가의 범위를 결정하는데 자원과 담당자들의 역량이 큰 영향을 미친다는 것은 당연하다. 자료를 수집하고, 분석하고 해석하는데 필요한 자원과 기술 능력, 이해관계자를 참여시키고 의견합의에 이를 수 있는 능력, 결과를 정책결정권자들과 의사소통할 수 있는 능력 등이 범위 결정에 영향을 미치게 된다. 가용한 자원의 크기에 따라 건강친화성 평가에 사용할 수 있는 방법은 [그림 12-2]와 같이 변하게 된다.

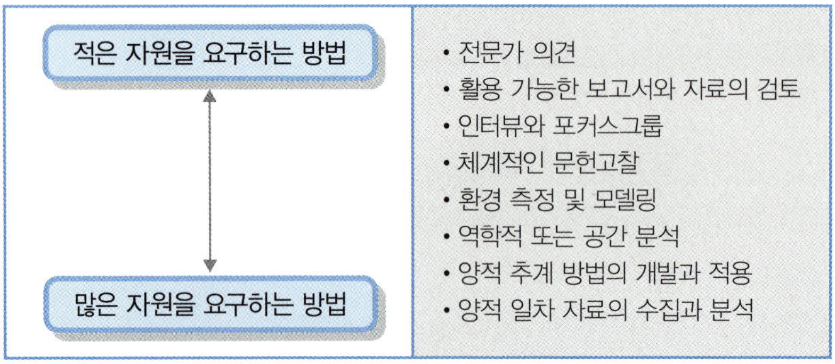

그림 12-2 가용한 자원에 따른 건강친화성 평가의 방법

자료 : Bhatia, 2011. 19쪽.

쉼터 건강친화성 평가의 유형

건강친화성 평가 방식은 고정되어 있는 것이 아니다. 필요에 따라 변화가 가능하다. 하루 이틀에 끝낼 수도 있고 1년 이상이 소요될 수도 있다.

1) 간단한 건강친화성 평가(Rapid HIA)
- 건강영향에 대한 간단한 조사
- 기존 지식, 전문가, 과거의 건강친화성 평가 연구결과 등을 활용
- 정책이나 프로젝트 개발, 또는 시간이나 자원이 제한되어 있는 경우에 사용
- 적은 자원을 가지고 신속하게 이루어짐

2) 중간 수준의 건강친화성 평가(Intermediate HIA)
- 잠재적인 건강영향에 대해 좀 더 상세한 조사를 요구
- 유사한 건강친화성 평가나 다른 지역이나 환경 평가로부터 획득한 근거를 검토하며, 새로운 자료의 수집과 분석도 포함
- 수 주에서 몇 달이 소요되며 완전한 또는 부분적인 참여적 접근을 수용하기도 함
- 가장 흔히 사용되는 건강친화성 평가 방법임

3) 완전한 건강친화성 평가(Comprehensive HIA)
- 잠재적인 건강영향에 대해 심층적이고 완전한 평가를 요구
- 가용한 근거를 검토하지만 다양한 방법과 자료원을 통한 방대한 새로운 자료의 수집과 분석을 시행
- 광범위한 지역사회 기반의 협력을 포함
- 1년 이상이 소요됨

자료 : Molina and Vick, 2011. 7쪽.

(3) 건강영향에 대한 평가

활용 가능한 근거를 이용하여 잠재적인 건강영향을 평가하는 단계이다. 건강친화성 평가를 위해 흔히 사용되는 근거는 인구 및 보건통계, 환경 측정자료, 인구, 건강, 환경 측정치 등의 지리적 분포 지도, 연구결과, 질적 분석 자료 등이다. 건강영향에 대한 평가는 다음과 같은 절차를 거친다(Bhatia, 2011, 21~22쪽).

① 건강문제의 인과관계에 대한 구명

체계적인 문헌고찰이나 질적 연구자료 등을 통하여 의사결정, 건강결정요인, 건강영향 사이의 인과관계에 대해 이해하는 과정이다. 의사결정과 건강영향 사이에 인과관계가 존재한다면 이 근거가 일반화 가능한가를 평가한다. 기존 문헌이나 이차 자료의 분석만으로 확실한 결론을 내리기 어렵다면 일차 자료 수집을 위한 조사나 연구를 수행할 수도 있다.

표 12-3 건강친화성 평가에서 주로 고려하는 건강결정요인

유형	구체적인 건강결정요인의 예
생물학적 요인들	연령, 성, 유전적 요인
개인 및 가족 환경	가족 구조와 기능, 일차/이차/성인 교육, 직업, 실업, 소득, 위험감수 행동, 식이, 흡연, 음주, 약물남용, 운동, 휴양, 교통수단(자전거/차 소유)
사회적 환경	문화, 동료집단 압력, 차별, 사회적 지지(이웃 사랑, 사회적 네트워크, 고립), 지역사회/문화적/영적 참여, 범죄
물리적 환경	공기/물의 질, 소음, 악취, 경관, 주거상태, 작업 환경, 공공 안전, 도시 설계, 상점(위치/범위/수준), 소통(도로/철도), 토지 이용, 쓰레기 처리, 에너지, 지역의 환경 특성
공공서비스와 공공정책	지역사회/일차/이차 보건의료에 대한 접근(위치/장애인 접근/비용)과 질, 어린이 돌봄, 사회(안전)서비스, 주거, 휴양과 위락 시설, 취업, 대중교통, 법과 질서, 기타 건강관련 공공서비스, 법에 규정되지 않은 기관과 서비스, 공공정책의 형평성과 민주성

자료 : Scott-Samuel 등, 2013, 59쪽.

② 기준(기존) 상태에 대한 자료의 수집과 분석

의사결정에 의해 영향을 받게 될 지역과 인구집단의 현재의 건강결정요인 및 건강수준을 반영할 지표를 정하여 측정하고 분석하는 과정이다.

③ 건강영향을 양적으로 예측

의사결정에 따른 변화를 예측할 수 있는 모형을 찾고, 의사결정 별로 예측모형, 기준치, 위험요인이나 보호요인의 변화 정도 등을 이용하여 건강영향의 크기를 추계하는 과정이다.

④ 건강영향의 위해도 판단

인과 모형, 경험적 근거, 기준치 추계 도구와 추계치 등을 활용하여 건강영향의 발생가능성, 위중도, 크기, 분포 등에 대해 의사결정 대안 별로 판단한다. 판단 결과를 기반으로 이해관계자와 지역사회의 의견을 참조하여 잠재적 건강영향의 우선순위를 결정한다(표 12-4).

표 12-4 건강영향의 위해도와 해석

가능성(Likelihood)	빈도, 위중도 또는 크기에 상관없이 의사결정이 건강결정요인이나 결과에 영향을 미칠 것이 얼마나 확실한가?
그럴 것 같지 않다	논리적으로 그럴 것 같지 않은 효과: 효과의 발생기전에 반하는 충분한 근거
가능하다	논리적으로 가능하나 제한적이거나 확실하지 않은 지지 근거를 지닌 효과
그럴 것 같다	논리적으로 가능하나 상당하고 일관된 지지 근거와 함께 상당한 불확실성도 함께 지닌 효과
매우 그럴 것 같다	인과관계 입증과 일반화에 필요한 충분한 근거
근거 부족/평가 못함	–
위중도(Severity)	**영향을 받는 지역의 건강영향에 대한 현재의 관리 능력을 고려할 때 인간의 기능, 웰빙, 수명 등에 얼마나 중대한 영향을 미치는가?**
낮음	지역 보건체계의 능력 안에서 용납 가능하거나 완전히 관리 가능한 인간의 기능, 웰빙, 생존 등에 미치는 제한되고 회복 가능한 급성, 단기 영향
보통	지역 보건체계의 능력 안에서 대체적으로 관리 가능한 인간의 기능, 웰빙, 생존 등에 미치는 상당한 수준의 급성, 만성 또는 영구적 영향: 또는 지역 보건체계의 능력 안에서 관리될 수 없는 인간의 기능, 웰빙, 생존 등에 미치는 급성, 단기 영향
높음	지역 보건체계의 능력과 상관없이 잠재적으로 기능손상이나 생명 위협에 이를 수 있는 급성, 만성 또는 영구적 영향: 또는 아이의 발달이나 미래 세대를 위험에 빠뜨리는 영향
근거 부족/평가 못함	–
크기(Magnitude)	**의사결정에 의한 건강변화의 크기(예측되는 증상, 질환, 손상, 장애, 사망 등의 발생 빈도 차이)가 얼마나 될 것인가?**
제한적 수준	발생 빈도에 있어 0.1% 미만의 변화

표 12-4 건강영향의 위해도와 해석(계속)

보통 수준	발생 빈도에 있어 0.1%와 1% 사이의 변화
상당한 수준	발생 빈도에 있어 1% 이상의 변화
근거 부족/평가 못함	–
분포(Distribution)	이롭든 해롭든 효과가 인구집단에 공평하게 분포하는가? 의사결정이 기준치나 역사적인 불공평을 되돌리거나 반전시키는가?
불공평한 위해	의사결정이 인구학적 특성, 문화, 지리적 위치 등에 의해 정의된 인구집단에 불공평하게 위해를 미칠 것 같다.
불공평한 이득	의사결정이 인구학적 특성, 문화, 지리적 위치 등에 의해 정의된 인구집단에 불공평하게 이득을 미칠 것 같다.
형평의 회복에 대한 효과	의사결정이 현존하는 또는 역사적인 건강관련 상태의 불공평이나 건강불공평을 반전시키거나 되돌릴 것 같다.
근거 부족/평가 못함	–

자료 : Bhatia, 2011. 35쪽.

⑤ 건강영향 위해도의 신뢰성과 불확실성을 판단

예측에 사용된 방법, 자료, 가정 등을 기반으로 예측한 건강영향이 얼마나 믿을 수 있는지를 판단하는 과정이다.

정리하면 평가과정을 통해 다음과 같은 결과물을 얻게 된다(Bhatia, 2011. 20쪽).

- 건강수준, 건강결정요인, 건강영향에 대한 취약성 정도 등을 포함하는 해당집단의 기준(현재) 상태
- 대안에 따라 예상되는 건강영향의 평가
- 건강영향 평가에 대한 신뢰성과 불확실성 정도

(4) 권고

건강친화성 평가의 핵심은 긍정적인 건강영향을 최대화하고, 부정적인 영향은 최소화할 수 있게 도와주는 권고들을 마련하고, 권고들의 우선순위를 정해 제시하는 것이다. 권고는 실행이 용이하고, 효과적이어야 한다. 권고를 따라 의사결정을 변화시키면 나타날 건강효과를 단기, 중기, 장기로 구분하여 계량화하여 보여준다면 권고의 결과에 대한 모니터링이 가능하여 바람직하다.

권고를 선택하는 기준은 다음과 같다(Bhatia, 2011. 41쪽; Scott-Samuel 등, 2013. 60쪽).

① 예측된 건강영향에 민감하게 영향을 미칠 수 있는 방안
② 건강 이득은 극대화하고, 건강 손실은 최소화할 수 있는 효과적인 방안
③ 기술적, 정치적으로 실행이 용이해야 함
④ 사회적으로 수용 가능하여야 함
⑤ 실행비용, 기회비용 등을 고려할 때 경제적으로 효율적이어야 함
⑥ 치료뿐만이 아니라 예방적 조치가 포함되어야 함
⑦ 부정적인 외부효과가 없어야 함
⑧ 선도기관이나 개인이 확인되어야 하고, 이들이 책임을 받아들일 수 있어야 함
⑨ 변화의 동력과 장애가 확인되어야 함
⑩ 모니터링과 평가가 가능해야 함

(5) 보고와 의사소통

보고서는 건강친화성 평가 과정과 결과를 투명하게 보여주어야 한다. 건강친화성 결과를 집단별로 강조할 내용을 달리하여 부각시키는 것이 보고서의 활용도를 높일 수 있다.

완전한 보고서 발간 이외에 요약본과 데이터 표 만들기, 언론에 보도 자료를 보내고 홍보를 요청, 공청회, 워크숍, 웹 사이트 게재 등을 통해 이해관계자로부터의 다양한 반응을 충분히 경청하는 것이 건강친화성 평가 결과의 활용에 중요하다(Bhatia, 2011. 46쪽).

(6) 모니터링

모니터링은 건강친화성 평가가 정책, 프로젝트, 프로그램에 관한 의사결정 과정과 결과 도출에 미친 영향, 그리고 장기적으로는 건강결정요인과 건강수준에 미친 변화를 추적하고 평가하는 단계이다. 따라서 모니터링은 권고가 제대로 채택되는 가를 살피는 과정에 대한 모니터링과 의사결정의 변화에 따라 건강결정요인과 건강수준이 변하는 가를 보는 결과에 대한 모니터링으로 구분할 수 있다. 건강친화성 평가의 권고를 제대로 따른다 해도 건강 및 건강결정요인에 대한 변화는 수년이 지나야 나타나기 시작한다. 만일 건강친화성 평가가 행정 관행으로 받아들여져 있지 않다면 건강친화성 평가의 열기가 식은 이후에 장기적인 결과를 측정하기란 쉽지 않다.

지금까지 설명한 건강친화성 평가의 단계를 정리하면 [그림 12-3]과 같다.

단계	내용
1. 선택	•의사결정과정에서 건강친화성 평가의 가치, 용이성, 효용을 평가
2. 범위 결정	•의사결정이 잠재적으로 미칠 중요한 건강영향을 결정 •이해관계자, 의사결정자와 함께 평가질문의 우선순위를 판단 •근거와 연구방법 확인 •평가자, 이해관계자, 의사결정자의 역할을 확정 •일정표를 결정
3. 건강효과 평가	•기준 건강상태를 확인하기 위해 근거를 활용 •기대되는 건강영향을 규명 •불확실성을 예측
4. 권고	•건강증진과 보호를 위해 제시된 대안의 효과성과 용이성을 확인 •이해관계자의 관점에서 대안의 우선순위를 작성 •건강관리와 모니터링 계획을 작성
5. 보고와 의사소통	•과정, 결과, 권고를 기술 •이해관계자들의 의견을 수렴하고 반영 •의사결정권자 및 이해관계자와 결과에 대해 의사소통
6. 모니터링	•권고가 실행되는지 모니터링 •의사결정에 의해 영향을 받는 건강결정요인과 결과 변화를 모니터링

건강친화성 평가단계는 반복될 수 있음

그림 12-3 건강친화성 평가의 단계

자료 : Bhatia, 2011, 19쪽.

쉼터 건강친화성 평가 사례 - Louisville Loop의 건강친화성 평가(2012)

공원도시(City of Parks) 프로젝트는 포장 보도와 자전거 도로로 켄터키 주 루이빌 시 주변을 이으면서 대규모 공원을 조성하고자 하는 프로젝트로 2005년 2월에 공포되었다. 이 프로젝트의 일환인 Louisville Loop는 루이빌 시를 순환하는 180km의 환상 자전거 및 걷기 도로를 건설하고, 이를 통해 기존 및 향후 예정 중인 시의 공원을 연결하려는 계획이다.

2011년 루이빌 시장 Greg Fisher는 Loop를 완성하여 도보, 자전거, 대중교통 등을 이용하여 지역사회의 주민 집합장소, 학교, 직장, 자연구역, 상업센터 등을 연결하겠다고 천명하였다. Loop의 기대 편익은 다음과 같다.

- 경제발전을 위한 기회의 강화
- 풍풍치 지구 토지의 혼합사용 증가
- 이웃, 학교, 소매업 등의 연결 향상

• 공기와 자연환경 질의 향상
• 시의 자연 자산, 문화, 역사의 보존 강화

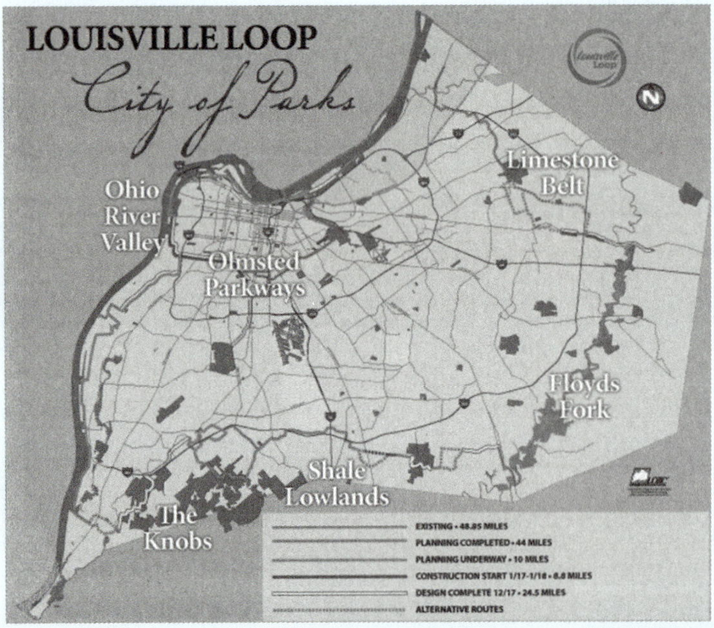

건강친화성 평가는 시 보건복지과 직원과 건강친화성 평가 자문가들이 수행하였다. 기간의 제약으로 인해 주로 미국 질병관리본부가 수행한 지역조사 자료들을 이용하여 평가가 실시되었다.

평가 팀은 Louisville Loop가 시민의 건강에 긍정적인 잠재 효과를 가지고 있다고 결정하여 이 프로젝트에 대해 건강친화성 평가를 실시하기로 하였다(선택 단계). 평가 팀은 지역사회 내부를 살펴보고, 시정하여야 할 15가지 건강결정요인을 파악하였으며 건강결정요인별로 건강영향을 파악하기 위한 일정표를 작성하였다(범위 결정 단계). 중요한 잠재적 건강영향은 접근성, 신체활동, 안전, 환경에 대한 영향 등의 4가지 영역으로 결정되었다. 확인된 건강결정요인을 바탕으로 논리적 모형을 [그림 12-4]와 같이 작성하였다.

평가 결과를 요약하면 다음과 같다.

• 일차적 편익은 신체적 활동의 증가이다.
• 다른 편익은 보다 넓은 녹색 공간과 이것이 환경에 미치는 긍정적 효과, 공원에 대한 접근 향상, 사회적 교류의 증가, 자동차 이용의 감소 가능성 등이다.

편익 실현에 장애가 되는 첫째 장애요인은 안전과 접근성에 대한 우려이다. 일부 사례를 보면 실제적이든 단지 생각일 뿐이든 안전에 대한 우려는 Loop의 이용을 방해할 것으로 보였다. 둘째는 유지보수가 잘 안되고, 대중들이 Loop가 존재한다는 사실에 대해 알지 못한다면 Loop 이용을 단념하게 되고, 결과적으로 접근성도 떨어지게 될 것이다.

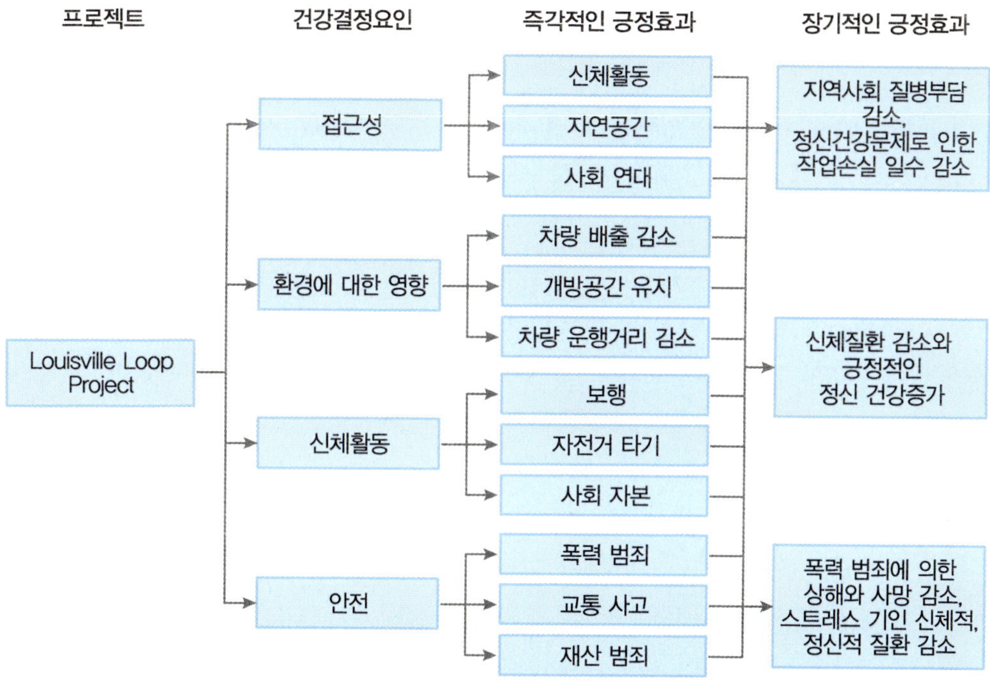

그림 12-4 Louisville Loop 프로젝트의 건강결정요인의 인과 경로

이러한 문제를 해결하기 위해 다음과 같이 제안하였다.

① 상호연결의 향상

- 취약계층 비율이 가장 높은 Olmsted 지역에도 이동 경로를 만들고, 시의 모든 지역에 Loop와의 연결 고리를 제공한다.
- 공장지대나 이동이 많은 도로와 같은 문제 지역을 Loop가 지나는 것을 피하고, 만일 지나야 한다면 경보시스템을 갖춘 대기모니터링 시스템을 구축하고, 오염 감소 조치를 마련한다.

② 유지보수의 개선 : 지역사회 지도자나 집단, Loop 지킴이 등과 협력하여 시 위원회는 시 공원관리기관이 유지보수를 모니터링하고 실행할 수 있도록 지원한다.

③ 녹색 완충지대 : 쓰레기 매립지, 개발이 끝난 지역, 오염토지의 재생이 이루어지는 곳은 Loop 프로젝트에서 활용가능하나 안전을 보장하기 위해 안전조치와 모니터링이 반드시 이루어져야 한다.

자료 : Allen and Austin, 2014, 72~73쪽, 77~78쪽.
https://louisvilleky.gov/government/louisville-loop/

2) 건강렌즈 접근(Health Lens Approach)

South Australia 주가 2007년 HiAP를 위한 방법론으로 개발하였다. South Australia 주의 경험을 보면 HiAP의 개발 및 실행은 준비 및 인식 확산단계(preparatory and awareness-raising phase), 개념 확인 단계(proof of concept phase), 그리고 실행단계(implementation phase)의 3단계로 나누어진다(Department of Health, Government of South Australia, 2011. 21쪽). 준비 및 인식 확산단계는 관련 정부 기관에 HiAP에 대한 정보를 제공하고, 실행을 위한 준비작업을 하는 단계이다. 개념 확인 단계에서는 HiAP를 위한 리더십과 정부 구조를 확립하고, 초기 건강렌즈(health lens) 프로젝트를 시행한다. 다음 단계인 실행단계에서는 전략을 실행하며 지속가능성을 확인하게 된다.

(1) 준비 및 인식 확산단계

정부의 모든 부서에 대해 HiAP에 대한 인식을 확산하고, 각 부서의 전략(핵심) 목표와 사업을 건강결과와 연결시킬 수 있도록 하기 위해 South Australia 주에서는 다음과 같은 3가지 방법을 사용하였다(Department of Health, Government of South Australia, 2011. 21쪽).

첫째는 주요 정부 목표와 건강 및 웰빙 결과의 상호관련성과 시너지 효과에 대하여 분석하는 것으로 이를 정부 목표를 '건강렌즈'를 통해 바라보는 것이라 생각하였다. 이러한 과정을 통해 광범위한 사회적 건강결정요인과 건강에 대한 고려를 통합시킬 수 있는 기전이 마련되었다.

둘째는 첫째 방법을 통해 통합적인 정책 대응이 필요하다고 밝혀진 각 부서의 목표에 대해 사례 연구를 실시하는 것이다. 정부 부서와 관련 기관의 이해관계자들은 사례 연구를 통해 각 부서의 목표와 건강결과와의 관련성에 대해 보다 잘 이해하게 되었고, HiAP를 개발해보는 기회를 얻게 되었다. 사례 연구를 위한 워크숍을 통해 각 부서의 목표를 달성하면서 인구집단의 건강수준을 향상시키기 위해서 노력을 집중해야 될 포인트를 확인하는 제안서가 제출되었다.

셋째는 첫째와 둘째 방법을 통해 드러난 함의들을 다루기 위한 각 부서의 고위직들이 참여하는 콘퍼런스의 개최이다. 콘퍼런스에서는 모든 부서가 관련이 있는 이슈를 다루었으며, 인구집단의 건강과 웰빙, 경제, 각 부서의 전략 목표 달성이 관련이 있다는 것을 입증하였다. 또 HiAP가 정부 부서가 복잡한 문제를 해결하면서 동시에 인구집단의 건강을 향상시킬 수 있도록 각 부서를 도와줄 수 있는 중요한 해결 수단임을 참가자들에게 각인시켰다.

이상의 준비 및 인식 확산단계가 성공적으로 이루어진다면 정부의 지지를 확보하여 HiAP 실행을 위한 정부 구조를 마련하고, 특정 목표 영역을 대상으로 최초의 건강렌즈 분석을 시행할 수 있을 것이다.

(2) 개념 확인 단계

South Australia 주의 HiAP 모델은 ① 거버넌스와 책임성 확보, ② 건강렌즈 실행의 두 축에 의존한다(Williams and Broderick, 2010).

① 거버넌스 구축

South Australia 주는 HiAP 콘퍼런스 이후에 보건부서가 아니라 중앙정부 전체차원에서 HiAP를 담당할 새로운 리더십이 필요하다는데 합의하였다. 그리고 HiAP에 대한 의사결정과 감독 책임을 지는 전담부서(Executive Committee of Cabinet's Chief Executive Group)를 조직하였다. 새로 조직된 전담부서는 HiAP는 보건 분야만이 아니라 정부의 모든 부서에 의해 지지를 받고, 모든 부서가 이에 전념하여야 한다는 것을 명확히 선언함으로써 다른 분야가 HiAP에 참여할 수 있는 동력을 제공하였다(Williams and Broderick, 2010).

② 건강렌즈 분석

건강렌즈 분석은 각 부서의 전략 목표, 정부 정책과 전략, 인구집단의 건강과 웰빙 사이의 상호작용과 시너지 효과에 대한 논리적 인과관계를 파악하고, 이를 바탕으로 정책결정과정에 도움을 줄 수 있는 권고를 제시하며, 결과적으로는 인구집단의 건강과 웰빙을 극대화하고, 불평등의 영향을 최소하기 위해 South Australia 주가 사용하는 방법이다. 건강렌즈 분석 과정에서는 참여 기관의 스텝들이 보건전문가들의 기술과 전문성을 공유한다. 각 부서의 개별 계획의 잠재적인 건강영향을 체계적으로 검토하기 위해 건강친화성평가를 비롯한 다양한 방법과 도구가 사용된다. 건강렌즈 분석의 결과는 과학적 근거에 기반을 둔 정책 제안으로 작성되어 해당 부서에 회람되고 승인을 받게 된다.

건강렌즈 분석은 다음의 5가지 단계를 거쳐 진행된다(Department of Health, Government of South Australia, 2011. 29~34쪽).

㉠ 참여(Engage)

HiAP를 위한 강력한 기반을 구축하기 위해 다른 분야와 강한 협력관계를 형성하고 유지하는 단계이다. 모든 관련 기관과 구성원들의 성공적인 참여는 HiAP 프로젝트의 원활한 진행과 성공에 매우 주요하다.

HiAP 과정을 리드해 나갈 범부서 실행·감독 조직에는 다음과 같은 인물이 포함되어야 한다.

ⓐ 각 기관을 대표하는 사람

ⓑ 관심대상 정책 영역에 대해 잘 이해하고 있는 사람

ⓒ 정책변화나 발전을 위한 의사결정을 내릴 수 있는 자리에 있는 사람

ⓓ 제안사항을 실행할 수 있는 역할을 맡고 있는 사람

범부서 실행·감독 조직의 하부 조직으로 핵심 기관 소속 구성원들을 모아 프로젝트 팀을 별도로 구성하여 대부분의 업무를 처리하도록 할 수 있다.

㉡ 근거의 수집(Gather evidence)

건강렌즈 분석의 중요한 측면은 정책이나 해결책을 권고하는데 있어 과학적 근거를 중시한다는 것이다. 이 단계는 관심의 대상인 정책 영역과 건강사이의 영향을 확실히 하고 사회적 건강결정요인의 매개 역할을 명확히 하며, 근거에 기반을 둔 해결책이나 정책 대안을 확인하는 단계이다.

과학적 근거는 초점집단 조사나 인터뷰 등을 통해 확보한 질적 근거, 정부기관이나 전문가 조직이 수행한 연구나 행정자료 같은 양적 근거, 문헌고찰과 같은 양적 및 질적 근거가 동시에 있는 자료 등을 통해 확보한다. 근거는 체계적으로 수집하여야 하며, 근거의 포함과 배제 기준은 타당하여야 한다. 관심대상인 정책이나 집단에 대해 기존 자료원을 통해 수집한 근거가 부족하거나 관련성이 낮은 경우에는 별도의 조사를 실시하여 추가적인 근거를 확보하기도 한다.

ⓒ 정책 권고의 생성(Generate)

일련의 정책 권고와 최종 보고서를 만들고 모든 파트너 기관이 이를 공유하는 단계이다. 수집된 근거를 모으고 분석하며, 편집하여 정책 권고 보고서 초안을 만든다. 작성된 보고서 초안은 HiAP 실행·감독 조직이 모든 활용 가능한 관련 근거가 포함되었는지를 검토하여 최종 보고서로 만들게 된다.

ⓓ 회람(Navigate)과 승인

HiAP 담당 조직과 모든 관련 부서에 보고서를 회람시키고 권고 사항을 승인하도록 하는 단계이다. HiAP 실행·감독 조직에 의해 보고서가 승인되면 건강렌즈의 주요 결과와 권고에 대해 핵심 이해관계자들에게 설명을 제공하고, 관련기관으로 송부하여 승인을 획득한다. 각 기관의 승인을 획득한 권고는 HiAP에 대한 의사결정과 감독 책임을 지는 전담부서 책임자에게 제출된다.

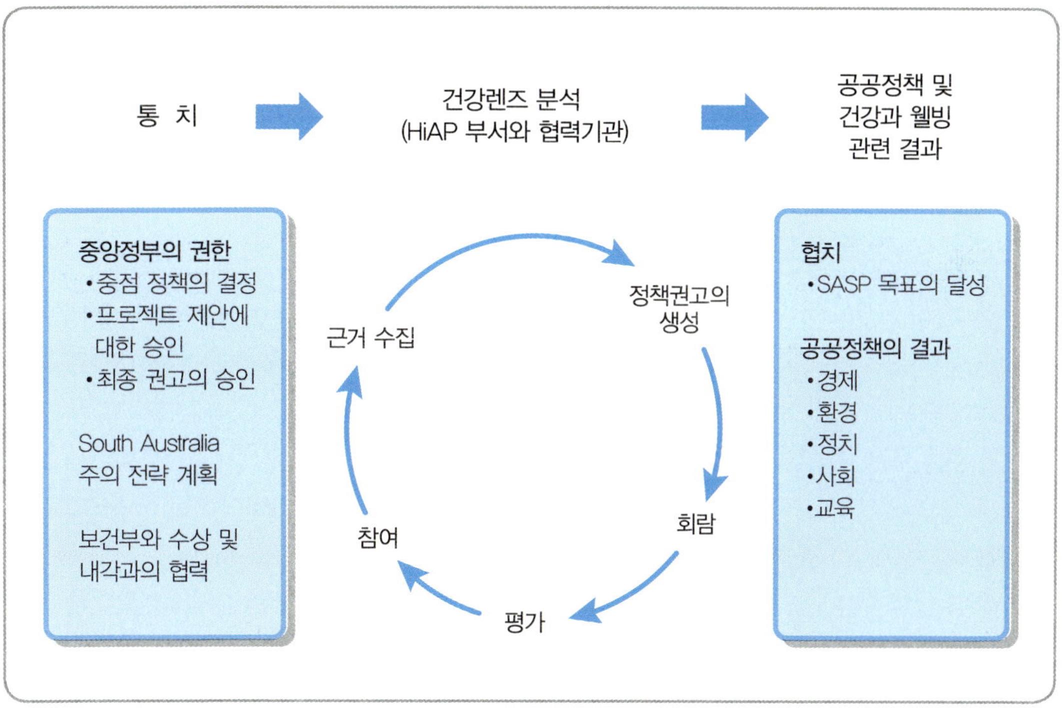

그림 12-5 South Australia 주의 HiAP 과정

자료 : Department of Health, Government of South Australia, 2011, 26쪽.

㉤ 평가(Evaluate)

건강렌즈 분석의 효과를 평가하는 단계이다. 정부기관의 의사결정에 건강렌즈 분석을 통한 권고가 영향을 미쳤는지, 각 부서의 전략 목표 달성에 기여하였는지, 건강결정요인 중 어느 것이 영향을 받았는지 등을 평가하게 된다. 또 건강렌즈 과정이 각 기관의 새로운 관계 형성이나 기존 관계를 강화하는데 기여하였는지 등도 평가의 대상이다.

쉼터 건강렌즈 분석 사례 - 건강체중(Healthy Weight)

선도 기관 : HiAP 조직과 보건부의 건강증진 부서 사이의 협력사업

정책 이슈

건강한 인구집단은 SA 주 전체에 도움이 되며, 주의 생산성에 기여한다. 최근 과체중 또는 비만이라고 간주되는 SA 주민의 비율이 급속하게 증가하고 있다. 건강한 식사를 하고 신체적으로 활동적인 개인과 지역사회를 만들도록 권장하는 것은 보건부의 예방을 위한 핵심과제로 '2014년까지 건강한 체중을 지닌 18세 이상 SA 주민의 비율을 10% 이상 증가시킨다'라고 하는 SA 주의 전략목표 2.2 건강체중에 반영되어 있다. 보건부는 'Eat Well Be Active Strategy 2006~2011'의 실행을 통해 이 목표의 달성을 지원할 책임을 지고 있다. 과체중과 비만을 개선하기 위한 활동에도 불구하고 전략목표 2.2의 달성은 어려운 것으로 밝혀졌다.

건강체중 프로젝트의 시작 계기

선진국에서 보건체계와 정부 지출에 과체중과 비만이 미치는 비용은 잘 알려져 있고, 세계적으로 예방을 위한 핵심 영역이 되고 있다. 정부정책을 통해 과체중과 비만을 개선하기 위한 기회는 보건부문 밖에 놓여 있다는 인식이 증가하고 있다. 전략목표 2.2에 HiAP 접근을 적용하는 것은 Kickbusch 교수에 의해 선정된 우선과제 중의 하나였으며, 건강증진 부서가 'Eat Well Be Active Strategy'의 차기 계획을 수립하기 시작한 2010년에 다시 확인되었다. 건강증진 부서는 건강체중에 기여할 수 있는 보건 영역 밖에 있는 정책 기회를 확인할 필요성과 이러한 기회를 확인하기 위해 HiAP 접근을 적용할 수 있다는 것을 인식하였다.

과정에 대한 요약

HiAP 접근을 통해 다른 영역의 핵심 사업을 개선하고, 관심대상 전략목표에 건강렌즈 방법을 적용하였다. 건강체중 프로젝트는 보건부가 선도하는 전략목표 중 건강렌즈 방법이 최초로 적용된 프로젝트이다. 다른 방법도 사용되었지만 주로 건강렌즈 과정의 단계를 따랐다.

1) 참여

- HiAP 부서, 건강증진 부서의 스텝과 SA 주 Flinders 대학 연구자들로 프로젝트 팀이 구성되었다.

2) 근거의 수집

- 건강체중을 위한 정책 과제를 확인하기 위해 문헌고찰을 실시하였고, 정책 개입이 가능한 식품과 음료, 도시 하부구조와 기획, 교통, 스포츠와 휴식, 교육 등 다수의 영역을 확인하였다.
- 건강체중과 관련된 정책과제가 다양한 부문의 정책과 실행 방안에 포함될 수 있도록 기존의 행정 감시 도구에 대한 검토를 통해 현재의 정책 개발 틀과 도구에 대한 확인을 실시하였다.
- 비만에 대한 근거로부터 정부 부서의 정책이 개발되는 인과 경로를 확인하기 위한 분석 도구를 마련하고, 정부 부서의 전략적 방향과 핵심 동력을 확인하였다.
- 건강체중에 대한 분석을 통해 44개 SA 정부부서에 대해 조사를 실시하고, 건강체중 의제에 대해 잠재적 관심이 크다고 생각되는 19개 부처와 부서에 대해 심층 분석을 실시하였다.
- 건강체중을 위한 정책 기회를 다음 사항에 따라 정리하였다.
  - 건강체중 정책 과제를 위한 근거 수집
  - 각 부서의 핵심 업무와 전략적 방향의 검토
  - 건강체중을 위한 정책 기회의 확인
  - 부서의 대상 집단에 대해 건강체중의 편익을 연결
  - 편익을 부서의 핵심 업무와 목적과 연결시키기
  - 인구집단에 대한 건강체중의 편익을 확인

3) 보고서 작성

- 건강체중에 대한 분석 결과를 통해 보건부와 다른 정부기관 사이의 부처간 협력을 촉진함으로써 전략목표 2.2 건강체중의 달성을 지원하는 부처 및 부서에 대한 일련의 구체적인 제안을 개발하였다.
- 초기 분석에 포함될 잠재적 대상으로 44개 부처와 부서가 확인되었다. 보건부의 고위 의사결정 집단이 건강체중 의제에 대한 과학적 근거와 정책적 정합성을 고려하여 우선적으로 심층 분석해야 할 부처와 부서를 확인하였다.
- 보고서에 포함된 내용의 정확성과 제안된 정책 권고의 실현가능성에 대해 10개 부처와 부서의 고위 정책 및 의사결정자들이 검토하였다.
- 정책 제안에 대해 부서와의 접촉이나 다른 고위결정권자들을 통해 협상하고, 수정하였다.

4) 회람과 승인

- 부처와 부서는 정책제안에 대해 최고위층의 승인을 얻기 위한 지원을 받았다.
- 다음 부처의 승인을 획득하였다.
  - Department for Further Education, Employment, Science and Technology – TAFE SA
  - Department of Justice – Department for Correctional Services
  - Department for Families and Communities – Community Connect
  - Department for Families and Communities – Housing SA
  - Department for Families and Communities – Disability, Ageing and Carers
  - Department for Transport, Energy and Infrastructure

- Department of Environment and Natural Resources
- Department of Primary Industries and Resources of SA
- Attorney-General's Department - Consumer and Business Services
- Department of Planning and Local Government

• 부처 및 부서에 특화된 정책 제안은 'Eat Well Be Active Strategy 2006~2011'에 포함되어 실행될 예정이다. 전략은 2001년 9월 내각에서 승인되고, 동년 11월 시작될 예정이다.
• 부처와 부서들은 'Eat Well Be Active Strategy 2006~2011'에 포함된 정책 선언을 실행하기 위해 각각의 필요와 능력에 맞추어 HiAP 조직과 건강증진 부서로부터 지원을 받게 된다.

5) 평가

• 이 프로젝트의 평가는 2012년 초에 완료될 예정이다.

자료 : Department of Health, Government of South Australia, 2011. 59~61쪽.

3) 건강친화성 평가와 건강렌즈 접근의 차이

건강친화성 평가와 건강렌즈 분석 모두 정책, 프로젝트나 프로그램의 실행 이전에 잠재적인 편익이나 위험을 분석함으로써 의사결정의 수준을 높이고자 하는 방법으로 HiAP를 위해 사용된다. 건강렌즈 분석은 South Australia 주에서 개발되어 주로 호주에서 사용되는 방법으로 건강친화성 분석의 상당 부분을 차용하였다. 그러나 두 방법은 다음과 같은 차이를 지니고 있다.

(1) 건강친화성 분석은 정책이나 프로그램의 초안을 대상으로 실시된다. 이에 반해 건강렌즈 분석은 정책이나 프로그램이 아직 개발되지 않은 상태, 즉 개발을 시작하는 단계, 소위 백지 문서 상태에서도 실시될 수 있다(Quigley, 2010. 101쪽).

(2) 건강렌즈 분석은 건강친화성 평가의 단계를 엄격하게 따르지 않는다. 건강친화성 평가도 상황에 따라 유연하게 접근하지만 건강렌즈 분석 과정은 더 상황에 의존한다. 건강렌즈 분석 과정에 참여하는 사람들에게 있어 건강친화성 평가 단계와 틀은 '정신적 안내지도(mental map)' 역할을 한다(Quigley, 2010. 102쪽).

(3) 건강렌즈 분석은 주로 정부 관계자들에 의해 정부정책을 대상으로 수행된다. 이에 비해 건강친화성 평가는 민간부문이나 지역사회의 참여를 보다 더 강조한다. 따라서 건강친화성 평가는 ① 법적 규정에 의해 의무적으로 시행되거나, ② 자발적으로 의사결정을 지원하기 위해, ③ 정책이나 프로그램, 프로젝트의 기획, 의사결정, 실행단계에

서 뒤처진 건강관심을 높이기 위해, ④ 지역사회의 건강관심을 확인하고 의사결정에 지역참여를 활성화시키는 지역사회 주도형 결정을 위해 두루 사용된다. 하지만 건강렌즈 분석은 ③, ④ 형태로는 잘 사용되지 않는다(Harris and Harris-Roxas, 2010. 43쪽).

4 HiAP의 핵심 요소와 추진 환경

1) HiAP의 핵심 요소

HiAP의 5가지 핵심요소는 다음과 같다(Rudolph 등, 2013. 17~18쪽).

(1) 건강, 형평성, 지속가능성의 향상

HiAP는 건강, 형평성, 지속가능성을 다음 2개의 수단을 통해 촉진한다. 첫째, 건강, 형평성, 지속가능성을 특수한 정책, 프로그램, 과정에 포함시키고, 둘째, 정부의 의사결정과정에 건강, 형평성, 지속가능성에 대한 고려를 포함시킴으로써 건강에 이로운 공공정책이 일상적인 업무 방식이 되도록 한다.

(2) 부문간 협력의 지원

HiAP는 사람들의 생활 속에서 건강, 형평성, 지속가능성을 높이는데 중요하게 작용하는 경제적, 물리적, 사회적 환경을 조성하는 다양한 부문으로부터 많은 협력자를 모은다. HiAP 접근은 심층적이고 지속적인 협력을 중시한다.

(3) 다수의 파트너에 대한 이득

HiAP는 상호 이득과 상생의 가치를 높게 평가한다. HiAP 제안은 다양한 파트너들에게 도움이 되는 전략을 발견하고 실행함으로써 공중보건과 다른 기관의 정책 및 프로그램 목적을 동시에 달성하고자 노력한다.

(4) 이해관계자의 참여

HiAP는 작업에 지역사회의 필요를 반영시키고, 의미 있고 파급효과가 있는 건강수준 향상을 불러일으키는데 필요한 정책과 체계 변화를 확인하기 위해 지역사회 구성원, 정책 전문가, 옹호자, 민간 부문, 재원제공자를 포함하여 다양한 이해관계자를 참여시킨다.

(5) 영구적인 구조 또는 과정 변화를 창출

시간이 경과함에 따라 HiAP 작업은 HiAP 접근을 정부 전체에 제도화시키게 된다. 이러한 결과를 통해 기관 사이의 상호 협력 방식, 정부의 의사결정 방식, 부문간 협력을 위한 구조, 의사결정 과정에서 건강렌즈를 채택하는 기전 등에 영구적인 변화가 나타나게 된다.

2) HiAP의 추진 환경과 동력

HiAP는 다음과 같은 환경에서 가장 잘 추진된다(WHO, Government of South Australia, 2010, 2쪽).

(1) 정부 부서의 합동 노력을 필수적으로 요구하는 명백한 지시가 존재할 때
(2) 체계적인 과정을 통해 부문간 상호작용을 중시할 때
(3) 이익 사이의 중재가 이루어질 때
(4) 책임성, 투명성, 그리고 참여적 절차가 존재할 때
(5) 정부 밖에 있는 이해관계자들의 참여가 일어날 때
(6) 실제적인 부문간 동력을 통해 파트너십과 신뢰가 구축될 때

쉼터 정책 사이클의 상이한 단계에서 유효한 것으로 밝혀진 도구들

- 부서간 합동 위원회
- 부서간 활동 팀
- 예산과 회계의 통합
- 교차적 정보와 평가체계
- 합동 인력의 개발
- 지역사회 상담과 시민배심원
- 파트너십 플랫폼
- 건강렌즈 분석
- 영향 평가
- 법적 틀

자료 : WHO, Government of South Australia, 2010, 2쪽.

HiAP의 추진 과정은 합의를 중시하는 강력한 리더십을 구축하고, 협력을 위한 구조와 책임성을 명백하게 하는 틀을 마련하며, 관계자들과 조직의 의식과 문화를 변화시키기 위한 적합한 방법을 사용함으로써 원활해 질 수 있다(St-Pierre and Gauvin, 2010, 34쪽)(표 12-5).

표 12-5 부문간 협력의 활성화를 위한 조건

차원	리더십	협력	책임성	문화		
				역량구축	가치변화	집단 학습
주요 조건	권위와 정치적 의지를 가진 사람이나 기관의 명백한 천명	(공식적, 비공식적) 부문간 구조	공식적 통제 기전과 절차	지식 전달 기전	사회 마케팅 캠페인	자문위원회
	포괄적인 국가 보건전략	이해관계자 참여	평가와 모니터링	훈련	정보의 확산 (예 : 건강결정요인, 보건체계 비용, 최선의 관행)	연구 활동
	다른 정치 도구로부터의 지지	협력 책임을 지닌 특별 기구	대중 대상의 보고	실행 지침		시민위원회

자료 : St-Pierre and Gauvin, 2010, 34쪽.

3) 보건부문의 역할

HiAP의 추진을 위해 보건부문은 다른 부문과 협력하여 일하는 방법을 배워야 한다. 보건부문은 외부를 향해 열려있어야 하고, 필요한 지식과 기술을 갖추어야 한다.

보건부문에 요구되는 새로운 책임은 다음과 같다(WHO, Government of South Australia, 2010, 3쪽).

(1) 다른 부문의 정치적 의제와 행정적 긴급사항에 대한 이해
(2) 정책 대안과 전략을 위해 필요한 지식과 근거 기반을 구축
(3) 정책 개발과정 중에 대안의 결과를 비교 평가
(4) 다른 부문과 대화하고 문제를 해결하기 위한 정례적인 플랫폼의 조성
(5) 부문간 작업과 통합적인 정책 만들기의 효과 평가
(6) 보다 양호한 자원 확보, 기관 지원, 그리고 능력 있고 헌신적인 스텝을 통한 역량 구축
(7) 다른 정부 부서의 목적을 달성하고 그렇게 함으로써 건강과 웰빙을 향상시킬 수 있도록 정부의 다른 축과 일하기

5 정 리

건강에 영향을 미치는 사회적 건강결정요인들은 공공정책의 영향을 받는다. 건강에 이로운 공공정책(healthy public policy)과 HiAP(Health in All Policies)는 모든 부문과 수준의 정책당국자들로 하여금 건강을 정책의제로 삼고, 그들의 결정이 건강에 미치는 영향을 자각하고, 책임을 지게 함으로써 건강과 웰빙 향상이라는 공통목표를 달성하고자 한다.

공공정책을 통한 건강보장은 19세기 중반 위생개혁의 시대에 두드러졌으며, 신공중보건 시대에 들어오면서 그 중요성이 더욱 강조되었다. HiAP의 역사는 1970년대 후반의 알마아타 선언과 일차보건의료에서 나타난 건강을 위한 부문간 활동, 1986년 오타와 헌장에서 제시된 건강에 이로운 공공정책, 그리고 HiAP라는 3단계의 진화과정을 거쳐 왔다. 나아가 세계보건기구의 자카르타 선언(1988)과 방콕 헌장(2005)에서는 정책관계자를 정부 차원을 넘어서서 시민 사회와 민간 영역까지 포함하는 개념으로 발전하고 있다.

HiAP는 건강친화성 평가와 건강렌즈 분석이라는 방법을 통해 실시된다. 두 방법 모두 정책, 프로젝트나 프로그램의 실행 이전에 잠재적인 편익이나 위험을 분석함으로써 의사결정의 수준을 높이고자 한다. 그러나 건강친화성 분석은 정책이나 프로그램의 초안을 대상으로 실시되는데 비해 건강렌즈 분석은 정책이나 프로그램이 아직 개발되지 않은 상태에서도 실시되며, 건강렌즈 분석은 주로 정부 관계자들에 의해 정부정책을 대상으로 수행되는데 비해 건강친화성 평가는 민간부문이나 지역사회의 참여를 보다 더 강조한다는 차이가 있다.

건강친화성 평가의 과정은 ① 평가 실시를 선택, ② 범위 결정, ③ 건강효과 평가, ④ 권고, ⑤ 보고와 의사소통, ⑥ 모니터링의 6단계로 나누어진다. 가용한 자원, 정보, 시간 등에 따라 간단한(rapid) 수준, 중간(intermediate) 수준, 완전한(comprehensive) 수준의 건강친화성 평가와 같이 융통성 있게 진행될 수 있다.

HiAP의 추진 과정은 합의를 중시하는 강력한 리더십을 구축하고, 협력을 위한 구조와 책임성을 명백하게 하는 틀을 마련하며, 관계자들과 조직의 의식과 문화를 변화시키기 위한 적합한 방법을 사용함으로써 원활해 질 수 있다. 보건부문은 다른 부문과 협력하여 일하는 방법을 학습하고, 외부를 향해 열려있어야 하며, HiAP에 필요한 지식과 기술을 갖추도록 노력하여야 한다.

참고문헌

Allen SA, Austin R. (2014). Population health impact assessment and policy development. In R. Esterhay, L. Nesbitt, J. Taylor, J. Bohn. (eds.). Population health: Management, policy, technology. 1st edition. Virginia: Convurgent Publishing. pp.69-86.

Bhatia R. (2011). Health impact assessment: A guide for practice. Oakland, CA: Human Impact Partners. Available at: http://www.pewtrusts.org/~/media/assets/2011/01/01/bhatia_2011_hia_guide_for_practice.pdf

Department of Health, Government of South Australia. (2011). The South Australian approach to health in all policies: Background and practical guide. Version 2. Rundle Mall, SA: SA Department of Health. Available at: http://www.sahealth.sa.gov.au/wps/wcm/connect/cb6fa18043aece9fb510fded1a914d95/HiAPBackgroundPracticalGuide-v2.pdf?MOD=AJPERES&CACHEID=cb6fa18043aece9fb510fded1a914d95

Eaterhay R, Nesbitt L, Taylor J, Bohn H. (eds.). (2014). Population health. VA: Convurgent Publishing, LLC.

Green J, Tones K. (2010). Health promotion: Planning and strategies. 2nd edition. London: SAGE Publications Ltd.

Hancock T. (1985). Beyond health care: From public health policy to healthy public policy. Canadian Journal of Public Health 76(supplement 1): 9-11.

Harris E, Harris-Roxas B. (2010). Health in all policies: a pathway for thinking about our broader societal goals. Public Health Bulletin SA 7(2): 43-46.

Kickbusch I. (2010). Health in all policies: The evolution of the concept of horizontal health governance. In Kickbusch I, Buckett K. (eds.). (2010). Implementing health in all policies: Adelaide 2010. Rundle Mall, SA: SA Department of Health. pp.11-24.

Kickbusch I, Buckett K. (eds.) (2010). Implementing health in all policies: Adelaide 2010. Rundle Mall, SA: SA Department of Health. Available at: http://www.who.int/sdhconference/resources/implementinghiapadel-sahealth-100622.pdf

Kickbusch I, McCann W, Sherbon T. (2008). Adelaide revisited: From healthy public policy to health in all policies. Health Promotion International 23(1):1-4.

Leppo K, Ollila E, Peña S, Wismar M, Cook S. (eds.). (2013). Health in all policies: Seizing opportunities, implementing policies. Ministry of Social Affairs and Health, Finland. Available at: http://www.euro.who.int/__data/assets/pdf_file/0007/188809/Health-in-All-Policies-final.pdf

Molina A, Vick W. (2011). Health impact assessment: An introduction and guide for implementation in Louisville. Louisville, KY: University of Louisville's City Solutions Center. Available at: http://udstudio.org/v4/wp-content/uploads/2013/08/hia_handbook_web.pdf

Quigley R. (2010). Role of health impact assessment in health in all policies. In I. Kickbusch, K. Buckett. (eds.). (2010). Implementing health in all policies: Adelaide 2010. Rundle Mall, SA: SA Department of Health. pp.101-110.

Quigley R, den Broeder L, Furu P, Bond A, Cave B, Bos R. (2006). Health impact assessment: International best practice principles. Special publication series No. 5. Fargo, USA: International Association for Impact Assessment. Available at: http://activelivingresearch.org/files/IAIA_HIABestPractice_0.pdf

Rudolph L, Caplan J, Ben-Moshe K, Dillon L. (2013). Health in all policies: A guide for state and local governments. Washington, DC and Oakland, CA: American Public Health Association and Public Health Institute. Available at: https://www.apha.org/~/media/files/pdf/factsheets/health_inall_policies_guide_169pages.ashx 요약: https://www.phi.org/uploads/files/Four_Pager_Health_in_All_Policies-A_Guide_for_State_and_Local_Governments.pdf

Scott-Samuel A, Ardern K, Birley M. (2013). Assessing health impacts. In C. Guest, W. Ricciardi, I. Kawachi, I. Lang. (eds). Oxford handbook of public health practice. 3rd edition. Oxford: Oxford University Press. pp.50-63.

St-Pierre L, Gauvin F. (2010). Intersectoral governance for health in all policies: An integrated framework. Public Health Bulletin SA 7(2):31-35.

Williams C, Broderick D. (2010). Navigating through the policy territory of other sectors: South Australia's health in all policies approach. In Kickbusch I, Buckett K.

(eds.). (2010). Implementing health in all policies: Adelaide 2010. Rundle Mall, SA: SA Department of Health. pp.75-86.

World Health Organization. (1978). Primary health care: Report of the international conference on primary health care. Alma-Alta, USSR, 6-12 September 1978. Geneva: WHO.

World Health Organization. (1986). Ottawa charter for health promotion: First international conference on health promotion. In WHO. (2009). Milestones in health promotion: Statements from global conferences. Geneva: World Health Organization. Available at: http://www.who.int/healthpromotion/milestones.pdf

World Health Organization. (1988). Adelaide recommendations on healthy public policy. In WHO. (2009). Milestones in health promotion: Statements from global conferences. Geneva: World Health Organization. Available at: http://www.who.int/healthpromotion/milestones.pdf

World Health Organization. (1997). Jakarta declaration on leading health promotion into the 21st century. In WHO. (2009). Milestones in health promotion: Statements from global conferences. Geneva: World Health Organization. Available at: http://www.who.int/healthpromotion/milestones.pdf

World Health Organization. (1998). Health Promotion Glossary. WHO/HPR/HEP/98.1. Geneva: World Health Organization. Available at: http://www.who.int/healthpromotion/about/HPR%20Glossary%201998.pdf

World Health Organization. (2000a). Mexico ministerial statement for the promotion of health: From ideas to action. In WHO. (2009). Milestones in health promotion: Statements from global conferences. Geneva: World Health Organization. Available at: http://www.who.int/healthpromotion/milestones.pdf

World Health Organization. (2000b). The fifth global conference on health promotion: Health promotion: Bridging the equity gap. Mexico, 5-9th June 2000. Geneva: World Health Organization. Available at: http://www.who.int/healthpromotion/conferences/previous/mexico/en/hpr_mexico_report_en.pdf

World Health Organization. (2005). The Bangkok charter for health promotion in a globalized world. In WHO. (2009). Milestones in health promotion: Statements from global conferences. Geneva: World Health Organization. Available at: http://www.who.int/healthpromotion/milestones.pdf

World Health Organization. (2011). Rio political declaration on social determinants of health. Available at: http://www.who.int/sdhconference/declaration/Rio_political_declaration.pdf

World Health Organization. (2013). The Helsinki statement on health in all policies. The 8th Global Conference on Health Promotion. Helsinki, Finland, 10-14 June 2013. Available at: http://www.who.int/healthpromotion/conferences/8gchp/8gchp_helsinki_statement.pdf?ua=1

World Health Organization, Government of South Australia. (2010). Adelaide Statement on Health in All Policies. Adelaide: WHO, Government of South Australia. Available at: http://www.who.int/social_determinants/hiap_statement_who_sa_final.pdf

제13장

건강 형평성

1. 건강 형평성의 개념

2. 건강수준의 형평성과 보건의료서비스의 형평성

3. 건강 형평성에 영향을 미치는 요인과 작동 기전

4. 건강 형평성 향상 방법

5. 정리

제13장

건강 형평성

학습목표

- 건강 형평성의 정의와 중요성에 대해 이해한다.
- 건강 형평성에 영향을 미치는 요인에 대하여 이해한다.
- 건강 형평성을 향상시킬 수 있는 방법에 대하여 이해한다.

학습내용

- 건강 형평성의 개념
- 건강 형평성과 보건의료서비스 형평성
- 건강 형평성에 영향을 미치는 요인과 기전
- 건강 형평성 향상 방법

사회 형평성(social equity)과 건강 형평성(health equity)은 서로 밀접한 관련이 있다. 열악한 사회적 경제적 상황은 전 생애에 걸쳐 건강에 나쁜 영향을 미친다. 역으로 건강상태가 열악한 사람들은 사회계층이 하락하는 경향을 보인다.

지난 수세기 동안 대부분의 국가에서 사망, 유병, 장애, 기대수명, 건강 부담 등 모든 측면을 고려할 때 건강 불공평(health inequity)이 명확하게 증가해왔다. 가장 부유한 선진국에서도 낮은 사회계층에 속한 사람들은 높은 상위계층에 속한 사람보다 사망률이 높고, 상병의 발생과 유병이 높았으며, 기대수명도 짧았다. 그리고 이러한 건강 불공평은 최저 사회계층에게만 문제되는 것이 아니다. 소득과 권력의 최상위계층 편중 현상이 심화되다 보니 중산층도 점점 건강 불공평의 희생양이 되고 있다.

우리는 누구나 정의로운 사회에서 살기를 원한다. 건강 불공평은 사회 정의의 원칙에 분명히 배치된다. 건강은 인간의 권리이다. 또 개인과 사회의 생산성을 증대시키는 우량재이다. 건강 불공평을 감소시키면 전체 인구집단의 건강수준 향상을 가져오게 되고, 국력을 증가시킬 수 있다. 뿐만 아니라 건강은 더 좋은 교육이나 취업과 같은 인생의 다른 목표를 달성하는데 도움을 주는 자원이다. 건강은 개인이나 선택 자유를 향상시키고 사회적 불이익의 영향을 극복하는데도 도움을 준다. 따라서 건강 불공평이 존재하게 되면 이미 사회적으로 불이익을 받고 있는 집단이 더 큰 불이익을 받게 된다.

이러한 이유로 많은 국제기구와 선진국, 후진국을 막론하고 대부분의 나라는 건강 형평성 향상을 가장 중요한 국가 보건목표로 제시하고 있다. 1948년 세계보건기구는 헌장에 "성취 가능한 가장 높은 수준의 건강은 모든 사람의 기본적 권리"라는 사실을 천명하였다. 모든 인류에게 건강을 보장하기 위한 전략으로 일차보건의료를 채택한 알마아타 선언, 그리고 세계보건기구의 건강증진 관련 국제대회에서는 건강이 인간의 권리임을 지속적으로 강조하였다. 알마아타 선언의 영향을 받아 일부 국가에서는 사회적 건강결정요인의 개선을 위한 첫 발을 내디뎠으나 1980년대 신자유주의의 확산은 사회적 건강결정요인에 대한 관심을 저하시켰다.

하지만 1990년대에 들면서 사회적 건강결정요인에 대한 근거가 증가하고, 신공중보건이 확산되면서 1990년대 후반부터 유럽을 필두로 여러 나라에서 사회적 건강결정요인의 개선

표 13-1 건강 형평성의 추구 이유

- 윤리적 이유
  - 형평은 공정과 정의를 뜻함
  - 건강은 인간의 권리임

- 실용적 이유
  - 효과, 효율과 함께 형평은 실질적인 책무임
  - 형평에 대한 외면은 사회의 불안을 초래함
  - 건강 형평에 대한 외면은 장기적인 생산성과 병행할 수 없음. 어느 사회도 인간자본을 무시할 수 없음
  - 건강 형평에 대한 외면은 전이효과(범죄, 전염병, 예방에 비할 때 치료의 더 큰 비용) 때문에 모든 사람의 건강을 위협함

자료 : World Health Organization, 1996, 21쪽.

을 통해 건강수준을 향상하고 건강 불공평을 해소하려는 혁신적인 보건정책이 도입되기 시작하였다. 2000년 유엔은 Millennium Development Goals을 채택함으로써 건강 형평성과 사회 형평성을 동시에 추구할 것을 전 세계 국가에 요청하였고, 세계보건기구는 2005년 '사회적 건강결정요인에 대한 위원회(Commission on social determinants of health)'를 출범하였다. 이어서 2009년 세계보건기구 62차 총회에서는 모든 국가 정책에서 건강 형평성을 고려할 것을 제안하였다.

이 장에서는 건강 형평성의 개념에 대해서 소개하고, 건강 형평성에 영향을 미치는 요인과 기전, 그리고 향상 방안에 대해서 살펴보도록 하겠다.

1 건강 형평성의 개념

1) 건강 형평성의 정의

형평(equity)은 다른 사람을 다룸에 있어 공정하고 치우치지 않는 대우를 하는 것을 뜻하는 용어다(Last, 2007). 아리스토텔레스는 개인이 응당 받아야 할 몫을 받는 것이 형평이라고 주장하였는데(Aristiteles, 2013. 185쪽) 이는 오랫동안 형평을 설명하는 기준으로 사용되어 왔다. 형평과 평등(equality)은 동일한 개념이 아니다. 평등은 모든 사람을 동일하게 대한다는 개념으로 동일한 범주에 속한 사람을 동등하게 다룬다는 형평과는 차이가 있다. 모든 인간이 모든 면에 있어서 동일한 것이 아니다. 나이에 따라, 성에 따라 사람 사이에는 차이가 있기 마련이다. 따라서 모든 사람이 똑같은 건강수준을 가질 수는 없으며, 단순히 건강수준에 차이가 있다고 해서 이를 공정하지 못하다거나 정의롭지 못하다고 할 수는 없다.

Perelman에 의하면 정의란 "동일한 범주에 속하는 존재들은 동일하게 대우받아야 한다는 행동의 원칙"이다(Perelman, 1986. 21쪽). 따라서 형평과 사회 정의(social justice)는 밀접하게 관련되어 있다 생각할 수 있다. 하지만 평등하지 않다고 해서 반드시 사회 정의에 부합되지 않는 것은 아니다. 인간의 자연적 또는 사회적 차등을 인정해야만 하는 경우라면 "정의로운 불평등(just inequality)"도 있을 수 있다는 것을 이해하여야 한다. 이런 맥락에서 생각하면 평등과 불평등은 단순히 양적 차이를 표시하는 개념일 뿐이다. 두 집단에 있어 건강수준이 평등하다, 평등하지 않다는 건강수준을 양적 측면에서 기술하는(descriptive) 용어로서 도덕적 판단과는 무관하다. 하지만 형평과 불공평(inequity)은 양적 차이를 뜻할 뿐만 아니라 사회 정의에 입각한 도덕적 판단을 포함한 용어로 가치를 내포하고 있다(Braveman and Gruskin, 2003, 255쪽). 따라서 특정 지역이나 집단의 건강이 불공평하다고 말하는 것은 이 지역이나 집단의 건강격차를 해소하기 위해 사회가 노력하여야만 한다는 것을 의미한다.

건강 불공평은 불공정하거나 정의롭지 못한 어떤 이유로 발생한 건강상의 불평등을 의미한다(Kawachi 등, 2002, 647쪽). Whitehead(1990)에 의하면 불공평(inequity)은 “불필요하고, 피할 수 있으면서, 불공정하고, 정의롭지 못하다고 간주되는 격차(differences which are unnecessary and avoidable but, in addition, are also considered unfair and unjust)”를 말한다. 따라서 건강 불공평(health inequity)이란 “불필요하고, 피할 수 있으면서, 불공정하고, 정의롭지 못하다고 간주되는 건강상의 격차”를 뜻한다.

종종 건강 불평등(health inequality)과 건강 불공평(health inequity)을 동일한 뜻으로 사용하는 사람들이 있지만 이 두 용어는 같은 뜻이 아니다. 건강 불평등은 개인이나 집단의 건강수준 격차나 변이, 불균형을 나타내기 위한 용어이다(Kawachi 등, 2002, 647쪽). 인구집단 P의 소집단 A가 소집단 B보다 질병 X의 발생이 높은 경우는 건강 불평등의 하나의 예이다. 하지만 질병 X가 인구집단 P에 속하는 모든 소집단에 대해 무작위로 또는 동등하게 분포한다면 이 인구집단에는 건강 불공평이 존재하지 않는다. 따라서 건강 불공평이란 사회계층 간의 건강수준 차이가 체계적인(systematic) 경우를 말한다. 건강 불평등이 존재하지만 불공평하지 않은 경우에 대해서는 아래의 2) 건강 형평성의 판단기준에서 자세하게 소개하겠다.

2) 건강 형평성의 판단기준

건강 불공평은 “불필요하고, 피할 수 있으면서, 불공정하고, 정의롭지 못하다고 간주되는 건강상의 격차”이다(Whitehead, 1990). 따라서 필연적이어서(inevitable) 피할 수 없으며(unavoidable), 사회적으로 용인되는(acceptable) 건강수준의 격차는 건강 불공평이 아니라 단순한 건강 불평등으로 인정되게 된다.

쉼터 피할 수 있는(avoidable)의 의미

형평을 판단하는 데 있어 '피할 수 있는(avoidable)'은 중요한 판단기준이다. 만일 격차가 피할 수 없다면 우리는 이를 공정하지 않다고 해석하지 않기 때문이다.

건강이나 건강결정요인의 차이를 피할 수 있냐, 없냐는 다음과 같은 관점에서 판단된다(Pan American Health Organization, 1999. 7쪽).

- **기술적으로 피할 수 있는(technically avoidable)** : 현재의 과학적 및 조직관련 지식이 성공적인 개입이 가능한 해결책을 제공할 때
- **경제적으로 피할 수 있는(financially avoidable)** : 사회에 공정한 상태를 충족시킬 수 있는 충분한 자원이 존재하고 있을 때
- **도덕적으로 피할 수 있는(morally avoidable)** : 제안된 재분배 안이 정의의 다른 기준이나 특성을 손상하지 않을 때

어떤 경우에 건강수준의 격차를 사람들이 불공평하다고 생각하는지, 어떤 경우는 불공평하지 않다고 생각하는지를 Whitehead는 다음의 7가지 예를 통하여 설명하였다(Whitehead, 1990. 5~6쪽).

① 자연적, 생물학적 변이
② 특정 스포츠나 오락 활동 참여와 같은 자유롭게 선택한 건강손상 행동
③ 한 집단이 건강증진 행동을 먼저 선택하여 다른 집단에 비해 일시적으로 나타난 건강상의 이득(다른 집단이 곧 건강증진 행동을 선택할 수 있는 자원을 가지고 있을 때)
④ 생활습관의 선택 자유가 엄격하게 제한된 곳에서 나타나는 건강손상 행동
⑤ 건강을 해치고 스트레스를 초래하는 생활 및 업무 환경에의 노출
⑥ 필수적인 보건 및 공공서비스에 대한 부적합한 접근성
⑦ 자연도태나 병자의 사회계층 추락 경향을 포함한 건강과 관련된 사회적 이동

건강 불공평에 대한 판단은 국가마다, 시대마다 다르지만 대체적으로 위의 상황 중 ①~③은 불공평하다고 간주되지 않는다. ①은 인간이라면 피할 수 없거나 우연히 발생하는 건강상의 격차라고 생각되기 때문이다. 연령(청년에 비해 노인의 높은 심장질환 발생)이나 성(여자의 높은 유방암 발생)에 따른 건강격차나 우연히 발생하는 유전적 변이(불행하나 불공평하다고 할 수는 없다)가 그 예이다. ②와 ③의 상황은 대체로 건강 차이가 개인의 통제가 가능한 선택의 결과이기 때문에 불공평하지 않다. 쌍둥이 형제 중 한 명이 카

레이스를 즐기다 30세에 사망하였으나 한 명은 80세까지 천수를 누린 경우를 생각해 보자. 이렇게 본인이 선택한 위험한 행위에 의한 부상이나 사망을 불공정하거나 정의롭지 못하다고 생각할 수는 없다.

하지만 ④~⑥의 경우에 대해서는 많은 사람들이 이를 피할 수 있다고 생각하고, 이런 상황이 발생하면 정의롭지 못하다고 생각한다. ④의 예로 다음을 생각할 수 있다. 담배회사의 광고는 판단력이 약하고, 흡연의 유혹에 쉽게 넘어갈 수 있는 환경에 놓여 있는 저소득층 청소년을 주요 대상으로 삼고 있다. 스트레스 해소를 위한 기회와 자원이 제한된 불공평한 환경으로 인해 저소득층 청소년의 흡연이 높다면 이는 불필요하고, 피할 수 있으며, 공정하다고 받아들이기 어렵다(Kawachi 등, 2002. 648쪽). 대부분의 사회집단 사이의 건강수준 격차는 ⑤와 같이 건강의 사회적 결정요인(교육의 기회, 안전한 직업, 자기 존중감에 대한 사회적 기반 등)이 공정하지 못하게 분포하고 있는 현실의 반영 결과이다(Kawachi 등, 2002. 648쪽). 따라서 이 역시 불필요하고, 피할 수 있으며, 공정하지 못한 건강수준의 격차이다. ⑥의 경우도 ⑤의 경우와 같은 맥락인데 아래의 보건의료 접근성의 형평에서 다시 다루도록 하겠다. ⑦번째 상황의 경우 사회계층의 하락을 가져 온 질환 자체는 피할 수 없을지 모르나 환자가 겪게 되는 낮은 소득은 피할 수 있으며, 정의롭지 못하다고 판단할 것이다(Whitehead, 1990. 5~6쪽).

②의 예를 보면 행동 선택의 자발성 여부가 건강격차의 형평을 판단하는 중요한 기준이라는 것을 알 수 있다(Whitehead, 1990. 7쪽). 개인이 자유롭게 선택할 수 없는 생활환경이나 작업환경에 의해 초래되는 건강격차는 개인이 선택한 건강위험행동에 의해 야기된 건강격차보다 불공정하고 정의롭지 못한다고 간주될 것이다. 따라서 건강 불공평이란 사회계층 간의 건강에 체계적이고(systematic), 개인의 선택보다는 사회적으로 생산되는(socially produced) 차이가 있는 경우를 말한다. 이런 차이는 그 특성상 개인이 피하기 어렵다.

물론 개인의 자유의지와 책임을 강조하는 사람들은 건강위험행동에 의한 건강 불평등을 자신의 선택의 결과라고 주장한다. 하지만 집단별로 건강행태에 체계적인 차이가 있고, 그 결과 하위 집단의 건강이 취약하다면 이는 불공평하다. 왜냐하면 낮은 사회계층에 속한 사람들의 나쁜 건강행태는 자의로 선택한 것이 아니라 선택 가능한 행동에 계층별 차이가 있었기 때문이다. 또 하위 계층의 낮은 건강수준은 인간이라면 당연히 향유하여야 할 일상생활에 필요한 자원의 부족 때문에 발생하기 때문이다. 따라서 계층별 건강수준의 격차는 불공평한 것이다.

특정 행위의 결정이 전적으로 개인의 자유의사에 의한 것인지를 판단하는 것은 쉽지 않다

(Kawachi 등, 2002. 648쪽). 위험한 행동인 스카이다이빙에 의해 발생한 비극적 사고를 개인의 선택이라고만 생각하고, 건강 형평성과는 관련이 없다고 단정할 수 있을까? 만일 레크리에이션 산업의 하나로 스카이다이빙이 큰 역할을 하고 있어 시장경제의 발전을 위해 누군가는 스카이다이빙을 하여야만 한다면 우리는 이를 자신의 선택에 의한 불필요한 위험선택이었다고 할 수만은 없을 것이다.

건강 불평등이 체계적이고(systematic), 사회적으로 생산되는(socially produced) 경우라도 이를 사회적으로 용인하는 경우는 이를 불공평하다고 보지는 않는다. 건강 불평등이 불공평한가, 따라서 사회적으로 용인되기 어려운가에 대한 판단은 과학이나 전문지식에 의존해서만 내릴 수 없다. 불공평의 확인은 규범적 판단을 포함하므로 관찰된 건강 불평등이 정의롭지 못한지, 공정하지 못한지를 판단하는 것은 쉽지 않다. 정의 또는 공정의 실질적 기준은 개인별, 시대별, 국가별로 차이가 있다. 어떤 건강 불평등이 불공평한가, 용납되기 어려운가를 판단하기 위해서는 ① 개인이나 사회가 지닌 정의론, ② 사회체계에 대한 인식, ③ 건강불평등의 발생 원인에 대한 생각 등이 중요하다(Kawachi 등, 2002. 648쪽).

지금까지의 논의를 종합해 보면 건강수준의 차이가 피할 수 있으며, 자발적 행동에 의해 발생하지 않은 경우 우리는 불공평하다고 판단한다고 정리할 수 있다. 실제적으로는 서로 다른 사회계층에 속해 있어 상이한 이익과 불이익을 받는 사회 집단 사이에 건강수준(또는 건강결정요인)에 체계적인(systematic) 격차가 있으며, 이러한 격차가 사회적으로 생산되어(socially produced), 개인의 노력으로는 피하기 어려우며(unavoidable), 그 차이를 사회적으로 용납하기 어려운(unacceptable) 경우, 우리는 이를 건강 불공평이라고 할 수 있다.

건강격차가 공평한가, 아닌가. 즉 건강이 형평을 이루고 있는가, 아닌가를 판단하는 중요한 또 하나의 기준은 건강격차를 해결할 의무를 진 책임기관(responsible agent)의 존재 여부이다(Pan American Health Organization, 1999. 9쪽). 형평과 불공평이란 용어는 단순히 양적 차이를 뜻할 뿐만 아니라 사회 정의에 입각한 도덕적 판단을 포함한 용어라고 설명한 바 있다. 사회 계층 간에 건강이 불공평하다면 우리는 이를 시정하여야 할 도덕적 의무를 지니게 된다. 그런데 만일 건강격차 해소를 위해 책임져야 할 기관이 명백하지 않다면 형평을 향한 외침은 공허한 메아리가 될 가능성이 높다.

책임기관에는 두 가지 유형이 있다(Pan American Health Organization, 1999. 9쪽).

첫째 유형은 공해물질을 배포하는 공장처럼 건강에 직접적, 간접적 위험을 초래하는 과실이 있는 기관(culpable agent)이다. 건강문제의 경우 과실이 명백하게 드러나지 않는 경우가 많아 과실 기관을 찾는 것이 어려울 수 있다.

불운(Misfortune) (공평한 격차)	←→	불공평(Inequities) (불공평한 격차)
없음 ←	격차가 피할 수 있는(avoidable)가?	→ 있음
있음 ←	격차가 용인 가능한(acceptable)가?	→ 없음
없음 ←	책임기관(responsible agent)이 있는가?	→ 있음

그림 13-1 건강 형평성의 판단기준

두 번째 유형은 불공평한 격차를 바로 잡기 위한 의무를 지니고 있는 책임기관(accountable agent)이다. 건강 형평성의 경우 건강이 필수재화이자 시민의 권리라는 점, 그리고 건강 불공평이 사회적 원인에 의해 발생하였으므로 사회적으로 해결하여야 한다는 점 등을 고려하여 국가가 책임기관이 된다.

지금까지의 설명을 정리하면 서로 다른 사회계층의 구성원 사이에 건강수준(또는 건강결정요인)에 체계적인(systematic) 격차가 있으며, 이러한 격차가 사회적으로 생산되어(socially produced), 개인의 노력으로는 피하기 어려우며(unavoidable), 그 차이를 사회적으로 용납하기 어렵고(unacceptable), 건강격차를 해결할 의무를 진 책임기관(responsible agent)이 존재하는 경우 우리는 건강 불공평이 있다고 판단할 수 있다.

2 건강수준의 형평성과 보건의료서비스의 형평성

건강을 질병이 없는 상태로, 건강관리를 위해 의료서비스를 중시하던 생의학적 모형에서는 건강 형평성을 보건의료서비스의 형평과 동일시하였다. 그러나 최근에는 보건의료서비스만으로는 건강이 보장된다고 생각하지 않으므로 건강수준의 형평 그 자체를 더욱 중시하게 되었다. 지금부터는 건강 형평성을 보다 구체적으로 이해하기 위해 건강수준의 형평성과 보건의료서비스의 형평성에 대해서 살펴보겠다.

1) 건강수준의 형평성

건강 형평성을 논할 때 우리가 이야기하는 건강은 단순히 질병이 없는 상태가 아니라 적극적이고 포괄적인 개념으로서 완전한 웰빙을 의미한다. 이러한 건강수준은 3장에서 학습한 다양한 건강결정요인에 의해 결정된다.

완전한 상태로서의 건강이 이상적 지향점이긴 하지만 실제로 달성하기는 쉽지 않다. 따라서 건강은 완전한 상태를 지향해 갈 수 있는 잠재력을 갖춘 상태라고 할 수 있다. 이러한 맥락에서 다시 생각해보면 건강 형평성은 "이상적으로는 모든 사람들이 완전한 건강잠재력을 갖출 수 있는 공정한 기회를 가져야 한다는 것을 의미하며, 실제적으로는 피할 수 있다면 잠재력을 갖출 수 있는 혜택을 받지 못하는 사람이 누구라도 있어서는 안 된다"는 것을 의미한다(WHO, Regional Office for Europe, 1986).

건강수준의 형평은 사람들의 건강수준은 우연히 결정되는 것이 아니라 그들이 속한 계층에 따라 불공평하게 분포하는 환경적, 사회적, 경제적, 정치적 요소들의 영향을 받는다는 사실을 바탕에 깔고 있다. 따라서 건강수준의 형평을 위해서 부문간 협력, 건강한 공공정책, 모든 정책에서 건강을 고려하는 접근방법 등을 선호한다.

2) 보건의료서비스의 형평성

과거에는 보건의료서비스 이용이 가장 중요한 건강결정요인이라 생각하였으므로 건강 형평성을 보건의료서비스 이용의 형평성과 동일시하는 경향이 있었다. 그 결과 보건의료, 특히 의료서비스에 대한 접근(access to medical services)이 건강 형평성의 조작적 정의로 오랫동안 사용되었다. 그 이유는 의료서비스에 대한 접근성은 측정이 간명하고, 건강수준의 향상이라고 하는 야심차지만 모호한 목적보다는 달성하기가 용이하며, 정부 부서의 기능적 분화 때문에 사회적 요인들을 관리할 책임이 보건부서에는 없었고, 정부 활동을 집중하는데 편리하였기 때문이다(Pan American Health Organization, 1999. 4쪽).

사회계층별로 의료서비스의 이용량이 동등하게 된다고 해서 의료서비스 이용의 형평이 달성되었다고 평가할 수는 없다. 왜냐하면 사회계층별로 건강수준이 상이하므로 의료서비스에 대한 필요(need)도 상이하기 때문이다. 이러한 맥락에서 Aday는 의료서비스의 공평한 분포는 환자나 그 가족, 또는 보건의료전문가에 의해 확인된 질병(illness)이 자원배분을 위한 중요한 기준일 때 가능하다고 하였다(Aday and Anderson, 1981). 또한 의료 필요를 해결하기 위해서는 의료제공자와의 단순한 접촉보다는 제공받은 서비스의 질이 더 중요할 수 있다. 이러한 관점에서 의료서비스 이용의 형평성은 다음과 같이 세분화하여 정의할 수 있다(Whitehead, 1990, 8쪽).

(1) (자원의 공평한 배치에 의해 확보되는) 동등한 필요를 가진 사람의 이용 가능한 서비스에 대한 동등한 접근(equal access to available care for equal need)

(2) 동등한 필요를 가진 사람의 동등한 이용(equal utilization for equal need)

(3) (이용자의 수용성(acceptability)도 고려한) 모든 사람에게 동등한 질의 서비스(equal quality of care for all) 제공

이미 우리가 1, 2, 3장에서 학습한 바와 같이 의료서비스 이용에 집중하는 접근은 건강수준 향상과 격차 해소에 기대한 효과를 거두지 못하였다. 최근의 사회적 결정요인과 건강격차에 대한 관심은 의료서비스 접근에 치중했던 과거의 접근방식에 대한 불만족으로부터 시

표 13-2 건강 형평성 관련 용어의 정리

용어	정의
건강 불평등 (health inequality)	건강 불평등은 다양한 개인이나 사회 집단이 경험하는 건강수준의 격차를 말함. 이러한 차이는 유전적·생물학적 요인, 선택, 또는 우연적으로 발생하기도 하나 대부분 소득, 교육, 고용, 사회적 지지 같은 건강에 영향을 미치는 중요한 요인에 대한 불평등한 접근성 때문에 나타남(Health Disparities Task Group. 2004. Reducing Health Disparities – Roles of the Health Sector: Discussion Paper)
건강 불공평 (health inequity)	건강 불공평은 체계적으로 사회적으로 발생하는(따라서 사회 행동에 의해 시정 가능한), 그리고 불공정하고, 정의롭지 못하다고 판단되는 건강 불평등(PHAC. 2007. Canada's Response to the WHO Commission on Social Determinants of Health)
건강 형평성 (health equity)	건강 형평성은 모든 사람이 그들의 건강잠재력을 완전하게 실현할 수 있는 상태에 놓여 있고, 사회적 지위나 사회적으로 결정된 상황 때문에 손해를 입지 않는 상황을 말함. (Brennan, R, Baker EA, Metzler M. 2008. Promoting Health Equity: A Resource to Help Communities Address Social Determinants of Health. Atlanta: U.S. Department of Health and Human Services, Centers for Disease Control and Prevention)
형평 지향적 보건정책 (equity oriented health policies)	건강 불공평을 감소하거나 없애는 것을 목적으로 하는 정책 (Whitehead and Dahlgren, 2006)

Source : Sudbury & District Health Unit. (2009). OPHS Planning Path. Sudbury & District Health Unit, 2011. 25쪽에서 재인용.

작되었다. 의료서비스는 건강수준의 매우 중요한 결정요인이 아니며, 건강수준을 향상시킬 수 있는 유일한 수단도 아니다(Pan American Health Organization, 1999. 5쪽). 만일 우리가 건강 형평성을 의료서비스에 대한 접근으로 한정한다면 건강을 결정하는 다양한 다른 사회적 요인의 중요성을 무시하고, 건강 형평성 향상을 위한 사회 제 부문의 역할을 배제하는 어리석음을 범하게 된다. 따라서 최근에는 의료서비스에 대한 접근보다는 건강수준의 형평성을 건강 형평성의 잣대로 사용하게 되었다.

3 건강 형평성에 영향을 미치는 요인과 작동 기전

1) 건강 형평성에 영향을 미치는 요인

건강은 매우 역동적인 개념이다. 건강에 영향을 미치는 요인은 다양하고, 이들 요인과 건강 사이의 인과관계는 복잡하다. 건강 형평성에 영향을 미치는 요인과 그 인과관계도 매우 복잡다기하다.

건강 불공평은 건강결정요인, 특히 사회적 건강결정요인과 밀접한 관련이 있다(Oberzaucher and Schmeid, 2003). 3장에서 이미 학습한 것처럼 Dahlgren과 Whitehead(1991)는 사회생태학적 모형을 활용하여 건강결정요인을 생태학적 수준에 따라 ① 생물학적 결정요인, ② 생활습관, ③ 사회적 및 지역사회 네트워크, ④ 생활 및 작업환경, ⑤ 전반적인 사회경제적, 문화적, 환경 상태로 분류하였다.

음주나 흡연이 저소득층에서 많은 것처럼 건강위험 행동은 사회적 격차에 따라 달라진다. Max Weber의 말처럼 생활습관은 개인이 선택하지만 선택 가능한 대안은 개인이 속한 계층에 따라 달라지기 때문이다(Weber, 1922). 사회적 지지도 개인의 사회적, 경제적 지위에 따라 달라진다. 물론 건강 불공평이 가장 가난하거나 사회적 지지가 낮은 계층에서만 문제가 되는 것은 아니다. 사회계층 사이의 건강격차 기울기를 고려할 때 가장 상위의 계층을 제외한 모든 계층에게서 나타나는 문제이다.

가구소득, 주택, 부동산이나 자가용 소유와 같은 측면에서 나타나는 물질적 박탈은 불건강의 예측인자이다. 단순히 절대적 빈곤만이 아니라 상대적 빈곤 역시 건강 불공평에 영향을 미친다. 1인당 국민소득의 크기보다 소득의 분포가 기대수명에 더 큰 영향을 미친다(Oberzaucher and Schmeid, 2003).

취약계층은 사회적 배제(social exclusion)로 인해 건강 불공평의 고통을 겪는다. 사회적 배제는 물질적 박탈과 상대적 빈곤을 아우를 뿐만 아니라 사회생활로부터 개인이나 집단을 주변에 머무르게 하는 과정이다. 사회적 배제는 경제적 요인뿐만이 아니라 문화나 사회적 차별에 의해서도 발생한다(Green and Tones, 2010. 105쪽).

쉼터 절대적 빈곤과 상대적 빈곤

절대적 빈곤(absolute poverty)은 최소한의 생활수준을 유지하는데 필요한 의식주와 같은 생활필수품을 확보할 수 없을 정도로 소득이 부족하여 기본적인 생활이 불가능한 경우를 말한다. 이에 반해 상대적 빈곤(relative poverty)은 다른 사람이나 집단과 비교할 때 느끼는 빈곤이다. 실제적으로는 사회가 판단한 사회 구성원 대다수가 누려야 하는 최소한의 생활수준을 누리지 못하는 상태를 말한다(Green and Tones, 2010. 102쪽).

사망률과 유병률의 사회계층별 차이는 행태나 소득의 차이 이외에 계층에 따라 적응 방식, 통제력과 같은 사회 심리적 요인에도 차이가 있기 때문이다. 사회계층 사다리에서 낮은 위치를 점하고 있는 사람들은 상대적 박탈감 때문에 더 큰 스트레스를 받는다(Brunner and Marmot, 1999). 낮은 지위와 사회적 배제는 사회 심리적 스트레스 요인이 된다. 따라서 소득의 불공평뿐만이 아니라 권력과 권위의 격차, 성이나 인종에 따른 지위의 차이와 비민주적인 사회나 조직 등도 건강 형평성에 영향을 미친다(Oberzaucher and Schmeid, 2003).

Dennis Raphael은 캐나다의 사회 불공평과 심장병의 관계에 대해 분석한 글에서 건강형평성에 영향을 미치는 요인을 아래와 같이 정리한 바 있다. 마무리를 위해 Raphael의 글을 소개하겠다.

> "사회적 배제는 개인이 사회에 참여할 기회를 부정당하고, 용인된 재화와 서비스의 공급을 부정당하고, 사회에 기여할 수 없으며, 시민에게 기대되는 생필품을 획득할 수 없는 과정이다. 이러한 모든 요소는 심장병의 시작과 사망에 관련되어 있는 것으로 알려져 있는 물질적 박탈, 과도한 심리 사회적 스트레스, 건강위험 행동의 채택 등과 동시에 발생한다." (Raphael, 2001. 30쪽)

2) 건강 불공평의 발생 이유

사회적 건강결정요인은 ① 사회 선택(social selection) 또는 사회 이동(social mobility), ② 사회적 인과관계(social causation), ③ 생애주기에 따른 영향(life course perspectives)

이라는 세 가지 기전을 통해 건강 불공평에 영향을 미친다(Solar and Irwin, 2010. 16~18쪽).

(1) 사회 선택(social selection)

사회 선택(사회 도태라고도 할 수 있음) 기전을 주장하는 사람들은 사회경제적 위치가 건강을 결정하는 것이 아니라 건강이 사회경제적 위치를 결정한다고 생각한다. 즉, 건강수준이 높은 사람은 높은 사회계층을, 건강수준이 낮은 사람이 낮은 사회계층에 속하게 된다는 것이다. 부모세대나 이전의 자기의 사회적 위치와 비교하여 개인의 사회적 위치가 변화하는 것을 사회 이동(social mobility)이라고 한다. 사회 이동에 건강이 강력한 영향을 미친다면 건강하지 못한 사람은 사회적 위치가 하락하고, 건강수준이 높은 사람은 사회적 위치가 상승할 것이다. 그 결과 사회계층별 건강 불평등은 확대된다.

건강과 사회 이동에 관한 자료들을 살펴보면 건강수준이 사회 이동에 영향을 미치나 근거가 아직 부족하고, 생애 단계별로 일관된 결과를 보이는 것도 아니다. 건강으로 인한 사회 이동이 건강 불평등을 증가시키지 않는다는 주장도 있다. 건강 때문에 사회적 위치가 하락한 사람은 그 위치에 속한 사람보다도 건강수준이 높다는 것이다. 반대로 건강이 양호하여 사회적 위치가 상승한 사람은 그 위치에 속한 사람보다도 건강수준이 낮다는 것이다(Solar and Irwin, 2010. 16쪽).

(2) 사회적 인과관계(social causation)

건강문제의 발생과 사회경제적 상태의 관계를 건강문제가 발생하기 이전에 전향적으로 연구한 자료들에 의하면 낮은 사회경제적 집단에서 건강문제 발생 위험이 높았다. 사회계층이 높은 사람이 높은 건강수준을, 사회계층이 낮은 사람은 낮은 건강수준을 가지게 된다는 것이다. 하지만 사회적 위치는 건강에 직접적으로 영향을 미치는 것이 아니라 아래의 매개요인을 통해 건강에 영향을 미친다(Solar and Irwin, 2010. 6쪽).

① **물질적 상황**(material circumstances) : 주택과 이웃의 질, 구매력(건강한 식품이나 보온력이 좋은 옷을 구매할 수 있는 재정 능력), 물리적 작업환경 등

② **사회·심리적 상황**(psychosocial circumstances) : 사회·심리적 스트레스, 스트레스를 야기하는 생활환경과 관계, 사회적 지지와 적응 방식

③ **행동요인**(behavioral factors) : 영양, 신체활동, 흡연, 음주 등

④ **생물학적 요인**(biological factors) : 유전적 요인도 포함

⑤ **보건체계**(health system)

사회적 인과관계 기전이란 사회적 위치에 따른 건강의 차이는 매개요인의 양과 질이 사회적 위치에 따라 다르게 분포하기 때문에 발생한다는 시각이다(Solar and Irwin, 2010. 17쪽).

(3) 생애주기에 걸친 영향(life course perspectives)

개인 또는 인구집단의 질병의 발현에는 질병의 발현 단계만이 아니라 이전 성장단계에서의 건강위험도 중요한 영향을 미친다. 임신 중이나 어린 시절의 열악한 성장 환경은 성인 이후의 건강에도 영향을 미친다는 것이 잘 알려져 있다. 위험에의 노출 시기 못지않게 노출 기간도 중요하다. 전 생애에 걸쳐 낮은 사회경제적 위치에 속했던 사람은 특정 단계에서만 낮은 위치에 속했던 사람보다 건강이 안 좋을 확률이 더 높다. 건강위험의 생애주기에 따른 영향을 중시하는 사람들은 사회적 건강결정요인이 현재의 발달 단계와 이후의 발달 단계에 어떻게 영향을 미쳤는가에 주의를 기울인다(Solar and Irwin, 2010. 18쪽).

3) 사회적 건강결정요인의 작동 단계

Blas와 Kurup(2010. 6~7쪽), Solar와 Irwin(2010. 23~24쪽), Diderichsen 등(2012. 19~21쪽)에 의하면 사회적 건강결정요인은 ① 사회경제적 맥락과 위치, ② (위험요인에의) 노출, ③ 취약성, ④ 건강결과, ⑤ 사회적 결과라고 하는 5가지 수준에 영향을 미친다. ①은 사회구조, ②는 사회 환경, ③은 인구집단, ④와 ⑤는 개인과 관련이 있다(그림 13-2).

(1) 사회경제적 맥락과 위치

맥락은 사회계층을 만들고, 규정하며, 유지하는 모든 사회적, 정치적 기제-노동시장, 교육제도, 정치제도, 그리고 사회적, 문화적 가치-를 포함한다. 맥락 요인 중 건강에 가장 강력한 영향을 미치는 것은 복지국가와 재분배 정책이다. 사회적, 정치적, 경제적 맥락은 권력과 자원의 통제력에 영향을 미친다. 그 결과 사회의 계층화(social stratification)에 영향을 미치고, 개인에게 상이한 사회적 위치(social position)를 부여한다. 사회적 위치는 건강 매개 변수에 차별적인 영향을 미쳐 건강의 사회적 형태, 크기, 분포에 큰 영향력을 행사한다. 사회적 위치를 결정하는 요인은 사회 계급, 성, 인종, 교육, 직업, 소득 등이다. 이들 요인의 상대적 중요성은 통치형태, 사회정책, 거시경제 정책, 공공정책, 문화나 사회가치 등과 같은 해당 국가나 사회의 맥락에 의해 결정된다.

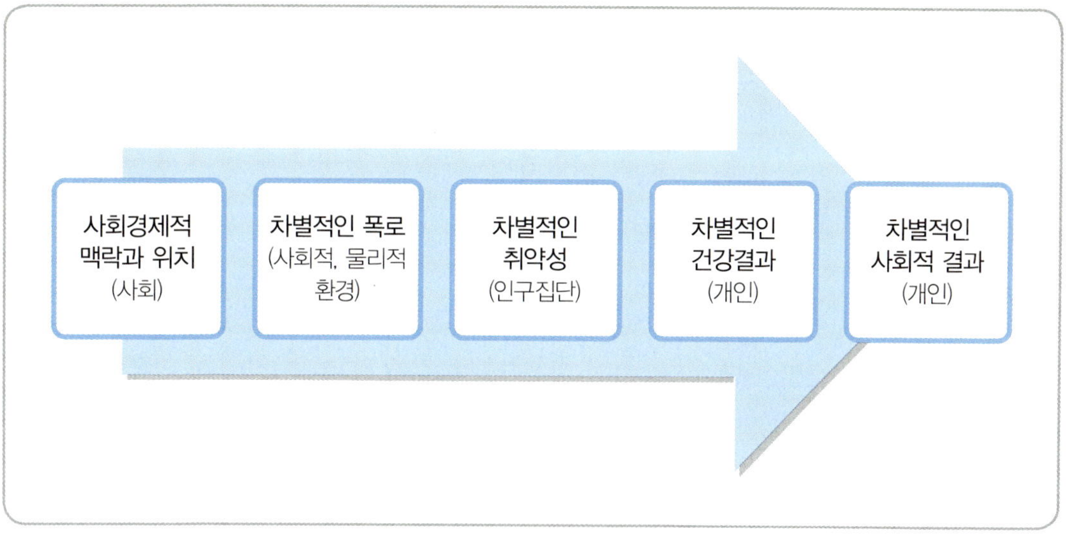

그림 13-2 사회적 건강결정요인이 건강 불공평에 영향을 미치는 단계

자료 : Blas and Kurup, 7쪽.

(2) (위험요인에의) 노출

물질적, 사회 심리적, 행태적 위험요인에의 노출은 대부분 사회적 위치에 반비례한다. 건강형평지향적인 정책을 개발하기 위해서는 "원인 뒤에 숨겨져 있는 원인(causes behind the causes)"을 잘 이해할 필요가 있다.

(3) 취약성

동일한 수준의 위험요인에 노출되더라도 집단의 사회적, 문화적, 경제적 환경과 생애에 걸쳐 축적된 요소들에 따라 차별적인 영향이 나타난다. 사회적 배제, 저소득, 알코올 남용, 영양실조, 열악한 주거, 의료서비스에 대한 접근성 부족과 같은 위험요인들은 특정 인구집단에 무리를 지어 나타나는데, 이것이 개별 위험요인에의 노출 못지않게 중요하다. 다른 건강문제의 이환도 취약성을 높인다. 취약한 인구집단을 얽매고 있는 악순환의 고리를 끊을 수 있는 적절한 개입 지점을 찾는 것이 필요하다.

(4) 건강결과

이상적인 보건의료서비스의 형평은 보건의료서비스를 필요로 하는 모든 사람은 사회적 위치나 사회적으로 결정된 환경에 상관없이 그들에게 도움이 되는 형태로 필요한 서비스를 제공받아야 한다는 것이다. 그 결과는 상이한 사회경제적 집단 모두가 가장 상위의 계층 수준으로 건강수준이 향상되어 건강결과의 체계적인 차이가 감소하는 것이다. 하지만 실제는 이상과 달라 사회적 위치에 따라 차별적인 서비스가 제공되고 건강결과도 달라진다. ①~③의 수준이 야기한 건강 불공평은 만일 보건체계가 하위 계층에 부적합하고, 덜 효과적인 서비스를 제공한다면 더 악화될 것이다.

(5) 사회적 결과

나쁜 건강은 소득 상실, 노동능력 저하, 사회적 고립이나 배제 같은 여러 사회적, 경제적 결과를 낳는다. 나아가 병자는 의료서비스나 약품 비용을 치르는데 경제적 부담을 느끼게

표 13-3 건강 형평성에 영향을 미치는 주요한 사회적 건강결정요인

단계	건강결정요인
사회경제적 맥락과 위치	세계화와 도시화 사회적 위치와 불공평 성(gender) 소수자 위치와 사회적 배제 고령화를 포함한 급격한 인구학적 변화
차별적인 노출정도	사회 규범 지역사회 맥락과 하부구조 건강에 불리하고 해로운 소비재 규제 밖에 있는 시장과 양판점 광고와 텔레비전 노출
차별적인 취약성	빈곤과 실업 접근이 어려운 인구집단 보건의료 이용과 낮은 서비스 접근성 낮은 교육수준과 지식 흡연과 약물남용 가족과 지역사회 해체 식품 불안전성과 영양실조
차별적인 건강 결과	낮은 질과 차별적인 치료와 돌봄 서비스 환자와의 제한된 관계와 처방 준수
차별적인 사회적 결과	사회, 교육, 취업, 그리고 소득에 미치는 결과 사회적 배제와 오명 보험의 제외

자료 : Blas and Kurup, 265쪽.

된다. 그리고 하위계층일수록 건강의 손상은 사회적 위치의 하락을 초래하여 빈곤선 아래로 추락하기 쉽다.

지금까지 논의한 사회적 건강결정요인과 건강 형평성 사이의 관계를 정리하면 다음과 같다. 사회적, 정치적, 경제적 맥락은 사회의 계층화에 영향을 미치고, 개인에게 상이한 사회적 위치를 부여한다. 사회경제적 위치는 건강을 매개하는 요인에 영향을 미친다. 사회적 위치에 따라 건강위험 환경에의 노출이 달라지고, 건강상태나 물질적 자원의 활용가능성이 계층별로 반비례하여 건강위험에 대한 취약성도 상이해진다. 이에 따라 건강수준 뿐만이 아니라 경제적, 사회적 측면의 결과도 계층에 따라 차별화된다. 질환에 이환되면 취업기회가 제한되고, 소득도 감소된다. 그 결과 사회적 위치에 부정적 영향을 미친다. 특정 전염성 질환은 사회적, 정치적, 경제적 기관이나 조직의 기능에도 악영향을 미친다(그림 13-3).

[그림 13-3]은 사회적, 정치적, 경제적 맥락과 같은 구조적 기전이 사회를 계층과 계급으로 분화시키고, 권력과 권위의 위계 속에서 개인의 사회경제적 위치와 자원에 대한 접근성

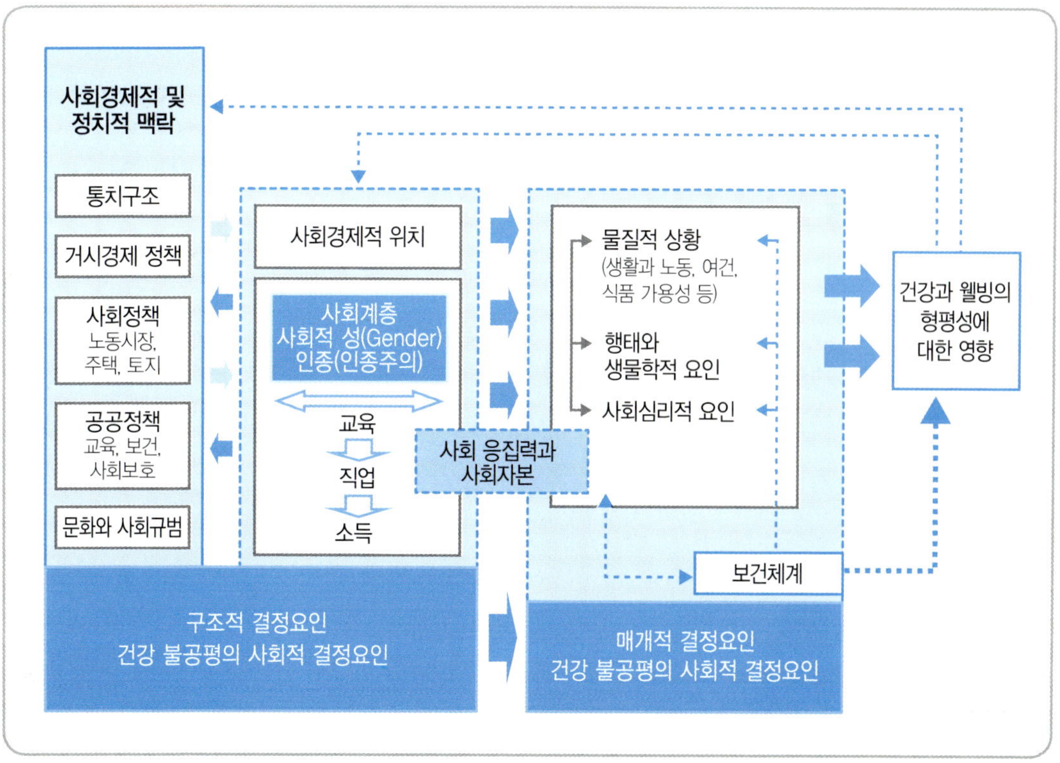

그림 13-3 사회적 건강결정요인과 건강 형평성 사이의 관계

자료 : Solar and Irwin, 2010, 6쪽.

이 결정된다는 것을 보여준다. 구조적 기전에 영향을 미치는 각종 요인을 "건강 불공평의 사회적 결정요인(social determinants of health inequities"이라고 한다(Solar and Irwin, 2010. 6쪽).

건강 불공평의 사회적 결정요인은 건강에 대한 매개요인(intermediary determinants of health)을 통해 건강수준에 영향을 미친다. 중요한 매개요인은 물질적 상황, 사회심리적 상황, 행태적 요인, 생물학적 요인, 그리고 보건체계이다(Solar and Irwin, 2010. 6쪽).

사회적 건강결정요인이 건강수준과 건강 형평성에 영향을 미치는 과정에는 사회응집력과 사회자본도 큰 영향을 미친다(Solar and Irwin, 2010. 7쪽). 사회자본은 구조적 차원과 매개 차원을 서로 연결시켜주는 역할을 한다. 사회자본을 강화하기 위해서는 시민사회의 참여를 활성화하는 유연한 체계를 만들어야 하며, 국가는 이러한 변화를 위한 책임을 져야 한다.

4 건강 형평성 향상 방법

1) 논리적 틀

Whitehead(2007)에 의하면 건강 불공평을 해소하기 위한 개입은 [그림 13-4]와 같은 논리체계를 가지고서 만들어진다. 건강 불공평을 해소하기 위한 개입은 건강 불공평이 존재한다는 것을 인식함으로써 시작된다. 인지된 문제가 사회적 의제라고 판단되고, 문제를 해결해야 한다는 합의가 이루어지면 문제의 원인(계층별 건강 기울기를 심화시키는 원인)을 파악하고, 정책목표와 해결을 위한 개입 방안이 마련된다. 개입 방안이란 당연히 문제의 원인을 효과적으로 해결하는 방안이므로 우리는 다양한 설명이론(explanatory theory)과 변화이론(change theory)[27]의 도움을 받아서 원인의 해결이 왜, 어떻게 가능한가를 검토하게 된다. 건강 불공평을 해소하기 위한 중요한 과제는 이론의 도움을 받아 제안이 왜 작동가능하고, 어떻게 작동할 것인가, 그리고 기대효과는 무엇일까를 설명하는 것이다. 효과적이라

27) 설명이론이란 어떠한 문제가 왜 존재하게 되었는지 이유를 설명해 주는 이론으로 문제발생의 원인이면서 동시에 개선이 가능한 요인(예; 지식, 태도, 자기효능감(self efficacy), 사회적 지지, 자원의 부족 등)들을 탐색해 나가는 과정을 이끌 수 있다. 설명이론의 예로는 건강믿음모형, 계획된 행동이론, 예방법 채택과정모형 등이 있다. 변화이론은 중재방안을 개발하는데 도움이 되는 이론으로, 전략에 대한 기본 개념을 제공하고, 프로그램 평가의 기본 틀을 제공한다. 또한 프로그램 기획자가 프로그램이 어떻게 효과를 발휘할 것인지에 대한 가정을 명확하게 하는데 도움이 된다. 변화이론의 예로는 지역사회조직이론과 혁신의 확산이론 등이 있다. 배상수. (2012). 건강증진의 이론과 접근방법. 162쪽을 참조하기 바란다.

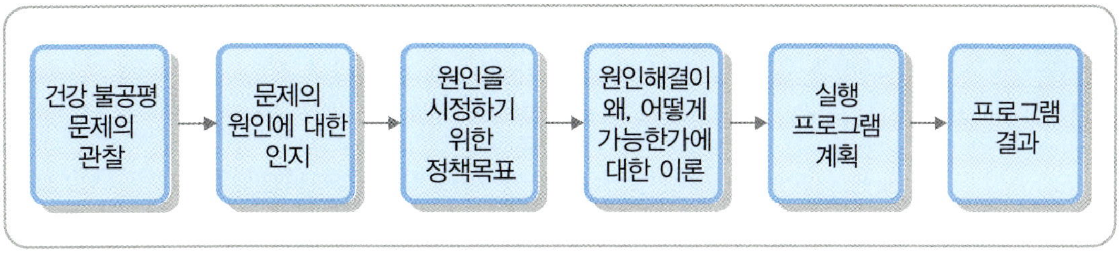

그림 13-4 건강 불공평 문제에 대한 개입의 논리

자료 : Whitehead, 2007. 474쪽.

고 판단된 제안의 실행은 기대한 효과를 낳게 될 것이다.

2) 건강 불공평 감소 활동의 유형

건강 불평등 감소를 위한 활동은 이론적 기반에 따라 ① 개인의 역량강화, ② 지역사회의 역량강화, ③ (필수 서비스에 대한 접근을 포함한) 생활 및 업무 환경의 개선, ④ 건강한 거시 정책(macro-policies) 유형으로 구분할 수 있다(Whitehead, 2007. 474쪽).

(1) 개인의 역량강화 유형

이 유형의 개입은 개인기반의 전략을 통해 불리한 환경에 처해 있는 개인을 강화하는 것을 목적으로 한다. 이 유형의 개입이 해소하고자 하는 원인은 개인의 지식, 믿음, 자긍심, 생활기술 능력 등의 부족이나 무기력 같은 개인의 결핍이다. 개입 이론은 문제가 개인의 특성에서부터 비롯되므로 개인의 결핍을 해결하기 위한 개별 교육이나 발전을 해결책으로 제시한다. 구체적인 사용 전략은 캠페인, 기술 교육이나 상담과 지지 등이다. 때로는 자긍심 향상 전략을 택하기도 한다.

최근에는 결핍 모형으로부터 개인이 지닌 자산과 능력을 중시하는 방향으로 전략의 변화가 나타나고 있다. 긍정적 힘과 자아실현을 위한 장애를 제거하고자 하는 이런 개입 방식에 대한 논리는 강화된 능력을 통해 개인이 최악의 사회 상황에서도 건강과 삶의 질을 향상시키는 방향으로 활동할 수 있다는 것이다.

(2) 지역사회 역량강화 유형

이 유형은 건강 불공평의 원인이 사회적 배제, 고립과 무력감이라고 생각하므로 사회적 응집력과 상호 지지를 구축함으로써 지역사회를 강화하고자 하는 다양한 개입들을 포함한다. 개입은 동일한 지역사회나 집단 내 구성원들 사이에 수평적인 상호관계를 촉진하고자 하는 수평적 방식과 상층부터 하층에 이르기까지 다양한 사회집단 사이에 수직적 연대를 구축하여 포섭성과 경제적, 정치적 참여를 강화하고자 하는 수직적 방식으로 구분된다. 수평적 방식의 개입은 주변 환경을 건강에 유리하게 만들고자 하는 지역사회 개발 전략이 중심이 되며, 수직적 방식의 개입은 사회연대의식을 통해 덜 분화된 사회를 만들고, 건강자원에 대한 접근성을 공평하게 하려는 포괄적인 사회복지체계의 구축, 민주적 절차의 강화 등이 그 예다.

(3) 생활 및 업무 환경의 개선 유형

이 유형에서는 건강 불공평의 가장 중요한 원인은 사회적 위치가 하락할수록 집이나 직장에서의 건강을 위협하는 환경에 심하게 노출되고, 식품, 교육, 보건서비스와 같은 필수적인 재화나 서비스에 대한 접근이 어렵기 때문이라고 생각한다. 이 유형에 속하는 개입의 예는 주택개량, 위생, 안전한 식품 공급, 안전한 직장, 보건이나 사회서비스에 대한 접근성 개선과 같은 전통적인 공중보건대책들이다. 이러한 조치들은 전반적으로 생활수준을 개선하지만 특히 매우 열악한 환경에 처해 있는 사람들의 건강을 향상시켜 집단 사이의 건강 기울기를 완화시킬 것이다.

최근에는 물리적 환경의 개선뿐만이 아니라 사회 심리적 건강 위험요인의 제거에도 관심을 기울이고 있다.

(4) 건강한 거시 정책 유형

이 유형은 낮은 사회계층의 생활수준, 소득, 취업, 직업 안전 등을 더욱 위협하는 경제적, 문화적, 사회적 환경이 건강 불공평의 원인이라고 생각한다. 개입은 빈곤을 감소시키고, 불공평이 사회에 미치는 광범위한 부작용을 줄이기 위해 거시경제적, 문화적 환경을 변화시키는 것을 목적으로 한다. 예로는 법적 권리나 인권의 보호, 건강한 경제 및 노동정책, 공평한 기회를 보장하는 문화적 가치의 존중, 환경재해의 관리 등이다.

이 유형에 속하는 정책의 특징은 앞의 건강 불공평 감소를 위한 개입 유형들이 대체로 특정집단을 대상으로 하는데 비해 건강 불평등의 감소에 더 효과적이라고 알려져 있는 전체인구를 대상으로 하는 보편적 접근을 펼친다는 것이다. 그리고 사회의 한 부문이 아닌 여러 부문의 협력을 통해 이루어진다는 것이다. 건강한 거시 정책에 대해서는 12장 건강에 이로운 공공정책을 통해 학습하였다.

3) 사회적 건강결정요인의 작동 단계를 고려한 개입

[그림 13-2]와 [그림 13-3]은 사회적 건강결정요인이 어떤 단계를 거쳐서 건강 불공평에 영향을 미치는 가를 보여주고 있다. 건강 불공평을 해소하기 위해서는 문제의 근원인 사회적 불공평을 해소하여야 하며, 이는 [그림 13-2]에 제시된 5단계 모두를 개입 대상으로 중시하여야 함을 의미한다.

'사회적 건강결정요인 위원회(Commission on Social Determinants of Health)'에서는 이런 맥락에서 각각의 단계에 맞는 개입방법을 제시하였다(Blas and Kurup, 2010. 265-272쪽)(그림 13-5).

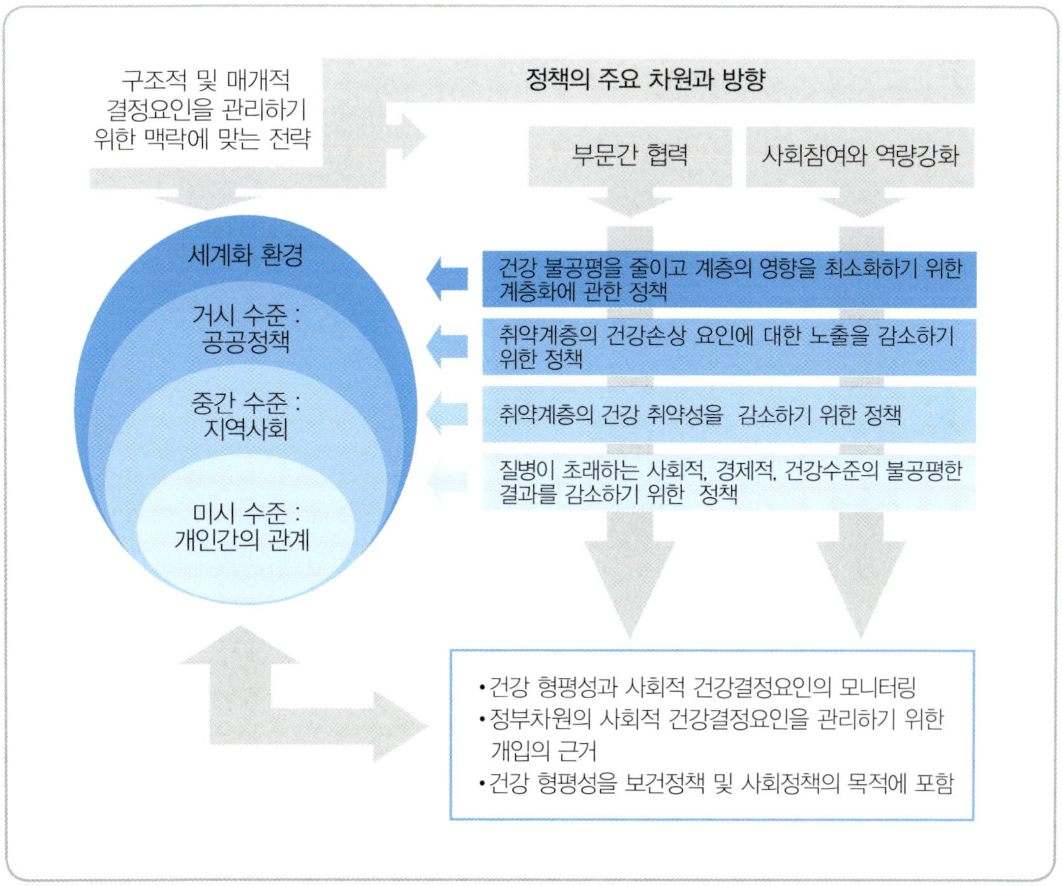

그림 13-5 건강 불공평의 해결 틀

자료 : Solar and Irwin, 2010. 60쪽.

(1) 사회경제적 맥락과 위치

사회경제적 맥락과 사회적 위치의 차이는 건강을 매개하는 요인에 대한 차별적인 노출을 초래한다. 맥락과 위치의 차이를 해소하기 위해서는 권력구조, 정치적·철학적 시각과 가치, 국가와 종교의 역할과 같은 사회의 근간을 건드려야 한다. 따라서 권력이나 통제력을 상실할 수 있다고 생각하는 집단으로부터 저항을 받을 수 있다. 하지만 이 단계에서의 개입 성공은 다음 단계에 심대한 영향을 미칠 수 있다.

변화의 성공을 위해서는 다음 3가지 활동이 우선적으로 이루어져야 한다.

① 결정요인과 결과(크기와 분포) 사이의 관계를 보여주는 상황에 적합한 근거를 적시에 제공

② 건강친화성 평가를 비롯한 연구와 분석을 실시하여 올바른 행동방침을 제공. 정책개발 과정 이전과 중간에 대안을 검토하고 개선 방안을 제안

③ 정치가, 법률가, 규제자 등을 확신시키고, 사회적 건강결정요인을 개선하며, 건강 형평성 이슈를 경제·사회 전략과 계획에 포함시키기 위해 옹호 및 활동 집단을 지지

표 13-4 사회경제적 맥락과 위치가 건강 불공평에 미치는 영향을 해결하기 위한 개입

개입 지점	개입 방안	주요 담당자
권리의 보호와 향상; 역량의 강화	국내 및 국제 차원에서 바람직하고 책임감 있는 거버넌스를 강화 기본적 인권과 생식권리를 포함한 입법, 정책, 규제의 개선 여성의 의무교육 실시	의회 법률기관 교육부문 개발담당 기관과 은행 시민사회
권력과 자원의 재분배와 규제	누진세 실행과 세금에 의한 공공서비스 제공 현금 지원의 실행 공정하고 사회적 책임을 지는 무역협정과 집단 건강을 향상시키는 생산과 규제 체계를 도입	재정, 기획, 사회복지 부서 무역기구와 파트너
현대화 및 세계화의 긍정적 영향을 이용하고, 부정적 영향에 대처	건강한 도시계획의 촉진 상품의 생산과 유통을 규제할 수 있는 국제 및 국내 기반을 마련 지식 공유, 연대, 올바른 관행의 이전을 격려	기획부서 지방정부 법률 및 규제 기구 시민사회 산업과 상업 보건부문

자료 : Blas and Kurup, 2010, 266쪽.

사회경제적 맥락과 위치로 인해 발생하는 문제를 해결하기 위한 개입 지점과 방안은 [표 13-4]와 같다.

(2) 차별적인 노출

사회적 위치에 따라 건강을 매개하는 물질적 상황, 사회심리적 요인, 행동요인, 보건서비스 등에 대한 노출에 차이가 발생한다. 문제를 해결하기 위한 개입 지점과 방안은 [표 13-5]와 같다.

이 단계에서의 개입은 의도하지 않은 부작용을 초래할 수 있다. 담뱃값 인상이 밀수입 담배를 증가시킨다거나 안정성 강화를 위한 식품 공급 규제는 소규모 지역 생산물을 시장에서 몰아낼 수 있다. 또 지역사회 기반 개선이 생활비를 인상시키고, 약자를 지역에서 몰아낼 수도 있다. 따라서 의도하지 않은 부작용이 발생하지 않도록 개입방법을 선택할 때 조심하여야 한다. 또 이 단계에서 사용되는 개입수단도 종종 현재의 권력구조를 유지하고자 하는 집단으로부터 반대에 부딪히므로 정치적 지지집단을 확보해 둘 필요가 있다.

표 13-5 건강 매개요인에 대한 차별적인 노출이 건강 불공평에 미치는 영향을 해결하기 위한 개입

개입 지점	개입 방안	주요 담당자
사회 제도 ; 규범의 전파와 유지	성과 관련된 규범, 알코올의 판매와 입수가능성, 폭력에 대한 태도를 변화시키기 위한 교육과 인식향상 프로그램 시행 학교 취학과 신체활동 및 영양을 포함한 보건프로그램 실행 역할 모델을 활용한 동료집단을 중시하는 개입의 권장	경찰, 언론, 교육자, 지역사회 집단 교육부문 보건부문
지역사회 하부구조의 개발(도로, 교통, 상수도, 위생, 쓰레기 처리, 전력)	신체활동을 권장하고 안전을 부각하며, 취약계층의 필요를 충족시키기 위한 하부구조 설계의 개선 주거, 생활, 작업 환경, 식용수와 위생, 신체활동 장소 등의 개선	기획 및 개발, 교통부서 물 관리 부서 지역사회집단 비정부조직 보건부문
다양하고 안전한 상품의 이용가능성	담배 광고와 후원행사, 식품 생산과 취급 안전 기준을 포함하여 정부 규제의 강화 파수꾼, 업계와의 자율협정, 반론 광고 등의 도입 건강위해식품, 술, 담배에 대한 세금 도입, 건강한 식품과 제품에 대한 인센티브	재정, 농업, 산업, 소비 부문 의사소통과 미디어 교육부문 소비자 집단 보건부문

자료 : Blas and Kurup, 2010, 267쪽.

이 단계 변화의 성공을 위해서는 다음 3가지 활동이 우선적으로 이루어져야 한다.

① 사회 규범의 개선을 위한 근거를 생산하고, 적절한 개입방법을 확인하고, 옹호하기 위한 선도적 역할의 수행

② 지지적인 시민사회 집단, 여론 지도자들과의 공동 활동을 통해 3가지 개입 지점에 대한 집중적인 활동. 보건부가 근본적 원인에 대한 접근(upstream approach)과 인구집단의 건강과 불건강이 왜 발생하는지에 대해 더욱 관심을 가지도록 영향력을 행사

③ 지역사회 교육, 규제, 하부구조 개발, 세금 부과와 광고 같은 문제에 대해 직접적이고 적극적인 참여

(3) 차별적인 취약성

건강위험 요인에 대한 취약집단의 취약성 차이를 해결하기 위한 활동은 공중보건 분야에 있어서 새로운 영역은 아니다. 취약집단의 전반적인 상황을 개선하기 위해서는 건강과 건강형평성을 손상시키는 요인들에 대해 체계적으로 이해하고, 조기에 복합적으로 개입해야만 한다. 따라서 다른 영역이나 부문에서 실시하는 프로그램과의 협력이 중요한데, 이런 측면에서 보면 아직도 노력해야 할 여지가 많이 남아 있다.

취약성의 차이에 따른 문제를 해결하기 위한 개입 지점과 방안은 [표 13-6]과 같다.

표 13-6 차별적인 취약성이 건강 불공평에 미치는 영향을 해결하기 위한 개입

개입 지점	개입 방안	주요 담당자
역량강화 : 사회적, 구조적, 경제적 기회의 제공과 교육	빈곤을 감소시키고, 특히 여성의 가족의 부에 대한 접근성과 통제력을 개선 고위험 아동을 위한 가정방문 프로그램과 부모 훈련 프로그램의 실행 건강증진 및 예방 조치에 대한 접근성, 대상집단 선정, 적합성을 향상시키고 취약집단이 책임감을 가지고 행동할 수 있도록 역량강화 수단을 제공	지역사회개발조직 교육영역 의사소통과 미디어 종교 지도자 보건부문
취약계층에 대한 지원 : 대상과 보조	조건부 현금지원이나 바우처 제공 같은 빈곤의 감소와 보건 및 교육서비스 이용을 결합한 개입을 증가 무료 또는 보조금을 받는 건강식품의 제공 제공자들이 무료 서비스 제공에 의해 손실을 보지 않도록 사회보험을 실시	사회복지부서 보건부문

표 13-6 차별적인 취약성이 건강 불공평에 미치는 영향을 해결하기 위한 개입(계속)

개입 지점	개입 방안	주요 담당자
찾아가는 보건사업	빈곤지역 거주자, 노숙자, 약물중독자, 재소자, HIV 감염자 등을 대상집단으로 함으로써 사례 발견을 개선 서비스 제공범위와 통합성 향상, 취약집단에 적합한 질 높은 서비스의 조직, 제공경로를 다양화 흡연, 음주, 실내 공기오염, 영양실조 같은 공통적인 근본 원인을 개선하기 위해 다른 상황들과 연계	보건부문, 정부와 민간 기업

자료 : Blas and Kurup, 2010, 269쪽.

이 단계 변화의 성공을 위해서는 다음 3가지 활동이 우선적으로 이루어져야 한다.

① 취약한 인구와 집단, 차별적인 취약성의 원인을 확인하기 위한 선도 역할의 수행. 차별적인 취약성을 발생시키는 사회적 결정요인을 해결하기 위해 다른 부서와 협력

② 문화적, 사회적 맥락에 적합한 보건서비스 전달체계를 보장하고, 프로그램이 건강에 미치는 이득을 취약 인구가 민감하게 받아들일 수 있도록 지역사회와 협력

③ 적용범위를 확대하고, 취약 인구의 보건서비스 접근을 막는 장애요인을 감소시키기 위해 보건서비스 제공자 및 다른 프로그램과 협력할 수 있도록 선도적 역할을 수행

(4) 차별적인 건강결과

보건의료서비스를 이용하더라도 낮은 질과 차별적인 서비스의 제공, 환자와 제공자 사이의 접촉 제한으로 인한 처방의 준수 실패 등 때문에 모든 환자가 서비스 이용의 이득을 동일하게 누리는 것은 아니다.

이 문제를 해결하기 위한 개입 지점과 방안은 [표 13-7]과 같다.

이 단계의 문제를 해결하기 위해서는 다음 활동이 우선적으로 이루어져야 한다.

① 보건의료서비스 안에서 서비스 제공의 결과가 달라지는 이유와 근원을 확인하는데 선도적 역할을 수행

② 보건의료체계 내의 우선순위 설정, 서비스 제공, 재원과 조직 등을 검토하고 영향력을 행사하며, 일차보건의료를 부활시키기 위해 협력자들과 함께 활동

③ 공평한 보건의료에 대한 인식을 불러일으키고 이를 요구하기 위하여 미디어, 여론 형

표 13-7 차별적인 건강결과를 해결하기 위한 개입

개입 지점	개입 방안	주요 담당자
의료 및 행정 절차 (환자의 순응)	진료과정을 간단하게 하고, 패키지로 묶고, 표준화함 집단 교육과 지원과정을 조직 개별 코칭 실시	보건시설 환자집단 미디어 민간기업
제공자의 행태와 관행 (공급자 순응)	윤리 규범, 차별없는 진료 관행과 기관 정책에 대해 제공자를 교육하고 관심을 가지도록 함 보건기관이 시민, 지역사회에 책임을 느끼도록 하고, 환자권리를 보장하며, 불만처리를 용이하게 하고, 진료 감사에 사회적 결정요인을 포함시킴 민간 및 공공 보건영역이 취약계층과 함께 일하는 것을 권장하고 결과의 형평성을 향상시키기 위해 수가, 보너스, 보상, 승진 등 인센티브를 보장	보건시설 보건서비스 규제 및 재원제공 기관 미디어 환자집단 전문가협회 보건 교육/훈련 기관
특수집단 대책 (목표, 헌신)	이민자나 소수자 같은 특수집단에 대해서 헌신적으로 보건서비스를 제공	보건시설 사회복지부서 미디어

자료 : Blas and Kurup, 2010. 270쪽.

성자, 활동 집단과 함께 일하기

(5) 차별적인 사회적 결과

위의 네 단계의 축적된 영향으로 인해 계층별로 차별적인 사회적 결과가 초래된다. 사회적 결과의 대표적인 예는 교육과 직업 선택의 기회, 소득 등에서의 차별화, 사회적 배제와 낙인, 보험의 배제 등이다. 계층별로 차등적으로 나타나는 사회적 결과는 다시 사회적 위치, 노출, 건강수준에 영향을 미친다. 그리고 이러한 차별적 영향은 환자뿐만이 아니라 그 가족과 다음 세대에까지 미친다.

차별적인 사회적 결과가 건강 불공평에 미치는 문제를 해결하기 위한 개입 지점과 방안은 [표 13-8]과 같다.

이 단계의 문제를 해결하기 위해서는 다음 활동이 우선적으로 이루어져야 한다.

① 공중보건상태가 초래하는 차별적인 결과와 이에 따라 야기되는 필요를 확인하고 분석하기 위하여 선도적 역할을 수행

표 13-8 차별적인 사회적 결과를 해결하기 위한 개입

개입 지점	개입 방안	주요 담당자
적응 : 보상과 역량 강화 (사회복지, 재활 등)	직업 훈련, 창업대출, 사회 복지 등을 통한 소득 획득 능력의 향상 특정 건강문제에 봉착한 사람들을 위한 사회 네트워크의 활성화를 비롯한 사회적 지지의 제공 특히 어린이에게 중점을 두고 차별적인 사회적 영향을 받고 있는 가족을 대상으로 사회적 안전망과 교육 및 취업 기회를 제공	사회복지부서 교육부문 민간 산업 보건부문 환자와 지역사회 집단
권리의 제도화, 보호	낙인찍기와 차별을 감소시키기 위한 캠페인과 대중 교육 낙인찍기, 차별화, 보험수급권의 상실 등을 포함한 건강상태의 차별적 결과를 개선하기 위한 규제 조치의 시행	사회복지부서 입법기관 미디어 민간 산업 보험자 환자집단 시민사회 보건 부문
사회적 및 물리적 접근 (교통, 시설, 근무 장소 등)	차별적인 결과를 줄이기 위한 노동자 친화적인 정책, 환경, 절차의 도입 특수한 건강상태를 가진 사람들에 대한 접근성과 비용부담 능력을 증가시킴 보건의료서비스뿐만이 아니라 사회복지, 교육 등에 대한 의뢰서비스를 개선	노동조합 민간 산업 교육, 교통 부문 사회복지부서 환자집단 보건부문

자료 : Blas and Kurup, 2010, 271쪽.

② 보건과 사회체계 전반에 걸쳐 의뢰 및 추구관리 표준을 개발하고 강화

③ 문제에 대한 적절한 대처를 위해 환자집단이나 비정부기관, 미디어, 산업 및 보험회사와 같은 다른 파트너와 함께 일하기

4) 건강 형평성 향상을 위한 개입 원칙

(1) 형평성을 중시하는 가치체계의 확립

건강 형평성에 대한 논의와 행동은 본질적으로 윤리적이고 정치적인 관점을 대동한다. 따라서 강력한 공통적인 가치 기반을 사회가 지니고 있어야 가능하다(Whitehead 등, 2001, 310쪽). 효율성 추구를 앞세워 형평성을 내치는 사회풍토 속에서는 건강 형평성을 추구하기

어렵다.

건강 형평성 추구를 사회의 공통가치로 만들기 위해서는 다음 행동이 필요하다(Whitehead 등, 2001, 310쪽).

① 건강 형평성 목표의 수립

② 개발을 건강을 위한 수단으로 간주

③ 건강친화성 평가의 실시

쉼터 각국의 건강 형평성과 건강한 사회를 만들기 위한 국가 목표

1. 우리나라의 제4차 국민건강증진종합계획 : 2016~2020

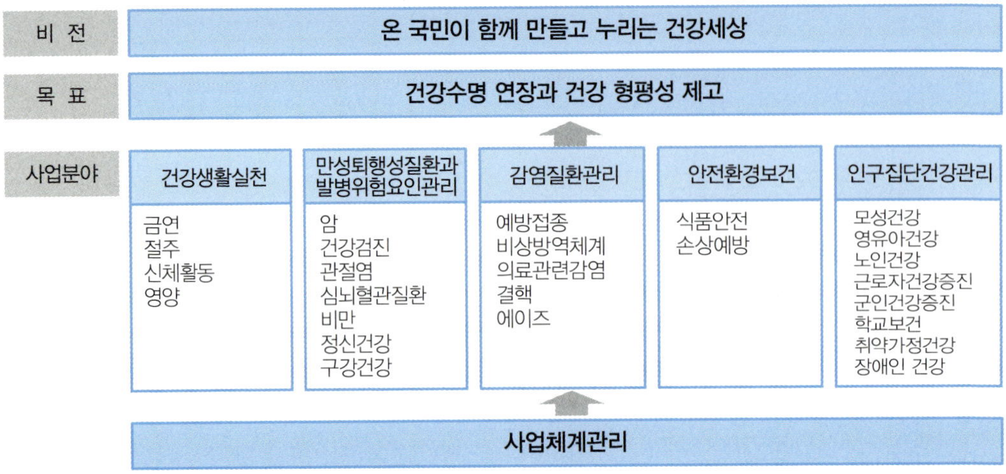

자료 : 보건복지부 · 한국건강증진개발원, 2015. 34쪽.

2. 미국의 Healthy People 2020의 총괄 목표

- 비전
  - 모든 사람이 장수하며, 건강한 생활을 하는 사회
- 총괄목표
  - 예방 가능한 질환, 장애, 사고와 조기사망으로부터 자유로운 높은 질의 장수 생활을 구현
  - 건강 형평성을 확보하고 차별을 제거하며, 모든 집단의 건강을 향상
  - 모든 사람에게 건강을 향상시키는 사회적, 물리적 환경을 조성
  - 전 생애 주기에 걸쳐 삶의 질, 건강한 성장, 건강한 행태를 향상

자료 : https://www.healthypeople.gov/2020/About-Healthy-People

3. 스웨덴의 국가보건목표

- 사회 참여와 영향
- 경제적 및 사회적 안정
- 아동 및 청소년기 동안 양호한 환경의 확보
- 건강한 노동 생활
- 건강하고 안전한 환경과 생산품
- 건강을 적극적으로 향상시키는 보건 및 의료서비스
- 전염성 질환에 대한 효과적인 보호
- 안전한 성생활과 양호한 생식보건
- 신체적 활동의 증가
- 양호한 식이습관과 안전한 식품
- 흡연과 알코올 섭취 감소, 불법적인 약과 복용으로부터 자유로운 사회, 과도한 도박에 의한 유해한 영향 감소

자료 : Wall 등, 2009, 95쪽.

(2) 근본적 원인부터 접근(Upstream Approach)

건강 불공평의 중첩되고 복잡한 인과관계를 고려할 때 [그림 13-2]와 [그림 13-5]의 모든 단계에 걸친 개입이 필요하다. 하지만 제한된 자원을 활용하여 가장 큰 효과를 거두려면 무엇보다 문제의 근본적 원인, 즉 사회경제적 맥락과 위치 등에 영향을 미치는 요인의 개선을 위해 노력을 집중하는 것이 바람직하다. 문제의 뿌리, 즉 근본적 원인(root cause)을 해결하여야 한다.

건강문제의 원인을 강에 비유하면 아래와 같이 상류, 중류, 하류로 구분할 수 있다(그림 13-6).

① **하류(downstream)** : 즉각적으로 보건의료서비스를 필요로 하는 상병

② **중류(midstream)** : 물질적 상황, 사회 심리적 상황, 행동요인, 생물학적 요인, 보건체계 등의 건강수준을 매개하는 요인

③ **상류(upstream)** : 사회경제적 맥락이나 위치와 같은 구조적 결정요인

문제의 근원을 해결하고자 하는 접근을 우리는 '근본적 원인부터 접근(Upstream Approach)'이라고 한다(표 13-9). 건강 불공평 문제의 해결은 바로 'Upstream Approach'를 통해 문제의 근원을 해결할 때 효과적이라는 것이다.

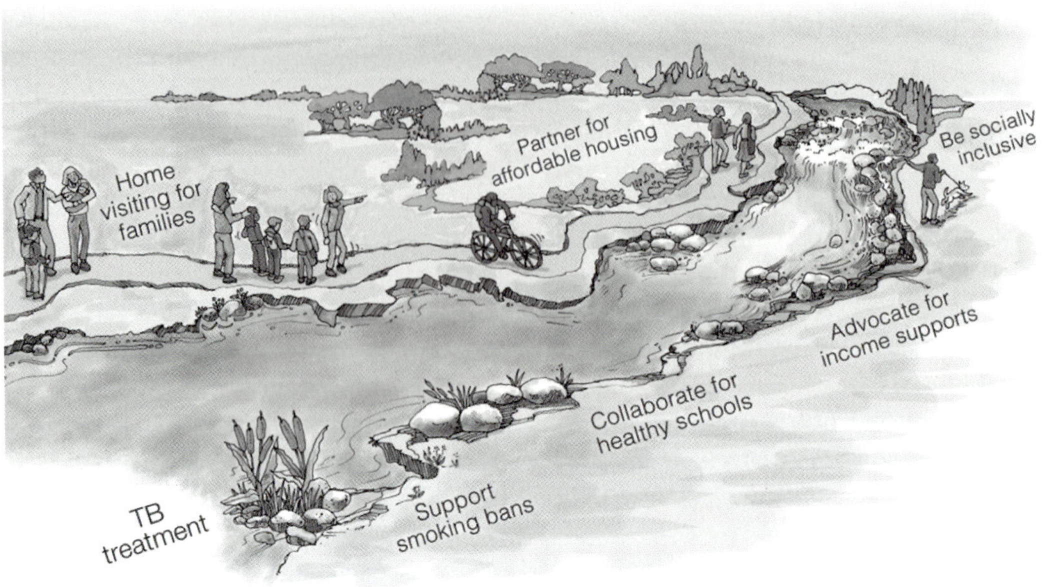
Home visiting for families
Partner for affordable housing
Be socially inclusive
Advocate for income supports
Collaborate for healthy schools
Support smoking bans
TB treatment

그림 13-6 강의 흐름에 비유한 건강문제 원인

자료 : National Collaborating Centre for Determinants of Health, 2014.

표 13-9 상류, 중류, 하류에서의 건강문제 접근

상류에서의 접근 (upstream approach)	중류에서의 접근 (midstream approach)	하류에서의 접근 (downstream approach)
부, 권력, 기회, 의사결정 등에 영향을 미치는 근본적인 사회적·경제적 구조 개혁	생활이나 업무와 관련된 환경을 개선하여 건강위해에 대한 노출을 감소시키거나 건강한 생활습관을 통해 위험을 줄임	개인 및 가족 수준에서 보건 및 사회서비스에 대해 공평한 접근을 추구
이러한 변화는 거시정책 수준에서 이루어짐	변화는 조직, 지역, 광역의 미시정책 수준에서 이루어짐	변화는 서비스나 서비스 접근 수준에서 나타남
원인의 원인(causes-of-the-causes)을 감소시키는 것임	원인을 변화시키는 것임	원인에 의한 영향을 변화시키는 것임

자료 : National Collaborating Centre for Determinants of Health, 2014.

(3) 지역사회 참여

지역사회 참여는 건강의 불평등을 감소하기 위한 핵심적인 전략의 하나이다. 정책의 개발과 실행, 프로그램이나 서비스의 제공, 평가에 지역사회를 참여시켜야만 한다. 특히 문제의

확인과 개입방법 개발, 그리고 평가에 취약계층에 속한 사람들이 참여해야만 한다(Sudbury and District Health Unit, 2011, 6쪽).

하지만 공중보건을 비롯한 정부 관계자나 공중보건 전문가들에게 있어서 지역사회 참여는 새로운 도전과제이다. 지역사회 참여를 위해 필요한 권력과 통제력의 공유는 이들에게는 익숙하지 않으며, 시간낭비라고 생각되고, 편하게 느껴지지도 않는다.

Kelly 등(2007, 63~64쪽)은 다음과 같은 방법으로 지역사회 참여를 촉진해야 한다고 주장하였다.

① 지역사회 참여를 위해 활용가능한 자원의 분석
② 상이한 맥락 하에서 가장 최선의 참여 방법을 학습
③ 건강 불공평을 감소시키기 위한 근거 기반에 무언의 지식들을 추가
④ 효과적인 활동을 취하기 위해 지역사회 역량을 강화
⑤ 개입방법의 계획, 실행, 평가의 전 과정에 지역사회를 참여시켜 그 역량을 활용

(4) 거버넌스 개선

건강 형평성 개선 정책이나 대책, 특히 사회적 건강결정요인을 개선하고자 하는 접근은 건강이 사회 모든 부문의 결과라는 사실을 인식함으로써 가능하다(Blas and Kurup, 2010, 273쪽). 건강과 건강 형평성 문제에 대한 전 사회적 접근을 위해서는 부문간 협력이 절대적으로 필요하다. 복잡한 문제는 문제의 확인, 자원의 공유, 결과 평가 등을 위해 정부 및 사회의 각 부문이 같이 노력함으로써만 만들어지는 복잡한 해결책을 요구한다(Sudbury and District Health Unit, 2011, 7쪽). 다른 부문은 각기 상이한 이해, 조직문화, 판단기준을 가지고 있다. 부문간 협력을 강화하기 위해서는 보건과 다른 부문, 공공과 민간 조직과 같은 모든 관리 수준에서 협력적인 공동작업과 건강에 대해 책임을 지는 분위기의 조성이 필요하다(Marmot and Allen, 2013, 76쪽). 이는 참여(participation), 책무성(accountability), 역량강화(empowerment)를 특징으로 하는 민주적 거버넌스를 구축할 때에 가능하다.

거버넌스의 변화와 건강 형평성 향상을 위한 보건부문의 역할은 다음과 같다(Edwards, 2004, 5쪽).

① **지도자(Leader)** : 보건부문이 건강과 건강 불공평 개선을 위해 직접적인 지도 역할을 맡는 경우가 있다.
② **영향력 행사(Influencer)** : 많은 경우 보건부문은 다른 부문이 건강 형평성을 위해 공공

정책을 개발하고, 자원을 배정하도록 확신시킴으로써 상생이 가능하도록 영향력 있는 촉매자, 옹호자, 중재자, 조정자 역할을 맡는다.

③ **의사소통자 또는 지식 중개인(Communicator and knowledge broker)** : 모든 경우에 보건영역은 사회정책이 건강, 웰빙, 생산성 등에 미치는 영향에 대해 대중 및 의사결정자와 대화를 하여야 한다. 또 사회적 건강결정요인 및 건강수준의 형평성 향상을 위한 기전의 가치에 대한 이해를 높이고, 공유하기 위해 지식 중개인의 역할도 하여야 한다.

5 정 리

서로 다른 사회계층 사이에 건강수준(또는 건강결정요인)에 체계적인(systematic) 격차가 있으며, 이러한 격차가 사회적으로 생산되어(socially produced), 개인의 노력으로는 피하기 어려우며(unavoidable), 그 차이를 사회적으로 용납하기 어렵고(unacceptable), 건강격차를 해결할 의무를 진 책임기관(responsible agent)이 존재하는 경우 우리는 건강 불공평이 있다고 한다. 건강 불공평은 사회 정의에 어긋나며, 개인과 사회의 장기적인 생산성을 저하시킨다. 이런 이유로 대부분의 나라는 건강 형평성 향상을 가장 중요한 국가 보건목표로 제시하고 있다.

사회 형평성과 건강 형평성은 서로 밀접한 관련이 있다. 사회적 건강결정요인은 ① 사회경제적 맥락과 위치, ② 차별적인 위험요인에의 노출, ③ 차별적인 취약성, ④ 차별적인 건강결과, ⑤ 차별적인 사회적 결과라고 하는 5가지 단계를 거쳐 건강수준과 건강 형평성에 영향을 미친다. 사회적, 정치적, 경제적 맥락은 사회의 계층화에 영향을 미치고, 개인에게 상이한 사회적 위치를 부여한다. 사회경제적 위치는 건강에 대한 매개요인에 영향을 미친다. 사회적 위치에 따라 건강위험 환경에의 노출이 달라지고, 건강상태나 물질적 자원의 활용가능성이 계층별로 반비례하여 건강위험에 대한 취약성도 상이해진다. 이에 따라 건강수준 뿐만이 아니라 경제적, 사회적 측면의 결과도 계층에 따라 차별화된다. 질환에 이환되면 취업기회가 제한되고, 소득도 감소된다. 그 결과 사회적 위치에 부정적 영향을 미친다.

건강 형평성을 향상하기 위해서는 개인 역량강화, 지역사회 역량강화, (필수 서비스에 대한 접근을 포함한) 생활 및 업무 환경의 개선, 건강한 거시 정책 같은 방법이 사용된다. 건강 형평성 향상을 위한 개입은 공통 가치의 확립, 'Upstream Approach'을 통한 근본적 원인부터 해결, 지역사회 참여, 거버넌스 개선 등의 원칙 아래에서 이루어질 때 효과적이다.

참고문헌

배상수. (2012). 건강증진의 이론과 접근방법. 서울: 계축문화사.

보건복지부·한국건강증진개발원. (2015). 제4차 국민건강증진종합계획: 2016-2020.

Aday LA, Andersen RM. (1981). Equity of access to medical care: a conceptual and empirical overview. Medical Care 19(12 Suppl):4-27.

Blas E, Kurup A. (eds.) (2010). Equity, social determinants and public health programmes. Geneva: World Health Organization. Available at: http://apps.who.int/iris/bitstream/10665/44289/1/9789241563970_eng.pdf

Braveman P, Gruskin S. (2003). Defining equity in health. J Epidemiol Community Health 57:254-258.

Brunner E, Marmot M. (1999). Social organization, stress, and health. In M. Marmot, R. Wilkinson. (eds.). Social determinants of health. Oxford: Oxford University Press. pp.17-43.

Dahlgren G. Whitehead M. (1991). Policies and strategies to promote social equity in health. Stockholm: Institute for Futures Studies.

Diderichsen F, Andersen I, Manual C, the Working group of the Danish review on social determinants of health. (2012). Health inequality-determinants and policies. Scandinavian Journal of Public Health 40(Suppl 8):12-105.

Edwards P. (2004). The social determinants of health: An overview of the implications for policy and the role of the health sector. Health Canada

Goldberg, A. (2012). It matters how we define health care equity. Commentary. Washington, DC: Institute of Medicine. Available at: http://www.iom.edu/insertlinktoyourpaper

Green J, Tones K. (2010). Health promotion: Planning and strategies. 2nd edition. London: SAGE Publications Ltd.

Kawachi I, Subramanian S, Almeida-Filho N. (2002). A glossary for health inequalities. Journal of Epidemiology and Community Health 56:647-652.

Kelly PM, Morgan A, Bonnefoy J, Butt J, Bergman V. (2007). The social determinants of health: Developing an evidence base for political action. Final report of the measurement and evidence knowledge network to the Commission on Social Determinants of Health. Geneva: World Health Organization. Available at: http://www.who.int/social_determinants/resources/mekn_report_10oct07.pdf

Last J. (2007). A Dictionary of public health. NY: Oxford University Press.

Marmot M, Allen J. (2013). Prioritizing health equity. In K. Leppo, E. Ollila, S. Peña, M. Wismar, S. Cook. (eds.). Health in all policies: Seizing opportunities, implementing policies. Ministry of Social Affairs and Health, Finland. pp.63-80. Available at: http://www.euro.who.int/__data/assets/pdf_file/0007/188809/Health-in-All-Policies-final.pdf

National Collaborating Centre for Determinants of Health. (2014). Let's talk: Moving upstream. Antigonish, NS: National Collaborating Centre for Determinants of Health, St. Francis Xavier University. Available at: http://nccdh.ca/images/uploads/Moving_Upstream_Final_En.pdf

Oberzaucher N, Schmeid G. (2003). Inequalities in health-Exploring causes, policies and interventions. European center for welfare policy ad research.

Pan American Health Organization. (1999). Principles and basic concepts of equity and health. Available at: http://www.ausl.re.it/sites/default/files/Pahowho_Principles%20and%20basic%20concepts%20of%20equity%20and%20health.pdf

Perelman C. (1986). 법과 정의의 철학. 심헌섭, 강경선, 장영민(역). 서울: 종로서적.

Raphael D. (2001). Inequality is bad for our hearts: Why low income and social exclusion are major causes of heart disease in Canada. Toronto: North York Heart Health Network.

Solar O, Irwin A. (2010). A conceptual framework for action on the social determinants of health. Social Determinants of Health Discussion Paper 2 (Policy and Practice). Geneva: World Health Organization.

Sudbury & District Health Unit. (2011). 10 promising practices to guide local public health practice to reduce social inequities in health: Technical briefing. Sudbury, ON: Sudbury & District Health Unit.

Wall S, Persson G, Weinehall L. (2009). Public health in Sweden: Facts, visions, and lessons. In R. Beaglehole, R. Bonita. (eds). Global public health: A new era. 2nd edition. New York: Oxford University Press. pp.85-100.

Weber M. ([1922], 1978). Economy and society: An outline of interpretive sociology. 2 vols. Translated and edited by Roth G and Wittich C. Berkeley: University of California Press.

Whitehead M. (1990). The concepts and principles of equity in health. Copenhagen: WHO Regional Office for Europe. Available at: http://publicaciones.ops.org.ar/publicaciones/piezas%20comunicacionales/cursoDDS/cursoeng/Textos%20Completos/the%20concepts%20and%20principles%20of%20equity%20and%20health.pdf

Whitehead M. (2007). A typology of actions to tackle social inequalities in health. J Epidemiol Community Health 61:473-478.

Whitehead M, Dahlgren G. (2006). Concepts and principles for tackling social inequities in health: Levelling up Part 1. Studies on social and economic determinants of population health, No. 2. Copenhagen: World Health Organization, Regional Office for Europe. Available at: http://www.euro.who.int/__data/assets/pdf_file/0010/74737/E89383.pdf

Whitehead M, Dahlgren G. Gilson L. (2001). Developing the Policy Response to Inequities in Health: A Global Perspective. In T. Evans, M. Whitehead, F. Diderichsen, A. Bhuiya, M. Wirth. Challenging inequities in health: From ethics to action. NY: Oxford University Press. pp.309-322.

World Health Organization. (1996). Equity in health and health care: A World Health Organization initiative. Geneva: WHO. Available at: http://apps.who.int/iris/bitstream/10665/63119/1/WHO_ARA_96.1.pdf

World Health Organization, Regional Office for Europe. (1986). Social justice and equity in health: Report on a WHO meeting, Leeds, United Kingdom, 1985. Copenhagen: Regional Office for Europe.

제14장

공중보건 위기관리

1. 공중보건 위기 및 대응과 관련된 용어
2. 지역사회의 회복력
3. 공중보건 위기관리의 단계
4. 공중보건 위기관리의 원칙
5. 공중보건체계의 대응
6. 정리

제14장

공중보건 위기관리

학습목표

- 재해(disaster), 위기(crisis), 대비(preparedness) 등의 용어를 정의할 수 있다.
- 위기 대응의 단계와 원칙을 설명할 수 있다.
- 지역사회의 회복력을 향상시킬 수 있는 방안을 기술할 수 있다.
- 위기관리를 위한 공중보건의 역할을 설명할 수 있다.

학습내용

- 공중보건 위기의 정의
- 지역사회 회복력
- 공중보건 위기관리의 단계
- 공중보건 위기관리의 원칙
- 공중보건의 역할

공중보건 위기(crisis)란 공중보건의 일상적 업무를 가능하게 하는 정상 활동이 붕괴된 경우다. 공중보건의 위기는 자연적이거나 인공적인 재해로부터 발생한다. 공중보건체계는 지역사회가 봉착하게 되는 모든 건강 위기에 준비되어 있어야 하며, 이를 공중보건 대비(preparedness)라고 한다.

지구에 인간이 존재한 이후부터 가뭄, 홍수, 지진과 같은 천재지변은 인류의 건강을 위협해 왔다. 산업혁명 이전에는 대부분 자연적 재해가 문제였던 것과 달리 산업혁명 후에는 인공적 재해의 발생 빈도와 위협의 크기가 크게 증대하였다. 1952년 겨울 런던의 스모그 피해, 1986

년 소련 체르노빌 원전 재해, 1993년 미국 세계무역센터 폭발, 2001년 미국에서 발생한 탄저균 생물학적 테러 공포, 1995년 일본의 한신 대지진, 1999년 터키 대지진, 2004년 동남아 쓰나미, 2011년 일본 동북지역 대지진과 후쿠시마 원전사고, 2002년~2003년에 걸친 SARS 유행, 2014년 이후 서아프리카에서 시작된 에볼라 유행, 우리나라의 2009년 신종 인플루엔자와 2015년 중동호흡기증후군(MERS) 유행 등은 아직도 우리의 기억에 생생하게 남아 있다. 재해가 천천히 나타나 그 피해를 잘 실감하지 못하고 있지만 지구 온난화와 기상변화에 따른 재해, 특히 아프리카 등의 가뭄에 의한 피해, 중국의 급속한 산업화에 따른 대기오염 피해도 막대하다. 또 지구 곳곳이 인종차별과 전쟁에 의한 대량 난민의 발생 등으로 인해 고통을 받고 있다.

재해는 신체적, 정신적, 사회적 건강에 막대한 부정적 영향을 미친다. 그리고 재해에 의한 피해는 지속적으로 증가하고 있다. 하지만 강력한 공중보건체계를 갖추고, 효과적으로 개입할 경우 그 피해를 줄일 수 있다. 이에 세계 각국은 공중보건 위기에 대응하기 위한 대책을 수립하기 위해 분주하다. 이 장에서는 공중보건 위기의 원인, 관리의 원칙과 대응방법, 공중보건의 역할 등에 대해서 알아보겠다.

1 공중보건 위기 및 대응과 관련된 용어

재해, 위기, 긴급사태, 위해 등의 용어가 흔히 서로 구분되지 않고 번갈아 사용된다. 그러나 이들 용어는 아래와 같이 미묘한 차이가 있다.

1) 재해(disaster)

세계보건기구(2002, 3쪽)는 재해를 생존을 위한 정상조건이 파괴되고, 해당 지역사회의 적응 능력을 초과하는 고통 수준이 발생하는 상황이라고 정의하였다. 재해는 초래된 사망, 부상, 질병, 그리고 재산상의 손실이 일상적인 절차나 자원으로는 효과적으로 관리될 수 없어 외부의 도움을 요청하게 되는 생태학적 파괴 또는 긴급사태를 말한다(Landesman and Morrow, 2008, 658쪽).

공중보건 위기를 야기하는 재해는 자연적 원인과 인공적 원인, 그리고 인간의 발전과 자연환경이 상호작용하여 나타나는 복합적 재해로 구분할 수 있다(FitzGerald, 2012, 280쪽; Bolton and Burkle, 2013, 210쪽)(표 14-1).

표 14-1 공중보건 위기를 야기하는 재해

성격		구체적 원인
자연적 재해	생물학적	• 전염병의 범유행 등
	지구물리학적	• 화산, 지진, 산사태 등
	수문학적	• 홍수, 이류(泥流) 등
	기상학적	• 폭풍, 태풍 등
	기후학적	• 폭염, 가뭄 등
인공적 재해	기술적	• 교통 및 산업기술을 포함
	갈등적	• 무장 또는 비무장 갈등
복합적 재해		• 토지개간에 의한 사막화, 산림벌목에 의한 토양침식과 산사태 • 기후변화가 야기한 기상학적 및 기후학적 재해도 포함될 수 있음

자료 : FitzGerald, 2012, 280쪽.

2) 위험(hazard)과 위해(risk)[28]

위험(hazard)과 위해(risk)는 흔히 구분하지 않고 사용된다. 그러나 위해의 측정과 관리 분야에서는 두 용어를 명백히 구분해야 한다.

(1) 위험(危險: hazard)

관리되지 않는다면 개인이나 집단, 다른 유기체, 환경에 해를 끼칠 수 있는 생물학적, 화학적, 물리학적, 기계적, 사회·심리적 요인을 말한다.

① "위험은 건강에 해로운 영향을 끼칠 가능성을 지닌 (식품에 존재하는) 생물학적, 화학적, 물리적 요인"(Code Alimentarius Commission, 2003, 5쪽).

② "위험은 통제되지 않는다면 질병이나 부상을 일으킬 가능성이 있는 생물학적, 화학적, 물리적 요인"(NACMCF, 1998, 1247쪽).

28) 환경 분야에서는 hazard를 위험으로 risk를 위해로 번역하고 있다. 그러나 역학 분야에서는 risk를 위험으로 번역하고 있어 혼란의 소지가 크다. 이 장에서는 공중보건 위기를 초래하는 재해의 상당 부분이 환경적 요인에 의해 발생한다는 점을 고려하여 hazard를 위험으로 risk를 위해로 사용하였다.

(2) 위해(危害: risk)

위해는 위험이 지역사회를 위협하는 정도를 말한다.

- "위해는 환경적 위험에 대한 노출로 인해 인간의 건강이나 생태계에 해로운 영향이 발생할 가능성"(U.S. Environmental Health Agency)

위해는 위험의 성격과 해당 지역사회의 취약성을 복합적으로 고려하여 추정된다(FitzGerald, 2012, 280쪽). 지역사회의 취약성은 해당 사회의 규모, 위치, 사회경제적 상태 등에 의해 결정된다. 예를 들어 화산의 위험은 활화산의 존재와 화산 폭발의 영향권 내에서 살고 있는 수백만 명의 주민을 복합적으로 고려하여 결정된다. 만일 화산 폭발의 위험이 없거나, 화산이 폭발하더라도 영향을 미치는 반경 내에 거주 인구가 없다면 지역사회에 대한 위해는 없다 할 수 있다.

- 위해(risk) = 위험(hazard) × 취약성(vulnerability)

쉼터 재해의 발생

재해는 위험의 발생이 집단의 취약성과 결부될 때 발생한다.

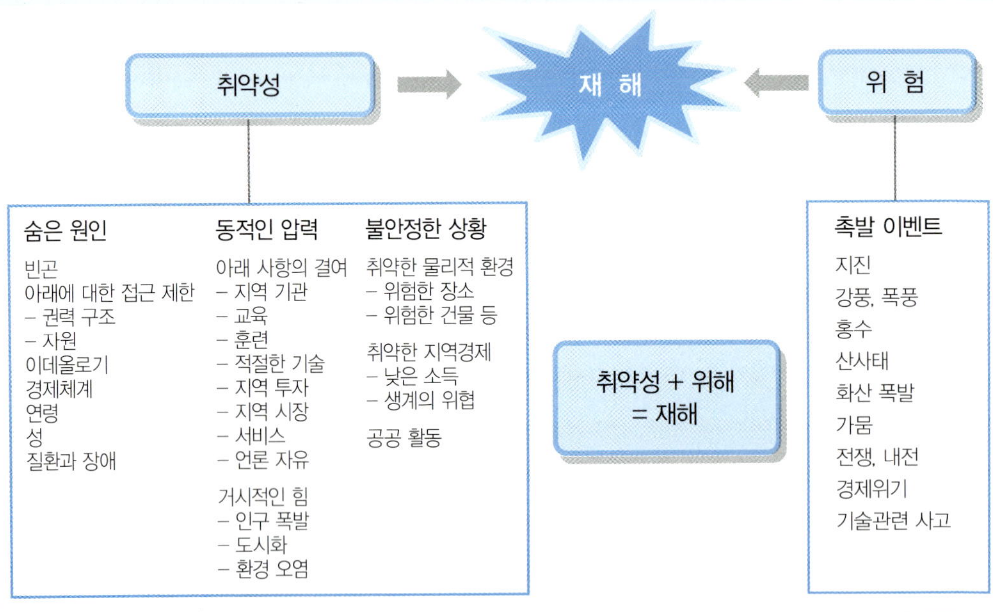

자료 : World Health Organization, 2002, 13쪽.

3) 위기(crisis)

위기란 자연적이거나 인공적인 재해에 의해 발생한 공중보건의 일상적 업무를 가능하게 하는 정상 활동이 붕괴된 경우를 말한다(Rowitz, 2005, 77쪽).

4) 대비(preparedness)

대비란 공중보건체계의 지역사회가 봉착하게 되는 모든 건강 위기에 대한 준비를 말한다(Rowitz, 2005, 77쪽).

2 지역사회의 회복력

지역사회 자체의 재해로부터의 보호나 회복을 위한 직접적인 참여가 없이 중앙정부나 외부 기관이 재해관리에 필요한 모든 일을 하는 것은 불가능하다. 재해에 의한 도로를 비롯한 지역사회에 대한 접근수단의 파손은 외부로부터의 도움을 어렵게 만든다. 따라서 재해에 대한 초기 대응은 지역사회 기관, 자원, 인력에 의해 수행되어야 한다. 즉 모든 재해관리는 궁극적으로 지역사회의 책임 하에 이루어져야 한다(FitzGerald, 2012, 280쪽).

그러므로 재해에 대한 예방이나 대응, 회복은 기본적으로 지역사회의 회복력(community resilience)이 전제되어야 한다. 지역사회의 회복력이란 지역사회 웰빙에 대한 도전을 극복하고, 기능을 회복하여 다시 일어서는 지역사회의 능력을 말한다(FitzGerald, 2012, 280쪽).

"도시의 회복력(urban resilience)은 도시가 경험하는 어떠한 종류의 장기적인 스트레스나 급격한 쇼크에도 불구하고 도시를 생존하고 적응하고, 성장할 수 있게 해 주는 도시 내의 개인, 지역사회, 기관, 산업, 체계의 능력을 말한다.

- **장기적인 스트레스** : 매일 또는 주기적으로 도시의 기초 구조를 손상하는 스트레스로 높은 실업, 비효율적인 대중교통체계, 내재된 폭력, 만성적인 식량 및 물 부족 등이 해당된다.
- **단기적인 쇼크** : 도시를 위협하는 급격한 사건으로 지진, 홍수, 질병의 유행, 테러 같은 것들이 해당된다." (Rockefeller Foundation, 2014)

회복력이 강한 지역사회는 쉽게 재해에 반응하고, 극복하며, 적응할 수 있다. 이런 지역사회는 재해보호계획과 대응체계에 직접 참여할 뿐만이 아니라 재해에 대한 대응력을 증가시키고 재해 발생 시 효율적인 대응과 회복에 필요한 자원을 확보하고, 전략을 실행할 수 있도록 정부나 다른 기관을 도와준다.

ARUP은 도시 회복력의 복잡한 구성요소와 회복력 향상을 위한 동력을 이해하는데 도움을 주기 위해 4개의 영역과 12개의 동력으로 구성된 '도시 회복력 틀(CRF: City Resilience Framework)'을 개발하였다(ARUP, 2015)(그림 14-1).

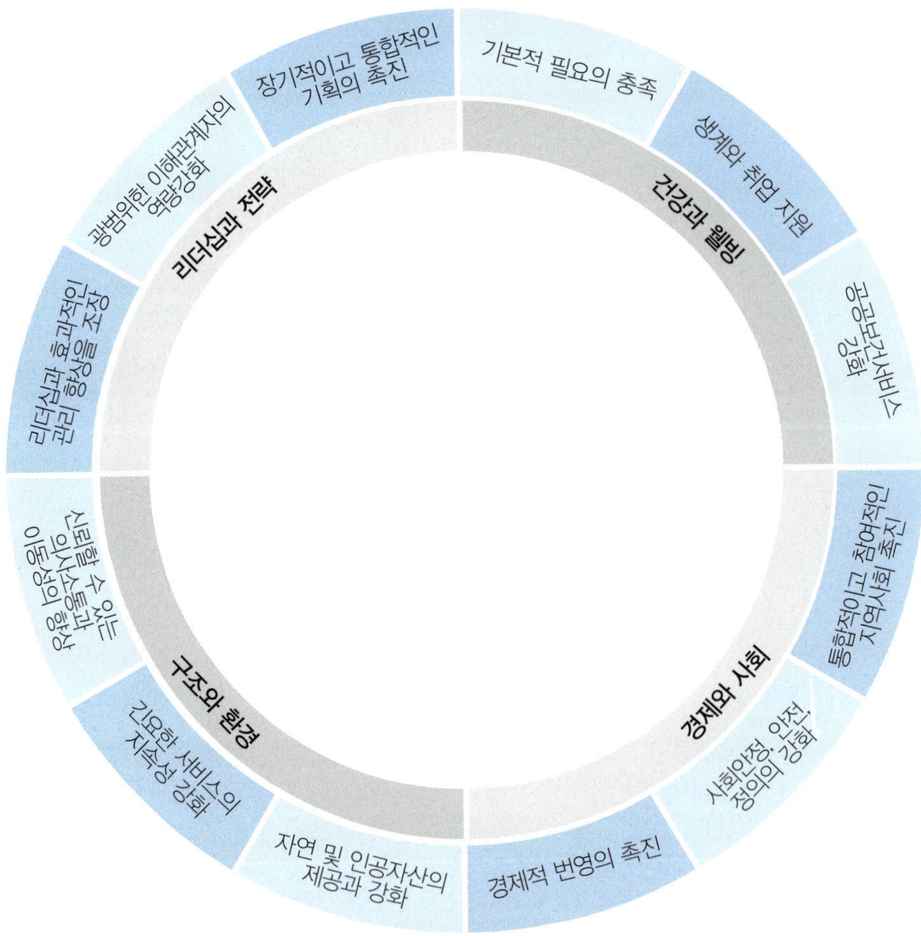

그림 14-1 도시 회복력의 틀(City Resilience Framework)

자료 : ARUP, 2015.

도시의 회복력은 건강과 웰빙, 경제와 사회, 하부구조와 환경, 그리고 리더십과 전략의 4개 영역으로 구성되어 있다.

(1) **건강과 웰빙** : 도시에 살고 일하는 모든 사람의 건강과 웰빙

(2) **경제와 사회** : 도시 인구가 평화롭게 살고 집단행동이 가능하도록 해 주는 사회 및 경제체계

(3) **하부구조와 환경** : 필수적인 서비스를 제공하고, 시민을 보호하는 인공적 및 자연적 구조

(4) **리더십과 전략** : 효과적인 리더십, 역량을 갖춘 이해관계자, 통합적인 기획

각 영역은 도시가 자신의 회복력을 강화하기 위해 취할 수 있는 행동을 반영한 3개씩의 동력을 지니고 있다(표 14-2).

표 14-2 도시 회복력의 영역과 활성화 동력

영역	동력
건강과 웰빙	1. 기본적 필요의 충족 : 인간의 기본 생리적 필요를 충족하는데 필요한 필수적인 자원의 공급
	2. 생계와 취업의 지원 : 사람들이 기본적 필요를 확보할 수 있도록 생계의 기회 제공과 지원. 기회에는 직업, 기술 훈련, 보조금이나 융자 등이 포함됨
	3. 공공보건서비스 강화 : 통합 보건시설 및 서비스, 응급서비스의 제공. 신체적, 정신적 건강, 건강 모니터링, 건강한 생활과 위생에 대한 인식 등을 포함
경제와 사회	4. 통합적이고 참여적인 지역사회의 촉진 : 지역사회 참여, 사회 네트워크와 통합. 이는 지역사회를 향상시킬 수 있는 집합적 능력을 강화시킴. 기획과 의사결정에 시민 참여를 조장하는 기전이 필요
	5. 사회 안정, 안전, 정의의 강화 : 법의 집행, 범죄 예방, 정의와 응급상황 관리
	6. 경제적 번영의 촉진 : 동력 2가 개인의 생계에 대한 것인데 비해 동력 6은 광범위한 규모의 경제를 대상으로 함. 중요한 경제적 요인은 비상사태에 대비한 계획, 시 재정의 건전한 관리, 기업 투자를 불러들이는 능력, 다양한 경제적 프로파일과 광범위한 연계임
구조와 환경	7. 보호적인 자연 및 인공자산을 강화하고 제공 : 환경에 대한 책무, 적절한 구조, 효과적인 토지 사용, 규제의 강화. 환경 자산에 대한 보호는 생태계가 도시에 제공하는 자연적 보호능력을 유지시켜 줌
	8. 긴요한 서비스의 지속성 강화 : 제공의 다양화와 중첩, 적극적인 관리, 생태계와 하부구조의 보존, 상황대처 계획
	9. 신뢰할 수 있는 의사소통과 이동성의 향상 : 다양하고 저렴한 교통 네트워크와 체계, 정보통신 기술과 상황대처 계획. 교통은 네트워크(도로, 철도, 표지판 등), 대중교통 수단 및 시설(항구, 공항, 비행경로 등)을 포함함

표 14-2 도시 회복력의 영역과 활성화 동력(계속)

영역	동력
리더십과 전략	10. 리더십과 효과적인 관리의 조장 : 정부, 기업, 시민 사회의 연결. 신뢰할 수 있는 개인, 다양한 이해관계자간의 협의, 근거에 기반을 둔 의사결정
	11. 광범위한 이해관계자의 역량강화 : 모든 사람에 대한 교육, 사람들과 조직이 적합한 행동을 취할 수 있도록 최신 정보와 지식을 제공. 이해관계자와 도시 내에 지식이 잘 전달될 수 있도록 하는 의사소통이 필요
	12. 장기적이고 통합적인 계획의 촉진 : 근거를 지닌 총괄적인 비전. 전략과 계획은 분야 간에 통합되어야 하며, 토지이용계획은 다양한 부서, 이용자와 활용을 고려하여야만 함. 건축 법규는 안전을 고려하고, 부정적 영향을 축소할 수 있어야만 함

자료 : ARUP, 2015.

회복력이 강한 도시는 다음의 7가지 특성을 가지고 있다(ARUP, 2015).

1) 성찰력(Reflectiveness)

성찰하는 개인과 기관은 미래의 의사결정에 도움을 받기 위해 과거의 경험을 활용하며, 이에 따라 기준과 행동을 바꾼다. 예를 들어 성찰력이 있는 기획과정은 변화하는 환경에 더 잘 반응할 수 있다.

2) 풍족한 자원(Resourcefulness)

자원이 풍족한 개인과 기관은 위기의 순간에 그들의 필요를 충족하거나 목적을 달성하기 위해 가능한 자원 활용 대안들을 활용할 수 있다. 예를 들어 칠레의 Central Valley에 있는 도시 가구들은 매일 시가 공급하는 물을 사용하지만 강력한 지진 다음에는 공급이 종종 중단되었다. 이에 대한 대응으로 많은 가구가 우물을 유지하고 있다.

3) 튼튼함(Robustness)

튼튼한 구조물은 잘 설계되고, 건설되었으며, 관리가 잘 되는 구조물로 고장이나 파손이 예측가능하고, 안전하며, 재해의 원인과 크기를 고려할 때 예상 손상범위를 견딜 수 있어야 한다. 예를 들어 튼튼하고 보호적인 구조물은 설계의 한계치를 넘어서더라도 극단적으로 파괴되지 않는다.

4) 여분(Redundancy)

극단적인 압력이나 수요의 증가, 외부 사건에 의한 파괴에 적응하기 위해 의도적으로 조성된 여분의 능력을 말한다. 주어진 필요를 충족하기 위해 다양한 방법을 사용하는 다양성을 포함한다. 예를 들어 여분을 지닌 에너지 공급체계는 수요의 급증이나 공급체계의 파손에 적응하기 위해 다양한 전송경로를 제공한다.

5) 유연성(Flexibility)

유연성이란 환경의 변화나 급작스러운 위기에 대응하기 위해 대안적 전략을 채용할 의지와 능력을 의미한다. 과거의 관행에 대한 인식을 포함하여 새로운 기술이나 지식을 도입함으로써 체계를 보다 유연하게 만들 수 있다. 예를 들어 위기의 순간에 도시는 응급 후송이나 대피를 위해 공공 교통수단을 재배치해야 할 수 있어야 한다.

6) 포용성(Inclusiveness)

포용적 과정이란 광범위한 협의의 필요성과 책임의 공유를 중시하고, 도시의 회복력에 대한 공동 비전을 만들기 위해 가능한 많은 사람을 테이블에 불러 모으고자 한다. 예를 들어 위험에 처한 모든 사람에 대한 조기 경보는 사람들로 하여금 그들을 보호하고, 생명과 재산의 손실을 최소화시켜 준다.

7) 통합(Integration)

통합적인 과정은 체계와 기관을 함께 묶고, 보다 더 큰 목적을 위해 자원을 공유하고, 활동가들이 같이 일하도록 함으로써 더 큰 편익을 불러일으킨다. 예를 들어 통합적인 도시계획은 시로 하여금 기후 변화, 재해위험 감소, 응급상황에 대한 대처 같은 여러 부서나 분야가 관련된 과제를 협력을 통해 잘 대처할 수 있도록 해준다.

모든 도시는 ARUP이 도시의 회복력과 관련하여 제시한 동력과 특성을 체계적으로 검토함으로써 자기 도시의 회복력을 진단할 수 있고, 장점과 단점을 파악하여 회복력을 향상하기 위한 방안을 강구할 수 있다. ARUP은 '도시 회복력 틀'을 기반으로 도시 회복력을 측정하기 위해 52개의 지표로 구성된 '도시 회복력 지수(City Resilience Index)'를 개발하였다. '도시 회복력 지수'는 포괄적이고, 기술적으로 적용 범위가 넓으며, 세계 어느 도시나 사용 가능하다(ARUP, 2016).

3 공중보건 위기관리의 단계

재해관리는 예방(prevention), 대비(preparation), 대응(response), 회복(recovery)의 단계(PPRR)로 구성된다(FitzGerald, 2012, 282쪽).

1) 예방 및 완화(prevention and mitigation)

도로관리를 통해 대형 교통사고를 예방할 수 있고, 토지활용 정책을 통해 사막화의 영향을 줄일 수 있는 것처럼 일부 위험은 예방이 가능하거나 발생확률을 낮출 수 있다.

예방이 불가능한 위해라도 하부구조에 대한 투자와 행동 수정을 통해 위험의 영향을 완화시킬 수 있다(FitzGerald, 2012, 282쪽). 우리는 태풍을 예방할 수는 없지만 보다 안전한 건축 기준을 적용하거나 위해에 처한 주민을 안전한 거처로 대피시킴으로써 피해를 최소화할 있다. 마찬가지로 홍수를 예방할 수는 없을지 모르지만 댐을 만들고, 교량의 안전성을 높이고, 지역사회 하부구조를 홍수에 견딜 수 있도록 짓고, 거주지를 홍수면 보다 높은 곳에 건설함으로써 홍수의 피해를 줄일 수 있다.

2) 대비와 기획(preparedness and planning)

지역사회를 중요한 재해에 준비시키는 것은 지역사회의 회복력을 구축하는 한 부분이다. 가장 중요한 대비는 기획(planning)이다(FitzGerald, 2012, 282쪽). 기획은 위해의 확인, 평가, 관리 과정에 대해 기술하고, 위해를 완화시키고 대응하기 위한 전략을 개발하는 과정이다.

쉼터 환경위해성평가(Environmental Risk Assessment)

환경위해성평가는 알려진 위험요인이 인간의 건강 또는 환경에 미치는 잠재적인 영향에 대해 평가하는 과정이다(Riegelman, 2010. p.113). 환경위해성평가를 통해 얻은 정보를 이용하여 우리는 인간과 환경을 위해요인으로 부터 어떻게 보호할 것인가를 알 수 있다.

미국 환경보호청(U.S. Environmental Protection Agency, n.d.)은 환경위해성평가를 다음의 두 가지 유형으로 구분하고 있다.

- 인간에 대한 건강위해성 평가(Human Health Risk Assessment): 환경 위해요인이 인간의 건강에 미치는 위해의 성격과 확률에 대해 추정하는 과정
- 생태계에 대한 위해성 평가(Ecological Risk Assessment): 위해요인의 폭로에 의해 환경(생태계)이 받게 되는 피해에 대해 추정하는 과정

환경위해성평가는 다음의 4가지 단계를 걸친다(U.S. Environmental Protection Agency, n.d.).

① 위험의 확인(Hazard identification)

의심요인에 폭로되었을 때 건강문제(예: 암/선천성 이상 등)의 발생률이 증가하는지, 이러한 피해가 사람에게서도 나타날 수 있는지를 과학적 근거를 이용하여 판단하는 과정이다. 가능성이 있다면 주로 어떤 조건 하에서 폭로되고, 빈번한 표적 집단은 누구인지를 검토한다.

② 용량-반응 평가(Dose-Response Assessment)

개체에 대한 폭로 양과 폭로 상태가 건강문제의 발생확률 및 심각성과 어떤 관련이 있는 지를 기술하는 단계이다.

③ 노출 평가(Exposure Assessment)

개인이나 집단의 위험요인에 대한 폭로 정도를 계량화하는 단계로서 위험요인에 대한 폭로의 양, 빈도, 기간 등을 측정하거나 추정하고, 미래의 폭로 가능성도 예측한다.

폭로 정도는 폭로된 사람이나 환경으로부터 직접 측정할 수 있는 경우도 있지만 대부분 위험요인의 측정 농도, 요인의 확산 경로와 소멸을 설명하는 모형, 시간에 따른 인체 섭취량 등을 고려하여 간접적으로 추정한다.

④ 위해도 결정(Risk Characterization)

지금까지 시행한 단계로부터 얻은 정보를 종합하여 특정 노출 수준에서의 초과위해도(유해물질에 노출되지 않은 집단에 비해 폭로집단에서 초과하여 발생하는 위해정도)를 평가하는 단계이다. 위해요인의 성격, 위해요인의 존재여부, 위해성 평가 방법, 평가와 관련된 불확실성, 개입조치의 필요성과 내용 등을 포함하여 평가자의 판단을 제시하여야 한다.

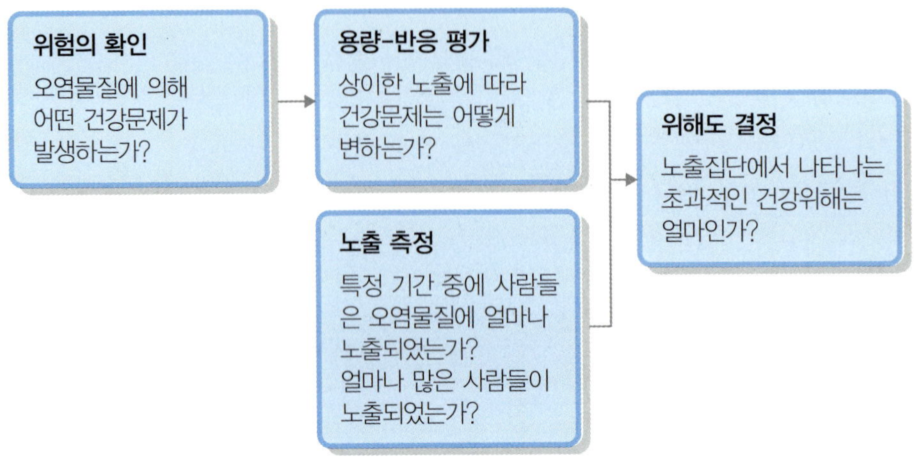

그림 14-2 환경위해성평가의 단계

자료 : U.S. Environmental Protection Agency. Risk Assessment, n.d.

계획서 보다는 기획과정이 더 중요하다. 기획과정은 당연히 지역사회의 주요기관과 핵심 인사를 두루 포함하여야만 한다. 기획과정은 학습을 통해 경험을 공유하는 과정이 되어야 한다. 그리고 지역사회의 관계자들은 이 과정을 통해 서로를 알게 되고 다른 개인이나 기관의 능력에 대해 익숙해진다.

계획은 다른 기관, 각급 정부나 지역사회의 계획과 일관성을 유지해야 한다(FitzGerald, 2012, 282쪽). 예를 들어 보건소의 범유행(pandemic) 대비 계획은 국제 원칙과 국가 표준, 그리고 다른 기관의 준비와 일치하여야 한다.

기획이 중요한 구성요소이긴 하지만 대비에는 감시(surveillance)와 조기 경보 같은 기획 이외에 고려해야 할 요소들이 있다. 특히 감염성질환의 유행에 대비하기 위해서는 감시가, 쓰나미에 대비하기 위해서는 조기 경보가 중요하다.

또 대비에는 재해에 대응하기 위한 자원의 준비가 포함된다. 사람들은 적절한 교육과 훈련, 경험을 통한 친숙함의 획득 등을 통해 대비 태세를 갖출 필요가 있다. 적합한 물리적 자원을 확인하고, 필요한 시기에 활용가능 하도록 확보하여야 한다. 홍수대비 보트의 준비, 항바이러스제와 같은 약이나 임상 소모품의 비축과 같은 자원의 전략적 비축이 재해 대비의 핵심적 요소이다. 특히 유효기간이 짧은 소모품이나 약품의 경우 비축하는데 많은 비용이 소요되어 등한시되기 쉬우므로 관심을 높여야 한다.

3) 대응과 구조(response and relief)

대응과 구조는 재해가 발생한 직후의 시점에서 이루어지는 활동이다. 재해의 대응은 재해 발생 선언을 기다릴 여유가 없다.

대응 단계에서는 경찰, 응급구조, 소방서 등의 핵심기관이 주요 활동을 견인한다. 질환의 유행이 아니라면 보건 분야가 선도 기관(lead agency)이 되는 경우는 드물다. 하지만 보건은 모든 재해에서 협력 기관(partner agency)으로 항상 포함된다.

대응 및 구조 단계의 관리는 복잡한데 8개의 'C'로 시작되는 활동을 고려하여야 한다(FitzGerald, 2012. 284-287쪽).

(1) 명령(command)

명령은 조직 구성원들의 역할이나 과업 수행의 방향을 제안한다. 명령은 조직 내에서 수직적으로 이루어지며, 조직의 자원을 역할과 책임에 맞게 사용하도록 보장해준다.

(2) 통제(control)

통제는 응급상황 하에서 응급관리활동의 전반적 방향을 제안한다. 통제관리는 조직들 사이에서 수평적으로 이루어지며, 다양한 기관들이 협력적인 방식으로 활동하도록 보장한다. 명령과 통제 구조의 확보가 가장 중요한 최초 단계이다. 재해관리의 향상을 위해 오직 하나의 일만을 할 수 있다면 누군가에게 책임을 지우고, 그가 책임을 수용하도록 하는 것이다.

(3) 협동(coordination)

협동은 효과적인 대응을 위해 조직과 구성요소들을 함께하도록 묶는 것이다. 협동은 주로 다양한 기관과 지역으로부터 자원을 체계적으로 획득하고 활용하는데 관심을 가진다. 협동은 명령과 통제의 권한에 동반하여 수직적 또는 수평적으로 이루어진다.

(4) 의사소통(communication)

의사소통은 효과적이고 효율적인 대응이 가능하도록 정보를 제공하는 것을 말한다. 대응 활동에 참여하는 많은 사람들이 의사소통의 혼선이나 붕괴를 불평한다. 정상적인 의사소통 수단은 재해의 발생에 취약하다는 것을 명심하여야 한다. 우리나라도 전력의 공급중단이나 해킹에 의해 정보통신 기반의 의사소통이 단절된 경험이 있다.

(5) 의료서비스(clinical care)

재해는 사람들의 건강과 웰빙에 직·간접적으로 영향을 미쳐 의료서비스가 필요해진다. 또한 재해는 보건의료체계의 기반을 파손하여 보건의료 필요를 충족할 수 있는 역량의 부족을 초래한다. 재해 피해자들에 대한 지속적인 돌봄은 매우 중요하다.

재해가 발생했을 때 보건의료와 관련된 주요 문제는 다음과 같다.

① 우선순위 구분(triage)

우선순위 구분은 환자를 위급성과 중증에 따라 분류하여 그들이 받을 서비스를 결정하는 것이다.

② 임상 기준(clinical standards)

재해에 대응하기 위한 임상 기준의 신속한 개발이 필요하다. 재해 상황 아래서의 의료는 '최대의 편익'이라는 원칙 하에서 제공되어야 한다. 따라서 초기 개입은 생명과 팔다리의 유지 등에 국한된다.

③ 임상 기록(clinical documentation)

지속적인 처치의 안전을 확보하고, 사고관리에 필요한 정보제공을 위해 우선순위 꼬리표(triage tag)를 비롯하여 초기단계에 사용할 기록물 양식이 필요하다.

④ 확실한 진단(definitive diagnosis)

보건의료서비스의 필요를 결정하기 위해서 손상이나 질병의 성격이나 정도를 확실하게 진단하여야 한다. 특히 감염병의 범유행 시기에는 임상 기준과 질병관리 전략을 개발하기 위해서 정확한 진단이 필수적이다. 소독과 격리의 필요성도 확실하게 결정되어야 한다.

⑤ 가족 및 접촉자 치료(care for family and contacts)

재해로부터 고통 받는 사람의 가족이나 접촉자도 필요한 서비스를 제공받아야만 한다.

(6) 역량(capability)

기획과 대응 관리는 보건서비스의 역량을 유지하는데 관심을 기울여야 한다. 보건서비스를 유지하기 위해서는 다음과 같은 과제에 대해 관심을 가져야 한다.

① **인력 보호를 포함한 필수적인 하부구조 보호** : 감염병 관리의 강화, 개인보호 장비 제공, 환자의 격리, 항바이러스제 투약 등

② **서비스 접근의 유지와 보건산업의 지속적 운영** : 전력, 에너지, 원자재 등의 공급 유지 등

③ **추가 역량의 조성** : 보건의료 수요와 현재의 공급 역량 사이의 불균형을 해소하기 위해 아래와 같이 단계적으로 접근할 필요가 있다.

㉠ **단계 1** : 기존의 하부구조를 활용하기 위해 전문성을 집중할 수준

㉡ **단계 2** : 기존 입원 환자의 퇴원과 비응급 활동을 억제함으로써 재해관리를 위해 하부구조를 보전해야 할 수준

㉢ **단계 3** : 환자의 우선순위 구분을 통해 보건의료시설에 대한 접근성을 차별화해야 할 수준

(7) 억제(containment)

억제는 재해의 범위와 확산을 제어하기 위해 사용하는 전략을 뜻한다. 범유행 감염병 대응과 가장 밀접하게 관련이 있는데, 격리, 건강격리, 가족, 접촉자, 이웃에 대한 접종, 필요하고 가능한 경우 항생제나 항바이러스제의 예방적 투여, 그리고 학교 휴교나 조업중단, 대중 집회 금지와 같은 '사회적 거리 확보 대책(social distance measure)' 등을 통해 감염병의 확산을 억제한다. 물론 다른 재해에서도 억제 전략이 사용된다. 예를 들어 독성물질에 폭로된 환자가 스스로 알아서 의료기관을 방문하게 되면 위험에의 노출이 확산된다.

억제는 자원을 집중하고, 최대의 편익을 얻기 위해서 사용되기도 한다. 대형사고 피해자가 자발적으로 응급실을 찾게 되면 사고의 크기를 결정하고 적절한 의료서비스를 확보하는데 어려움을 초래한다. 보행이 가능한 부상자가 가까운 의료기관에 집중할 경우 생명이 위험한 환자를 치료할 역량이 제한받게 된다.

거시적 수준에서는 국가 간 위해의 확산방지가 억제에 해당한다. 범유행 감염병 대응을 위한 최초 조치로 국경 통제가 흔히 사용되나 질병의 잠복기간 중 이동이나 동식물의 교역 등을 고려할 때 성공할 가능성은 낮다.

(8) 지속성(continuity)

지속성은 전략의 유지를 뜻한다. 재해가 장기적이라면 주요 인물을 계속 근무시키는 것은 가능하지도, 안전하지도 않다. 핵심 인물일지라도 휴식이 필요하다. 이들의 지속적인 업무가 가족의 안전문제 때문에 장애를 받을 수도 있어 가족의 안전보장이 필요할 수도 있다.

① 장기적으로 재해가 발생하는 경우 공급 및 분배체계를 유지하는 것이 필요하다.

② 자료 및 정보체계가 유지되어야 한다. 전력이 중단된 경우에도 핵심 자료에 대한 접근이 보장되어야 한다.

③ 자원봉사자의 관리가 업무 지속을 위해 중요하다. 자원봉사자는 전담인력을 지원하기 위해 필요하나 이들은 업무에 친숙하지 않다는 문제가 있다.

④ 적절한 교육을 통해 인력의 능력을 확장하여야 한다. 전문 인력을 대체하기 위한 보조인력의 교육과 훈련이 요구된다.

4) 회복과 재건(recovery, rehabilitation and redevelopment)

재해 관리의 목적은 가능한 신속하게 지역사회의 경제적, 사회적 기능을 회복하는 것이다. 가장 바람직한 재건은 재건축을 통해 발전과 향상을 도모하는 것이다. 태풍에 의해 파손된 경우 보다 현대적이고 회복력을 강화한 기준을 적용하여 새로이 건물을 짓는다.

재해의 비용은 인적 비용과 경제적 비용으로 구분할 수 있다. 생산의 중단, 취업기회의 상실 등에 의한 경제적 손실은 사람들로 하여금 생계를 유지하거나 정상생활을 불가능하게 만든다. 재해는 경제적 발전을 저하시킨다. 회복과 재건 전략은 장기적인 경제 및 건강에 대한 영향을 감소시키는 것을 목적으로 한다.

회복 단계는 응급조치에 관심을 가진 사람들에 의해 낮은 가치를 부여받거나 무시되곤 하지만 재해 관리의 핵심적 측면이다. 잘못된 재건은 2차 재해를 야기할 수도 있다. 심리적 영향이 평생 지속될 수도 있으며, 재건 비용이 발전 기회를 억제할 수도 있다. 수개월이나 수년 지난 뒤에도 재정적, 물질적 도움이 필요하지만 세간의 관심이 다른 문제로 옮겨 버려 어려움에 처하기도 한다.

재건 단계의 핵심 요소는 다음과 같다.

(1) 가능한 신속하게 건강, 의식주, 안전을 확보할 수 있도록 필수 서비스의 회복

(2) 정부 기능, 지역사회 조직을 포함한 지역사회 체계의 기능 정상화를 비롯한 지역사회의 사회적 재건

(3) 안전한 주택과 재정적 지원을 포함한 즉각적인 필요에 대한 대처

(4) 건강, 안전 등에 관한 정보의 제공

(5) 정신보건 필요를 포함하여 지속적인 보건의료 필요의 확인

(6) 지역사회 하부구조의 재건과 발전

(7) 경제의 발전과 경제활동의 회복

흔히 초기의 급속한 위험이 지나가고, 회복 및 재건단계에 이르면 사람들은 재해의 원인과 경과를 분석하며 누가 잘못했고, 누가 잘했는가를 따지는데 주의를 집중한다. 그러나 그보다 중요한 것은 앞으로 재해를 예방하고, 설사 재해가 발생하더라도 피해를 줄이기 위해 우리가 무엇을 대비하여야 하는가를 경험을 통해 학습하는 것이다. 새로운 지식의 축적을 위해서는 개인보다는 체계나 구조적 문제에 집중하는 것이 바람직하며, 재해관련 보고와 평가체계를 제대로 수립하는 것이 필요하다. 적합한 보고와 평가체계는 재해대응체계의 향상을 위한 경험의 공유와 확산에 중요하다.

회복과 재건은 지역사회의 경제적, 사회적 기능을 회복하는데 역점을 두어야 한다. 외부로 부터의 지속적인 지원은 지역사회의 자체 경제 활동 능력이나 사회 기능을 손상할 수 있다. 계속적인 식품 지원은 지역사회 농업과 식품산업, 시장의 회복을 저해할 수 있다.

지역사회의 회복력은 단순히 물리적인 시설이나 구조의 재건능력만을 의미하지는 않는다. 사회적 연결(social connectedness)은 개인 및 인구집단 수준에서 회복력에 영향을 미친다. 따라서 사회자본이나 네트워크의 회복은 지역사회 재건의 중요한 전제이다(IOM, 2015, 55쪽). 지역사회 네트워크의 회복은 우선적 과제로 보이지 않을 수 있지만 지역사회를 치유하는 중요한 과정이다. 재해 과정에서 손상된 사회자본을 회복시키고 강화시켜야 지역사회의 재건이 용이해지고, 완전한 회복이 가능해진다.

4 공중보건 위기관리의 원칙

위기에 대한 공중보건체계의 효과적인 대응은 재해의 손실을 경감시킬 수 있다. 공중보건체계의 위기관리는 매우 복잡한 과정이다. 따라서 효과적인 대응을 위해서는 위기관리의 원칙을 준수하는 것이 중요하다.

1) 위해에 기초한 접근(risk-based approach)

위해에 기초한 접근은 발생 가능한 위해와 그 영향을 확인하고, 지역사회에 맞는 위험 분석표(risk profile)나 등록(register)을 실시함으로써 가능하다(FitzGerald, 2012, 281쪽).

위해는 과거의 홍수나 태풍의 발생 등 경험을 통해 확인할 수 있다. 뿐만 아니라 연구나 창조적이고 분석적인 사고에 의해서도 가능하다. 확인된 위해에 대해서는 영향성평가를 실시하고, 관리 전략을 수립해 두어야 한다.

2) 모든 위험에 대한 통합적 접근(all-hazards approach)

다양한 위험의 존재, 그리고 재해발생 초기의 혼란 등을 고려할 때 개별 재해별로 계획을 세우고, 준비하는 것은 가능하지 않거나 매우 혼란스러울 수 있다. '모든 위험에 대한 통합적 접근'은 위험의 종류에 상관없이 공통적인 접근방법으로 재해에 대비하고 반응하는 방식을 말한다(FitzGerald, 2012. 281쪽). 지역사회는 위험의 원인과 상관없이 표준화된 방식으로 대응하여야만 한다. 이렇게 하면 표준화된 인력 교육과 재해에 대한 통일된 인식이 가능해지고, 재해의 규모나 성격이 충분히 구명되지 않은 상태에서도 비교적 자동적이고 즉각적인 반응이 가능해진다. 지역사회는 모든 위험을 고려한 안전하고, 일관된 초기 대응책을 수립하고 실행할 필요가 있다.

3) 모든 기관의 협력적 접근(all-agencies approach)

재해를 입은 지역사회는 정부, 비영리기관, 민간기관이 모두 합심하여 대처하여야 한다. 동반자 관계의 성공은 첫째, 의사결정을 위한 효율적이고 정보교류가 원활하게 이루어지는 네트워크를 가진 조직과 통치 구조를 갖추는 것과 둘째, 지역주민을 포함하여 지역사회 이해관계자들을 위한 강력한 참여 촉진 과정을 마련하는 것이다(IOM, 2015. 38쪽).

여러 기관이 재해에 대해 다르게 대응할 위험은 언제나 존재한다. 그 결과 혼란, 반응의 차이, 노력의 중복과 낭비가 나타나게 된다. 이런 문제에 대한 효과적인 대처는 재해에 대한 준비와 대응을 담당하는 모든 기관으로 하여금 표준(standard)에 입각하여 활동하도록 하는 것이다(FitzGerald, 2012. 281쪽). 이를 위해 국가는 기관별 역할과 책임을 명시하고, 행동의 표준원칙을 정해 둘 필요가 있다.

4) 친밀성(familiarity)의 확보

재해에 대한 가장 효과적인 대응은 이러한 대응이 기관의 역할과 책임과 관련하여 친숙할 때 가능하다. 그리고 이는 대응 준비가 사람들이 일상적인 업무나 활동을 기반으로 수립되었을 때 가장 잘 달성될 수 있다(FitzGerald, 2012, 281쪽). 재해가 발생했을 때는 새로운 지식을 배울 시간이 없으며 지역사회에 존재하는 기존의 전문성을 활용하여야만 한다. 따라서 역할 할당은 가능한 기존의 관행을 준수하여야 한다. 병원 이송 전 환자 관리는 원래 이 역할을 수행하던 사람들이 담당하여야 한다.

5) 포괄적 접근(comprehensive approach)

재해관리의 각 단계를 통괄하여 포괄적인 접근을 함으로써 일관성을 유지하여야 한다.

5 공중보건체계의 대응

1) 공중보건의 책임

재해의 대응과 회복에 관련된 공중보건의 역할은 응급상황에 대한 조치로부터 발전되었다. 공중보건전문가들이 할 수 있는 일에 대한 인식이 증가하면서 전문가들은 재해로 인한 사고나 질병의 관리, 그리고 전염병 확산을 예방하기 위해 더 많은 업무를 수행하고 있다.

재해 대응과 회복을 위한 공중보건의 책임(기능)은 다음과 같다(Landesman and Morrow, 2008, 665쪽).

(1) 약품 공급을 비롯한 보건의료 하부구조의 생존능력의 평가(assessment)
(2) 환경에 대한 평가(식량, 물, 위생, 벡터 관리 등)
(3) 보건의료서비스에 대한 평가와 공급(급성 치료, 치료의 지속성, 일차의료, 응급의료)
(4) 예방서비스
(5) 노인과 특수 집단의 필요에 대한 평가
(6) 사고 서베일런스를 포함한 건강 서베일런스와 사례 발견/확진
(7) 감염병 관리
(8) 화학, 방사선, 생물학적 위험에 대한 전문가적인 조력
(9) 공중보건 정보
(10) 정신보건

(11) 응급 대피소

(12) 희생자 확인과 사체 관리

2) 공중보건의 과제

이상의 책임을 수행하기 위한 공중보건은 다음 3가지 과제를 지니고 있다(Landesman and Morrow, 2008, 665-666쪽).

(1) 정보의 수집, 평가와 확산

공중보건을 제외한 다른 부서는 전통적으로 재해에 반응하도록 훈련되어 과학적 대응에 대해서는 익숙하지 않다. 공중보건은 과학적 방법을 통해 활동을 평가할 수 있는 역량을 지니고 있다. 이러한 과학적 역량에는 현황 평가, 역학, 정보를 분석하고, 권고에 따라 행동하는 능력 등이 포함된다.

(2) 다른 분야와의 협력과 협동

재해 대비 및 반응을 위한 공중보건의 활동은 일상적인 활동보다 매우 복잡하다. 참여하는 기관은 공중보건수급에 관여하는 전형적인 기관들이 아니라 재해대응에 관여하는 기관들이다. 공중보건인력은 그동안 상호관계를 맺지 않았으며, 공중보건에 대한 지식이 거의 없는 공학, 경찰, 군대 등의 전문가나 준전문가와 협력하여야만 한다. 또한 협력을 통한 활동 과정도 독특하다. 다른 분야 사람들은 공중보건과는 다른 용어와 방법을 사용한다. 수많은 관료체계가 벽을 치고 있다. 공중보건은 이런 여건에 적응하여 협력적 활동에 동참하여야 한다.

(3) 질병의 예방과 치료의 지속성

공중보건은 재해가 발생하였거나 발생할 가능성이 있는 병들고 취약한 사회를 조사할 수 있어야 한다. 공중보건 이외의 다른 어떤 분야도 재해에 뒤따르는 질병을 예방하기 위한 방법을 모른다. 공중보건은 모든 보건의료서비스의 지속적인 공급을 위한 책임을 져야 한다.

위기 상황에서 공중보건의 역할을 제대로 수행하기 위해서 미국 질병관리본부는 응급상황에 대비하기 위한 공중보건인력의 핵심역량을 제시하였다(표 14-3). 또 Healthy People

2010에 재해대응과 회복에 대응하기 위한 전문가 훈련의 향상을 국가 목표로 포함시켰다 (Landesman and Morrow, 2008, 665쪽).

표 14-3 응급상황에 대비하기 위한 공중보건인력의 핵심역량

모든 공중보건인력은 다음 사항에 대해 역량을 갖추어야 한다.

- 발생 가능성이 있는 응급상황에 대처하기 위한 공중보건의 역할에 대한 기술(예: 감염병이 집단적으로 발생하였을 때 서베일런스, 조사, 공중보건정보의 제공과 지질학적, 환경적, 기후학적 응급상황에 대처하기 위한 다른 기관과의 협력)
- 응급상황에 반응하기 위한 명령체계의 기술
- 기관의 응급 대응 계획(또는 계획에서 자기 기관에 해당하는 부분)의 확인
- 자기의 기능적 역할 기술과 정기적인 비상대비 훈련에서 자기의 역할을 입증
- 응급상황에서 의사소통을 위해 사용할 모든 통신장비(예: 전화, 팩스, 라디오)의 정확한 사용 능력 입증
- 응급상황에 대처하기 위한 기관, 미디어, 대중, 개인(가족이나 이웃)과의 정확한 의사소통을 위한 역할의 기술
- 자신의 지식, 기술, 권위의 한계를 인식하고 자신의 한계를 넘는 문제를 의뢰하기 위한 중요한 자원을 확인
- 응급상황을 나타내는 비정상적 사건을 인지하고 적절한 행동(예: 명령체계 내에서 명확하게 의사소통)을 기술
- 자신의 기능적 책임 아래 있는 비정상적 도전에 대해 창의적인 문제해결과 유연한 사고를 적용하고, 취해진 모든 행동의 효과를 평가

공중보건 리더와 관리자는 다음 사항에 대해서도 역량을 갖추어야 한다.

- 명령체계 및 관리체계, 또는 관할 내에 있는 응급상황의 대처를 위한 프로토콜의 기술
- 기획, 정기 훈련, 실제 응급상황 중에 공중보건기관, 기타 보건기관과 정부기관 등 모든 응급상황 대처 관련 파트너들과 공중보건 정보, 역할, 역량, 법적 권한 등에 관해 의사소통하기(여기에는 리더십, 팀 만들기, 협상과 갈등 해결 등을 통해 지역사회의 효과적인 반응에 기여하는 것이 포함됨).
- 응급상황 대처 파트너들과 정기적인 의사소통을 유지(이에는 현재의 파트너 목록을 유지하고, 응급상황에서 이들과의 접촉을 위한 적절한 방법을 확인하는 것이 포함됨).
- 주요 유형의 응급상황 대응을 위한 지역사회의 문화를 존중하고, 기관의 지속적인 운영을 가능하게 해 주는 기술된, 그리고 정기적으로 갱신되는 기관 계획의 보장
- 응급상황에 대처하기 위한 기관의 정기적인 훈련 실행을 보장
- 내적, 외적 향상이 필요한 부분을 확인하기 위해 모든 응급상황 대처 훈련(또는 실제 상황에서의 대처)을 평가
- 응급상황 대처 기획, 훈련, 평가에서 나타난 지식 및 기술 차이를 극복

공중보건 전문가는 다음 사항에 대해서도 역량을 갖추어야 한다.

- 정기적인 훈련 과정에서 전문적인 지식을 적용할 대비가 되어 있음을 입증(예: 서베일런스 자료에 대한 접근, 활용, 해석; 실험실 자원에의 접근과 활용; 과학적인 조사와 위험성 평가 프로토콜에 대한 접근과 활용; 적절한 개인 보호 장비의 사용)
- 응급상황 대처에 관여하는 다른 기관 소속의 전문가들과 정기적인 의사소통을 유지(여기에는 리더십, 팀 만들기, 협상과 갈등 해결 등을 통해 지역사회의 효과적인 반응에 기여하는 것이 포함됨)

표 14-3 응급상황에 대비하기 위한 공중보건인력의 핵심역량(계속)

- 응급상황 대처와 관련된 영역의 최신 지식을 유지하기 위한 지속교육에의 참여(예: 재현 감염성 질환, 위험 물질, 진단 검사)

공중보건 기술 및 지원담당 인력은 다음 사항에 대해서도 역량을 갖추어야 한다.

- 정기적인 훈련 중에 장비 사용(개인 보호 장비 포함)과 응급상황 대처를 위한 자기의 기능적 역할과 관련된 기술의 입증
- 주요한 책임 영역에 대해 적어도 하나의 백업 자원을 기술

자료 : https://training.fema.gov/emiweb/downloads/bioterrorism%20and%20emergency%20readiness.pdf

3) 공중보건체계의 관리

자연적, 인공적 재해는 당연히 공중보건체계 자체에도 영향을 미쳐 공중보건의 정상 활동을 붕괴시킨다. 하지만 공중보건체계가 모든 재해에 잘 준비되어 있다면 재해가 공중보건 위기에 이르지 않을 것이고, 만일 그렇지 못하다면 웬만한 재해에도 위기 상황에 처하게 될 것이다. 따라서 공중보건 위기가 발생하지 않으려면 재해를 잘 예방하는 것도 필요하지만 공중보건체계의 위기 대응능력을 강화시키고, 손상되지 않도록 노력하여야 한다. 공중보건 체계의 위기 대응능력을 손상하는 상황은 다음과 같다(Rowitz, 2005. 99쪽).

첫 번째 상황은 경제적 위기이다. 경제적 위기는 공중보건 예산의 감소나 인력감축을 야기한다. 경제적 위기에 대응하기 위해 사회안전망 구축 등의 예산은 증가할지 모르나 다른 공중보건 사업들은 예산부족으로 어려움을 겪게 된다. 이는 공중보건체계의 위기 대응능력을 저하시킨다.

두 번째는 정보의 신뢰와 관련된 상황이다. 공공기록의 조작이나 컴퓨터 바이러스, 그릇된 정보, 프라이버시 문제 등이 이에 관련된다. 정보 위기와 공중보건의 관련성은 방대하고 복잡하다. 공중보건기관들의 정보수집과 분류의 불일치성은 공중보건체계를 정보의 위기에 더욱 취약하게 만든다.

세 번째는 시설이 부족하거나 파손이나 절도 등에 의해 주요 시설이나 장비가 작동을 중지하여 필요한 의약품의 생산이나 서비스 제공에 어려움을 겪는 경우이다. 우리나라도 독감이 유행할 때 백신이 부족하여 예방접종에 어려움을 겪는 경우가 많으며, 최근 구제역이 확산되고 있으나 유효한 백신이 부족하여 구제역을 통제하는데 실패하고 있다. 뿐만 아니라

중동호흡기증후군(MERS) 유행과 같은 신종 또는 재현 감염병의 유행이 증가하고 있으나 격리병동이나 병상의 부족으로 공중보건체계 전체에 대한 신뢰가 흔들린 경우가 있다.

네 번째는 공중보건체계에 필요한 인적 자원이 충분하지 않은 경우이다. 예산의 부족이나 적정 보건인력에 대한 사회의 불인정 등이 그 원인이다. 중동호흡기증후군 유행 당시 역학조사관의 부족은 조기에 감염병의 확산을 통제하지 못한 원인으로 지적되었다. 나아가 고위직 전문가의 부족은 공중보건체계 전체에 대한 신뢰를 흔들 가능성이 있다.

다섯 번째는 공중보건체계의 명성이 낮거나 손상이 온 경우다. 공중보건 위기의 과정에서 공중보건체계는 갖가지 헛소문이나 잘못된 정보, 악성 유언비어 등에 의해 명성에 손상을 입게 되는데 이 역시 공중보건체계의 대응력을 저하시키는 주요한 원인의 하나이다.

쉼터 2015년 MERS 유행 당시 유언비어에 의한 병원의 명성 손상 예

메르스 환자 발생 관련 병원입장

최근 메르스 확진 환자에 대하여 본원과 관련된 유언비어 '당분간 여의도 A병원에 가지 마세요' 가 무분별하고 배포되고 있는 가운데 정확한 사실관계를 알려드리고자 합니다.

1. 먼저 본원에서 메르스 확진 판정을 내린 것은 사실입니다. 단 환자는 그 이전에 타 병원에서 메르스 증상 의심을 받은 상황이었으며, 증상이 심하여 몇 군데 병원을 거쳐 본원에 내원하여 진료를 받던 중 내과중환자실로 입원을 하게 되었습니다. 이후 메르스 증상이 의심이 되어 각종검사를 질병관리본부에 의뢰하였으며 그 결과 확진 판정을 받았습니다.

2. 이에 본원에서는 확진 판정 후 바로 국립의료원으로 환자를 이송하였으며, 질병관리본부 지침에 따라 관련 의료진 및 직원은 즉시 자택격리 조치하였습니다.

3. 또한 유언비어 내용 중 ICU(중환자실)가 폐쇄되었다고 하는데 전혀 그렇지 않으며 정상 운영 중에 있습니다. 단 확진 받은 환자가 사용한 베드는 추가 감염 위험으로 철저한 소독 후 현재 비어 있는 상태입니다.

본원은 메르스와 관련된 모든 사항을 질병관리본부와 연계하여 해결될 수 있도록 최선을 다하고 있으며, 현재 질병관리본부 지침을 따라 완벽한 조치가 이루어져 있는 상황으로 현재 병원은 정상적으로 운영중에 있습니다.

자료 : http://v.media.daum.net/v/20150531154911026

6 정 리

공중보건 위기(crisis)란 자연적이거나 인공적인 재해에 의해 공중보건의 일상적 업무를 가능하게 하는 정상 활동이 붕괴된 경우다. 재해에 의한 피해가 각국에서 지속적으로 증가하고 있으나 강력한 공중보건체계를 갖추고, 효과적으로 개입할 경우 그 피해를 줄일 수 있다. 따라서 공중보건체계는 지역사회가 봉착하게 되는 모든 건강 위기에 대해 대비(preparedness)하고 있어야 한다.

재해관리는 예방(prevention), 대비(preparation), 대응(response), 회복(recovery)의 단계(PPRR)로 이루어진다. 재해관리는 매우 복잡한 과정이다. 효과적인 대응을 위해서는 ① 위해에 기초한 접근, ② 모든 위험에 대한 통합적 접근, ③ 모든 기관의 협력적 접근, ④ 재해관련 대응활동에 대한 친밀성의 확보, ⑤ 재해관리의 전 단계를 통괄하는 포괄적 접근 원칙을 준수하는 것이 중요하다.

공중보건체계의 재해대응 관련 역할은 점점 확대되고 있다. 공중보건의 역할을 성실하게 수행하기 위해서는 질병의 예방과 치료의 지속성이외에도 공중보건은 정보의 수집, 평가와 확산, 그리고 다른 분야와의 협력과 협동을 잘 이행하여야 한다. 이를 위해 공중보건관련인력은 재해대응과 회복에 대응하기 위한 핵심역량을 향상하는데 노력하여야 한다. 또한 경제적 위기, 정보의 신뢰 저하, 시설 부족이나 운영 중지 상황, 인적 자원 부족, 명성 손상 등의 공중보건체계의 대응력을 저하시키는 원인에 잘 대비하여야 한다.

재해로부터 지역사회의 궁극적인 회복은 도전을 극복하고, 기능을 회복하여 다시 일어서는 지역사회의 회복력이 좌우한다. 회복력이 강한 지역사회는 쉽게 재해에 반응하고, 극복하며, 적응할 수 있다. 따라서 모든 지역사회는 자신들의 회복력을 점검하고 향상시키기 위해 노력하여야만 한다. ARUP이 개발한 건강과 웰빙, 경제와 사회, 하부구조와 환경, 리더십과 전략 등 4가지 영역으로 구성된 '도시 회복력 틀(City Resilience Framework)'과 '도시 회복력 지수(City Resilience Index)'가 지역사회의 이러한 활동에 도움을 줄 수 있다.

참고문헌

ARUP. (2015). City resilience framework. Available at: http://lghttp.60358.nexcesscdn.net/8046264/images/page/-/100rc/Blue%20City%20Resilience%20Framework%20Full%20Context%20v1_5.pdf

ARUP. (2016). City resilience index: Understanding and measuring city resilience. Available at: http://publications.arup.com/publications/c/city_resilience_index

Bolton P, Burkle FM. (2013). Emergency response. In C. Guest, W. Ricciardi, I. Kawachi, I. Lang. (eds). Oxford handbook of public health practice. 3rd edition. Oxford: Oxford University Press. pp.210-220.

Code Alimentarius Commission. (2003). General principles of food hygiene, 2003 revision. Available at: http://www.fao.org/input/download/standards/23/CXP_001e.pdf

FitzGerald G. (2012). Disaster preparedness and public health. In M. Fleming, E. Parker. Introduction to public health. 2nd edition. Churchill Livingstone: Chatswood, NSW. pp.275-295.

IOM(Institute of Medicine). (2015). Healthy, resilient, and sustainable communities after disasters: Strategies, opportunities, and planning for recovery. Washington, DC: The National Academies Press.

Landesman L, Morrow C. (2008). Roles and responsibilities of public health in disaster preparedness and response. In L. Novick, C. Morrow, G. Mays. (eds.). Public health administration: Principles for population-based management. 2nd Edition. Boston: Jones & Bartlett Learning. pp.657-714.

Lin V, Smith J, Fawkes S. (2007). Public health practice in Australia: The organised effort. NSW: Allen & Unwin.

NACMCF(National Advisory Committee on Microbiological Criteria for Foods). (1998). Health analysis and critical control point principles and application guidelines. Journal of Food Protection 60(9):1246-1259.

Petersen A, Lupton D. (1996). The new public health: Health and self in the age of risk. London: SAGE Publications Ltd.

Riegelman R. (2010). Public health 101: Healthy people-healthy populations. Sudbury, MA: Jones & Bartlett Learning.

Rockefeller Foundation. (2014). 100 Resilient cities. Available at: http://www.100resilientcities.org/resilience#/-_/(accessed March 9, 2017).

Rowitz L. (2005). Public health for the 21st century: The prepared leader. Boston: Jones & Bartlett Publishers.

U.S Environmental Health Agency. (n.d.). Risk assessment. Available at: https://www.epa.gov/risk

World Health Organization and Pan African Emergency Training Centre. (2002). Disasters and emergencies: Definitions. Geneva: World Health Organization. Available at: http://apps.who.int/disasters/repo/7656.pdf

Index

찾아보기

❖ 저자 약력

배상수(裵祥秀)

- 1983년 서울대 의과대학 졸업(의학사)
- 1985년 서울대 보건대학원 졸업(보건학석사)
- 1990년 서울대 대학원 보건학과 졸업(보건학박사)
- 일본 국제협력지원단(JICA) 초청으로 오카야마대학과 후생성 산하 공중위생원에서 지역보건사업과 보건사업기획 연수
- 한림대학교 의과대학 사회의학교실 주임교수 · 사회의학연구소장 · 보건대학원장 역임
- 대한예방의학회, 한국보건행정학회, 한국농촌의학 · 지역보건학회 임원으로 활동 중
- 보건복지부, 질병관리본부, 서울특별시 · 경기도 · 강원도 등의 광역자치단체와 기초자치단체의 지역보건 및 건강증진 관련 자문교수

신공중보건 : 건강사회를 향한 도전 값 27,000원

2017년 7월 20일 제1판 인쇄
2017년 7월 25일 제1판 발행

저 자 : 배 상 수
발행인 : 주 영 일
발행처 : 계 축 문 화 사

서울특별시 종로구 통일로12길 16-17
우편번호 : 03029
TEL : 735-2257 · 738-9746
FAX : 723-9025
E-mail : gyechuk@hanmail.net
홈페이지 : http://gyechuk.co.kr
1973. 10. 31 등록번호 제300-1973-8호
ISBN 978-89-5629-473-5 93510